新编中医临床学科丛书

总主编 秦国政

针 灸 学

主编 林忆平 姜云武 赵 荣

科学出版社

北京

内 容 简 介

本书是"新编中医临床学科丛书"之一,旨在突出针灸特色,提高针灸科的临床、科研和教学水平。全书分为总论和各论两部分。总论从学科概念与研究范畴、学科学术发展源流、针灸临床研究进展、针法灸法简述、针灸临床辨证论治纲要、针灸治则与治法六个方面介绍针灸学的基础知识。各论八章涉及内科、儿科、妇科、骨伤科、外科男科、皮肤科、五官科和其他一些病证,在中医辨证论治的基础上,着力体现针灸治疗的特点和部分名老中医经验,并辅以西医简要的辨病及治疗,突出本书的学术性和临床实用性。

本书理论全面,治疗实用,适用于从事中医、中西医结合的临床医生、中医院校学生参考阅读。

图书在版编目(CIP)数据

针灸学/林忆平,姜云武,赵荣主编. —北京:科学出版社,2018.3
(新编中医临床学科丛书/秦国政主编)
ISBN 978-7-03-056727-7

Ⅰ. ①针⋯　Ⅱ. ①林⋯　②姜⋯　③赵⋯　Ⅲ. ①针灸学　Ⅳ. ①R245

中国版本图书馆 CIP 数据核字(2018)第 043772 号

责任编辑:刘思湎　鲍　燕　曹丽英/责任校对:张凤琴
责任印制:张欣秀/封面设计:北京图阅盛世文化传媒有限公司

科学出版社 出版
北京东黄城根北街 16 号
邮政编码:100717
http://www.sciencep.com

北京东华虎彩印刷有限公司 印刷
科学出版社发行　各地新华书店经销
*

2018 年 3 月第 一 版　开本:720×1000　B5
2018 年 3 月第一次印刷　印张:28 1/4
字数:521 000
定价:98.00 元
(如有印装质量问题,我社负责调换)

新编中医临床学科丛书
总编委会

总 主 编 秦国政

副总主编 彭江云　刘红英　叶建州　李　琦
　　　　　　包　可　温伟波　赵　荣

编　　委（按姓氏笔画排序）
　　　　　万启南　王　琦　王春林　王家兰
　　　　　韦衮政　叶建州　包　可　吉　勤
　　　　　毕怀梅　刘红英　刘学兰　刘清泉
　　　　　刘楚玉　汤小虎　李　仝　李　晓
　　　　　李　琦　李世辉　李兆福　李军祥
　　　　　李丽琼　李斯文　杨恩品　肖　泓
　　　　　何　平　何渝煦　余泽云　宋凤丽
　　　　　张春和　张春艳　张耀圣　陈小宁
　　　　　陈乔林　陈润花　苗晓玲　林忆平
　　　　　林亚明　欧阳晓勇　周　蜻　周家璇
　　　　　孟　捷　赵　淳　赵永康　姜丽娟
　　　　　宫　毅　秦　竹　秦国政　袁卓珺
　　　　　夏惠明　钱　锐　唐镇江　黄虹磊
　　　　　康　宁　彭江云　童晓云　熊　磊

学术秘书 刘红英　张春和　李兆福　钱　锐
　　　　　　袁卓珺　童晓云　王海月

针灸学
编委会

主　编　林忆平　姜云武　赵　荣
副主编　徐　红　李俊华　吴向农
编　委（按姓氏笔画排序）
　　　　　邓星佑　左　政　庄海娜　李俊华
　　　　　杨静芳　杨泽冠　吴向农　张　轶
　　　　　张艳荣　林忆平　赵　荣　姜云武
　　　　　晋延玲　钱　婧　徐　红　崔曼丽

总前言

随着疾病谱的不断变化和医学知识及实践经验的不断积累与增加，医学分科越来越细，专科研究越来越精深。当人类对各类疾病发病学的认知和诊断治疗掌握了一定的规律时，便逐步地将其分门别类来加以研究。人类对疾病的知识掌握得越多，分科也就越细。这不仅是医疗实践和临床医学专科建设的需要，也是医学分科发展之必然。就中医学的发展而言，早期对疾病的治疗是不分科的。从我国周代将中医学分为食医、疾医、疡医等科后，中医学的分科代有发展，目前已经形成科别较全的中医临床体系，如内、外、妇、儿、眼、耳、口、鼻、正骨、皮肤等科，为不同疾病的患者提供了专科诊治方案，诸多学者也对各科疾病进行专门研究，传世之著甚丰。

为顺应中医学分科发展形势的需要和民众对中医诊疗的不同需求，国家中医药管理局于2009年组织专家委员会认真研究后公布了中医药学科建设规划指导目录，该目录将中医药学分为中医基础医学、中医临床医学、针灸推拿学、中药学、民族医学、中西医结合共6个一级学科，其中的中医临床医学共设有中医内科学、中医外科学、中医骨伤科学、中医妇科学、中医男科学、中医儿科学、中医眼科学、中医耳鼻咽喉科学、中医急诊学、中医养生学、中医康复学、中医老年医学、中医护理学、中医全科医学共14个二级学科，同时在以上学科外还设有中医络病学、中医药信息学、中医药工程学、中医心理学、中医传染病学、中医预防医学、中医文化学等7个二级培育学科。在以上二级学科中，又将中医内科学分为中医心病学、中医肝胆病学、中医脾胃病学、中医肺病学、中医肾病学、中医脑病学、中医痹病学、中医内分泌病学、中医肿瘤病学、中医血液病学10个三级学科，在中医外科学下又设有中医皮肤病学、中医肛肠病学、中医疮疡病学3个三级学科。一级学科针灸推拿学分为针灸学、推拿学2个二级学科。自该学科目录公布后，国家组织在全国范围内开展了重点学科建设工作并取得了良好成效，但至今尚未见有以该目录为基础编著的系列丛书。

为系统总结各类疾病的研究成果和诊疗经验，加强中医专科建设，提高中医专科学术水平和临床诊疗能力，以云南省中医医院暨云南中医学院第一附属医院专家为主，并邀请北京中医药大学东直门医院和北京中医药大学第三附属医院、北京市中医医院、江苏省中医医院等医院的专家参与，共同编写了这套《新编中医临床学科丛书》。丛书以国家中医药管理局公布的"中医药学科建设规划指导目录"为基础，以中医临床医学二级、三级学科名称为体系，稍做调整后确定编写分册的目录。虽然针灸学、推拿学和中医传染病学在学科目录中分别分属于针灸推拿学一级学科和二级培育学科，但这三个专科均是目前中医医疗机构常设的临床专科，因此也列入该丛书编写目录一并编写。该丛书计有中医心病学、中医肝胆病学、中医脾胃病学、中医肺病学、中医肾病学、中医脑病学、中医风湿病学、中医内分泌代谢病学、中医肿瘤病学、中医血液病学、中医皮肤病学、中医肛肠病学、中医疮疡病学、中医骨伤科学、中医妇科学、中医男科学、中医儿科学、中医眼科学、中医耳鼻咽喉科学、中医急诊学、中医养生学、中医康复学、中医老年病学、中医临床护理学、中医全科医学、中医传染病学、针灸学、推拿学共28个分册。

丛书各分册分总论和各论进行编写。原则上总论部分包括学科概念与研究范畴、学科学术发展源流、现代研究进展、对脏腑生理的认识、病因病机、诊法与检查、辨病与辨证、治则与治法、药物与方剂、保健与护理等内容；各论部分包括各科常见证候和疾病论治的内容，常见疾病论治从概念、病因病机、辨病、类病辨别、中医论治、西医治疗、预防调护、疗效判定标准等方面加以介绍。中医养生学、中医康复学、中医全科医学、中医传染病学、针灸学、推拿学等分册，则按专科特点与规律进行编写。丛书的编写，强调学术性和临床适用性并举、突出中医特色的同时兼顾西医内容，以期更好地适用于初、中级中医临床、教学工作者和在校中医类各专业本科生、研究生。

由于该丛书的编写与出版是首次尝试，为保证质量，编委会成员作了很大努力，有的书稿从编写初稿到分册主编、学术秘书、总主编审稿等环节，反复修改达15次。尽管如此，不足之处在所难免，诚望读者提出宝贵修改建议，以便再版时予以修正和提高。

该丛书从策划选题到编写、出版，得到了科学出版社中医药分社社长曹丽英博士和分社各位责任编辑的指导，得到各位编委的大力支持，在此一并表示衷心的感谢！

秦国政
2017年3月于昆明

前言

针灸学是中医学中的一门重要学科,早在先秦时期就奠定了理论和临床基础,通过历代医家的实践验证和不断的理论完善,发展成为具有适应证广、疗效较好而毒副作用小的一门临床学科。特别在现代科技发展的今天,针灸学得到了飞速发展,治疗病种及范围不断扩大,已涉及内、外、妇、儿、骨伤、五官各科的八百多种疾病的治疗或配合治疗;而随着治未病的发展,针灸如保健灸、三伏灸、穴位贴敷等等在防病中也发挥了重要的作用。

本书为"新编中医临床学科丛书"之一,突出针灸特色及临床实用性,以适应针灸临床专科医疗、教学的需求。《针灸学》分总论和各论。总论包括学科概念与研究范畴、学科学术发展源流、临床研究进展、经络、腧穴、针法灸法、针灸临床辨证论治纲要、针灸治则与治法等内容。治疗各论包括各科常见疾病论治,介绍疾病概念、病因病机、辨证、针灸治疗、预防调护等内容,主要反映本学科优势病种的针灸诊疗方法和经验,特别是突出中医特色、名医特色,突出本书的学术性和临床实用性。

本书的编写尽量处理好继承和发扬的关系,在保持针灸学理论系统性和完整性的基础上,客观反映目前临床研究的新成就。可供中青年中医、针灸科医生和在校中医、针灸推拿研究生及对针灸感兴趣的在校中医类专业本科生阅读。

本书编委会

2017 年 10 月 28 日

目录

总前言
前言

上篇·总论

第一章　针灸学科概念与研究范畴……………………………………2
第二章　学科学术发展源流………………………………………………4
　　第一节　针灸的起源…………………………………………………4
　　第二节　针灸学的起源与发展………………………………………5
　　第三节　针灸的国际化………………………………………………10
第三章　针灸临床研究进展………………………………………………11
第四章　针灸临床辨证论治纲要…………………………………………14
　　第一节　经络证治……………………………………………………14
　　第二节　八纲证治……………………………………………………22
　　第三节　脏腑证治……………………………………………………24
　　第四节　气血证治……………………………………………………33
第五章　针灸治则与治法…………………………………………………37
　　第一节　刺法灸法简述………………………………………………37
　　第二节　针灸治疗作用………………………………………………58
　　第三节　针灸治疗原则………………………………………………60
　　第四节　针灸处方……………………………………………………66
　　第五节　特定穴的临床应用…………………………………………71

下篇·各论

第六章　内科病证 ·· 86
 第一节　痹证 ·· 86
 第二节　痿证 ·· 92
 第三节　中风 ··· 101
 第四节　面瘫 ··· 107
 第五节　面肌痉挛 ··· 111
 第六节　三叉神经痛 ··· 114
 第七节　头痛 ··· 118
 第八节　眩晕 ··· 121
 第九节　高血压 ··· 124
 第十节　失眠 ··· 128
 第十一节　震颤麻痹 ··· 132
 第十二节　咳嗽 ··· 136
 第十三节　哮喘 ··· 139
 第十四节　感冒 ··· 144
 第十五节　呃逆 ··· 147
 第十六节　泄泻 ··· 150
 第十七节　便秘 ··· 154
 第十八节　胁痛 ··· 157
 第十九节　淋证 ··· 160
 第二十节　癃闭 ··· 163
 第二十一节　尿失禁 ··· 166
 第二十二节　糖尿病 ··· 169
 第二十三节　痛风 ··· 174
 第二十四节　单纯性肥胖 ··· 178
 第二十五节　胃痛 ··· 182
 第二十六节　胃下垂 ··· 185
 第二十七节　心悸 ··· 189

第七章　儿科病证 ·· 193

第一节　厌食 ……………………………………………………………193

　　第二节　痄证 ……………………………………………………………195

　　第三节　遗尿 ……………………………………………………………198

　　第四节　脑瘫 ……………………………………………………………201

　　第五节　注意力缺陷多动症 ……………………………………………204

第八章　妇科病证 ……………………………………………………………208

　　第一节　月经不调 ………………………………………………………208

　　第二节　痛经 ……………………………………………………………215

　　第三节　闭经 ……………………………………………………………220

　　第四节　产后乳少 ………………………………………………………227

　　第五节　不孕症 …………………………………………………………231

　　第六节　更年期综合征（绝经综合征）………………………………235

　　第七节　乳腺炎 …………………………………………………………240

　　第八节　乳腺增生病 ……………………………………………………244

第九章　骨伤科病证 …………………………………………………………248

　　第一节　扭伤 ……………………………………………………………248

　　第二节　落枕 ……………………………………………………………254

　　第三节　颈椎病 …………………………………………………………256

　　第四节　肩关节周围炎 …………………………………………………261

　　第五节　肘劳 ……………………………………………………………264

　　第六节　腱鞘炎 …………………………………………………………267

　　第七节　腰痛 ……………………………………………………………270

　　第八节　坐骨神经痛 ……………………………………………………274

　　第九节　足跟痛 …………………………………………………………277

第十章　外科男科病证 ………………………………………………………283

　　第一节　肾绞痛 …………………………………………………………283

　　第二节　尿石症 …………………………………………………………287

　　第三节　血栓闭塞性脉管炎 ……………………………………………292

　　第四节　遗精 ……………………………………………………………296

　　第五节　阳痿 ……………………………………………………………299

第六节	前列腺炎	303
第七节	男性不育症	307
第八节	痔疮	311
第九节	脱肛	316

第十一章　皮肤科病证 … 321

第一节	神经性皮炎	321
第二节	荨麻疹	325
第三节	湿疹	330
第四节	痤疮	334
第五节	扁平疣	338
第六节	带状疱疹	341
第七节	斑秃	345

第十二章　五官科病证 … 350

第一节	目赤肿痛	350
第二节	眼睑下垂	353
第三节	青光眼	356
第四节	耳鸣耳聋	360
第五节	鼻炎	364
第六节	牙痛	368
第七节	颞颌关节功能紊乱	371
第八节	咽喉肿痛	374

第十三章　其他病证 … 378

第一节	戒断综合征	378
第二节	慢性疲劳综合征	384
第三节	竞技紧张综合征	388
第四节	抗衰保健	390

参考文献 … 394

附录1　经络腧穴图 … 396

附录2　常用腧穴表解 … 417

上篇·总论

第一章

针灸学科概念与研究范畴

针灸学是在中医理论指导下，研究如何运用针灸疗法防治疾病的一门学科。针灸是针灸疗法的简称，其包括了针法和灸法两大部分，属于两种不同的治疗方法和操作形式。针法是指用金属制成的针具刺入人体的一定部位，并施行一定的手法，给机体以机械性刺激；而灸法则是以中药艾叶为主，或其他药物，点燃以后在体表的一定部位熏烤、烧灼或通过药物本身的刺激作用给机体以温热性刺激。针和灸均通过经络、腧穴的作用，调节经络气血、脏腑阴阳，起到防治疾病的作用。

唐·孙思邈在《备急千金要方》中说："凡病皆由血气壅滞不得宣通，针以开导之，灸以温暖之。"概括了针法和灸法的治疗作用。针法和灸法都属于外治法，又都是建立在中医基础理论和经络、腧穴之上的，它们在临床上各具特色，又常常相互配合使用。所以常相提并论，合称为针灸疗法。

针灸学的研究范畴主要包括：基本理论——经络、腧穴；操作技术——刺法、灸法；临床应用——针灸治疗等方面。

经络是针灸学的理论核心。经络是人们在长期医疗实践逐步发现和认识的，从马王堆古医书，江陵张家山汉简《脉书》《仓公传》中的《黄帝脉书》等到《黄帝内经》，可以清楚看到，经络从零散的记载发展到十一条经脉和十二条经脉的全过程，从而形成了经络学说——研究人体经络系统的循行分布、生理功能、病理变化及其与脏腑相互关系的理论。近代和现代医家对经络现象和实质进行了深入的研究，以探讨古代经络学说中所指示的人体上下内外的联系规律的科学价值及其与现代生命科学的关系。

腧穴是人体脏腑经络气血输注体表之处，是针灸或其他疗法施术的部位，也是接受外界刺激的作用点。腧穴的形成和发展经历了一个相当长的时期，也是我国劳动人民长期与疾病作斗争的过程中，陆续发现逐渐积累起来的。最初出现的是既无名称又无固定部位的"以痛为腧"，在马王堆古医书的"足臂十一脉灸经"和"阴阳十一脉灸经"及江陵张家山汉简《脉书》中可见，皆只有脉而无具体腧穴。《史记·扁鹊列传》始有"五藏之腧"和"三阳五会"的记载，标志着腧穴出现。至《黄帝内经》已记载的实有双穴名135个，单穴名25个，共计295穴，并已论及了腧穴的部位、名称、分经主治等内容，为腧穴学的发展奠定了基础。发展至今，形成了研究腧穴的分类和归经、定位、主治作用及特定穴理论的腧穴学。

刺法灸法学是研究刺法、灸法等理论及其临床运用方法的学科，即研究各种以防治疾病为目的的刺法、灸法的具体应用方法、操作技术及其基本原理。刺法又称针法，古称"砭刺"，是由砭石刺病发展而来。目前其含义不仅包括采用不同针具，同时也包括非针具（如指压穴位、激光照射穴位）刺激穴位，防治疾病的方法。灸法是指采用艾绒或其他药物制成的艾炷，艾条借灸火热力，温热刺激作用熏熨体表经穴，现代已发展至采用电、磁、热（红外线灸、温灸器、微波）等现代灸具刺激经穴，防治疾病的方法。刺法与灸法同属外治疗法，常配合使用，《灵枢·官能》曰"针所不为，灸之所宜"。现代刺灸法形式多样、种类繁多、术式复杂，同时包括在传统刺法灸法基础上创新发展的新技术、新方法，声、光、热、电、磁等现代针具、灸具应用技术。

针灸治疗是在掌握针灸治疗的基本理论和操作技术的基础上，对针灸治疗疾病在选穴、配穴和治疗方面的研究。针灸治病，就是根据脏腑学说、经络学说，运用"四诊""八纲"的辨证方法，将临床上各种不同的证候加以归纳分析，明确疾病的表里、寒热、虚实、阴阳，经络所属，配以相应的针刺穴位，或补或泻，或针或灸，以疏通经脉、调和气血，使阴平阳秘，达到治病的目的。

针灸治疗具有适应证广、疗效显著、应用方便、经济安全等优点，普遍为人们所接受，已成为世界上许多国家医疗手段的组成部分。

（林忆平）

第二章

学科学术发展源流

第一节 针灸的起源

一、针法的起源

针灸的起源与形成经历了一个漫长的历史过程。据史料记载及出土文物考证，针灸起源于我国原始时代氏族公社制时期，它跨越了旧石器时代晚期和整个新石器时代。古代原始社会的人类，在自然界生存、生活及生产的过程中，逐渐学会了使用并制作工具，同时也逐渐观察并发现当身体产生病痛时，一些碰撞或割伤因出血而减轻，或捶打、揉按病痛部位可得到缓解，久而久之发展到利用或制造尖锐或锋利的石块叩击身体某部，或放血、或排脓以减轻病痛，这种以石刺病的方法，即是针刺的萌芽。这类石块或石片就是最古老、原始的针刺工具"砭石"，穴位则是"以痛为腧"。砭石的形状，近人从考古发掘和文献考证，认为其形状不一，其作用也不单纯是刺血、排脓，还有用于割切，有用于按摩，有用于热熨。其用不同，形状自不完全一样。用于刺血、排脓的锥形砭石，就是所说"以石刺病"的一种，这是狭义的砭石；其他刀形的可用于割切，棒形、圆形的可用于按摩和热熨，即广义的砭石。

随着人类社会的不断发展，医疗技术的不断进步，工艺水平的不断提高，针刺工具也不断地得到更新、改进，继石针之后，又出现了骨针、竹针、陶针。《山海经》记述有"高氏之山，其上多玉，其下多箴石"。到了夏、商（殷商）青铜器时代和春秋战国的铁器时代，由于冶炼术的发明，针刺工具又更新为铜针、铁针。"针"字即由"砭"—"箴"—"鍼"逐渐演变而来。随着时代的变迁，之后又有了金针、银针，至今使用的不锈钢针。

1963年，在内蒙古自治区锡林郭勒盟多伦县出土的1枚砭石，长4.5cm，一端扁平有半圆形刀刃（可以切开痈肿），一端呈锥形（可以用来针刺），中间为针柄。

1972年，河南新郑出土了1枚春秋战国石针、一端呈卵圆形（可以用来按摩），一端为三棱形（可以用来刺血）。山东省微山县两城山还出土了四块汉代画像石，其中一块刻有一半人半鸟之神物（似指神医扁鹊），手握松针（砭石），刺向患者身体。1988年1月29日在山东省日照市莒县原始社会遗迹中又出土了5枚砭石，其中有2支石针、3支玉质石针，系五千年前的遗物。1968年河北省保定市满城区西汉刘胜墓中出土了4根金针和5根银针，制作颇为精细。1978年在内蒙古自治区达拉特旗出土了1枚战国至西汉时期的铜针，这些反映了针具的发展演变过程。

二、灸法的起源

灸法的起源与火的发现和利用是分不开的。最初大约是因为人们身体某一部位发生病痛时，受到火的烘烤而感到舒适，疼痛减轻，从而得到启发而认识到灸熨可以治疗疾病，通过长期的摸索、观察和总结，最终发现了易燃、火力持久而温和、可温通血脉的艾蒿，经过不断改进和发展，形成了传统的艾灸疗法。《素问·异法方宜论》中记载："北方者，天地所闭藏之域也，其地高陵居，风寒冰冽，其民乐野处而乳食，藏寒生满病，其治宜灸焫。故灸焫者，亦从北方来。"《孟子·离娄篇》说："今人欲王者，犹七年之病，求三年之艾也。"即认为治病用三年以上的陈艾较好，因陈艾火力柔和，疗效良佳。说明当时对艾的质量已有了明确的要求。长沙马王堆出土的《足臂十一脉灸经》、《阴阳十一脉灸经》上只记载了用灸法治疗疾病，可见艾灸疗法在当时已占有了突出的地位，且应用很广泛。《灵枢·官能》曰："针所不为，灸之所宜。"总之，灸法的发明与人类所处的生活环境密切相关，并且经过漫长的历史过程而逐渐形成并发展，随着医学的进步，现在已发展到多种灸法。

第二节 针灸学的起源与发展

春秋、战国、秦汉时期，我国由奴隶社会迈进到封建社会，随着政治、经济、文化的发展，社会生产力有较大的提高，各种学术思想也有长足的进步，各种学派也在形成，特别是古代哲学思想得到发展，为针灸理论体系的形成奠定了良好的基础。据《左传》记载，春秋战国时期医和、医缓均擅长于针灸。先秦名医扁鹊（秦越人）在治虢太子的尸厥时，取"三阳五会"用砭石而使虢太子复苏，可见先秦时期针砭之术已广泛用于各种疾病的治疗。

1973年长沙马王堆三号汉墓出土的帛书中，《足臂十一脉灸经》和《阴阳十一脉灸经》，论述了十一脉的循行分布和证候表现，以及用灸法治病的情况，展现了针灸学的核心理论——经络学说的早期面貌。

战国时代开始成书的《黄帝内经》（简称《内经》），是我国现存古代文献中最早的一部医学经典著作，包括了《灵枢》和《素问》两部分，它集中反映了我国秦汉以前的医学成就，对人体生理、病理、脏腑、经络、病因、诊断、治则、用药、针灸等，全面而广泛地进行了论述，创立了中医学的理论体系，一直在指导着中医的临床实践。其中《灵枢》对针灸学的记载篇幅完整，内容集中，论述详尽，系统性强，故亦称为"针经"。《内经》书中揭示了针灸的渊源，规范了十二经脉的名称、循行路线，论述了经脉病证、诊断及治疗，强调了经脉在针刺中的重要性，奠定了经络学的重要理论。在腧穴方面，《内经》首载骨度分寸，指导定位取穴，并记述了160个腧穴（单穴25，双穴135）的名称、分经、部位、取法、主治及刺灸方法等内容，确定了五输穴、原穴、络穴、俞穴、募穴、下合穴等特定穴及配穴方法，为腧穴学的形成、发展及防治疾病奠定了基础。在刺灸法方面，对九针的形态及用途有详细论述，标志着九针——金属针具的兴起；九针是九种形状、用途不同的针具，除了我们现在常用的毫针，还有用于浅刺、按压、刺络、割治、粹刺等不同疗法的治疗工具，扩大了针灸治疗范畴。此外对单式、复式补泻手法，以及对针刺的部位、针刺的深浅、艾灸的多少、灸之补泻及刺灸的禁忌等作了全面的阐述；其中还十分强调治神、候气、守气这些针刺中的至关重要的问题。这些内容促进了针灸学术的发展，为后世针灸学发展奠定了基础。

秦、汉、三国时代，经济、文化、卫生方面有了进一步的发展。大约成书于汉代的《难经》，又名《黄帝八十一难经》，为秦汉时期重要的医学典籍。以阐明《内经》为要旨，其中关于奇经八脉和原气的论述，更补充了《内经》的不足。同时，还提出了八会穴，并对五输穴按五行学说作了详细的解释。在刺法方面，强调押手的作用，制订了一整套进针前以押手在所针处循、扪、爪、切等的辅助手法，对后世针术有一定的影响。在针刺补泻方面，《难经·六十九难》结合五输穴五行生克的规律，提出了"虚则补其母，实则泻其子"的针刺原则。进一步充实和完善了针灸医学理论体系。

这一时期许多著名的医学家都很重视研究针灸。司马迁《史记·扁鹊传》记载了扁鹊运用针灸知识，治愈虢太子"尸厥证"的过程，扁鹊是我国第一位由史书记载运用针灸治病的临床医生，说明其对针灸医学的贡献较大。

华佗施针用穴，简而有效，据《后汉书·方技列传》记载：针灸不过数处。在为人针灸治病时，十分注重心理治疗，强调治神守气。同时华佗熟知人体解剖，勇于探索创新，首创经外奇穴"夹脊穴"，用于治疗脏腑、肢体病变，疗效独特，至今仍为针灸临床所习用。

张仲景，东汉末年杰出的医家，被后世尊为"医圣"。在社会动乱、战火频繁的年代，一方面勤求古训，刻苦学习《内经》、《难经》经典，认真总结前人的医学理论；另一方面博采众方，广泛收集当代医学的医疗经验，同时结合自己的临床实践，撰写了我国第一部集辨证论治、理法方药、针灸方法于一体的医学专著——《伤寒杂病论》。首创了伤寒六经辨证和杂病八纲辨证原则，奠定了中医辨证论治和理法方药理论体系的基础，对后世临床医学的发展影响极大。在《伤寒杂病论》中，列举了大量条理清楚、内容精湛，而且言简意赅、发人深省的针灸条文。有针刺、温针、烧针（火针）、艾灸、热熨和熏法等数种治疗方法。对于阳证、热证、实证，多用针法而少用灸法；反之，对于阴证、寒证、虚证则多用灸法，少用针法。同时强调"热证忌灸"，成为后世灸法禁忌之准绳。张仲景还主张针药结合，辨证施治，较《内经》的单一疗法有了很大进步。

两晋时期著名的针灸学家皇甫谧深入钻研《灵枢》《素问》《明堂孔穴针灸治要》，并将这三部书籍的针灸内容汇而为一，去其重复，择其精要，撰成《针灸甲乙经》一书。此书全面论述了脏腑经络学说，发展和确定了349个腧穴的位置、主治、操作，介绍了针灸方法、宜忌和常见病的治疗。特别是在腧穴的排列次序上别具一格，四肢部腧穴按经络分布排列，其余则按头面、颈肩、胸腹、腰背排列，制订了明确的定位取穴方法，从而结束了晋代以前定位不准确、取穴不统一的局面。并首先提出了交会穴、八脉交会穴的理论，增加了手少阴心经五输穴，提出了不同疾病的选穴处方原则，注重妇科和儿科疾病，单独列举了50多种妇科病证及近20种儿科常见病证的针灸治法，是继《内经》之后对针灸学的又一次总结，也是现存最早的一部针灸学专著。它的问世促进了针灸专科的发展。本书于公元6世纪传到日本、朝鲜等国，被列为学习针灸的必读文献，为针灸走向世界起到了率先作用。

晋代的葛洪在其《肘后备急方》中，所录针灸医方109条，其中99条为灸方，从而使灸法得到了进一步的发展，是此时期较有影响的灸法专著。

隋、唐时期，随着经济文化的繁荣，针灸医学也有很大的发展，至唐代针灸已成为一门专科，针灸教育也占有重要地位。唐太医署内设有针灸医学专业，其中有针博士、针助教、针师、针工、针生等人员，针博士掌教针灸，向针生传授经脉、孔穴和针灸方法。

此时期开始绘制彩色经络图。甄权著有《明堂人形图》；后来，孙思邈在此基础上按正面、侧面、背面绘制了三幅彩色经络图，谓之《明堂三人图》，用不同的颜色显示不同的经脉，开创了针灸医学史上彩色经络图谱的先例。王焘也按十二经脉的分布情况绘制了12幅彩图，都具有极高的历史价值。

此时期的针灸著作主要有甄权的《针方》《针经钞》《明堂人形图》（均已散佚），孙思邈的《备急千金要方》《千金翼方》，王焘的《外台秘要》，崔之悌的《骨蒸病灸方》等；杨上善编注的《黄帝内经太素》、《黄帝内经明堂类成》（已佚）。其中王冰的《重广补注黄帝内经素问》对《内经》的经旨有较好的阐发和创见，尤其对针灸经脉的论述最为详尽，是帮助学习《内经》的重要参考资料。

孙思邈著《备急千金要方》，晚年又著《千金翼方》，以补充前书之不足。千金二书，是孙思邈在总结前人成就的基础上，结合自己的临证实践精心著成。对医学的基本理论和各科的临床治疗，都作了系统而全面的论述，是我国现存最早的医学类书。千金二书收集了针灸处方400多条，涉及疾病100多种，对疾病按脏腑分门别类。

同时，孙思邈很重视医疗实践，并富于创新精神，除了绘制彩色经络图外，还首创"手指同身寸"和"一夫法"。第一次提出了"阿是穴"的名称，并收集整理了大量的经外奇穴，对后世针灸腧穴的发展，有较大的贡献。此外，孙思邈主张"热病可灸"，并制订了"先阳后阴"、"先上后下"的施灸次序。特别强调针灸并用，针药同施。他认为"若针而不灸，灸而不针，皆非良医也；针灸而不药，药而不针灸，尤非良医也；于知针知药，故是良医"。他的千金二书保存了不少宝贵的针灸史料显得十分珍贵。

王焘《外台秘要》集唐朝以前医学方书之大成，是一本资料汇编性质的医学巨著，尽收了唐代以前许多针灸名家的灸法经验，对于后世灸法研究提供了大量宝贵资料。

五代、宋、辽、金、元时期，针灸事业发展很快，建立了更为完整的针灸教学机构，针灸医学被列为医学教育的重要科目，设针科、灸科，《素问》《难经》《针灸甲乙经》为学员所必修。太医院针灸专科也进一步受到重视。

北宋时期著名针灸学家王惟一（太医院医官）重新考订明堂经穴，于公元1026年撰成《铜人腧穴针灸图经》，本书共载穴354个，较《针灸甲乙经》增加了5个腧穴；详细记述了每个腧穴的定位、主治、刺灸法等项内容。该书体例严谨，次序井然，以十四经为纲，354穴为目，并列图表示，使人一目了然。这是继皇甫谧《针灸甲乙经》之后对针灸医学的又一次大的总结，对于统一宋朝以前针灸各家有关腧穴的分歧有着积极的作用，并刻于石碑供人们参抄拓印。王惟一还设计了2具铜人模型，外刻经络腧穴，内置脏腑，作为针灸教学的直观教具和考试针灸医生之用，促进了经络腧穴理论知识的统一和针灸学的发展，对针灸医学做出了重大贡献。

此时期名医相继崛起，学术争鸣不断和针灸医籍的相继出版，针灸医学得到空前发展。南宋针灸学家王执中，于公元1220年撰成《针灸资生经》，他十分重视实践搜集了许多民间散在的临床经验，并重视灸术和压痛点对诊断和治疗疾病的作用。窦材著《扁鹊心书》，认为艾灸治病，有病能治，无病可防，并能延年益寿。其施灸有两大特点：一是取穴少，偏用任脉、足少阴肾经、足太阴脾经腧穴；二是灸量大，有时一穴灸数十壮、上百壮客至数百壮。

闻人耆年亦偏爱灸法，认为灸法具有简、便、验、廉的优点，也能用于急证。其所著《备急灸法》言简意赅，图文并茂，不但在国内享有盛名，而且还远传日本。马丹阳的《天星十二穴治杂病歌》为其临床经验总结。书中重点列出了十二个腧穴的诸多主治，更重要的是能够启示后学者注重对全身重点腧穴的临床应用。这些腧穴具备取穴方便、主治广泛、疗效显著、刺灸安全等特点。该书简明扼要，通俗易懂，被后世广为传诵。

何若愚为子午流注针法最早的倡导者，他曾写了一篇《流注指微论》，后又取书中要义，改写成《流注指微赋》，载于他的《子午流注针经》一书中，是后世研究子午流注针法不可缺少的参考书目。

窦汉卿著有《针经指南》《标幽赋》《通玄指要赋》《铜人针经密语》《六十六穴流注秘诀》等书。有的已佚，有的被后世其他针灸医籍所保存。窦氏将子午流注的理论结合八脉交会穴，创立了"灵龟八法"。在《针经指南》中记载了许多行之有效的针灸经验，对后世进行针灸学术研究有一定指导意义。《标幽赋》全称《针经标幽赋》，将针灸理论中较深奥、幽微的内容用歌赋的形式通俗浅显地标举出来，以便诵读和记忆。其中有窦氏的不少独特见解。《通玄指要赋》又名《流注指要赋》、《流注通玄指要赋》，以歌赋体裁论针灸治疗。重点介绍经络辨证论治的取穴规律。窦氏的歌赋，是他临证经验之谈，言简意赅，通俗易懂，对针灸医学知识的普及和发展起到了积极的作用。

明代是针灸学术发展的高潮，名医辈出，理论研究深化，它继承了金元时期各个流派的不同特点而又推陈出新。其间尤以《针灸大成》（公元 1601 年）影响最大，它是在杨继洲家传《卫生针灸玄机秘要》的基础上，汇集历代诸家学说和实践经验总结而成，是继《内经》《针灸甲乙经》后对针灸学的又一次总结。该书现有 40 余种版本，并译成英、法、德、日等多种文字，在国际上产生了深远影响，是后世至今学习、研究针灸的重要参考文献。

此外，徐凤撰的《针灸大全》，评述了针灸手法。汪机的《针灸问对》，针对针灸学术领域的主要内容设有 80 多条问答，便于理解和释记，对学习者很有启发。陈会的《神应经》、高武的《针灸聚英》等，均对针灸学的发展起了一定的作用。

清代初期，公元 1742 年吴谦等撰成《医宗金鉴·刺灸心法要诀》，不仅继承了历代针灸要旨，而且通篇歌图并茂，自乾隆十四年后（1749 年）被定为清太医院学生必读内容。

清代后期，道光皇帝以"针刺火灸，究非奉君之所宜"的荒谬理由，悍然下令禁止太医院用针灸治疗疾病。1840 年鸦片战争后帝国主义侵入中国，而当时的统治者亦不重视中医，针灸学更是受到摧残。尽管如此，针灸治病仍深得民心，在民间仍然广泛应用。

针灸名医李学川公元 1822 年撰《针灸逢源》，强调辨证取穴、针药并重，并完整地列出了 361 个经穴，至今仍为针灸学教材所选用。

民国时期政府曾下令废止中医，许多针灸医生为保存和发展针灸学术这一祖国医学文化的瑰宝，成立了针灸学社，编印针灸书刊，开展针灸函授教育等，近代著名针灸学家承淡安先生为振兴针灸学术做出了毕生贡献。

在此时期，中国共产党领导下的革命根据地，明确提倡西医学习和应用针灸治病，在延安的白求恩国际和平医院开设了针灸门诊，开创了针灸正式进入综合性医院的先河。

中华人民共和国成立以来，政府非常重视继承发扬祖国医学遗产，制定了中医政策，并采取了一系列措施发展中医，使针灸医学得到空前未有的普及和提高。20 世纪 50 年代初期，成立了卫生部直属的针灸疗法实验所，即现今中国中医科学院针灸研究所的前身。随后，全国相继成立了针灸研究、医疗、教学机构，针灸学列入了中医院校学生的必修课；至今，中医院校的针灸专业已发展为针灸学院，不仅培养了大批的针灸本科生，还培养出了为数众多的针灸硕士研究生和相当数量的针灸博士研究生，针灸人才辈出，在基层医疗单位和科研机构为针灸事业的发展做出贡献。60多年来，在继承发展的基础上翻印、点校、注释了一大批古代针灸书籍，结合现代医家的临床经验和科研成就，出版了大量针灸学术专著和论文。成立了中国针灸学会，下设文献、经络、腧穴、刺灸、临床、头针、耳针等十多个二级学会和各省的针灸学会，学术交流十分活跃。在针刺镇痛的基础上创立了"针刺麻醉"，在挖掘传统针灸疗法的基础上，创立了电针、穴位注射、埋线、热敏灸、砭石疗法等多种治疗方法，发展和丰富了针灸治疗方法。针灸的研究工作并不单纯停留在文献整理，还对针灸治病的临床疗效进行了系统观察与机理研究，并对经络的实质、针刺镇痛机理、穴位特异性、针灸的调整作用等，结合现代生理学、解剖学、组织学、生物化学、免疫学、分子生物学，以及声、光、电磁等边缘学科中的新技术进行实验研究。临床证实针灸对内、外、妇、儿、骨伤、五官等科多种病证治疗均有较好的效果和科学依据，中国针灸大放光彩。

第三节　针灸的国际化

　　针灸医学起源于我国，几千年来不仅对我国人民的健康事业起着重要作用，而且早在公元6世纪就传到朝鲜、日本等国。公元552年我国将《针经》赠于日本欣明天皇，公元562年吴人知聪携《明堂图》《针灸甲乙经》东渡扶桑。公元702年日本人仿唐代的医学制度设置针灸专业，现在还开办了针灸大专及中等专业学校培养针灸医生。随着中外文化交流的不断深入，针灸也随之传到东南亚各国，公元16世纪末17世纪初开始传入欧洲，此后国际上的针灸学术交流频繁，学术团体也日渐增多。

　　为了加速我国针灸医学对外传播，受世界卫生组织委托，我国在北京、上海、南京设立了三个国际针灸培训中心，培养了大批针灸人才。目前已有120多个国家和地区开展了针灸医疗科研和教育，联合国卫生组织还向世界各国推荐针灸治疗43种疾病。1987年11月在世界卫生组织支持下，在我国北京召开了世界针灸学会联合会（简称"针联"）成立暨第一届世界针灸学术大会，继之于1990年12月在法国巴黎召开了世界针联第二届会员大会暨第二届世界针灸学术大会。我国学者连任一至三届针联会主席、秘书长、司库，针联总部设在北京。1997年11月又在北京召开了世界针联成立十周年庆祝大会和学术交流会，由此肯定了我国针灸医学在世界的地位。近年，英国、美国、德国、澳大利亚、英国、法国等多个国家先后成立了针灸学院，广泛培养针灸人才，有些国家已立法确认针灸在本国的合法地位。目前，世界上已有100多个国家和地区应用针灸疗法防治疾病并开展对针灸临床和治病机理的研究。不言而喻，针灸这一古老学术已成为世界医学的重要组成部分。

（林忆平）

第三章

针灸临床研究进展

一、针灸适应病证的研究

针灸临床近20年来比较集中报道的治疗病证在150种左右，涉及内、外、妇、儿、皮肤、五官等各科，以神经、运动、免疫、内分泌等系统病证为多见，其中对100种左右的病证有较好或很好的疗效。针灸用于治疗中风、面瘫、癫痫、周围神经损伤、疟疾，以及肌肉关节疼痛、哮喘、肠炎、甲状腺病变和精神障碍等，在肯定疗效的基础上，结合临床开展了针灸治病机理的研究。针灸治疗在一定程度上是以"症"为主，针对疾病的症状和体征设置治疗方案。治疗多以症状的减轻和消除作为显性效果。少数"病"的治疗也能够观察到病理的改变。针灸治疗病证可以分为几个层次。

1. 单独针灸治疗

许多疾病的早期阶段或者是脏腑、器官的功能失调，可以单独运用针灸方法而取得治疗效果。对许多疼痛性病证、一些炎症的早期，以及神经性麻痹等，针灸治疗的效果在某些方面胜过药物和其他疗法。古代分类的各种病证，如六淫、形体、脏腑、官窍、疮痛，以及妇人、小儿病证，都介入了针灸治疗，范围非常广泛。随着时代的进步，针灸治疗范围也有了许多改变，作为单独治疗方法较多地用于形体病证，如由神经系统病变引起的肢体疼痛、运动障碍等。

2. 针灸结合其他疗法

针灸疗法本身就包含多种疗法，如针刺与艾灸，针刺加头针、电针，或者针刺结合耳穴治疗等。而临床运用更多的是以针灸为主的综合治疗方案，主要是结合中医或现代医学的其他治疗方法，充分发挥多种疗法的综合作用，使治疗效果显著提高。临床常用的方案有针灸结合药物、针灸结合推拿、针灸结合理疗等。针灸治疗许多神经、内分泌、消化道病变等都是采用了这样的方案。

3. 针灸辅助其他治法

针灸作为辅助治疗方法也发挥了积极的作用，对于一些器质性疾病或者必须通过手术、药物治疗的疾病，针灸能够减少其后遗症或协同提高疗效。如针灸配合抗菌药物，能够提高抗菌效力；针灸参与对神经核变性、运动神经元病变、艾滋病等治疗，能够增强药物的作用；对恶性肿瘤、外伤性截瘫或其他手术、放疗、化疗后，针灸能够改善患者体质，促使机体功能恢复、减轻副反射和提高生存质量。

针灸刺激能够引起神经-内分泌功能的改变，可直接影响许多内脏器官而产生功能性应激代偿的变化，最直接反应就是心血管系统功能活动的进一步增强，发挥调节生理性功能的作用。针灸已用于对多种炎症的治疗，如溃疡病急性穿孔引起的腹膜炎、急性阑尾炎、急性菌痢、骨关节炎等；针刺还用于妇科感染，表明针灸能够控制病理改变过程，并提高机体的防御功能。针灸从镇痛效应引申到延缓衰老的应用，主要应用艾灸调整老年人的免疫功能，观察到血浆TC、TG与动脉粥样硬化有密切的关系，对预防中风、冠心病等的发生具有显著意义。近年来，针灸应用领域拓展到美容和减肥，针灸美容包括面部与身体其他部位的各种缺陷，如皱纹、雀斑、痤疮、眼袋、脱发、局部肥胖等。针灸治疗单纯性肥胖的效果已被临床证实，其特点是效果确实，无不良反应，同时还能改善全身各脏腑功能，预防或减缓高血压、高血脂和高血糖等疾病的产生。针灸的预防作用早在《内经》时期就有了充分认识，所谓"上工治未病"，灸足三里预防疾病，已成为保健的经典方。现代临床用于对心脑血管疾病、感冒和一些传染病的预防，以及中风患者防止"复中"等，都具有重要意义。

针灸的辅助诊断作用，较多的是运用"敏感"腧穴帮助诊断。"敏感"腧穴是人体发生疾病时的特异性反应点，诊察这些反应点有助于鉴别诊断。如刺激足三里、胆囊穴等有助于提高消化道的X线、B超诊断的准确率，并能够在动态中观察病灶的范围。

二、针灸在治疗艾滋病及戒毒方面的研究

近年来，国内一些针灸医生对针灸治疗艾滋病进行了可行性探讨。有学者提出AIDS各期都可用针灸治疗，尤其是灸法应该有独特的治疗作用。亦有人认为，由于针灸具有增强免疫功能的作用，在治疗中要着重运用灸法，以补为主，取足三里、关元、大椎、膏肓为主穴，根据症状加减穴位；全身乏力加膈俞、肾俞；自汗、盗汗加阴郄、复溜；胃纳骤减、便溏、消瘦加脾俞、阴陵泉；淋巴结肿大加天井、足临泣；皮肤斑点、水疱加血海、三阴交。针灸治疗艾滋病目前还只停留在对一些兼症的治疗上。由于艾滋病属于免疫缺陷性疾病，而针灸疗法在调节人体机体免疫功能方面有独特的作用，因此，可以认为针灸在艾滋病的防治方面应该是大有前途的。

关于针刺戒毒，近年来发展很快。在针刺镇痛原理的研究中，学术界就针刺刺激能够引起人体内源性阿片类物质的产生已经达成共识，故而推论，针刺应该能够在各种药物依赖的戒断中起到替代作用。

三、在卫生保健、延缓衰老方面的研究

随着现代生活水平的提高，保健在人们生活中占有越来越重要的地位。现代的针灸保健包括三方面的内容：一是增强抵抗力，预防疾病；二是强身健体，延缓衰老；三是美容、美形与戒烟，提高生活质量。现代科学研究证明，针灸通过其调整作用，能够改善身体的功能状态，提高免疫功能，包括体液免疫和细胞免疫。

近年来，灸法对老年人保健作用的研究越来越深入，灸法能够改善中老年人的功能老化现象，提高老年人的免疫功能水平已是不争的事实。据报道，灸神阙、足三里2个月后，将艾灸后发生变化的生物学年龄与艾灸前的历法年龄相比较后发现，前者较后者有显著的下降，男女总体平均下降6.52岁。说明艾灸确实能影响老年人的生物学年龄，其延缓衰老的作用是极有意义的。衰老是一个多系统、复杂的、生理性的变化过程，并与脏器的病理变化有关。在衰老的过程中，渐次出现的一系列不适的症状，则可通过针灸加以纠正。在改善老化症状方面，针对老年人的各项客观老化症状，温和灸神阙、足三里穴，结果老化症状各项指标的改善极其明显，反映了灸法对老年人机体各系统功能低下的改善作用。有人进行了灸神阙、足三里提高老年人免疫功能方面的研究，观察老年人T淋巴细胞、红细胞C3b受体、免疫复合物IC及IgG、IgA、IgM等的变化。结果提示，保健灸能提高细胞免疫功能，提高T淋巴细胞数值及红细胞C3b受体花环形成率。因此可以看出，灸法对老年人的免疫功能的调节既包括细胞免疫，也包括体液免疫，这对于延缓衰老具有十分重要的意义。

艾灸还可通过其他途径延缓衰老，如降血脂，改善血液流动和黏性，调节上皮生长因子的分泌，调节人体内的某些微量元素的含量，以及调整激素水平等。

针灸美容，除可用于疣、痣、斑秃、痤疮等皮肤科疾病的治疗外，近年来也有人用于纯粹的美化容貌。如消斑除纹、针麻纹眉等。用特制的小型不锈钢毫针，取面部穴位，轻捻浅刺皮下，针身倒卧在面部，留针10~15min，期间轻捻针柄2~3次，有增加面部皮肤弹性、润泽皮肤之效，还可以改善面色，治疗面部痤疮、癣、疣等。针刺减轻过重的体重，效果比较明显。最常用的方法是耳穴贴压法，一般在1~3个疗程后即可见效。体针减肥效果也不错。

针刺戒烟，方法很多，有耳穴贴压或针刺疗法、体穴针刺疗法、耳穴配合体穴针刺、激光穴位照射等。耳穴常用的穴位有肺、胃、口、神门、交感；体穴常用足三里、三阴交、列缺、百会，均有一定疗效。近年来发现的甜美穴，是位于腕部肺经列缺穴与大肠经阳溪穴之间的敏感点，在此处针刺、贴压，或"代针膏"贴敷，均能产生对烟味的厌恶感，进而不欲吸烟。另有人观察到，针刺孔最穴后，能及时改善肺部血流状况，具有良好的调节效应，起到保护心和肺脏的作用，因此可以将孔最穴作为戒烟有效穴位之一。

（林忆平）

第四章

针灸临床辨证论治纲要

辨证论治是中医学的特色和精华所在，在针灸疗法中具有特殊的运用形式，即以脏腑、气血证治为基础，以经络证治为核心，以八纲证治为纲领。针灸治病就是在整体观念的指导下，根据脏腑、经络学说，运用四诊八纲理论，将临床所见的各种不同证候按脏腑疾患、经络病候和相应组织器官病证的形式进行分析归纳、辨证论治。

《灵枢·卫气》曰："能别阴阳十二经者，知病之所生，候虚实之所在者，能得病之高下。"《灵枢·官能》曰："察其所痛，左右上下，知其寒温，何经所在。"围绕经络这个核心进行辨证，复杂的证候即有所归属，可以有的放矢指导循经取穴，大大增强治病效果。

第一节 经络证治

经络证治是以经络学说为主要依据的辨证论治方法，主要是根据经络的循行分布（包括经络的交接、交叉、交会）、属络脏腑、联系器官、生理功能、病候特点等来确定疾病的经络归属，从而选择相应的经络治疗方法。其多适用于体表部位的肌肉、关节、组织、器官的病变。

一、经络辨证

经络病证有广义、狭义之分。广义经络病证包括经络所属的脏腑病证在内，合称"脏腑、经络病证"；狭义的经络病证则是指脏腑以外的肌肉、皮毛、筋脉、骨节及五官九窍的病证。常见的有局部红、肿、热、痛（拒按）、抽搐的实性病证和肢冷、麻木、萎软、瘫痪的虚性病证。

（一）辨证归经

辨证归经是以临床证候表现为依据的归经形式，主要是根据《灵枢·经脉》所载十二经脉病候（即"是动病"、"所生病"）予以归经。例如，证见"肺胀满，膨膨而喘咳，缺盆中痛，甚则交两手而瞀"或"咳，上气喘渴，烦心胸满，臑臂内前廉痛厥"等就归入手太阴肺经；证见"（下）齿痛、颈肿……目黄、口干、鼽衄、喉痹、肩前臑痛、大指次指不用"等就归入手阳明大肠经；舌本强痛归足太阴脾经；舌干、嗌干归足少阴肾经等，有关原文详见《灵枢·经脉》。掌握十二经脉症候的特征，有助于辨清病变的位置，病证的虚实性质。通常在经脉的循行部位可以有一定的本经所属表现，另一方面可以根据证候、体征和特点，判断属于相关脏腑病变。临床辨证归经时须注意：①经脉和脏腑证候的关系，如咳嗽、发热汗出、缺盆中痛是手太阴肺经病，随着病程发展见咳嗽加重，又见咯痰、气喘、胸痛时已属肺脏病证。一般认为，经脉病发展至脏腑病提示病变加重，脏腑病转经脉病提示病变减轻。②一经和多经症状表现，如腹胀、呕吐、便溏、足大趾不用是足太阴脾经病；见胸满、腹泻、尿闭时是肝经同病；见气从少腹上冲或腹内拘急疼痛时属冲脉气逆等。出现多经症状时，往往较为复杂，需要从十二经脉和奇经八脉的生理和病理特点作出分析。③辨别虚实，从而作为施行针灸补泻手法的依据。

（二）辨位归经

全身外至皮肉筋骨，内至脏腑，都以经脉为纲。十二经脉、奇经八脉及络脉、经筋都有循行分布规律（参见"经络学说"）。辨证时主要根据症状在躯体出现的部位，分辨病变所在经脉。清·陈士铎《洞天奥旨》曰："内有经络，外有部位，部位者，经络之外应也。"所以，根据病痛发生的不同部位来判断是何经的病证，这在经络辨证中是至关重要的一环，临床应用十分普遍。诸如头痛，根据经脉在头部的分区而论，前额为阳明之位；侧头为少阳分野；后枕为太阳所在；巅顶为厥阴所属。牙痛结合手阳明经入下齿龈、足阳明经入上齿龈而分别归入手足阳明经。肢体风湿痹痛也可按照经脉的循行分布情况来明辨。如果风寒湿邪侵袭某一经脉，导致该经闭阻不通，则可沿经出现肌肉酸楚冷痛，关节屈伸不利。经脉不通则气血不行，气血不至则经脉失养，又可出现肌肤麻木不仁，筋肉萎软瘫痪。

在某一病变部位有数经分布时，还必须结合其他兼证考虑归经。诸如胁痛涉及足少阳、足厥阴、足太阴三经，兼有口苦、目黄者归足少阳胆经；伴心烦、易怒、呕逆者归足厥阴肝经；另见脘腹胀满、大便稀溏者归足太阴脾经。舌体病变涉及手足少阴、足太阴三经，口舌生疮兼尿赤、尿道灼热而痛者归手少阴心经；舌干兼腰膝酸软、耳鸣者归足少阴肾经；舌本强痛兼腹胀、纳差者归足太阴脾经。

（三）经络诊察

"经络诊察"是根据经络具有诊断疾病的作用而确立的一种归经方法，包括经络望诊、经穴触诊、经络电测定、知热感度测定几种形式。

1. 经络望诊

望诊是中医学四诊之首。经络望诊归经法主要是通过观察经脉循行部位在色泽、润燥及组织形态等方面所表现出来的一系列病理变化来分析是属于何经的病变。由于脏腑有病能够通过经络反映到体表的相应部位，出现种种特异的、可见的"经络现象"，故可借以诊断疾病。例如，上肢内侧前缘出现"红线"（即皮下出血线）即归入手太阴肺经，往往是呼吸道病变的反映。

2. 经穴触诊

经穴触诊，又称"经穴按压""经穴切诊"，是根据内脏有病会通过经脉的传导，在体表出现各种不同病理反应区或反应点的原理，在一定的经络循行部位或有关腧穴上进行触扪、按压，寻找和体验各种阳性反应，从而判断病在何经。结合针灸临床，可分为循经按压和穴位按压两个方面。

（1）循经按压：《灵枢·刺节真邪》提出"用针者，必先察其经络之实虚，切而循之，按而弹之，视其应动者，乃后取之而下之"，这是一个循经按压、寻找异常反应的问题。循经按压的方法，一般用拇指指腹沿经脉路线轻轻滑动，进行爪切、扪按，或用拇、食二指沿经轻轻撮捏，以探索肌肤浅层的异常反应。对肌肉丰满厚实部位稍用力，通过按压、揉动以探索肌肉深层的异常变化。循经按压所得的异常反应，可有循经疼痛（痠痛、抽痛、压痛）、敏感、麻木、寒凉、灼热或肿块、结节、条索状反应物等。不同性质的疾病，有着不同形式的阳性反应。阳性反应物在何经，即可判定为何经的病变。

（2）穴位按压：《灵枢·百病始生》中提出"察其所痛，以知其应"，穴位按压所得的异常反应，有压痛、敏感、麻木、迟钝、舒适或皮下组织隆起、结节、松软、凹陷等。上述种种病理反应，尤其在特定穴上体现最为明显。例如，腹募、背俞穴出现压痛、过敏、迟钝或有舒适感，常提示相应脏腑的病变，即可归入相应经脉；中府穴压痛，提示肺经的病变；肾俞穴下按之空软表明肾和肾经虚弱；膀胱俞穴下有结节、隆起，多为膀胱经病变，可见于膀胱结石；三阴交穴压痛，病变在足三阴经，多见于月经不调、痛经等妇科疾患；阳陵泉穴下出现条索状物，可提示肝、胆二经的病变；阑尾炎患者常在足三里与上巨虚之间的阑尾穴处有压痛，病归手足阳明经。

3. 经络电测定

经络电测定是利用经络测定仪测经络、腧穴皮肤导电量（或电阻值）的变化来分析脏腑、经络病变的一种诊断方法。后来演变为在经络腧穴的皮肤上观察引出的电流（或电位）的变化来判断受病脏腑、经络气血的盛衰虚实。

4. 知热感度测定

在正常情况下，人体左右两侧同一经穴对灼热的感知程度大致相同。如果差异较大，便说明该经脉气血失于平衡。测定时，一般首选各经的井穴（足少阴肾经以内至阴穴取代涌泉穴，指趾畸形或缺如者改用原穴或背俞穴）。以点燃的线香或点状发热的电热器（也可采用特制的自动计数电热器）接近经穴部位的皮肤，同时可均匀地上下或左右小幅度移动。记下该穴感知灼热所用的时间和移动次数，以便左右对比（或不同经脉的同类特定穴对比），从中找出差距，以确定病变的脏腑、经脉。通过测定，凡数据相差一倍以上者为病态，偏高者（时间长、超过正常值的1/2以上）为机能减退，属虚；偏低者（时间短、不足正常值的1/2以上）为机能亢进，属实。

现今针灸临床上，已将知热感度测定法演变为对穴位温度的测量，即用特制的皮温计依次测定各经井穴的温差（或左右对称井穴、背俞穴的温差）。研究表明，健康人与患者井穴、背俞穴的温度均有显著的差异，而井穴的温差比背俞穴的温差出现的频率高而且明显。因此，测定对称井穴的温差对判断脏腑、经脉的失衡比起背俞穴更具有重要意义。知热感觉属于知觉神经的反应，测定知热感度是患者的主观反应，误差在所难免。而皮肤温度属于自主神经支配，测定结果是客观的。因此，用敏感的穴位测温仪测量穴位的温差来判断经络失衡的情况，是更为理想可靠的方法。

二、按经论治

按经论治是在经络辨证的基础上，遵照循经取穴的原则，病在何经即在该经及与该经相关的经脉上选穴施治。

（一）十二经证治

十二经脉的证候表现，可分为经脉所属脏腑的病变、经脉循行所过部位的病变和相应组织器官病变三个方面。各经的这些病变，即是本经腧穴主治作用的适应范围。现结合《灵枢·经脉》《灵枢·邪气脏腑病形》和《素问·脏气法时论》的有关记载，对十二经脉的证治综合、归纳如下。

1. 手太阴肺经证治

咳嗽，气短，喘息，胸部胀闷，鼻塞，咽痛，恶寒发热，汗出恶风，小便频数量少，上肢内侧前缘沿经酸楚疼痛、麻木。治宜宣肺调气、通经活络、虚补实泻，寒甚加灸。以本经取穴为主，配以手阳明、足太阳经穴。如中府、太渊、列缺、尺泽、孔最、少商、合谷、曲池、迎香、偏历、风门、肺俞、膻中、大椎等。

2. 手阳明大肠经证治

手三阳经证候以经脉循行所过部位病变和相应组织器官病证为主。本经证见上肢外侧前缘沿经酸楚疼痛、麻木，上肢酸软无力、活动受限、肌肉萎缩、瘫痪失用，颈肿，肩痛，鼻塞，流涕，鼻衄，下齿疼痛，咽喉肿痛，面痛，面瘫，面痉挛，腹痛，肠鸣，泄泻，下痢，痔疮，便秘等。治宜通经活络、调理肠道、虚补实泻，寒甚加灸。以本经取穴为主，配以手太阴、足阳明经穴。如合谷、曲池、三间、肩髃、手三里、迎香、列缺、孔最、足三里、天枢、上巨虚、中脘、大肠俞等。

3. 足阳明胃经证治

胃脘胀痛，食欲减退，呕吐，腹痛，肠鸣，泄泻，痢疾，便秘，发热，下肢外侧前缘沿经酸楚疼痛、麻木，下肢酸软无力、活动受限、肌肉萎缩、瘫痪失用，颈肿，咽喉疼痛，上齿疼痛，鼻病，目疾，面痛，面瘫，面痉挛，前额疼痛等。治宜调理胃肠、通经活络，虚补实泻，寒甚加灸。以本经取穴为主，配以足太阴经穴以及本腑的募穴、背俞穴。如足三里、上巨虚、下巨虚、丰隆、内庭、梁丘、天枢、梁门、地仓、颊车、下关、四白、头维、公孙、大横、三阴交、合谷、中脘、胃俞等。

4. 足太阴脾经证治

脘腹胀满，泄泻，食欲不振，黄疸，水肿，身重乏力，月经不调，崩漏，下肢内侧前缘沿经酸楚疼痛、麻木，舌根强直。治宜健脾和胃、通经活络，虚补实泻，寒甚加灸。以本经取穴为主，配以足阳明经穴及本脏的募穴、背俞穴。如太白、隐白、公孙、三阴交、地机、血海、阴陵泉、大横、梁门、水道、丰隆、足三里、章门、脾俞等。

5. 手少阴心经证治

胸痛，心悸，心痛，心烦，失眠，神志失常，咽干，口舌生疮，上肢内侧后缘沿经酸楚疼痛、麻木，手心热痛。治宜调理心神、通经活络，虚补实泻，寒甚加灸。以本经和手厥阴经穴为主，配以本脏的募穴、背俞穴。如神门、通里、阴郄、少府、少海、大陵、内关、间使、郄门、巨阙、膻中、心俞、厥阴俞等。

6. 手太阳小肠经证治

上肢外侧后缘沿经酸楚疼痛、麻木，肩胛痛，咽喉疼痛，颊肿，目黄，耳鸣，耳聋，少腹疼痛，肠鸣，泄泻，小便短赤。治宜通经活络、调理肠道，虚补实泻，寒甚加灸。以本经取穴为主，配以足阳明经穴和本腑的募穴、背俞穴。如后溪、腕骨、小海、肩贞、天宗、颧髎、听宫、足三里、下巨虚、中脘、关元、小肠俞等。

7. 足太阳膀胱经证治

遗尿，小便不利，小腹胀满，神志失常，各种脏腑病、五官病，下肢后面沿经酸楚疼痛、麻木，项背腰骶部疼痛，恶寒，发热，后枕部头痛。治宜调理膀胱、通经活络，虚补实泻，寒甚加灸。以本经取穴为主，配以本腑募穴。如天柱、大杼、风门、诸背俞穴、次髎、秩边、殷门、委中、委阳、承山、昆仑、申脉、京骨、中极、关元、太溪、三阴交等。

8. 足少阴肾经证治

本经病变以虚证为主，证见遗尿，小便不利，遗精，阳痿，月经不调，男子不育，女子不孕，虚喘，咳血，失眠，多梦，下肢内侧后缘沿经酸楚疼痛、麻木，腰痛，足心热，咽干喉燥，近视，视物昏花，耳鸣，耳聋。治宜补肾培元、通经活络，针灸并用，多用补法。以本经取穴为主，配以任脉、足太阳经穴。如太溪、复溜、照海、涌泉、大赫、肾俞、次髎、秩边、命门、气海、关元、三阴交等。

9. 手厥阴心包经证治

除经脉病为沿上肢内侧正中酸楚疼痛、麻木之外，其余均同手少阴心经证治。

10. 手少阳三焦经证治

上肢外侧正中沿经酸楚疼痛，麻木，肩、颈、耳后疼痛，耳鸣、耳聋，偏头痛，咽喉疼痛，腹胀，水肿，遗尿，小便不利。治宜通经活络、疏调三焦，虚补实泻，寒甚加灸。以本经取穴为主，配以足少阳、足太阴经穴及本腑的募穴、背俞穴、下合穴。如阳池、中渚、外关、支沟、翳风、角孙、耳门、风池、阳陵泉、足临泣、三阴交、阴陵泉、石门、三焦俞、委阳等。

11. 足少阳胆经证治

黄疸，口苦，目黄，身黄，尿黄，惊恐，失眠，下肢外侧正中沿经酸楚疼痛、麻木，胁肋疼痛，偏头痛，目疾，耳鸣，耳聋。治宜疏肝利胆、通经活络，虚补实泻，寒甚加灸。以本经取穴为主，配以手少阳、足厥阴经穴。如丘墟、侠溪、足临泣、悬钟、光明、阳陵泉、风市、环跳、日月、率谷、风池、听会、支沟、外关、期门、太冲、肝俞、胆俞等。

12. 足厥阴肝经证治

胁肋胀痛，黄疸，口苦，食欲减退，嗳气呕逆，心烦易怒，下肢内侧正中酸楚疼痛，麻木，疝气，面瘫，头晕目眩，头顶痛，近视，夜盲，视物昏花，目赤肿痛。治宜疏肝理气、通经活络，虚补实泻，寒甚加灸。以本经取穴为主，配以足少阳、足少阴经穴。如太冲、行间、大敦、曲泉、章门、期门、侠溪、阳陵泉、光明、风池、日月、太溪、复溜、涌泉、足三里、百会、肝俞等。

（二）奇经八脉证治

关于奇经八脉证治，古代医家为我们积累了丰富的经验。总的来说，凡女子经、带、胎、产、乳诸疾多从任、督、冲、带四脉论治；里证多从阴维脉论治；表证多从阳维脉论治；运动功能失调、神志病（如癫痫、狂证、痫病、失眠、多寐）多从督脉、跷脉论治。实则气滞血瘀、脉络闭阻，治宜宣通；虚则气血不足、脉络失养，治宜温补，佐以宣通。重用八脉交会穴。

1. 任脉证治

《素问·骨空论》曰："任脉为病，男子内结七疝，女子带下瘕聚。"这是任脉病的辨证提纲。概括了以泌尿、生殖疾患为主的下焦病变，如尿频，遗尿，小便失禁，癃闭，男子疝气、遗精、阳痿、早泄、精衰不育，女子带下、崩漏、月经不调、腹内肿块、不孕等。此外，还应有消化、呼吸、心神方面的部分病证，如腹痛、腹泻、喘息、胸闷、癫疾、痫病等。施治法则是调理三焦、宽胸和胃，胸部以针为主，腹部以灸为主或针灸并用，虚补实泻。常用主穴有中极、关元、气海、神阙、中脘、巨阙、膻中、天突、廉泉、承浆、列缺（手太阴肺经，八脉交会穴之一，通于任脉）。

2. 督脉证治

《素问·骨空论》曰："督脉为病，脊强反折……女子不孕，癃，痔，遗溺，嗌干。"这是督脉病的辨证提纲。以运动机能失调、神志疾患为主，兼有泌尿、生殖、消化系统病证。施治法则是疏调经气、安神定志，可针可灸，尤其适用于皮肤针和拔罐疗法，虚补实泻。常用主穴有长强、腰阳关、命门、至阳、身柱、大椎、哑门、风府、百会、水沟、素髎、后溪（手太阳小肠经，八脉交会穴之一，通于督脉）。

3. 冲脉证治

《素问·骨空论》曰："冲脉为病，逆气里急。"这是冲脉病的辨证提纲。包括胸痛，胸闷，气上冲心，呼吸不畅，脘腹胀痛，挛急不舒等症。此外，也有女子月经失调、崩漏、带下、不孕，男子遗精、阳痿、精衰不育等。施治法则是宽胸和胃、平气降逆，针灸并用，虚补实泻。冲脉本身没有腧穴，借助于各经的交会穴发挥治疗作用。交会穴有会阴、阴交（以上二穴属任脉）、气冲（足阳明经）、横骨、大赫、俞府（以上三穴属足少阴经）、公孙（足太阴脾经，八脉交会穴之一，通于冲脉）。

4. 带脉证治

《难经·二十九难》曰："带之为病，腹满，腰溶溶如坐水中。"这是带脉病的辨证提纲。实者证见湿热带下，肢体寒湿痹痛；虚者久带不愈，月经失调，子宫脱垂，疝气，腰腹弛缓无力，下肢萎弱瘫痪。施治法则是清热利湿、调经止带，针灸并用，虚补实泻。交会穴有命门（督脉）、章门（足厥阴经）、带脉、五枢、维道、足临泣（以上四穴属足少阳胆经，足临泣又为八脉交会穴之一，通于带脉）。

5. 阴维脉证治

《难经·二十九难》曰："阴维为病，苦心痛。"这是阴维脉病的辨证提纲。盖阴维脉主一身之里，若阴气内结，则可出现胸胁支满，脘腹冷痛等，故里证、虚寒之证多从阴维脉论治。施治法则是温中散寒、理气止痛，针灸并用，温针灸最为适宜。交会穴有天突、廉泉（以上二穴属任脉）、筑宾（足少阴经）、期门（足厥阴经）、冲门、府舍、大横、腹哀（以上四穴属足太阴经）、内关（手厥阴心包经，八脉交会穴之一，通于阴维脉）。

6. 阳维脉证治

《难经·二十九难》曰："阳维为病，苦寒热"。这是阳维脉病的辨证提纲。盖阳维脉主一身之表，若阳气外盛，则可出现恶寒发热，头项强痛，一身尽痛等，故外感表证多从阳维脉论治。施治法则是疏散表邪、调和营卫，风热只针不灸，浅刺疾出，泻法；风寒针灸并用，泻法。交会穴有哑门、风府（以上二穴属督脉）、风池（足少阳经）、头维（足阳明经）、外关（手少阳三焦经，八脉交会穴之一，通于阳维脉）。

7. 阴跷脉证治

《难经·二十九难》曰："阴跷为病，阳缓而阴急。"这是阴跷脉病的辨证提纲。指踝关节以上部位的皮肉、筋脉外侧弛缓，内侧拘急。因跷脉主肢体运动和眼的开合功能，故阴跷脉病还有腰髋疼痛连及阴中，癫痫夜发，思睡多寐，喉痛，失音等。施治法则是疏调经气、醒脑开窍，可针可灸，泻阴补阳。交会穴有睛明（足太阳经）、交信、照海（以上二穴属足少阴肾经，照海又为八脉交会穴之一，通于阴跷脉）。

8. 阳跷脉证治

《难经·二十九难》曰："阳跷为病，阴缓而阳急。"这是阳跷脉病的辨证提纲。指踝关节以上部位的皮肉、筋脉内侧弛缓，外侧拘急。此外，还有腰背疼痛，角弓反张，失眠，狂躁，癫痫昼发等。施治法则是疏调经气、镇静宁神，只针不灸，泻阳补阴。交会穴有风府（督脉）、承泣、地仓（以上二穴属足阳明经）、风池（足少阳经）、睛明、仆参、申脉（以上三穴属足太阳膀胱经，申脉又为八脉交会穴之一，通于阳跷脉）。

（三）络脉证治

从络脉与经脉的关系而言，二者基本上是属于一体的。所不同的是经深络浅、经直络横而已。这就决定了络脉病证具有表浅性、区域性的特点，较少有全身性证候。而这些局部病证又往往是经脉病证的组成部分。所以，络脉病证与经脉病证之间既有一定的区别，又有十分密切的联系。正因为如此，十二络穴既有单独的病候体现，又可兼治表里两经的病变。

络脉瘀阻是络脉病证最基本的病理变化。瘀血既可留滞于络脉之中，也可泛溢于络脉之外。主证可见络脉怒张或脉管下陷、局部红肿青紫、皮下出血，或五官九窍及内脏出血等。

络脉病证表浅，一般也从表论治。《素问·调经论》曰："病在血，调之络。"《灵枢·官针》曰："络刺者，刺小络之血脉也。"并记录了赞刺、豹纹刺等刺法。在现代针灸疗法中，三棱针点刺出血、皮肤针叩刺、挑刺疗法和刺血拔罐等就是直接刺激络脉或络脉的分布区（即孙络、浮络之所在），以清除病邪的治疗手段。也是"宛陈则除之"这一治疗原则的具体实施。以局部选穴为主，一般只针不灸，泻法。

（四）经筋证治

经筋病证多表现为肌肉、肌腱、关节、韧带在运动方面的机能失常。诸如筋脉的拘挛、抽搐、强直、弛缓、瘫痪等。例如，足阳明经筋"腹筋急，引缺盆及颊，卒口僻"，足太阴经筋"内踝痛，膝内辅骨痛，阴股引髀而痛，阴器纽痛"等。有关原文详见《灵枢·经筋》。

《灵枢·经筋》对经筋病证提出了"治在燔针劫刺，以知为数，以痛为腧"的治疗方法。表明经筋病证应以火针、温针治疗。以取阿是穴为主，见效即止，不可过度。除火针以外，《灵枢·官针》的浮刺、分刺、恢刺、关刺、合谷刺等，也都可以运用于经筋病证。在选穴方面，除阿是穴外，还可以结合十二经筋的循行分布，适当选择一些远道腧穴配合治疗。由于肝主筋，脾主四肢、肌肉，故足厥阴、足太阴经脉的原穴（太冲、太白）、背俞穴（肝俞、脾俞）及督脉的筋缩穴，足少阳经的阳陵泉（筋之会穴），也都是经筋病证的首选腧穴。

第二节　八纲证治

　　八纲，即阴阳、表里、寒热、虚实。八纲证治就是以望、闻、问、切四诊所获得的临床资料为依据，对病变的病位、病性、正邪关系等情况进行综合分析，将其归纳为阴、阳、表、里、寒、热、虚、实八类证候而进行针灸治疗的一种方法，是各种辨证论治的总纲。
　　疾病的表现尽管极其复杂，但基本上都可用八纲加以归纳。八纲证治就是把疾病分为表证和里证、寒证和热证、虚证和实证、阴证和阳证四对纲领，用以指导临床治疗。在八纲中，其他六纲又可以用阴阳两纲加以概括，即表证、热证、实证为阳证；里证、寒证、虚证为阴证。

一、阴阳证治

　　阴阳是指病证的类别而言，大之可概括整个疾病，小之可表示一个证候，为八纲证治的总纲。
　　一般而论，凡不及的、衰退的、低下的、抑制的，以及里证、寒证、虚证属阴证的范畴；而太过的、旺盛的、亢进的、兴奋的，以及表证、热证、实证属阳证的范畴。在临床上，阴证习惯上指虚寒证，阳证习惯上指实热证。
　　《灵枢·根结》曰："用针之要，在于知调阴与阳。"阴证治宜温中、散寒、补虚，针灸并用，重用灸法，针刺深而久留，用补法；阳证治宜解表、清热、泻实，用泻法，浅刺疾出或点刺出血。如果阴证转为阳证，表明病情有好转的趋势；阳证转为阴证，提示病情有加重的倾向。

二、表里证治

　　表里指病变部位的内外深浅和病情传变、转化的趋势而言。《素问·刺要论》曰："病有浮沉，刺有浅深。"其说明辨别疾病的表里，直接关系到针刺的深浅和留针时间的长短。
　　疾病在经络、皮肉者属表。六淫之邪侵犯体表，症状反映在外的称为"表证"，多为外感病初期。一般发病较急、病位较浅、病势较轻、病程较短。疾病在脏腑、筋骨者属里。病邪侵入体内，波及脏腑，症状表现在内的称为"里证"。一般发病较慢、病位较深、病势较重、病程较长。外感、内伤均可产生里证。在外感，或为表邪入里，或为外邪直中于里；在内伤，或为情志、饮食、劳倦所伤，或为外感病虽愈，而气血已伤所致。表证转为里证，预示病情加重；里证转为表证，说明病情好转。

表证治宜通经活络、疏散表邪。常取大椎、合谷、曲池、外关、列缺、风池、风门、肺俞等穴。根据表寒、表热、表虚、表实的不同，决定针灸措施和补泻手法。表热、表实者，只针不灸，泻法，浅刺疾出，以清热解表、祛邪泻实；表寒、表虚者，针灸并用，补泻兼施；表寒者留针，表虚者多灸，以散寒解表、固表补虚。

里证治宜通调脏腑、行气活血。常取中脘、天枢、大横、支沟、丰隆、气海、关元、足三里、三阴交、上巨虚、下巨虚等穴。根据里寒、里热、里虚、里实的不同，决定针灸措施和补泻手法。里实、里热证，只针不灸，深刺泻法，以清热泻火，通调腑气；里虚、里寒证，针灸并用，里虚者轻刺，补法，重用灸法；里寒证深刺久留，补泻兼施，最宜温针，以温中散寒。

三、寒热证治

寒热是指疾病的性质而言。寒证是阴气过盛或阳气不足，无力抵御阴邪而导致的病证。病位有在表者，也有在里者；病情有属虚者，也有属实者。外感、内伤均可致病。在外感，为感受寒邪（寒邪或侵袭于表，或入侵于里）；在内伤，为阳虚阴寒内盛。热证是阳气过盛或阴气不足而导致的病证，有表热（见于外感）、里热（外感、内伤俱见）、虚热、实热之分。一般多指实证。

根据"治寒以热"、"寒者留之"的原则，寒证治宜温通经络、助阳散寒，针灸并用，补泻兼施。对于寒邪在表、留于经络、肌肤疼痛或麻木者，艾灸最为适宜，也可以用皮肤针叩刺或加拔火罐。对于寒邪在里、凝滞脏腑者，因阳虚寒甚，难以得气，针刺宜深，并久留针，以候其气。阳气得复，寒邪乃散。温针之法尤为适宜，使温热之感随针体直达深层，温经散寒。如脾胃虚寒者，取中脘、脾俞、胃俞、足三里、三阴交等穴，针灸并用，针刺宜补，重用灸法，以温中补虚、助阳散寒，亦可施行"烧山火"法。

本着"热则疾之"的治疗原则，热证应浅刺疾出，少留或不留针。例如，热邪在表的风热感冒，常取阳经腧穴大椎、曲池、合谷、外关等清热解表，可浅刺不留针。若伴咽喉肿痛者，可加少商、鱼际点刺出血。热闭清窍，证见高热抽搐、神昏谵语，常取水沟、十宣、十二井、大椎、合谷、太冲等急刺、重刺或点刺出血，以清泻热毒、醒神开窍。热邪在里（阴有阳疾），证见"四大"（大热、大汗、大渴、脉洪大）及大便秘结、小便短赤，常取合谷、曲池、支沟、丰隆、足三里、上巨虚、下巨虚，清泻里热，通调腑气。里热证因热邪深伏，也可以深刺留针，并可施以"透天凉"法。虚热证可多针少灸，平补平泻。

四、虚实证治

虚实指机体正气的盛衰和病邪的消长。《素问·通评虚实论》曰："邪气盛则实，精气夺则虚。"可见，虚为正气不足，泛指机体脏腑、经络、卫气营血的不足及阴阳偏衰的一系列病证。实为邪气有余，或正气不衰而与病邪抗争的表现及阴阳偏盛的一系列病证。

对于虚证，应本着"虚则补之"，"陷下则灸之"的治疗原则。阳气虚者，针灸并用，针用补法，重灸，以益气养血、鼓舞正气，强壮脏腑、经络的机能。常用腧穴有气海、关元、神阙、百会、大椎、足三里、三阴交、血海、太溪、膏肓及特定穴中的原穴、背俞穴等。阴虚火旺者，一般多针少灸，平补平泻。

对于实证，在正气不虚的情况下应本着"实则泻之"、"宛陈则除之"的治疗原则，只针不灸，泻法或点刺出血，以泻实祛邪、镇惊宁神、消肿止痛。常用腧穴有水沟、十宣、十二井、合谷、太冲、曲泽、委中及特定穴中的募穴、郄穴、下合穴等。

八纲从不同的方面反映了病变过程中的八类证候。由于机体感受的病邪性质和受病部位的不同，还有正邪盛衰的差异，因而，临床上八纲所属的证候往往不是单独存在，而是相兼出现的。可见，八纲之间，既有区别，又有联系。病邪侵入机体，有时是由表及里，有时是由里达表。表现出来的证候，有时会寒热相兼，有时会虚实夹杂。如表证有表寒、表热、表虚、表实之异，里证也有里寒、里热、里虚、里实之别，还有表寒里热、表热里寒、表里俱热、表里俱寒、表实里虚、表虚里实、表里俱虚、表里俱实等多种情况。寒证有虚寒、实寒，热证有虚热、实热。甚至还会有假象出现，如真寒假热、真热假寒、真虚假实、真实假虚等。临证又当仔细分辨，灵活处理。寒热相兼则针灸并用，虚实夹杂则补泻兼施。

就针刺和艾灸的作用比较而论，针刺法偏于泻实，艾灸法偏于补虚。所以，大凡阳证、实证、表证、热证用针刺治疗奏效较快；而阴证、虚证、里证、寒证用艾灸治疗易于成功。当然，这也只是相对而言，因为针刺和艾灸，各自分别又有补有泻。

在一定的条件下，八纲的证候性质还会发生转化，如表证转为里证，里证转为表证；寒证转为热证，热证转为寒证；虚证转为实证，实证转为虚证；阴证转为阳证，阳证转为阴证。因此，学习八纲辨证，既要熟知各自的证候特点，又要注意它们之间的相互关系。只有准确地把握八纲证候之间的相兼错杂、真假互见、相互转化，才能全面认识病证的部位、性质和正邪关系，从而对疾病做出正确的辨识和诊断，使治疗如矢中的，不失偏颇。

第三节　脏腑证治

脏腑证治是以脏腑学说为基础，将四诊所获得的证候和体征进行综合分析，从而对病变所在的脏腑部位、性质及正邪的盛衰作出诊断，进行治疗的一种辨证论治方法。

脏腑是人体的重要组成部分，是生命活动的中心。各种原因导致的病变，实际上都是脏腑功能失调的反映。由于各个脏腑的生理功能不同,所以它们在病变过程中所反映出来的症状和体征也各不相同。根据各脏腑的生理功能,结合病因病机来判断其病理变化,这就是脏腑辨证的方法和理论依据。由于十二经脉隶于六脏六腑,经脉与脏腑之间在生理上密切相连,病理上息息相关。所以,《灵枢·经脉》关于十二经脉的病候中,相应脏腑病证占有一定的比例。只要我们能明辨每一证型的病因、病机、病位、病性及涉及的脏腑经脉、标本缓急,利用正向思维,对号入座,又不难对各种复杂的病情确定治法、配穴处方、按方施治。

一、肺病证治

肺居胸中,主气,司呼吸,开窍于鼻,系于气管、咽喉,外合皮毛,又主治节,主宣发肃降,通调水道。肺为娇脏,不耐寒热,当外邪由口鼻或皮毛而入,首先犯肺。其病理变化,主要是肺气宣降功能失常。证见胸闷、胸痛、咳嗽、气喘、咯血、鼻塞、流涕、鼻衄、咽喉肿痛、失音等。

由于肺(经)与大肠(经)相表里,手少阴经脉上肺,足少阴经脉入肺中,足厥阴经脉上注肺,胃之大络络肺,肺经起于中焦,与脾经交会于中府穴,故肺病的证治与大肠、心、肝、肾、脾、胃的关系最为密切。

1. 风寒束肺

恶寒重,发热轻,头痛,全身酸痛,无汗,鼻塞,流清涕,咳嗽,痰涎清稀,苔薄白,脉浮紧。治宜祛风散寒、宣肺解表,针用泻法(体虚者平补平泻),寒邪较重者加灸。取手太阴经和相表里的手阳明经及足太阳经穴为主,如中府、太渊、列缺、合谷、曲池、风门、肺俞、大椎等。

2. 热邪壅肺

发热重,恶寒轻,有汗,口渴,鼻干或流黄涕,鼻衄,咽喉肿痛,咳痰黄稠,大便秘结,小便黄赤,舌红苔黄,脉浮数。治宜祛风清热、宣肺解表,只针不灸,泻法,并可点刺出血。取手太阴经及手阳明经腧穴为主,如中府、尺泽、鱼际、少商、合谷、曲池、外关、大椎、内庭等。

3. 痰湿阻肺

咳嗽气喘,胸膈满闷,喉中痰鸣,不得安卧,咳痰甚多,色白而黏,苔腻,脉滑。脾为生痰之源,肺为贮痰之器,病变主要涉及肺脾两脏,证属本虚标实(脾虚肺实)。治宜宣肺降气、除湿化痰,热痰针用泻法,寒痰平补平泻并可加灸。取手足太阴、足阳明经穴和相应背俞穴,如中府、太渊、尺泽、列缺、太白、三阴交、丰隆、足三里、肺俞、脾俞等。

4. 肺气不足

咳喘无力,少气懒言,气短不足以息,声音低微,面色苍白,倦怠无力,自汗,舌淡,脉细。治宜补肺调气、健脾益气、温肾纳气,针灸并用,补法。取手足太阴、足少阴、任脉经穴及相应背俞穴,如太渊、三阴交、太溪、膻中、气海、关元、足三里、肺俞、脾俞、肾俞等。

5. 肺阴不足

干咳无痰或痰少而黏,痰中带血,咽干喉燥,声音嘶哑,形体消瘦,五心烦热,潮热盗汗,舌红少津,脉象细数。治宜滋养肺肾之阴、清泻虚热,多针少灸,补法(阴虚火旺者平补平泻)。取手太阴经、足少阴经穴和相应背俞穴,如太渊、中府、尺泽、列缺、孔最、鱼际、太溪、照海、肺俞、肾俞、膏肓等。

二、大肠病证治

大肠为传导之官,其功能主要是传送食物的糟粕,使其变化为粪便而排出体外。如果肠道感受外邪或为饮食所伤,致使传导、变化功能失常,即可出现肠道和大便异常的病证,如腹痛、肠鸣、泄泻、痢疾、便秘、痔疾、阑尾炎等。

《灵枢·本输》曰:"大肠、小肠皆属于胃。"在解剖结构方面,胃肠上下相连,在生理、病理方面也息息相关。在经络联系上,手太阴经脉络大肠,足太阴之络入络肠胃,故大肠的病理变化与肺、脾、胃、小肠最为密切。针灸治疗主要选用足阳明胃经腧穴。

1. 大肠实证

多因饮食积滞、壅塞肠道而致。证见腹痛拒按,大便秘结或下痢不爽,舌苔黄腻,脉象沉实有力。多见于暴饮暴食、肠腑积热者。治宜消积导滞、通调腑气,只针不灸,泻法。宜取中脘、天枢、足三里、上巨虚、大横、内关、支沟等穴。

2. 大肠湿热

因湿热下注大肠、气血壅滞而致。证见腹痛,大便溏滞不爽,色黄味臭,肛门灼热,里急后重,下痢脓血,身热口渴,小便短赤,舌苔黄腻,脉象滑数。如热结而为肠痈,则腹痛拒按,大便秘结,下肢屈而不伸。治宜清热燥湿、理肠导滞,只针不灸,泻法。宜取中脘、天枢、足三里、上巨虚、合谷、曲池等穴。

3. 大肠虚证

多因久泄、久痢而致。证见大便失禁,腹泻无度,肛门滑脱,腹痛隐隐,喜暖喜按,四肢欠温,舌淡、苔白滑,脉细弱无力。多见于慢性腹泻、慢性痢疾、脱肛等。治宜补气升阳、止泄固脱,针灸并用,补法,重灸。宜取气海、关元、中脘、百会、长强、足三里、脾俞、胃俞、大肠俞等穴。

4. 大肠寒证

多因外感寒邪或内伤生冷而致。证见腹痛,肠鸣,泄泻,舌苔白腻,脉象沉迟。治宜温里散寒、止痛止泻,针灸并用,泻法。宜取中脘、天枢、足三里、上巨虚、大肠俞等穴。

5. 大肠津亏

多由素体阴虚，或热病耗津、久病伤阴而致。证见大便干燥，难以排出，数日一行，状如羊矢，口干咽燥，舌红少津、舌苔黄燥，脉象细涩。常见于热病后期和老年人习惯性便秘。治宜养阴增液、润肠通便，多针少灸，补法或平补平泻。宜取合谷、足三里、上巨虚、内关、支沟、太溪、照海、大肠俞等穴。

三、胃病证治

胃主受纳，腐熟水谷，喜湿恶燥，以通降为顺。与脾互为表里，共誉为"后天之本"，为五脏六腑之海，气血生化之源。《灵枢·海论》曰："胃者，水谷之海。"《灵枢·本输》说："大肠、小肠皆属于胃。"故胃的病证主要与饮食有关，还应包括肠道病变在内。凡饮食不节（或不洁）、饥饱失常、寒热不当、辛辣刺激等因素，都足以影响胃的和降功能，以致发生脘腹疼痛、恶心呕吐、呃逆、嗳腐吞酸、吐血、便血等证。

1. 食积伤胃

脘腹胀满，疼痛拒按，恶心呕吐，嗳腐吞酸，或兼腹泻，舌苔厚腻，脉滑。多见于暴饮暴食、消化不良。治宜消食化积、调理胃肠，只针不灸，泻法。取任脉、足阳明经穴和胃的募穴为主，如中脘、建里、梁门、足三里、内关、公孙、内庭等。

2. 胃寒偏盛

胃脘冷痛，喜暖喜按，呕吐清水，遇寒则重、得热则减，舌苔白滑，脉象沉迟弦紧。治宜温中散寒，针灸并用，平补平泻。取足阳明、足太阴经穴和相应俞、募穴，如梁门、足三里、公孙、三阴交、中脘、脾俞、胃俞等。

3. 胃热炽盛

胃脘灼痛，嗳腐吞酸，胃中嘈杂，消谷善饥，口渴饮冷，口臭，便秘，牙龈红肿或出血，舌红、苔黄，脉洪大滑数。治宜清泻胃热，只针不灸，泻法。取手足阳明经穴为主，如合谷、曲池、内庭、足三里、支沟、中脘、大陵等。

4. 胃阴不足

胃脘嘈杂而痛，干呕呃逆，饥而不食，口干舌燥，大便偏干，小便短少，舌红少津、少苔或无苔，脉细数。治宜养胃生津，多针少灸，补法（阴虚火旺者平补平泻）。取手足阳明经穴及胃的募穴为主，如合谷、中脘、梁门、足三里、内关、公孙、廉泉、金津玉液等。

胃的病证除与脾、大小肠密切相关外，也时常受到肝的影响。由于足厥阴肝经挟胃，当肝气郁结之时，常常会横逆犯胃，出现胃痛连及两胁等症状。当以疏肝理气、和胃止痛为治法。

四、脾病证治

脾主运化，喜燥恶湿，代胃行其津液，其气以升为顺。脾又统血，主四肢、肌肉。故其病变以运化失常（消化不良、腹胀、腹泻）、血不归经（便血、月经过多、崩漏）及肢体病变（身重肢冷、肌肤肿胀、肢软无力）为主。

1. 脾气虚弱

脾气虚弱则运化失常，致使水谷精微不能正常输布。证见食少纳呆，腹胀，肠鸣，便溏或腹泻，面色苍白或萎黄，倦怠乏力，少气懒言，舌淡、苔白，脉弱无力。气虚下陷则伴久泻、久痢、脱肛、内脏下垂、子宫下垂；气不摄血则兼便血、月经过多或崩漏、皮下出血。治宜补中益气，针灸并用，补法。取足太阴、足阳明经穴和相应背俞穴，如太白、三阴交、足三里、丰隆、脾俞、胃俞等。气虚下陷加气海、关元、百会，重用灸法；气不摄血加隐白、血海、膈俞，重用灸法。

2. 脾阳不足

腹痛绵绵，喜暖喜按，腹泻清冷，小便不利，白带清稀，肢体不温或水肿，舌淡、苔白，脉沉迟无力。治宜温运脾阳，针灸并用，补法。以足太阴、足阳明经穴和有关背俞穴为主，如太白、三阴交、足三里、丰隆、关元、脾俞、胃俞、肾俞等。

3. 湿热困脾

腹胀，纳差，厌油，恶心呕吐，口渴不欲饮，体倦身困，头重如蒙，大便不爽，小便不利，目黄、身黄、尿黄，苔黄腻，脉濡数。治宜清热利湿，只针不灸，泻法。取足太阴、足厥阴经穴为主，如太白、商丘、三阴交、阴陵泉、太冲、章门、期门、足三里、阳陵泉等穴。

与脾相关的脏腑合病主要有脾胃不和、脾肾阳虚、肝木乘脾、心脾两虚、脾肺两虚等。

五、心（包）病证治

心为五脏六腑之主，开窍于舌，经脉通过目系与大脑相联系，司神明（主持思维、神志的大脑功能）、主血脉（推动血液循环的心脏功能），是维持人体生命和精神思维活动的中心。

心包为心脏的外围，具有保护心脏的作用。在生理上代心行事，病理上代心受邪，治疗上代心用穴。故《灵枢·邪客》曰："诸邪之在于心者，皆在于心之包络。"心和心包的病证以心脏、神志、血脉三方面为主。可见，中医的心、心包实则包括了心脏、血液循环、中枢神经系统和自主神经系统。临床上一些心血管疾患、血液病、神经精神疾患、自主神经功能紊乱等，都无不与心、心包息息相关。所以，当外感病邪或七情内伤致病，而出现血脉病变或神志病变时，都属于心病的范围。在血脉病方面的证候，主要有吐血、衄血、斑疹及血液运行的失调等。在神志病方面的证候，主要有心悸、健忘、失眠、昏迷、谵语、癫狂等。

由于心（经）与小肠（经）相表里，心包（经）与三焦（经）相表里，足太阴经脉注于心，足少阴经脉络心，足三阴之络上走心包，足厥阴经脉布膻中，足三阳经别通于心，督脉贯心通脑，手少阴经脉又上肺。故心和心包病证治与小肠、三焦、肺、脾、肝、肾及足三阳经、督脉均有关联。

1. 心气不足

面色㿠白，心悸，气短，自汗，体倦乏力，劳累后加重，舌淡、苔白，脉弱无力、时见结代，甚则四肢厥冷，大汗不止，神昏虚脱。治宜温通心阳、调和气血，针灸并用，补法。取手少阴、手厥阴经穴和相应俞、募穴，如神门、通里、内关、膻中、心俞、厥阴俞、足三里等。

2. 心血亏虚

面色苍白，心悸易惊，健忘，失眠或多梦，五心烦热，盗汗，舌淡或舌红少津，脉细弱或见结代。治宜益气养血、宁心安神，针灸并用，补法（阴虚火旺者平补平泻）。取穴同上，并加太溪、三阴交、脾俞、膈俞等。

3. 心火亢盛

胸中烦热，失眠，口渴，口舌生疮，吐血，鼻衄，小便赤涩、甚或尿血，或见肌肤疮疡，舌红，脉数。治宜泻热降火、清心除烦，只针不灸，泻法。取手足少阴、手厥阴经穴，如阴郄、少府、大陵、劳宫、内关、郄门、太溪、照海等。

4. 痰蒙心窍

心烦失眠，心神不宁，神志错乱，意识不清，如呆如痴，或喜怒无常，语无伦次，狂躁不安，甚者神昏，喉中痰鸣，舌红、苔腻，脉弦滑。多见于癫病、癫狂、中风。治宜豁痰开窍、镇惊宁神，只针不灸，泻法，或三棱针点刺出血。取手少阴、手厥阴经穴和督脉穴为主，如神门、少冲、中冲、内关、大陵、间使、水沟、大椎、合谷、太冲、丰隆、十二井穴等。

5. 心脉瘀阻

胸闷，心悸，心痛，痛引臂内或左肩胛区，发作时大汗，惊恐，四肢厥冷，口唇青紫，舌质紫暗或有瘀点、瘀斑，脉涩或见结代。治宜活血化瘀、通络止痛，只针不灸，泻法。取手少阴、手厥阴经穴和有关俞、募穴，如神门、阴郄、内关、郄门、膻中、巨阙、心俞、厥阴俞、膈俞等。

六、小肠病证治

小肠与心相表里，上接幽门，与胃相通，下接阑门，与大肠相连。生理功能主要是吸收食物中的精华，分清别浊，是胃腑降浊功能的继续。病理变化与心、脾、胃、大肠关系密切。如若小肠分清别浊的功能失调，主要导致清浊混淆、二便失常。因小肠与心的经脉互为表里，在生理上有着密切的联系，在病理上亦可相互影响。

如心热可下移于小肠而为尿血，小肠有热亦可上逆于心而为口舌生疮。

1. 小肠虚寒

小腹冷痛，喜暖喜按，肠鸣泄泻，小便频数，舌淡、苔白，脉细弱或沉迟而紧。见于腹部受寒、消化不良。治宜温肠散寒、理气止痛，针灸并用，补法。取足阳明胃经穴（小肠下合于足阳明经）和有关俞、募穴，如足三里、下巨虚、天枢、中脘、关元、脾俞、胃俞、小肠俞等。

2. 小肠实热

心烦，口渴，口舌生疮，小便短赤不爽、甚至尿血，前阴刺痛，小腹胀痛，矢气则舒，舌红、苔黄，脉象滑数。治宜清热降火、通利小便，只针不灸，泻法。取手足少阴经穴为主，如通里、少府、阴郄、太溪、照海、涌泉、支正、三阴交、关元、下巨虚等。

3. 小肠气滞

多因小肠感受寒凉，气机凝滞而致。证见小肠凸起脐周或下坠于少腹及阴囊，少腹及阴囊坠胀绞痛，舌苔白滑，脉沉而弦紧。治宜温经散寒、理气止痛，针灸并用，泻法。取任脉、足阳明、足厥阴经穴为主，如关元、气海、太冲、大敦、归来、足三里、下巨虚等。

七、膀胱病证治

膀胱为津液之腑，主藏小便，在肾阳的温煦作用下产生气化作用，管理尿液的排泄。病变主要表现为小便异常。故《素问·宣明五气》曰："膀胱不利为癃，不约为遗溺。"

由于膀胱（经）与肾（经）相表里，足少阴经脉络膀胱；足太阳经别通于心；三焦主决渎（其下腧并太阳之正入络膀胱）；肺为水之上源，主通调水道；脾主运化水湿；小肠分清别浊。故膀胱的证治与肾、肺、脾、心、三焦、小肠的关系甚为密切。

1. 膀胱虚寒

小便频数、清冷，或淋漓不禁、遗尿，或小便不利、水肿，舌淡、苔润，脉沉细。治宜温阳化气、振奋膀胱，针灸并用，补法。取任脉、足太阳经穴为主，如中极、关元、气海、肾俞、膀胱俞、太溪、三阴交、足三里等。

2. 膀胱湿热

小便频数而急、短涩不利，颜色或赤黄或混浊或见脓血，或夹杂砂石，阴中灼热而痛，舌红、苔黄，脉数。治宜清热利湿、通调下焦，只针不灸，泻法。取任脉、足太阳、足太阴经穴，如中极、关元、委中、委阳、肾俞、膀胱俞、小肠俞、三焦俞、三阴交、阴陵泉等。

八、肾病证治

肾藏精，主骨生髓，主纳气，开窍于耳和前后二阴。既主水又藏命门真火，故称"水火之脏"。与机体的生长、发育关系最为密切，为"先天之本"。一般而论，肾脏疾患以虚证为主，可分为肾阴亏虚和肾阳不足两大类。

肾（经）与膀胱（经）相表里，足少阴经脉入肺中，络心，贯膈；任脉、督脉、冲脉、带脉均与肾相联系；阴维脉、阴跷脉均为足少阴经脉气所发。故肾病证治与膀胱、心、肺、脾和奇经八脉的关系甚为密切。

1. 肾阴亏虚

头晕，目眩，耳鸣，咽干，舌燥，牙根松动隐痛，五心烦热，失眠，遗精，月经不调，盗汗，腰腿酸软，舌红、少苔，脉象细数。先天不足或后天精血亏损者，可兼见发育不全，生殖机能低下。小儿则骨弱，发育迟缓；成人则早衰，男子精少不育，女子经闭不孕。治宜补养精血、壮水制火，多针少灸，补法（阴虚火旺者平补平泻）。取足少阴经穴和有关背俞穴为主，如太溪、照海、涌泉、复溜、大赫、肾俞、心俞、关元、三阴交、次髎、秩边等。

2. 肾阳不足

面色淡白，形寒肢冷，遗精，早泄，阳痿，月经不调，腰腿酸软，大便溏薄或滑泄、五更泄，小便清长或遗尿，舌淡、苔白，脉沉迟虚弱。肾不化水者兼见尿少、身肿；肾不纳气者伴有气短、喘息（呼多吸少，吸气困难，动则尤甚）。治宜温补肾阳、化水纳气，针灸并用，补法。取足少阴、任脉和有关背俞穴为主，如太溪、复溜、大赫、气海、关元、肾俞、肺俞、脾俞、三阴交、命门、足三里等。

九、三焦病证治

三焦为六腑之一，其功能作用是主持诸气，司一身之气化，疏调水道，参与机体的水液代谢。上焦主宣发、敷布；中焦主受纳、运化；下焦主分清、别浊。大凡机体脏腑的功能活动，诸如气血津液的运行输布，水谷精微的消化吸收，水液的代谢等，都赖其气化作用而维持正常活动。所以说，三焦的气化功能，实质上是概括了人体上中下三个部分所属脏器的整个气化作用。当其发生病变，影响的范围也就必然广泛。就其病理机制而言，关键在于气化功能失司，水道通调不利，以致水湿潴留体内，泛滥为患。故临床以肌肤肿胀、腹满、小便不利等为主证。

由于三焦涵盖了其他五脏六腑，所以其病变又每与肺、脾、肾、膀胱等脏器有着密切的联系。例如，三焦气化失司，可影响到肺气的宣降；三焦不利，可导致脾胃的升降失常；三焦化气行水功能失职，亦使肾和膀胱温化水液的功能受到影响。

1. 三焦虚寒

多因肾气不足、三焦气化不行、水湿内停所致。证见肌肤肿胀，腹中胀满，小便不利或遗尿、失禁，苔白滑，脉沉细而弱。治宜温通三焦、促进气化，针灸并用，补法。取任脉腧穴和有关背俞穴为主，如气海、关元、中脘、阳池、太溪、三阴交、肾俞、三焦俞、足三里等。

2. 三焦实热

多由实热蕴结于里、三焦化气行水的功能失调，以致水液潴留体内。证见身热口渴，气逆喘促，肌肤肿胀，大便干结，小便不利，舌苔黄，脉滑数。治宜通利三焦、化湿行水，只针不灸，泻法。取任脉、手少阳经穴为主，如中脘、中极、水分、石门、阳池、支沟、阴陵泉、三阴交、委阳、足三里等。

十、肝胆病证治

肝为将军之官，主疏泄，性喜条达而恶抑郁。其病多实，以气郁阳亢、风火上逆之证为主。每由肾水不足、水不涵木而致。此外，由于肝藏血，开窍于目，主一身之筋，故目疾、筋病和妇女月经异常也往往与肝有关。肝病的证候主要有胁肋胀痛、嗳气呕逆、头晕目眩、肢体拘挛、抽搐、妇人月经不调等。

胆附于肝，储存胆汁，在肝的疏泄功能支配下得以调节，故胆病与肝病常常相互影响。例如，肝气郁结可以影响胆汁的疏泄，引起黄疸、口苦、呕吐苦水；胆汁的郁积也可以导致肝失条达，出现头晕、目眩、胸胁疼痛、心烦不眠、口苦等证，二者的临床表现多有共同之处。

由于肝（经）与胆（经）相表里，足少阳经脉络肝，经别与心相通；足少阴经脉贯肝，肝肾同源；足厥阴脉挟胃、络胆、上注肺。故肝胆病证治与肾、（脾）、胃、肺、心（包）的关系十分密切。

1. 肝气郁结

情志抑郁，善太息，胸胁胀满，嗳气不舒，胃痛不欲食，女性伴月经不调、痛经、乳房胀痛。舌苔薄黄，脉弦。治宜疏肝理气，只针不灸，泻法。取足厥阴经穴为主，如太冲、行间、章门、期门、内关、阳陵泉、足三里等。

2. 肝阳上亢

头痛，眩晕，目胀，胁肋胀痛，心烦易怒，舌红，脉弦。治宜平肝潜阳，只针不灸，泻法。取足厥阴、足少阴经穴和相应背俞穴为主，如太冲、行间、太溪、涌泉、照海、肝俞、肾俞、百会等。

3. 肝火上炎

面赤，头痛，眩晕，目赤肿痛，口苦咽干，心烦易怒，失眠，小便黄赤，甚至咳血、吐衄，舌红、苔黄，脉弦。治宜泻肝降火，只针不灸，泻法（可行点刺出血）。取穴同上，另加侠溪、太阳、印堂等。

4. 肝风内动

轻者头晕目眩，手足麻木，肢体震颤；重则高热神昏，四肢抽搐，项背强直，角弓反张。舌体偏斜，舌红，脉弦。治宜熄风止痉，只针不灸，泻法。取足厥阴、督脉腧穴为主，如太冲、行间、水沟、百会、大椎、筋缩、合谷、后溪等。

5. 肝脉寒滞

少腹胀满，引睾而痛，睾丸肿胀下坠，阴囊冷缩，苔白滑，脉沉弦。治宜温经散寒，针灸并用，泻法。取足厥阴经穴为主，如太冲、行间、大敦、急脉、关元、归来、三阴交、阳陵泉等。

6. 肝血不足

面色无华，头晕目眩，目干涩作胀，视物昏花或近视、夜盲，耳鸣，指（趾）麻木，女性月经减少甚至闭经。舌淡、少苔，脉弦细。治宜补养肝血，针灸并用，补法。取足三阴经穴和有关背俞穴为主，如太冲、曲泉、太溪、照海、三阴交、血海、光明、肝俞、肾俞、足三里等。

7. 胆火亢盛

偏头疼痛，耳鸣，耳聋，口苦咽干，呕吐苦水，胁肋疼痛，舌红，脉弦数。治宜清热利胆、平降胆火，只针不灸，泻法。取足少阳、足厥阴经穴为主，如风池、日月、丘墟、阳陵泉、足临泣、侠溪、行间、太冲、期门、外关等。

8. 肝胆湿热

胸胁满闷，胀痛不舒，目黄、身黄、尿黄，外阴潮湿瘙痒，男子睾丸肿胀热痛，女子带下色黄腥臭。苔黄腻，脉弦数。治宜疏肝利胆、清热化湿，只针不灸，泻法。取足厥阴、足少阳、足太阴经穴和相应背俞穴为主，如太冲、行间、章门、期门、日月、阳陵泉、阴陵泉、三阴交、肝俞、胆俞、脾俞、足三里等。

第四节　气血证治

气血证治，就是在分析气血的一系列病理变化的基础上，对其所表现的不同证候进行辨证论治的一种方法。

气血是机体生命活动的物质基础，对机体起着濡养脏腑、疏通经络、抗御外邪、调节平衡的重要作用。人之有气血，如鱼得水，气血旺盛则体魄健壮，抗病力强；气血亏虚则体质衰弱，抗病力差；气血逆乱则百病丛生，神情不安；气血绝尽则精神散失，形体消亡。机体的一切组织、脏腑，只有靠气的推动和血的营养，才能进行正常的生理活动。而一定的组织、脏腑在正常生理活动下，又能生化气血。因此，脏腑有病，必然对气血的形成发生影响，而气血的病变，也会影响脏腑的功能活动。由此可见，气血的病变与脏腑的病变是密切相关、互为因果的。在辨证论治中，必须注意到这种联系。

一、气病证治

气的病证一般分虚、实两大类。虚指气之不足，表现为功能低下或衰退，有气虚、气陷之分。实指气的有余，表现为功能亢进或太过，有气滞、气逆之别。

1. 气虚证

此处所言气虚，系指全身性气的不足。多由先天不足或后天失养，重病、久病之后元气耗伤，年老体弱元气自衰所致。证见神疲乏力，面色㿠白，头晕目眩，少气懒言，自汗出，稍事活动则气促而喘，舌淡、胖嫩有齿痕，脉细弱无力。治宜培元补气，针灸并用，补法。取气海、关元、膻中、肺俞、脾俞、肾俞、足三里等穴。至于各脏腑气虚证治，参见脏腑证治有关内容。

2. 气陷证

气陷即气虚下陷，也属于气虚证的范畴，但较一般气虚证为重。致病之由为中气不足，证见久泄、久痢不休、遗尿、崩漏不止，腹部坠胀，内脏下垂，脱肛，子宫脱垂，舌淡、苔白，脉沉弱无力。应本着"陷下则灸之"的治疗原则，针灸并用，补法，重灸，以补中益气、升阳举陷。取百会、神阙、气海、关元、中脘、脾俞、胃俞、肾俞、足三里等。

由于气不摄血、失血过多，气不敛汗、大汗不止而引起的阳气暴脱，面色苍白，四肢逆冷，血压下降，脉微欲绝的虚脱危象，属于气陷重证。治宜升阳固脱、回阳救逆。重灸以上腧穴，并加针素髎、水沟、会阴三穴醒脑通阳。

3. 气滞证

气滞指身体某一部位的气机阻滞，运行不畅（通常以肝、肺、脾胃的气滞为主），属实证范畴。证见局部胀闷而痛（胀胜于痛），痛无定处，嗳气呕逆，善叹息，女子则乳房胀痛，月经失调。舌苔薄黄，脉弦或涩，情志不舒时证情加重，嗳气、矢气后则证情减轻。治宜通经活络、行气止痛，只针不灸，泻法。取中脘、膻中、合谷、太冲、期门、支沟、阳陵泉、足三里、上巨虚、下巨虚等穴。

4. 气逆证

在正常的生理情况下，肺胃之气以下行为顺，即肺气归元，脾升胃降。如果肺气上逆，肾不纳气，就会出现气逆咳喘；如果胃气不降，反而上逆，就会出现恶心、呕吐、嗳气、呃逆之证。

（1）肺气上逆：治宜宣肺调气、止咳平喘，只针不灸，泻法。取中府、列缺、太渊、孔最、膻中、肺俞、足三里等穴。

（2）胃气上逆：治宜理气和胃、平降冲逆，只针不灸，泻法。取中脘、梁门、内关、膻中、足三里、胃俞、气冲等穴。

（3）肾不纳气：治宜补肾培元、温肾纳气，针灸并用，补法。取气海、关元、太溪、复溜、命门、肾俞、三阴交、足三里等穴。

二、血病证治

临床上有关血的病证很多，归纳起来有血虚、血瘀和出血三个方面。

1. 血虚证

血虚，指全身的血液不足，或由于某种原因导致血对机体某些部位失于濡养而产生的病证。多由生血不足、失血过多，或心、肝、脾三脏对血的调节功能障碍引起。证见面色萎黄或苍白无华，眼结膜、口唇、指甲淡白无血色，头晕目眩，心悸，失眠，手足麻木，月经延期不至且量少色淡，舌淡，脉细而无力。治宜补血养血，或益气生血，针灸并用，补法。取血海、气海、膻中、悬钟、三阴交、足三里、心俞、膈俞、脾俞、肝俞、膏肓等穴。

2. 血瘀证

血瘀指机体某部位因外伤、气滞、寒凝等因素导致血流不畅或局部有瘀血停滞。证见局部肿胀刺痛（痛有定处，拒按），皮下大片青紫或见散在瘀斑，女性则有经前或经期小腹疼痛，色紫暗夹有血块；全身性血瘀证候，一般多在久病或重病时出现，可见面色黧黑，肌肤甲错，皮下有出血点。舌质紫暗或见瘀点、紫斑，脉涩。治宜活血化瘀、消肿止痛，初期只针不灸，泻法，或以三棱针点刺出血，并施行刺血拔罐术；后期针灸并用，平补平泻，促使瘀血消散。取血海、膈俞、气海、膻中、合谷、太冲、阿是穴等。

3. 出血证

引起出血的原因很多，除创伤以外，还有气虚（气不摄血）、血热（迫血妄行）、阴虚火旺伤及脉络及瘀血内积而阻碍了血液的正常运行。

（1）气不摄血：多种出血（如吐血、便血、皮下出血、月经过多、崩漏等），血色淡红，同时兼有神疲乏力，气短而促，少气懒言，面色苍白，舌质淡，脉细弱无力等气虚征象。治宜补气摄血，针灸并用，补法，重灸。取穴在"气虚证治"的基础上，加隐白、孔最等穴。

（2）血热妄行：多因心、肺、肝、胃的实火伤及脉络而引起。常见有鼻衄、咳血、吐血、尿血、便血、月经过多、崩漏等，血色鲜红、量多，兼有发热，心烦，口渴，大便干结，小便短赤，舌质红绛，脉细数等实热征象。治宜清热、凉血、止血，只针不灸，泻法。鼻衄取迎香、上星、印堂、风池、合谷；咳血取中府、尺泽、鱼际、孔最、膈俞；吐血取中脘、梁门、内关、膈俞、内庭、足三里；尿血取中极、关元、三阴交、阴陵泉、下巨虚、肾俞、膀胱俞、小肠俞；便血取长强、中脘、梁门、孔最、承山；月经过多、崩漏取合谷、太冲、大敦、行间、膈俞、三阴交等穴。

（3）阴虚火旺：以肺部的出血（如咳血、咯血、痰中带血）最为多见，出血量一般不多，同时还伴有咽干口燥，五心烦热，午后颧红，失眠或多梦，舌红少津，脉象细数等阴虚火旺征象。治宜养阴、清热、止血，只针不灸，平补平泻。取中府、鱼际、尺泽、太溪、肺俞、膏肓等穴。

（4）瘀血内积：多见于月经不调之出血，证见经前或经期小腹刺痛，痛有定处，经色紫暗、夹有血块，舌质紫暗或见瘀点、紫斑，脉涩。治宜活血化瘀，针灸并用，泻法。取穴同"瘀血证治"。

三、气血同病证治

气属阳，血属阴，二者之间，相互依存，关系密切。气为血帅，气能生血，气能摄血，气行则血行，气滞则血瘀；血为气舍，血为气之母，无形之气必须依附于有形之血存在于体内，并有赖于血的滋养。生理上的密切联系，也导致病理上的气血同病。

1. 气血两虚

气虚日久，伤及阴血，或血虚损及阳气。证见气虚、血虚的共同表现。治宜气血双补，针灸并用，补法。取气海、血海、膻中、脾俞、胃俞、肝俞、膈俞、悬钟、足三里等穴。

2. 气虚血脱

气虚日久，对血失去了固摄能力，气虚下陷，血从下溢。证治同"气不摄血"。

3. 气随血脱

各种大出血后，血脱气无所依。证见大量失血，血压急降，面色苍白，四肢厥冷，大汗淋漓，气息微弱，甚至昏厥，舌质淡，脉微欲绝或芤大而散。治宜大补气血、回阳救逆，针灸并用，补法，重灸。宜急灸神阙、气海、关元、百会、足三里，或针素髎、内关、足三里、三阴交等穴。

4. 气虚血瘀

气虚无力推动血之运行，以致血行不畅，形成瘀滞。证见气虚证和血瘀证的共同表现。治宜补气行气、活血化瘀，针灸并用，平补平泻，可施行皮肤针局部叩刺出血。宜取气海、膻中、足三里、合谷、脾俞、胃俞、膈俞、阿是穴等。

5. 血瘀血虚

由于瘀血阻滞，致新血不生。证见局部红肿刺痛、拒按，面色苍白，头晕目眩，心悸，失眠，舌质淡有瘀点或瘀斑，脉细涩。治宜活血化瘀、祛瘀生新，针灸并用，平补平泻，可施行皮肤针局部叩刺出血。宜取血海、膈俞、合谷、太冲、足三里、脾俞、肝俞、三阴交、阿是穴等。

6. 气滞血瘀

多由情志不畅、肝气郁结，或闪挫扭伤而致气机郁滞、血不流畅。证见气滞证和血瘀证的共同表现。治宜行气活血、理气化瘀，以针为主，泻法，并施行三棱针点刺出血或刺血拔罐术。宜取膻中、合谷、太冲、委中、期门、膈俞、阿是穴等。

（林忆平）

第五章

针灸治则与治法

第一节 刺法灸法简述

一、毫针刺法

毫针是针刺疗法的主要针具，历代针灸文献中所讲的刺法，多数指毫针的操作方法而言，毫针刺法是针法的主要内容，也是每个针灸医生必须掌握的技能。

（一）进针法

1."刺手"与"押手"的基本概念及作用

（1）刺手：临床上一般用右手持针操作，以拇、食、中指夹持针柄，状如持笔，故将持针的右手称为"刺手"。

（2）押手：以左手爪切按压所刺部位或辅助针身，故称左手为"押手"。

（3）刺手的作用：掌握毫针，施行手法操作。进针时运用指力于针尖迅速刺入皮肤，然后运针进行手法操作。

（4）押手的作用：主要是固定腧穴的位置，夹持针身，协助刺手进针，使针身有所依附，保持针身垂直，使毫针准确刺入穴位。同时还起到减少进针疼痛，调节针感的作用。《难经·七十八难》说："知为针者信其左，不知为针者信其右。"《标幽赋》载："左手重而多按，欲令气散；右手轻而徐入，不痛之因。"均强调指出押手在进针时的重要性。

（5）在进行针刺操作时，刺手与押手应协同操作，紧密配合。

2. 单手进针法

多用于较短的毫针，刺手拇食指持针，中指端紧靠穴位，当拇食指向下用力按压时，中指迅速屈曲将针刺入。

3. 双手进针法

双手进针法有指切进针法、夹持进针法、舒张进针法、提捏进针法四种不同的术式，它们均以押手法来命名和区分，其具体操作方法和适用范围（表5-1）。

表5-1 双手进针法

进针法	操作方法	应用范围
指切进针法（爪切进针法）	用左手拇指或食指端切按在腧穴位置上，右手持针紧靠左手指甲端将针刺入腧穴。	适宜于短针的进针。
夹持进针法（骈持进针法）	用左手拇、食二指夹持针身下端（现多用消毒棉球捏住针身下段，露出针尖），右手拇食指持针柄，将针尖对准穴位，左右手同时以插入或捻入法将针刺入腧穴。	适用于长针的进针。
舒张进针法	左手五指平伸，食、中二指稍分开置于穴位上，将所刺腧穴部位的皮肤向两侧撑开，使皮肤绷紧，右手持针从食、中二指之间刺入腧穴。	主要用于皮肤松弛部位或腹部穴的进针。
提捏进针法	用左手拇、食二指将所刺腧穴部位的皮肤提起，右手持针，从捏起的上端将针刺入腧穴。	主要用于头面部穴位，皮肉浅薄部位的腧穴。

4. 针管进针法

将针先插入金属、玻璃、塑料制成的针管内（一般比毫针短稍许），左手紧压针管将其固定于穴位皮肤，右手食指对准针柄一击，使针尖迅速刺入皮肤，然后将针管去掉，再将针入穴内。此法进针不痛，多用于儿童和惧针者。

（二）针刺的角度和深度

1. 针刺角度

针刺角度指进针时针身与皮肤表面所构成的角度，即针身与皮肤表面构成的夹角。一般分为直刺、斜刺、平刺三种（见表5-2）。

表5-2 针刺角度

分类	操作方法	适应范围
直刺	针身与皮肤表面呈90°垂直刺入。	适用于人体大部分腧穴。
斜刺	针身与皮肤表面呈45°左右倾斜刺入。	适用于肌肉浅薄处，骨骼边缘，关节部位，内有重要脏器的腧穴。
平刺（横刺、沿皮刺）	施术时针身横卧，针身与皮肤表现呈15°左右刺入。	适用于头部、面部、胸骨部、皮肉浅薄处以及沿皮透刺时针用。

2. 针刺深度

针刺深度指针身刺入腧穴的深浅。

（1）针刺的深浅度应根据患者的体质，年龄、病情、部位等情况，而施以相宜的针法。

（2）把握针刺深度的目的在于刺中受病的皮、肉、筋、骨、脉等组织，产生针感，使气至病所又不伤及组织器官，出现针刺意外。

（三）行针手法

行针手法又称"行针""运针"，是指针刺入皮肤后，通过提插捻转等手法操作，促使得气，传递针感，获得针效的操作方法。

1. 基本手法

（1）提插法：指毫针刺入腧穴一定深度后，施以上提下插的针刺手法。针由浅层向下刺入深层是插，针由深层上提至浅层谓之提，如此反复上提下插纵向运针，即是提插法。

（2）捻转法：指毫针刺入腧穴一定深度后，施以向前向后（拇食指）捻动动作的针刺手法。如此反复前后捻转的运针手法即是捻转法。

（3）提插法和捻转法是行针的基本手法。

（4）提插法和捻转法的操作要领及刺激量（见表5-3）。

表5-3 提插法和捻转法

基本手法	操作方法	刺激量
提插法	提插手法要求指力均匀，幅度不宜过大，一般以3~5分为宜。 频率不宜过快，每分钟60次左右。 保持针身垂直，不改变针刺角度、方向。	提插幅度大，频率快，刺激量就大。 提插幅度小，频率慢，刺激量就小。
捻转法	捻转手法要求拇食指力要均匀，角度要适当，一般应掌握在180°左右。 捻转手法不能单向捻转，大幅度单向运针，避免肌纤维缠绕针体，引起痉挛，疼痛滞针、弯针。	捻转角度大，频率快，刺量就大。 捻转角度小，频率慢，刺量就小。

2. 辅助手法

辅助手法是对行针基本手法的补充，是以促使得气和加强针刺感应为目的的操作手法。临床常用辅助手法的操作及针效主要有以下6种（见表5-4）。

表 5-4　行针辅助手法

辅助手法	概念	操作方法（源流）	应用与针效
循法	医者用手指顺着经脉的循行径路，在腧穴的上下部轻柔地循按的方法称为循法。	《针灸大成》指出："凡下针，若气不至，用指于所属部分经络之路，上下左右循之，使气血往来，上下均匀，针下自然气至沉紧。"	推动气血，激发经气，促使针后易于得气。
弹法	针刺穴位留针后，用手指轻弹针尾或针柄，使针体微振动的方法称为弹法。	《针灸问对》："如气不行，将针轻弹之，使气速行。"	主要用于不宜施行大角度捻转的腧穴。具有催气、行气的作用。
刮法	针入穴位一定深度后，仍未得气，用拇食指抵住针尾，再用食指或中指指甲刮切针柄，促使得气的方法称为刮法。	《素问·离合真邪论》："抓而下之。"	主要用于宜施行大角度捻转的腧穴。若针后不得气，可激发经气。若针后已得气可以加强针刺感应的传导和扩散。
摇法	针入穴位后，手持针柄，轻轻摇动针身的方法称摇法。具体操作方法有两种，其一是直立针身，在出针时从深到浅摇大针孔。其二是横卧针体，使针尖指向病所，一左一右的摇摆。	《灵枢·官能》"摇大其穴，气出乃疾。"	用于较为浅表部位的腧穴。 ①用作毫针泻法。 ②使经气向一定方向传导。
飞法	针后不得气，持针细细捻转数次，然后拇、食二指张开，一捻一放，反复数次，状如飞鸟展翅，故称飞法。	《医学入门》："以大指次指捻针，连搓三下，如手颤之状，谓之飞。"	用于肌肉丰厚部位的腧穴。具有催气，行气加强针刺感应的作用。
震颤法	针入穴位后，右手持针柄，用小幅度，快频率的提插，捻转手法，使针身轻微震颤的方法称震颤法。		用于较浅部位的腧穴。促使针下得气。增强针刺感应。

（四）毫针补泻手法

针刺补泻是刺法的重要内容，补泻手法是针刺治病获得针灸效应的主要手段。

补法：凡是能够使机体虚弱的、低下的机能状态恢复常态的针刺方法，称为补法。其治疗原则是根据《灵枢·经脉》"虚则补之"而确立的。

泻法：凡是能够使机体满实的、亢盛的机能状态恢复常态的针刺方法，称为泻法。针刺泻法以《灵枢·经脉》"盛则泻之"为原则。

1. 单式补泻手法（见表5-5）

表5-5　单式补泻手法

种类	基本概念	补泻操作方法
捻转补泻	指在得气基础上，拇食指来回转针，以左捻或右捻为主的针刺补泻手法。捻转补泻是以针体左右旋转来分补泻的一种手法。	针下得气后，捻转角度小、用力轻，频率慢，拇指向前、食指向后为主的左捻针为补法；捻转角度大，用力重，频率快，拇指向后、食指向前为主的右捻针为泻法。
提插补泻	指得气后以上下运针时用力的轻重来分补泻的一种手法。	针下得气后，针刺由浅而深，反复重插轻提，提插幅度小，频率慢，以下插用力多为补法；针刺由深而浅，反复重提轻插，提插幅度大，频率快，以上提用力多为泻法。
徐疾补泻（疾徐补泻）	指得气后，以进针、退针快慢为主的一种手法。	针下得气后，缓慢地进针（徐进），快速地出针（疾退）为补法；而快速地进针（疾进），慢速地出针（徐退）为泻法。
迎随补泻	指审视经脉走向，针尖顺逆经脉循行方向而刺来区分补泻的一种手法。	进针时针尖顺着经脉循行走向刺入（随而济之）为补法；针尖迎（逆）着经脉循行走向刺入（迎而夺之）为泻法。
呼吸补泻	指在用针刺手法时，配合患者呼吸进针、出针的补泻手法。	患者呼气时进针，吸气时退针为补法；吸气时进针，呼气时退针为泻法。
开阖补泻	指出针后是否按揉针孔来区分补泻的一种针刺手法。	出针后速按针孔为补法；出针时摇大针孔，出针后不按针孔为泻法。
平补平泻	指针入穴位得气后，缓慢均匀地提插、捻转后即可出针的一种常用针刺手法。	

2. 常用复式补泻手法（见表 5-6）

表 5-6　常用复式补泻手法

种类	基本概念	操作方法	应用
烧山火	指由一系列手法组成的复式针刺补法。作用于经穴，可使机体产生热感，阳气渐盛，阴寒自除，起到补虚的作用。	①将所刺腧穴的深度分作浅、中、深三层（天、人、地三部），进针时，医者重用指切押手。 ②用呼吸补法，将针刺入浅层（天部）得气，然后重插轻提（捻转补法），连续重复9次（行九阳数）。 ③将针刺入中层（人部）重插轻提（捻转补法）连续重复9次（行九阳数）。 ④再将针刺入深层（地部）重插轻提（捻转补法）连续重复9次（行九阳数）。此为一度，可稍停片刻，若针下热感未出，可再施前法，一般不超过三度。 ⑤操作完成后，深层（地部）留针15～20分钟，患者吸气时出针，速按针孔。	用于阳虚、阴寒诸证，顽麻冷痹等。
透天凉	指由一系列手法组成的复式针刺泻法。作用于经穴，可使机体出现凉感，多用于治疗热痹、急性痈肿等实热性疾病，起到泻实的作用。	①将所刺腧穴的深度分作浅、中、深三层（天、人、地三部），进针时，医者轻用押手。 ②用呼吸泻法，将针入深层（地部）得气，然后重提轻插（捻转泻法），连续重复6次（行六阴数）。 ③将针提至中层（人部）重提轻插（捻转泻法）连续重复6次（行六阴数）。 ④再将针提至浅层（天部）连续重复6次（行六阴数）。此为一度，凉感出现不论在天、人、地哪部，即可停止操作，若未出现可再用前法，一般不超过三度。 ⑤操作结束后，患者呼气时出针，不按针孔。	用于阳盛、实热诸证，肌热骨蒸等。

（五）针刺得气

1. 得气的概念

得气：古代称"气""气至"，近代称"针感""感传""经气感应"。是指毫针刺入经穴后，施以针刺手法，使针刺部位获得针感，并沿经脉路线循行，称为得气。

2. 得气的指征

得气的指征，一是患者对针刺的感觉和反应（自觉指征），另一是医者刺手指下的感觉（他觉指征）。

（1）自觉指征：是指受针者的主观感觉和反应。主要有受针部位出现酸、麻、胀、重、凉、热、触电感、蚁走感、流水感和不自主的肢体活动，以及特殊情况下的疼痛感等。

（2）他觉指征：是指施针者的手下感和观察到的现象。主要有针下沉紧、涩滞、如鱼吞钩、针体颤动，用手触摸腧穴周围，可感到肌肉原来的松弛变为紧张、肌肉跳跃或蠕动等。

3. 得气的临床意义

（1）《灵枢·九针十二原》说："刺之要，气至而有效。"明确指出得气是获得针灸疗效的关键所在，历代医家在针灸治病中极为重视得气、针感与针效。

（2）应用传统针刺手法以激发经气感应，即"气至病所"，对于提高针刺临床疗效有重要意义。

（3）得气速迟与针疗效果密切相关：针刺后得气快，气至迅速，表明机体应答敏捷，正气充沛，经气旺盛，故针疗效果较好。针后得气缓慢，经气迟迟未至，多因正气不足，经气衰退；若反复催气、行气、仍不得气，则表明疾病缠绵难愈，针效欠佳。

（4）掌握正确的针灸操作方法，刺灸技术是促使得气的重要手段。

（六）针刺异常情况的处理和预防

针刺具有安全、简便、易行的特点，但由于个体差异，机体当时状态，病情变化；施术操作不当，疏忽大意或触犯针刺禁忌，有时也会出现某些异常情况，此刻必须进行有效处理，不可当误时间，最大限度地减少患者不必要的痛苦。现将常见针刺异常情况的原因、现象，处理和预防分述如下（见表5-7）。

表5-7 针刺异常情况的处理和预防

异常情况	原因	症状	处理	预防
晕针	①多见初针患者，精神紧张。②体质虚弱、疲劳、饥饿、伤津耗液（大汗、大泻、大失血）③取穴不当，手法过重。	①轻度晕针：精神疲倦，头晕目眩，恶心欲吐。②重度晕针：神志不清，心慌气短，出冷汗，四肢厥冷。③严重晕针：神志昏迷，卒然仆倒，大汗淋漓，二便失禁，脉细微欲绝。	①立即停止针刺，将针全部起出。②扶患者平卧，头低脚高位，注意保暖。③轻者给服温开水或糖水后，即可恢复；重者可刺人中、内关；灸百会、关元等穴或口服生脉饮、回阳救逆汤，严重者，配合西医急救，吸氧、对症支持治疗。	①初针患者，做好疏导工作，消除顾虑。②初针，体质虚弱者采用卧位，选取穴宜少，手法要轻。③饥饿、过度疲劳，某些重病过程中，要合理安排或另择时间。④医者要精神专一，早期发现早期处理。

续表

异常情况	原因	症状	处理	预防
滞针	①患者精神紧张，引起肌肉痉挛。②行针手法过重，单向运针，肌肉组织缠绕针体。③留针期间，患者体位移动。	①出现捻针、提针、出针困难。②若勉强运针，患者感到疼痛。③穴位周围肌肉痉挛。	①消除患者紧张情绪。②如因捻转过度，则反向捻针或局部按摩或在附近加刺一针，解除痉挛。③恢复体位，忌强提硬拔。	①做好解释工作，消除紧张情绪。②行正确的针刺手法避免单向捻针。③避免留针时体位移动。
弯针	①医生手法不当，用力过重，以致针尖碰到坚硬的组织。②病人留针期间移动体位。③外力碰撞或压迫针柄。	①针柄改变了进针时的方向和角度。②提插、捻转及出针困难。③患者自觉疼痛或扭胀。	①不得再行提插、捻转手法。②轻微摆动针身，顺弯曲角度慢慢退针；弯曲甚者，逐步分段外引。③协助患者恢复体位再退针。④切忌强拔用力，引起折针等事故。	①医生进针手法熟练，指力均匀，忌进针过速、过猛。②患者体位选择适当。③针柄免碰外物。
断针	①针具质量欠佳，针身或针根有损伤剥蚀。②行针时强力提插，捻转，致肌肉强烈收缩。③遇滞针、弯针时处理不当。	在行针或退针时，突然针体折断，部分露于皮肤外，或全部没入皮肤内。	①保持原体位，以防残端陷入。②如残端露外，用镊子取出；若残端与皮肤相平，折面可见，以手指按压皮肤，使残端暴露，用镊子将其拔出；如残端没于皮内，应在X线下定位，手术取出。	①认真检查针具。②行针手法要适宜均匀。③遇滞针，弯针等情况，按前述方法正确处理。
血肿	①针尖弯曲带钩，使组织受损。②刺伤血管。	①退针后出血，针刺部位肿胀疼痛。②继则皮肤呈青紫色。	①轻者不必处理，可自行消退。②出血较多者，先冷敷止血后，再热敷使局部瘀血消散。	①仔细检查针具。②熟悉人体穴位解剖。③避开血管针刺。

（七）留针与出针

1. 留针的定义、方法及临床意义。

（1）留针：指针入穴位得气并施以补泻手法后，将针留于穴位称为留针。

（2）留针的方法主要分为静留针法和动留针法两种。①静留针法：指针刺穴位得气后，不再运针，让针自然留置于穴位，到时出针。②动留针法：指针刺穴位得气后，在留针期间，反复间歇性行针。

（3）留针的临床意义：加强针刺感应，延长刺激时间，提高针疗效果；常见病、多发病一般留针15～30分钟；疑难、顽固及一些特殊病证可长时间留针；危证、重症、体质虚弱、眼区、喉部、胸部不宜久留。

2. 出针的定义和方法

（1）出针：出针又叫起针、退针、拔针。指经过针刺或留针后，出针结束针刺。

（2）出针的方法：左手拇食指持消毒干棉球轻压针刺穴位，右手持针小幅捻转并顺势缓缓提针至皮下，静留片刻，然后出针。

（八）针刺注意事项

（1）初诊患者、老幼、身体虚弱者应选择卧位，行针手法不宜过强；饥饿、疲劳、精神紧张者不宜即时针刺。

（2）小儿囟门未合时，头顶部的腧穴不宜针刺。

（3）孕期妇女小腹部、腰骶部腧穴不宜针刺。

（4）皮肤感染、溃疡、瘢痕或肿瘤部位不宜针刺。

（5）胸、背、肩部腧穴不宜直刺过深，避免针刺意外，形成创伤性气胸；重要脏器所在部位不宜直刺、深刺；眼区、头项、颈部腧穴（风府、哑门等）以及脊椎部腧穴，应严格按照操作要求针刺。

（6）根据患者个体差异、体质特征病情、病灶、病理变化等实情，采取相宜的针刺方法。

二、灸法

（一）概述

1. 灸法的概念

灸，灼烧的意思，主要是利用陈艾叶捣搓成细绒（艾绒）后做成的艾绒炷或艾条，在选定的皮肤表面直接或间接点燃熏灸，借灸火的热力透入肌肤、以起温经散寒、疏通经络、活血化瘀，扶正祛邪防治疾病的作用。

2. 灸法的作用

①温经散寒；②扶阳固脱；③消瘀散结；④防病保健。

（二）灸法的种类（见图5-1）

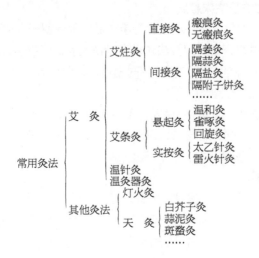

图5-1 灸法的种类

（三）艾灸法

1. 艾炷灸

（1）艾炷灸：是将纯净的艾绒放在平板上，用手搓捏成大小不等的圆锥形艾炷，置于施灸部位点燃而治病的方法。

（2）临床治疗中根据艾绒重量不等，可制作小、中、大艾炷，每燃尽一个艾炷，称为一壮，艾炷灸一般3～9壮。艾炷灸分直接灸与间接灸两类（见表5-8）。

（3）直接灸：是将大小适宜的艾炷，直接放在皮肤上施灸的方法。

（4）间接灸：是指用药物或其他材料将艾炷与施灸腧穴部位皮肤隔开进行灸疗的方法，又称隔物灸。

表5-8 艾炷灸

艾炷灸的分类		基本概念	操作方法	适应证
直接灸	瘢痕灸（化脓灸）	将艾炷直接放在穴位上施灸，需将皮肤烧伤化脓，愈后遗留瘢痕，称为瘢痕灸	①施灸前选择好患者体位，定位标记腧穴。②大蒜汁（增强刺激作用）黏附艾炷，线香点火。③每壮艾炷必须燃尽，待规定壮数灸完为止。④灸治完毕敷贴药膏防止灸疮感染。	哮喘、肺痨、瘰疬等慢性顽疾。

续表

艾炷灸的分类		基本概念	操作方法	适应证
直接灸	无瘢痕灸（非化脓灸）	指采用麦粒（绿豆）大小的艾炷放于穴位上点燃施灸，灸后不化脓，不遗留瘢痕的一种灸法。	①先在施灸穴位上涂以少量凡士林，再放置艾炷，用线香点燃。②当患者感到灼痛时，将其移开或压灭，要求灸至施灸处皮肤呈红润为度。③不灸伤皮肤，不形成灸疮。	虚寒性疾病
间接灸（隔物灸）	隔姜灸	指用鲜姜片将艾炷与施灸穴位皮肤隔开进行施灸的一种方法。	①将新鲜生姜切片约0.5厘米厚，直径约2～3厘米，中心用针穿数孔，置于穴位或患处。②再将艾炷放在姜片上点燃施灸，完成规定壮数。③以灸处皮肤红润不起泡为度。	脾胃虚寒、呕吐、腹痛、泻泄，风寒痹痛，外感表证。
	隔蒜灸	指用大蒜片（或蒜泥）将艾炷与施灸穴位皮肤隔开进行施灸的一种方法。	①用鲜大蒜切片约0.2～0.3厘米厚，中心用针穿数孔，置于穴位或患处（或捣蒜如泥铺于患部）。②将艾炷置于施灸，完成规定壮数。	瘰疬、肺痨、初起肿疡等病证。
	隔盐灸（神阙灸）	指用食盐填敷于脐部，再垫隔鲜姜片，然后将艾炷放置其上点火施灸的一种方法。	①患者仰卧屈膝，以食盐填平脐孔再放上姜片（若患者脐部凸出，可用鲜面条围脐如井口，再填盐其中）。②把艾炷放置其上施灸，完成规定壮数。	伤寒阴证或吐泻并作，大汗亡阳、中风脱证等。
	隔附子饼灸	指把附子研末制饼将艾炷与施灸穴位皮肤隔开进行施灸的一种方法。	①把附子研成粉末，加少许面精用酒调和做成大小厚薄不等的附子饼，中间针穿数孔，自然风干备用。②灸时在附子饼下衬垫纱布，上置艾炷施灸。	阳痿、早泄、疮疡久溃不敛、腰膝冷痛等症。

2. 艾条灸

（1）艾条灸：是指用艾条点燃在穴位或患处薰灸的一种方法。

（2）艾条灸所采用的艾条有纯艾绒制成的艾条或在艾绒中加入辛温芳香，温经散寒、除湿止痛药物制成的药艾条两类。

（3）艾条灸分悬起灸和实按灸两种，其操作方法及适应证（见表5-9）。

（4）悬起灸：是将点燃的艾条悬于施灸部位上方一定高度施灸，使灸不接触或灼伤皮肤的一种灸法。常用的悬起灸又分为温和灸、雀啄灸与回旋灸三种。

（5）实按灸：是把点燃的艾条隔布或纸数层，然后将其直接按压在穴位上施灸的一种方法。实按灸又分为太乙神针和雷火神针等。

表5-9 艾条灸

艾条灸的分类		操作方法	适应证
悬起灸	温和灸	①点燃艾条一端，在穴位或痛处2～3厘米处熏灸10～20分钟，灸至皮肤出现红晕为度。②医者可用食、中指于施灸部位两侧测温，调节灸距，把握温度以防烫伤。	慢性病、风寒湿痹、血瘀及阳气不足之证。
	雀啄灸	施灸时，灸距不固定，手持艾条状如飞鸟啄食，上下移动施灸。	
	回旋灸	灸火位不固定，手持艾条在皮肤左右上下移动，反复旋转。	
实按灸（根据所含药物的不同可分为）	太乙神针 雷火神针	①用酒精灯（乙醇）点燃特制药艾条的一端，隔布数层（或棉纸）趁热按熨于穴位或患部。②待冷后再烧，再熨、反复7～10次为度。	风寒湿痹、肢体顽麻、痿弱无力，半身不遂等证。

3. 温针灸

（1）温针灸：指针刺得气后，在针柄上加艾炷（艾条）燃烧，是针刺与艾灸相结合的一种方法。

（2）温针灸的作用特点：①热力出现早，持续时间长，皮肤温度升高快且持久。②在针刺得气基础上，灸火通过针身传至穴位深部，肌肉、筋骨深层，故温通经络、调和阴阳，运行气血之力较强。③临床广泛用于常见病，多发病的治疗，尤其对虚寒证、痹证、慢性病以及在病痛局部施术具有较好疗效。④简便易行，容易操作，但应防灸火脱落灼伤皮肤、烧坏衣被等物品。

（3）操作方法：①针刺得气后，将针留置于穴位，然后在针柄上放置一段长约2厘米左右的艾条（或在针尾搓捏一定的艾绒炷）点燃施灸。②要求先点燃灸炷的前端，等到艾火燃尽，除去艾灰，方可将针取出。③可在施灸部位下方垫隔一纸片，以防艾火脱落烫伤皮肤，烧坏衣被。

（4）适应证：适用于既需要留针又适宜艾灸的病证。

4. 温灸器灸

温灸器灸是一种用专门温灸器具施灸的方法，适宜小儿、妇女及畏灸者。

（四）其他灸法

1. 灯火灸

灯火灸是用灯心草蘸油点燃，快速对准穴位灼烫，听到"叭"的一声迅速移开，为流传于民间的一种简便灸法。又称"灯草灸""打灯火""油捻灸""十三元宵火"等。多用于治疗小儿痄腮，小儿脐风，消化不良，腹痛等病证。

2. 天灸

天灸又称药物贴敷法，发泡灸，是将有刺激性的药物，涂敷于穴位或患部，使之发泡，形成灸疮的一种灸法。主要用于治疗哮喘、肺痨、癫痫、顽癣等。常用的天灸法有：①斑蝥灸；②毛茛灸；③白芥子泥灸；④蒜泥灸等。

（五）灸法的注意事项

（1）艾炷灸的施灸量：一般以炷的大小和壮数多少作为标准。①初病、体格健壮者，艾炷宜大，壮数可多。久病、体质虚弱者，艾炷宜小，壮数宜少。②施灸部位：头面部胸部不宜大炷多灸，《针灸大成》"头不多灸策"有专论；在四肢末端皮薄而多筋骨处不可多灸；肩及两股皮厚而肌肉丰满处，宜大炷多灸。③结合病情施灸：阳气欲脱、沉寒痼冷宜大炷多灸，非大炷多灸不可奏效；若属风寒外热、痈疽疮毒，把握适宜灸量，避免邪热内郁之患。

（2）临床上凡属阴虚阳亢，邪实内闭，热毒炽盛等，应慎用灸法。

（3）颜面五官、阴部、大血管分布部分不宜直接灸。妊娠期孕妇腹部及腰骶部不宜施灸。

（4）防止灸火脱落，灼伤皮肤及衣物烧损。

（5）注意诊室通风、保持空气清新、避免烟尘过度，污染空气。

三、拔罐法

（一）概念

拔罐法古称为"角"法，是以罐为工具，利用燃火、抽气等方法排除罐内空气，造成负压，使之吸附于腧穴或应拔部位的体表，使局部皮肤充血、瘀血，以达到防治疾病目的的方法。

（二）罐的种类及优缺点（见表5-10）

表5-10　罐的种类及优缺点

罐的种类	出现时间	优点	缺点
竹罐	继兽角后，隋唐时期	轻巧价廉，不易摔坏	易爆裂，漏气，吸附力不大
陶罐	继竹罐后，清代出现	吸附力大	质地较重，易摔坏
玻璃罐	现代	可以直接从外部观察罐内的情况	导热快，易摔坏
抽气罐	近年来	使用方便安全不易碎	不便于消毒

（三）罐的吸附方法（见表 5-11）

表 5-11　罐的吸附方法

吸附方法	含义	种类
火吸法	利用燃火排除罐内空气	闪火法，临床最常用，最安全
		投火法
		滴酒法
		贴棉法
水吸法	利用沸水排除罐内空气	可用于药罐法，选用竹罐
抽气吸法	利用抽气工具抽出罐内空气	家庭常用

（四）拔罐方法（见表 5-12）

表 5-12　拔罐方法

拔罐方法	含义	操作要点	作用及适应证
留罐法	罐子吸附在皮肤上后保留 10～15 分钟再起下	要有一定的吸附力以防中途脱落；留罐时间不宜过长，防止起泡	镇痛祛寒 各类痛证、寒证
走罐法	罐子吸附在皮肤上后用手推动罐子在皮肤上移动	涂抹介质要均匀，罐的吸附力要恰当，移动时应有向下的压力，速度不易过快	活血通络 外感高热，瘀血内阻，经络气血运行不畅
闪罐法	罐子吸附在皮肤上后立即起下如此反复多次	掌握好拔罐和起罐的时机，动作要连贯	祛风解表 外感，麻痹不仁，不宜留罐的患者
刺血拔罐法	先用三棱针或梅花针刺破皮肤再将罐子吸附在皮肤上将血拔出	罐子要吸附在刺出血的部位；要有一定的吸附力	泻实清热 热证、实证
留针拔罐法	留针时将罐子拔在以针为中心的部位上	罐子吸附的部位要准确，不能碰到针	加强针刺作用

（五）起罐方法

应双手配合，一手扶罐，一手按压罐口周围皮肤，使空气进入罐内，罐子即自行滑落。

（六）注意事项

（1）罐子的检查：罐口是否平滑，罐体是否有裂纹。
（2）部位的选择：皮肤有破溃、过敏处及心脏和大血管分布部位不宜拔罐。
（3）操作时的注意事项：注意烫伤，防止留罐时间过长出现水泡。
（4）不宜拔罐的人群和疾病：高热抽搐、高度水肿、极度虚弱、孕妇的腹部和腰骶部及有出血疾患的患者不宜拔罐。

四、三棱针法、皮肤针法、电针法、穴位注射法

（一）三棱针法

古称为"刺血络"或"刺络"，今称为"放血疗法"。

1. 针具

三棱针，古称为锋针。

2. 作用

泻热出血。

3. 治疗原则

"宛陈则除之，去血脉也。"

4. 操作方法

（1）点刺法：即用三棱针迅速刺入随即迅速退出，以取血少许的刺法。按照消毒→聚血→迅速点刺→挤压出血→按压针孔的顺序操作。此法多用于四肢末端放血，如十二井穴、十宣、耳尖等。
（2）散刺法：又叫豹纹刺，是对病变局部围周进行点刺的一种方法。由病变外缘围周环形向中心点刺，以促使瘀血水肿排除，达到祛瘀生新，通经活络的目的。此法多用于局部瘀血、血肿、水肿、顽癣等。
（3）刺络法：点刺静脉以取血的一种方法，可助瘀血外出，毒邪得泻，此法多用于曲泽、委中等穴，治疗急性吐泻中暑发热等。
（4）挑刺法：将针身斜倾挑破皮肤使之出血或少量黏液或再将针身深入5mm左右，然后用针尖挑断皮下部分纤维组织的一种刺法。此法刺激量较大，用于治疗血管性头痛、支气管哮喘、失眠、胃脘痛、肩周炎、颈椎病等。

5. 适应范围

三棱针刺络放血具有通经活络、开窍泻热、调和气血、消肿止痛的作用，各种实证、热证、瘀血、疼痛均可选用。

6. 注意事项

（1）注意严格消毒、防止感染。
（2）操作时手法宜轻、宜稳、宜准、宜快，不可用力过猛；防止刺入过深创伤

过大或伤及深部大动脉。

（3）对体弱、贫血、低血压、妇女怀孕和生产等，均要慎重使用。凡有出血倾向和血管瘤的病者，不宜使用本法。

（4）三棱针刺激较强，治疗过程中须注意患者体位要舒适、谨防晕针。

（5）每日或隔日一次，1~3次为疗程，出血量多者，每周1~2次，根据病情而定。一般每次出血量以数滴至3~5ml为宜。

（二）皮肤针法

皮肤针法源于古代的"半刺""毛刺""扬刺"等刺法。

1. 针具

针具分为"梅花针""七星针"和"罗汉针"。

2. 作用

叩刺皮部以激发经气，调节脏腑经络功能，以达到防治疾病目的的方法。

3. 理论依据

"凡十二经脉者，皮之部也。是故百病之始生也，必先于皮毛。"

4. 操作方法

（1）叩刺部位：一般可分为循经叩刺、穴位叩刺、局部叩刺3种。

（2）刺激程度与疗程，强度分轻、中、重3种。①轻刺：用力稍小，皮肤潮红充血为度，适于头面部，老弱及妇女患者以及病属虚证，久病者。②重刺：用力较大，以皮肤明显潮红，并有微出血为度。适用于压痛点，背部、臀部，年轻体壮者，病属实证，新病者。③中刺：介于两者之间，以局部有较明显潮红，但不出血为度，适用于一般部位，一般患者。

（3）操作要领：运用腕部的弹力，使针尖叩刺皮肤后，立即弹起，如此反复。

5. 适应范围

皮肤针应用范围很广，临床各种病证均可应用。

6. 注意事项

（1）针具要经常检查，注意针尖有无钩毛，针面是否平齐，滚刺筒转动是否灵活。

（2）叩刺时动作要轻捷，正直无偏斜，避免勾挂，以免造成疼痛。

（3）局部如有溃疡或损伤者不宜使用本法，急性传染性疾病和急腹症也不宜使用本法。

（4）叩刺时若手法重而出血者，应进行清洁和消毒，注意防止感染。

（5）滚筒不在骨骼突出部位处滚动，以免疼痛出血。

（三）电针法

1. 概念

电针是在针刺得气后，在针上通以接近人体生物电的微量电流，利用针和电两种刺激相结合，以防治疾病的一种方法。

2. 操作方法

（1）配穴方法：电针法的处方配穴与针刺法相同，它是在体针针刺得气的基础上，选用同侧肢体的1～3对穴位接通电流（电针仪），穴位一般选用其中的主穴配相应的辅助穴位，可自由组合，不必拘泥。也有人主张上电针的穴位需选用有神经干通过的穴位。

（2）电针方法：辅出电位器调到"0"，按负极接主穴，正极接配穴的原则或不分正负，将一对输出的两个电极分别连在两根毫针上，然后找到电源开关，选好波型，调节输出电位旋扭至所需输出电流量，以患者耐受的强度为宜，一般通电时间在5～20分钟。

（3）电流的刺激强度：在感觉阈和痛阈之间的电流强度是治疗最适宜的刺激强度，即患者感到麻刺感但无痛感的时候为最佳，总之以患者能耐受的刺激强度为准。

3. 电针的作用和适应范围

电针有调整人体生理功能、镇静、促进气血循环，调整肌张力等作用，其适用范围和毫针基本相同。临床常用于各种痛证、痹证和心、胃、肠等器官的功能失调，以及肌肉、韧带、关节的损伤性疾病。

电针的作用随电流的波型、频率不同而不同：

（1）密波：频率在50～100次/秒，能降低神经应激功能，先对感觉神经起抑制作用，接着对运动神经也起抑制作用。常用于止痛、镇静、缓解肌肉和血管痉挛、针刺麻醉等。

（2）疏波：频率在2～5次/秒，其刺激作用强，能引起肌肉收缩，提高肌肉韧带的张力，对感觉和运动神经的抑制发生较快，常用于治疗病证和各种肌肉、关节、韧带、肌腱的损伤等。

（3）疏密波：是疏波、密波交替出现的一种波形，能克服单一波形容易产生适应的缺点，治疗时兴奋效应占优势，能增加代谢，促进气血循环，改善组织营养，消除炎性水肿。

（4）断续波：是有节律地时断、时续自动出现的波形。机体不易产生适应，动力作用颇强，能提高肌肉组织的兴奋性，对横纹肌有良好的刺激收缩作用。常用于痿证、瘫痪等。

4. 注意事项

（1）防止晕针、体质虚弱，精神过敏者应注意电流不宜过大。

（2）电流应从小到大，不可突然增强，以防引起肌肉强烈收缩，造成弯针或折针。

（3）做过温针灸后的毫针，针柄变黑、不导电、输出导线应挟持针体。

（4）心脏病患者，应避免电流回路通过心脏，一般将同一对输出电极连接在身体的同侧，在胸、背部的穴位上使用电针时，更不可将两个电极跨接在身体两侧，在接近延髓、脊髓部位使用电针时，电流输出量宜小，切勿通电太强，以免发生意外，孕妇亦慎用电针。

(5) 长期使用电针治疗应注意"针刺耐受"的发生。

(四) 穴位注射法

1. 概念

穴位注射法是一种针刺和药物相结合来治疗疾病的方法。既可发挥针刺穴位的治疗作用又可发挥药物的药理作用。

2. 操作方法

选用适宜的注射器和针头，抽吸所选用的注射液体，排除针管内的空气，局部皮肤常规消毒后，快速将针刺入皮下组织，然后缓慢推进提插，待"得气"后，回抽无回血，即可将药物推入。

3. 适应范围

凡用针灸治疗的适应证大部分均可采用本法。

4. 常用药物

凡可供肌注的药物都可穴位注射用，但须根据病情选择药物。

5. 注意事项

(1) 做好解释说明工作。

(2) 严格无菌操作，防止感染。

(3) 注意药理作用、剂量、配伍禁忌副作用，过敏反应等情况，凡可能引起过敏反应的药物，应避免使用，必须要用的时候，应先做皮试，皮试阴性方可使用。

(4) 一般药物不宜注入关节腔、脊髓腔和血管内，否则会导致不良后果，此外，应避开神经干、以免损伤神经。

(5) 孕妇下腹部、腰骶部和三阴交，合谷穴等穴不宜用此法，以免流产；年老、体弱者，选穴宜少，数量亦应酌减。

五、头针

1. 概念

头针，又名头皮针，是在头部特定的穴针进行针刺预防疾病的一种方法。

2. 理论依据

(1) 根据传统的脏腑经络理论；

(2) 根据大脑皮层的功能定位在头皮的投影，选取相应的头穴线。

3. 标准头穴线的定位和主治

按颅骨的解剖名称分额区、顶区、颞区、枕区4个区，14条标准线。

(1) 额中线：在头前部，从督脉神庭穴向前引一直线，长1寸。主治：癫痫、精神失常、鼻病等。

（2）额旁1线：头前部，从膀胱经眉冲穴向前引一直线，长1寸。主治：冠心病、心绞痛、支气管哮喘、支气管炎、失眠等。

（3）额旁2线：在头前部，从胆经头临泣穴向前引一直线，长1寸。主治：急慢性胃炎、胃和十二指肠溃疡、肝胆疾病等。

（4）额旁3线：在头前部，从胃经头维内侧0.75寸向下引一直线，长1寸。主治：功能性子宫出血、阳痿、遗精、子宫脱垂、尿频、尿急等。

（5）顶中线：头顶部，即从督脉百会穴至前顶穴之间（1.5寸）。主治：腰腿足病（瘫痪、麻木、疼痛等）、皮层性多尿、脱肛、高血压、头顶痛等。

（6）顶颞前斜线：头顶、头侧部、从头部经外奇穴前神聪至颞部胆经悬厘的斜线。主治：上1/5治疗对侧下肢和躯干瘫痪，中2/5治疗上肢瘫痪，下2/5治疗中枢性面瘫、运动性失语、流涎、脑动脉粥样硬化。

（7）顶颞后斜线：顶颞前斜线向后1寸，与其平行的线，从百会至曲鬓的斜线。主治：上1/5治疗对侧下肢和躯干感觉异常，中2/5治疗上肢感觉异常，下2/5治疗头面部感觉异常。

（8）顶旁1线：头顶部、督脉旁1.5寸，从膀胱经通天穴向后引一直线，1.5寸。主治：腰腿病证，如瘫痪、麻木、疼痛等。

（9）顶旁2线：督脉旁开2.5寸，胆经正营穴向后引一直线，1.5寸。主治：肩、臂、手等病证，如瘫痪、麻木、疼痛等。

（10）颞前线：胆经颔厌穴至悬厘穴连一直线。主治：偏头痛、耳鸣、耳聋、眩晕等。

（11）颞后线：从胆经率谷穴向下至曲鬓穴连一直线。主治：偏头痛、耳鸣、耳聋、眩晕等。

（12）枕上正中线：后头部、督脉强间穴至脑户穴一段，长1.5寸。主治：眼病、足癣等。

（13）枕上旁线：在后头部，由枕外粗隆、督脉脑户穴旁开0.5寸起向上引一1.5寸直线。主治：皮层性视力障碍、白内障、近视眼。

（14）枕下旁线：在后头部、从膀胱经玉枕穴向下引一2寸直线。主治：小脑疾病引起的平衡障碍，后头痛等。

4. 头针的适应证

头针主要用于治疗脑源性疾病，也可治疗头痛、脱发、高血压、眼病、鼻病、各种疼痛性疾病等常见病和多发病。

5. 操作方法

（1）体位：坐位或卧位。

（2）进针：针与头皮呈30°夹角快速刺入头皮下，当指下感到阻力减小时，使针与头皮平行继续捻转进针。

（3）捻针：一般以拇指掌面和食指桡侧面挟持针柄，以食指的掌指关节快速连续屈伸，使针身左右捻转，速度达200次/分左右。持续捻转2～3分钟，留针20～30分钟。按病情可适当延长留针时间，一些中风患者留针可长达数小时。

（4）起针：头皮部易出血，需在出针后干棉球按压针孔1～2分钟。

6. 注意事项

（1）严格消毒，以防感染。

（2）预防晕针。

（3）婴儿由于颅骨缝骨化不完全，不宜用头针治疗。

（4）中风患者，急性期如因脑溢血引起昏迷，血压过高时，需待血压及病情稳定后方可做头针治疗。如因脑血栓形成引起者，宜及早采用头针治疗。凡高热、急性炎症和心力衰竭等证时，慎用头针。

六、耳针

1. 概念

耳针是在耳郭穴位上用针刺或其他方法刺激，防治疾病的一种方法。耳穴不仅可以治疗疾病，其对病证的诊断也有一定意义。

2. 耳郭表面解剖

耳郭包括耳轮、耳轮结节、耳轮尾、耳轮脚、对耳轮、对耳轮体、对耳轮上脚、对耳轮下脚、三角窝、耳舟、耳屏、屏上切迹、对耳屏、屏间切迹、轮屏切迹、耳垂、耳甲、耳甲腔、耳甲艇、外耳门。

3. 耳穴的分布规律

与头面相应的穴位在耳垂，与上肢相应的穴位在耳舟，与躯干和下肢相应的穴位在对耳轮体和对耳轮上、下脚，与内脏相应的穴位集中在耳甲。

4. 常用耳穴的部位及主治

（1）坐骨神经：在对耳轮下脚的前2/3处。主治：坐骨神经痛，下肢瘫痪。

（2）交感：在外耳轮下脚末端与耳轮内缘相交处。主治：胃痉挛、心绞痛、胆绞痛、输尿管结石、自主神经功能紊乱。

（3）内生殖器：在三角窝前1/3的下部。主治：痛经、月经病等生殖系统疾病。

（4）神门：在三角后1/3的上部。主治：失眠、多梦、戒断综合征、癫痫、高血压、神经衰弱。

（5）肾上腺：在耳屏游离缘下部尖端。主治：低血压、风湿性关节炎、腮腺炎、眩晕、哮喘、休克等。

（6）枕：在对耳屏外侧面的后部。主治：头晕、头痛、癫痫、哮喘、神经衰弱。

（7）皮质下：在对耳屏内侧面。主治：痛经、神经衰弱、失眠等。

（8）胃：在耳轮脚消失处。主治：胃痉挛、胃炎、胃溃疡、失眠、牙痛、消化不良等。

（9）肾：在对耳轮下脚下方后部。主治：腰痛、耳鸣、神经衰弱、肾炎、遗尿、月经病、阳痿等。

（10）肝：在耳甲艇的后下部。主治：胁痛、眩晕、经前期紧张征、月经不调、高血压、近视等。

（11）脾：耳甲腔的后上方。主治：腹胀、腹泻、便秘、贫血、白带过多、内耳眩晕等。

（12）心：在耳甲腔正中凹陷处。主治：心脏疾患、神经衰弱、口舌生疮。

（13）肺：在心区周围。主治：咳嗽、胸闷、音哑、皮肤瘙痒、荨麻疹、戒断综合征。

（14）内分泌：在屏间切迹内，耳甲腔的前下部。主治：痛经、月经不调、更年期综合征、痤疮、甲状腺功能亢进。

（15）眼：在耳垂正面中央部。主治：急性结膜炎等眼疾。

（16）面颊：在耳垂正面与内耳区之间。主治：面瘫、面肌痉挛、痤疮、腮腺炎。

5. 耳穴的临床应用

（1）耳穴的适应证：①疼痛性疾病，如各种扭挫伤、头痛和神经性疼痛等。②炎症性疾病及传染病，如咽喉炎、扁桃体炎、胆囊炎、腮腺炎、结肠炎。③功能紊乱和变态反应性疾病，如眩晕、高血压、神经衰弱、荨麻疹、哮喘、鼻炎。④内分泌代谢紊乱性疾病、糖尿病、更年期综合征、甲亢、甲减。⑤其他：催乳、催产、预防和治疗输血、输液反应，同时还有美容、戒毒、延缓衰老、防病保健等作用。

（2）选穴原则：①按相应部位选穴。②按脏腑辨证选穴。③按经络辨证选穴。④按现代医学理论取穴。⑤按临床经验选穴。

（3）操作方法：①毫针法：其区别于体针毫针刺法的特点。须严格消毒（碘酒），针具0.3～0.5寸长的针，只捻转，刺入深度以针刺达软骨后毫针站立不摇晃为准。留针时间一般为15～30分钟，慢性疼痛性疾病留针时间可适当延长。②埋针法：皮内针埋入耳穴，适用于慢性疾病，疼痛性疾病，起到持续刺激，巩固疗效和防止复发的目的。③压丸法：在耳穴表面贴敷压丸替代埋针，应用最为广泛。

6. 注意事项

（1）严格消毒、防止感染，有伤和炎症部位禁针，针刺后如针孔发红，肿胀应及时涂2.5%碘酒，防止化脓性软骨膜炎的发生。

（2）对扭伤和有运动障碍的患者，进针后宜适当活动患部，以提高疗效。

（3）有习惯性流产的孕妇应禁针。

（4）对有严重器质性病变和伴有高度贫血者不宜针刺，对严重高血压、心脏病者不宜强刺激。

（5）预防晕针。

第二节 针灸治疗作用

在正常的生理情况下,机体处于经络疏通、气血畅达、脏腑协调、阴阳平衡的状态,而在病理情况下,则可见经络壅滞、气血不畅、脏腑失调、阴阳失衡。针灸治病就是通过针刺或艾灸腧穴以疏通经络气血,调节脏腑阴阳,达到治病目的。

一、疏通经络

疏通经络是针灸治病最主要、最直接的作用。中医理论中"不通则痛",即指经络闭阻不通而引发的多种病证。经络闭阻不通,气血流行不畅,甚至气滞血瘀,从而引发肢体或脏腑组织的肿胀、疼痛。气血不能正常运行到相应的肢体和脏腑组织,又会引起肢体的麻木、萎软、拘挛或者脏腑组织功能活动失去平衡。凡此,均应"以微针通其经脉,调其血气"(《灵枢·九针十二原》)。针对不同的原因,有不同的方法。《灵枢·官针》云:"针所不为,灸之所宜。"唐·孙思邈《备急千金要方·明堂仰侧》中曰:"凡病皆由血气壅滞不得宣通,针以开导之,灸以温暖之。"即同样是经络闭阻不通,实热引起者宜用针刺,虚寒引起者宜行灸疗。对于感受风寒湿邪引起的受患经脉部位酸楚冷痛、痉挛抽痛或跌仆损伤而致的肢体红肿疼痛,针刺可起到祛风除湿、活血化瘀、疏经通络而止痛的作用。对于气血不行、经脉失养引起的肢体麻木不仁、萎软无力、瘫痪失用,灸疗可以起到益气养血、温经通络而补虚的作用。

针灸具有良好的镇痛作用。中医学认为,大凡疼痛,多由经络闭阻不通、气血瘀滞不行而引起,针灸治疗就是通过刺激经络、腧穴,使经络通畅、气血调和,变"不通则痛"为"通则不痛"。

二、扶正祛邪

扶正祛邪是针灸治病的根本法则和手段。《内经》曰:"正气存内,邪不可干"、"邪之所凑,其气必虚"。疾病的发生、发展及其转归过程,就是正气与邪气相互斗争的过程。疾病的发生,是正气处于相对劣势,邪气处于相对优势。既病之后,机体仍会不断产生抗病能力,继续与病邪抗争。若正能胜邪,则邪退病愈;若正不敌邪,则病趋恶化。

针灸治病,不外乎扶正与祛邪两个方面。扶正就是扶助正气,补益脏腑气血,增强抗病能力,正气得复就有利于抗邪;祛邪就是祛除病邪,减轻疾病症状,消除致病因素，病邪得除又减轻对正气的损伤。针灸治病的过程，就是不断发挥扶正祛邪的作用。凡邪盛正气未衰者（新病），治宜祛邪为主，邪去正自安；正虚邪不盛者（久病），治宜扶正为主，正复邪自除。若正已虚而邪未衰，单纯扶正则难免助邪，一味祛邪，又更伤正气，故治宜攻补兼施。若以正虚为主者，扶正为上，兼以祛邪，或先补后攻；若以邪实为主者，祛邪为上，兼以扶正，或先攻后补。

针灸扶正祛邪作用的实现，除了与补泻手法有关外，还与部分腧穴的性能和机体的状态有关。如气海、关元、命门、肾俞、膏肓等穴有补的功效，多在扶正时用之；而如曲泽、委中、水沟、十宣、十二井等穴功效偏泻，多在祛邪时用之。部分腧穴具有双向调节作用，如中脘、内关、三阴交、合谷、太冲、足三里，临床既可用于扶正，又可用于祛邪。

根据针灸临床实践体验，针刺补法和艾灸，其兴奋作用大于抑制作用，偏于扶正，适用于慢性久病或虚寒证。例如，气血虚弱之崩漏，即可取气海、足三里、脾俞等穴，行针刺补法，并加灸隐白、关元、三阴交穴。针刺泻法和刺血，其抑制作用大于兴奋作用，偏于祛邪，适用于新病、急证和实热证。例如，外感温热之邪，高热神昏者，即可取大椎、合谷、曲池、水沟等穴，行针刺泻法，同时在耳尖或耳垂、十宣或十二井穴点刺出血。在特定穴中，背俞穴偏于扶正，适用于慢性虚弱性久病；郄穴、募穴、下合穴偏于祛邪，适用于急性发作性痛证；原穴则具扶正祛邪双重性能，急慢虚实证均可选用。

三、调和阴阳

调和阴阳是针灸治病的最终目的。疾病的发生，从根本上说是阴阳的相对平衡遭到了破坏，即阴阳的偏盛偏衰代替了正常的阴阳消长。因此，调理阴阳，恢复阴阳的相对平衡，则是中医治病的基本原则。

《灵枢·根结》曰："用针之要，在于知调阴与阳。"《素问·至真要大论》也说："调气之方，必别阴阳""谨察阴阳所在而调之，以平为期。"在阴阳一方偏盛、另一方尚未虚损的情况下，应泻其有余，清泻阳热或温散阴寒，以防阳热太盛而耗伤阴液，阴寒太盛而耗损阳气；而当一方偏盛，另一方也见虚损的情况下，在泻一方有余的同时，当兼顾一方之不足，配合扶正或益其不足。在阴阳偏衰的情况下，应补其不足。阴虚不能制阳，常出现阴虚阳亢之虚热证，治宜育阴潜阳，即所谓"壮水之主，以制阳光"；阳虚不能制阴，常呈现阳虚阴盛之阴寒证，治宜补阳消阴，即所谓"益火之源，以消阴翳"。阴阳俱虚则滋阴补阳同施。

《素问·阴阳应象大论》曰"善用针者，从阴引阳，从阳引阴"，指出针灸调和阴阳的具体方法既可以阴证治阴，阳证治阳，而从阴阳互根的角度考虑，又可以采取阴证治阳，阳证治阴之法。例如，肝阳上亢之头目昏痛，取太溪、照海以益养肝肾；亡阳出现的肢体逆冷，灸任脉之气海、关元以阴中求阳。

根据脏腑的阴阳属性和胸背阴阳的划分，脏病取腰背（阳部）之背俞穴（如咳嗽、哮喘取肺俞，遗精、阳痿取肾俞），腑病取胸腹（阴部）之腹募穴（如胃痛、腹泻取中脘，遗尿、尿闭取中极）。结合脏腑、经脉阴阳表里关系，阴经经脉病证取相表里的阳经腧穴治疗（如肝病取阳陵泉，脾病取足三里），阳经经脉病证取相表里的阴经腧穴治疗（如胆病取太冲，胃病取公孙）。凡此，均属于阴病治阳、阳病治阴的范畴。

针灸调和阴阳的作用，与针刺补泻手法密切相关。《灵枢·终始》曰："阴盛而阳虚，先补其阳，后泻其阴而和之；阴虚而阳盛，先补其阴，后泻其阳而和之。"例如，阴盛阳虚可见癫疾、嗜睡，阳盛阴虚可见狂躁、失眠，针灸临床均可取阴跷脉之照海和阳跷脉之申脉治疗。属阴盛阳虚的癫证、嗜睡宜补申脉，泻照海（补阳泻阴）；属阳盛阴虚的狂证、失眠应补照海，泻申脉（补阴泻阳）。

综上所述，针灸的治疗作用，实质上就是对机体的一种良性调节作用——调节经络气血，调节脏腑阴阳。其治疗作用的发挥，与多种主观、客观因素密切相关。除了腧穴的特性、针灸补泻手法以外，还与机体状态（包括禀赋、年龄、性别、心理素质、病变表现等方面的个体差异）、治疗时间、辅助治疗措施等密切相关，其中尤以机体状态最为重要。机体在不同的病理状态下，针灸可以产生不同的调治作用。如当机体处于虚寒、脱证状态时，针灸可以起到补虚散寒、回阳固脱的作用；当机体处于实热、闭证状态时，针灸可起到清热泻实、开窍启闭的作用。凡此种种，均足以说明机体状态这个内在因素在针灸治疗过程中所起的重要作用。

第三节　针灸治疗原则

《灵枢·官能》曰："用针之服，必有法则。"针灸治疗原则是根据八纲的理论，结合疾病的病位、病性，确定的治疗大法——用针法，还是用灸法，或是针灸并用；用补法，还是用泻法，或是补泻兼施。

针刺和艾灸虽然同属于外治法，但毕竟是两种不同形式的施治方法。不同的施治方法，对机体产生的作用和效果也就不尽相同。例如，天枢穴用针刺的方法可以起到活血化瘀的作用，适用于治疗胃肠瘀血、痛经、闭经；用艾灸的方法则能够发挥益气止血的作用，适用于治疗胃肠出血、月经过多、崩漏。再如关元、肾俞、带脉、三阴交四穴，针刺有清下焦、利湿热的功能，治疗赤带；艾灸有温下焦、祛寒湿的作用，治疗白带。

补泻手法的不同，治疗效果也不相同。例如，补合谷、泻复溜可以发汗；反之，泻合谷、补复溜则可止汗。补照海、泻申脉治疗失眠；反之，泻照海、补申脉却治疗嗜睡。

现将常用的治疗原则分述如下。

一、治神守气

《素问·宝命全形论》曰:"凡刺之真,必先治神……经气已至,慎守勿失。"旨在言明治神守气是针灸治病的基本原则。

1. 治神

所谓治神,一是在针灸施治前后注重调治患者的精神状态;二是在针灸操作过程中,医者专一其神,意守神气;患者神情安定,意守感传。可见治神贯穿于针灸治病的全过程之中。

《灵枢·官能》曰:"用针之要,无忘其神……徐语而安静,手巧而心审谛者,可使行针艾。"唐·孙思邈《备急千金要方·大医精诚》也说:"凡大医治病,必当安神定志。"提示我们在施行针灸治疗之前,医者必须把针灸疗法的有关事宜告诉患者,使之对针灸治病有一个全面的了解和正确的认识,以便镇定情绪,消除紧张心理,这对于初诊和精神紧张的患者尤为重要。对于个别精神高度紧张、情绪波动不定及大惊、大恐、大悲之人,应暂时避免针刺,以防神气散亡,造成不良后果。而对于一些患疑难病证、慢性痼疾或以情志精神因素致病者,还应在针灸治疗期间多做深入细致的思想工作,使他们能够充分认识机体状态、精神因素对疾病的影响和作用。鼓励他们树立并坚定战胜疾病的信心,积极配合治疗,加强各方面的功能锻炼,促使疾病的好转和身体康复。

2. 守气

气,指经气。经气即经络之气,也称"真气",是经络系统的运动形式及其功能的总称。《灵枢·刺节真邪》曰:"用针之类,在于调气。"经气的虚实是脏腑、经络功能盛衰的标志。针灸治病,十分注重调节经气的虚实,也就是发挥对脏腑、经络的调节作用。经气在针灸疗法中的体现有得气、气行、气至病所等形式。而得气的快慢、气行的长短、气至病所的效应,常常又与患者的体质,对针刺的敏感度,取穴的准确性,针刺的方向、角度、深度、强度及补泻手法等因素密切相关。在这些众多的因素中,医者的治神守气,患者的意守感传往往对诱发经气、加速气至、促进气行和气至病所起到决定性的作用。

《灵枢·九针十二原》曰:"粗守形,上守神。"守神也即守气,守气的过程也含有治神的内容,守气必先治神。清·吴谦《医宗金鉴·刺灸心法要诀》曰:"凡下针,要患者神气定,息数匀,医者也如之。"可见,治神决非只是医者治患者之神,医者自身也有一个治神、正神的问题。《素问·诊要经终论》早有"刺针必肃"之古训,医者在患者面前要庄重、严肃,不可轻浮、失态。对待患者要和蔼、亲切,如待贵人,切忌冷漠粗暴、以貌取人。在针灸施术的整个过程中,注意力必须高度集中。取穴认真、准确,操作细心、谨慎,不可粗心大意,马虎从事。特别是在行针过程中要专心致志,做到"神在秋毫,意属病者"(《灵枢·九针十二原》)。认真体验针下的感觉,仔细观察患者的神色和表情,耐心询问患者的主观感觉，既察言又观色。如气不至，则可恰当运用切、扪、循、按等行气辅助手法，或巧妙配合语言暗示，以诱发经气的出现。一旦针下气至，就要"密意守气"，做到"经气已至，慎守勿失……如临深渊，手如握虎，神无营于众物"（《素问·宝命全形论》）。从患者言，针前安定情绪，消除紧张心理，愉快接受针灸治疗，能为守气打好良好的基础。在针灸施治过程中，患者也应平心静气，放松肌肉，全神贯注，意守病所。如能在医者进针、行针过程中配合作呼吸运动，其意守感传的效果会更好。

综上所述，治神与守气是充分调动医者、患者两方面积极性的关键措施。医者端正医疗作风，认真操作，潜心尽意，正神守气；患者正确对待疾病，配合治疗，安神定志，意守感传。既体现了医者的良好医德，又贯穿了"心理治疗"于其中。所以能更好地发挥针灸疗法的作用，提高治疗效果。同时，还能有效地防止针灸异常现象和意外事故的发生。

二、清热与温寒

寒与热是表示疾病性质的两条纲领。在诸多疾病的演变过程中，都会出现寒热的变化。外来之邪或属寒或属热，侵入机体后或从热化或从寒化，人体的机能状态或表现为亢进或表现为不足，亢进则生热，不足则生寒。病因病机都离不开寒热，清热温寒也就成为治疗的根本大法之一。清法是通过针刺疏风散热、清热解毒、泄热开窍的一种治法，用于热证的治疗。温法是通过针灸温养阳气、温通经络、温经散寒的一种治法，用于寒证的治疗。《素问·至真要大论》曰"寒者热之，热者寒之，温者清之，清者温之"；《素问·五常政大论》曰"治热以寒，温而行之；治寒以热，凉而行之；治温以清，冷而行之；治清以温，热而行之"，都是关于清热温寒治疗法则的最早记录。

热性病证用"清"法，即以寒治热；寒性病证用"温"法，即以热治寒，均属于正治法。《灵枢·经脉》曰："热则疾之，寒则留之。"这是针对热性病证和寒性病证制订的清热温寒的治疗原则。

1. 热则疾之

热指邪热亢盛。或为外感风寒、风热引起的表热证，或为脏腑阳盛郁结的里热证，或为气血壅盛于经络的局部热证。根据"热者寒之"、"热则疾之"的治疗原则，诸热证皆宜行清泻法，以毫针浅刺疾出，泻法或点刺出血。

《灵枢·经脉》曰："热则疾之。"《灵枢·九针十二原》进一步解释说："刺诸热者，如以手探汤。""疾"与"急"通，有快速针刺之义，"以手探汤"形象地描述针刺手法的轻巧快速，指出了热性病证的治疗原则是浅刺疾出或点刺出血，手法宜轻而快，少留针或不留针，针用泻法，以清泻热邪。例如，风热感冒，常取大椎、曲池、合谷、外关等穴浅刺疾出，即可达清热解表之目的。若伴有咽喉肿痛者，可用三棱针在少商穴点刺出血，以加强泻热、消肿、止痛的作用。

《灵枢·邪气脏腑病形》曰："刺缓者，浅内而疾发针。"刺缓即刺热，热则脉缓。当然，任何一种治疗原则都不是绝对的，热性病证的浅刺疾出的治法也不例外。当热邪入里（即"阴有阳疾"）时，就应该深刺留针，并可配合运用"透天凉"的复式针刺手法。

2. 寒则（温之）留之

寒指阴寒过盛。或为外感风寒引起的表寒证，或为寒湿闭阻经络的寒痹证，或为脏腑功能衰退、阳气不足的里寒证。根据"寒者热之""寒者留之"的治疗原则，诸寒证皆适宜用灸法施治。因为艾灸能温通经络、益阳祛寒。针刺则应深刺久留，以候阳气。《灵枢·邪气脏腑病形》曰："刺急者，深内而久留之。"刺急即刺寒，寒则脉急。

《灵枢·经脉》曰："寒则留之。"《灵枢·九针十二原》进一步解释说："刺寒清者，如人不欲行。""留"即留针之义，"人不欲行"也形象地描述针刺手法应深而久留，指出了寒性病证的治疗原则是深刺而久留针，以达温经散寒的目的。因阳虚寒盛，针刺不易得气，故应留针候气。加艾施灸，更是助阳散寒的直接措施。阳气得复，寒邪乃散。主要适用于风寒湿痹为患的肌肉、关节疼痛及寒邪入里之证。若寒邪在表，留于经络者，艾灸施治最为相宜。若寒邪在里，凝滞脏腑，则针刺应深而久留，或配合施行"烧山火"复式针刺手法，或加用艾灸，以温针法最为适宜。

《灵枢·禁服》曰："脉血结于中，中有著血，血寒，故宜灸之。"这也是寒证用灸的一种。血寒是血脉中阳气不足、阴寒过盛，或寒邪直中血分，致血脉凝滞。例如，血寒导致胞脉闭阻引起的闭经、痛经，血寒导致血脉凝滞引起的寒痹、脱骨疽，皆属此类。在治疗上就应遵循"血寒灸之"的原则施以灸疗，以扶阳祛寒，温通血脉。

3. 温清并用

在临床上，热证和寒证的表现往往是错综复杂、变化多端的。诸如有表热里寒或表寒里热，有上热下寒或下热上寒，还有真寒假热或真热假寒等。所以，清热温寒治则的运用，必须灵活掌握。单纯的热证和寒证，就单用清热或温寒法，若是寒热相间，错杂而现，则必须温清并用以求治。例如，表热里寒，证见发热、口渴等外在热象，又有虽热却喜盖衣被、口渴但不欲饮（虽饮也仅求少量热饮）、小便清长等内在寒象，此乃内寒过盛，逼热外泄所致。治宜内温足阳明、太阴，针补或灸足三里、三阴交；外清手阳明、太阴，毫针浅刺曲池、合谷、列缺。又如上热下寒，证见心烦、口渴、咽干而痛等上热征象，又有腹痛喜按、便溏肢冷等下寒征象，此乃下焦阴寒过盛，致使阳热浮越于上。治宜温补下焦，引热下行，下灸气海、关元、三阴交，驱散寒邪；上针膻中、内关、列缺，清泻上焦。若见真寒假热，应在温寒的基础上佐以清热；若见真热假寒，则在清热的基础上佐以温寒。

三、补虚与泻实

补虚泻实即扶正祛邪。补虚就是扶助正气,泻实就是祛除病邪。《素问·通评虚实论》曰:"邪气盛则实,精气夺则虚。"可见,虚指正气不足,实指邪气有余。虚者宜补,实者宜泻。《灵枢·经脉》曰"盛则泻之,虚则补之……陷下则灸之,不盛不虚以经取之";《灵枢·九针十二原》曰"虚则实之,满则泄之,宛陈则除之,邪盛则虚之",都是针对虚证、实证制订的补虚泻实的治疗原则。

人体正气和病邪的盛衰决定着病证的虚实,针灸的补虚与泻实,是通过针法和灸法激发机体本身的调节机能,从而产生补泻作用。

1. 虚则补之

"虚则补之""虚则实之",是指虚证的治疗原则应该用补法。适用于治疗各种慢性虚弱性病证。诸如精神疲乏、肢软无力、气短、腹泻、遗尿、产后乳少及身体素虚、大病、久病后气血亏损、肌肉酸软无力、肢体瘫痪失用等。补虚就是扶助机体的正气,增强脏腑组织的功能,补益人体的阴阳气血,以抗御病邪。在正邪交争的过程中,如果正气不足,并成为矛盾的主要方面时,其证候表现为虚证。如大病、久病或大汗、剧吐、久泄、久痢、大出血之后耗伤阳气,损及阴血,均会导致正气虚弱、机能减退。表现为精神萎靡,疲乏无力,形寒肢冷,面色苍白或萎黄,心悸气短,或五心烦热,自汗盗汗,大便滑脱,小便失禁,遗精,阳痿,月经量少、色淡,性功能低下,舌淡、少苔或无苔,脉微弱无力。若偏于阳虚、气虚者,针用补法,加灸;偏于阴虚、血虚者,针用补法或平补平泻,血虚也可施灸。若阴阳俱虚,则灸治为上,《灵枢·官能》曰:"阴阳皆虚,火自当之。"常取关元、气海、命门、膏肓、足三里和有关脏腑经脉的背俞穴、原穴,针灸并用,补法。达到振奋脏腑的机能、促进气血的化生、益气养血、强身健体的目的。

2. 陷下则灸之

"陷下则灸之",属于"虚则补之"的范畴。《灵枢·禁服》曰:"陷下者,脉血结于中,中有著血,血寒者,故宜灸之。"所谓"陷下",有多种含义:一是指中气不足,失于固摄,而导致脏腑功能低下或有关组织下垂;二是指血络空虚,《灵枢·经脉》曰"十五络者,实则必见,虚则必下,视之不见",即是谓此;三是指脉象沉伏无力,唐·王冰在注解《灵枢·经脉》中说"脉虚气少,故陷下也",明·张介宾注为"沉伏不起也";四是指阳气暴脱、脉微欲绝之危象。

针灸临床对于因脏腑、经络之气虚弱,中气不足,对气血和内脏失其固摄能力而出现的一系列气虚病证,如久泄、久痢、遗尿、崩漏、脱肛、子宫脱垂及其他内脏下垂等,常灸百会、神阙、气海、关元、中脘、脾俞、胃俞、肾俞、足三里等穴补中益气、升阳举陷。对于失血过多、大汗不止、四肢厥冷、阳气暴脱、血压下降、脉微欲绝的虚脱危象,更应重灸上述腧穴,以升阳固脱、回阳救逆。

3. 实则泻之

"盛则泻之""满则泄之""邪盛则虚之"都是泻损邪气的意思，可统称为"实则泻之"。实证治疗原则是用泻法或点刺出血。例如，对高热、中暑、昏迷、惊厥、痉挛以各种原因引起的剧痛等实热病证，在正气未衰的情况下，取大椎、合谷、太冲、委中、水沟、十宣、十二井等穴，只针不灸，泻法或点刺出血，即能达清泻实热之目的。

若病属本虚标实，正气已衰退，则应泻实与补虚兼顾，或者先行补虚，而后泻实。例如，对邪实正虚的臌胀病，一味泻实或单纯补虚都是片面的，唯有虚实同治、攻补兼施才是理想之策。

4. 宛陈则除之

"宛陈则除之"，是"实则泻之"的一种。"宛"同"瘀"，有瘀结、瘀滞之义。"陈"即"陈旧"，引申为时间长久。"宛陈"泛指络脉瘀阻之类的病变。"除"即"清除"，指清除瘀血的刺血疗法。与《素问·阴阳应象大论》所说"血实者决之"含义相同，也即瘀血闭阻或邪入营血郁结不解、久痛入络形成的血实证，应用刺血之法活血化瘀，疏通经络。《素问·针解》曰："宛陈则除之，是出恶血也。"唐·王冰注云："宛，积也；陈，久也；除，去也。言络脉之中血积而久者，针刺而除去之也。"其指出由络脉瘀阻而引起的病证，应以三棱针点刺出血。例如，由于闪挫扭伤、毒虫咬伤、丹毒等引起的肌肤红肿热痛、青紫肿胀，即可选用局部络脉或瘀血部位施行三棱针点刺《难经·六十九难》曰："不虚不实，以经取之者，是正经自生病，不中他邪也。当自取其经，故言以经取之。"治疗应按本经循经取穴，以原穴和五输穴最为适宜。当针下得气后，再行均匀地提插捻转（即"平补平泻"）手法，使本经气血调和，脏腑功能恢复正常。

在临床上，虚证和实证的表现是错综复杂、变化多端的，诸如有表虚里实或表实里虚、上虚下实或上实下虚，还有真虚假实、真实假虚等。所以，补虚泻实治则的运用，也必须灵活应变。单纯的虚证和实证，就单用补法或泻法。若是虚实夹杂，相间出现，则必须补泻兼施以求治，并结合虚实程度的轻重缓急，决定补泻的先后多少。或先补后泻，或先泻后补；或上补下泻，或上泻下补；或左补右泻，或左泻右补。例如，阴虚不能制阳引起的肝阳上亢之证，本着育阴潜阳的治法，补太溪、复溜以滋养肾阴，泻太冲、行间以平降肝阳。又如胆虚肝实证患者，既有惊悸、失眠之主证，又有心烦易怒、两胁胀痛之兼证，治疗就应先取丘墟、胆俞补胆之虚，再取行间、期门泻肝之实。如此补泻兼施，治疗有序，必有捷效。再如针灸临床常见的面瘫、半身不遂等病证，也应根据不同病情，施行左补右泻或右补左泻之法，以调节机体左右经络的虚实，恢复相对平衡状态，以愈疾病。

补虚泻实既是针灸治疗原则，又是针灸治病的重要方法。《灵枢·九针十二原》曰"无实（实），无虚（虚），损不足而益有余，是谓甚病，病益甚"，明确指出补泻不可误用，不可犯"虚虚实实"之戒。否则，就会造成"补泻反则病益笃"（《灵枢·邪气脏腑病形》)的不良后果。

第四节 针灸处方

针灸配穴处方是在分析病因病机、明确辨证立法的基础上，选择适当的腧穴、刺灸法和补泻方法组合而成的，是针灸治病的关键步骤。腧穴的选取是否恰当，处方的组成是否合理，直接关系到治疗效果。故针灸配穴处方必须在中医学基本理论和针灸治疗原则的指导下，根据经脉的循行分布、交叉交会和腧穴的分布、功能及特异性，结合疾病涉及的脏腑、病情的标本缓急进行严密组合。做到有法有方、配穴精练、酌情加减、灵活多变。从临床实际情况需要出发，择优选用一种或多种配穴方法组成处方。

一、选穴原则

选穴是针灸处方的主要内容。《席弘赋》曰："凡欲行针须审穴。"明·高武《针灸聚英·百症赋》曰"百症俞穴，再三用心"，就是强调临证选穴的重要性。

选穴原则是临证选穴的基本法则，也是配穴的基础、前提和先决条件。一般有局部选穴、邻近选穴、远端选穴、辨证选穴、随症选穴五种方法。

1. 局部选穴

局部选穴就是围绕受病肢体、脏腑、组织、器官的局部取穴，是根据每一个腧穴都能治疗局部病证这一作用而制订的一种基本选穴方法。体现了"腧穴所在，主治所在"的治疗规律。多用于治疗病变部位比较明确、比较局限的病证及某些器质性病变。例如，头痛选百会或太阳，鼻病选素髎或迎香，面瘫选颊车或地仓，脱肛选会阴或长强等。此法在大多数情况下都应作为选穴的主要依据，尤其对那些针感不明显的患者，从加强局部的刺激作用来看，更加适宜。例如，临床上对各种关节疼痛、痿证及扭伤、皮肤病、腱鞘囊肿、甲状腺肿大等在局部选穴，用围刺法施针，其疗效就比较理想。

2. 邻近选穴

邻近选穴就是在距离病变部位比较接近的范围内选穴。例如，目疾、耳病取风池；牙痛取太阳或上关；鼻病取上星或通天；痔疮取次髎或秩边等。前后对应选穴法即身前有病在身后选穴，或身后有病在身前选穴，也属于邻近选穴。前者如视物昏花取风池、医明；舌强不语取风府或哑门；胃脘疼痛取至阳或胃俞；前阴有疾取次髎或肾俞。后者如肩背疼痛取中府；脊柱强痛取人中；肛门脱出取气海；腰骶损伤取膻中等。

前后对应选穴法除了可以取腧穴之外，也可以取对应的阿是穴。方法是先在胸腹（或腰背）部探明阳性反应点，然后向腰背（或胸腹）部划一水平弧线，在与阳性反应点相对处定穴，前后各斜刺一针。此法多用于治疗胸腹或腰背疼痛性病证。

3. 远端选穴

远端选穴即在距离病变部位较远的地方选穴。《内经》中称之为"远道刺"。这种选穴方法紧密结合经脉的循行，体现了"经脉所通，主治所及"的治疗规律。特别适用于在四肢肘膝关节以下选穴，用于治疗头面、五官、躯干、内脏病证。在针灸临床上应用十分广泛。例如，《四总穴歌》"肚腹三里留，腰背委中求，头项寻列缺，面口合谷收"就是远端选穴的典范。

现将头面、躯干的远端选穴法列表如下（表5-13）。

表5-13 头面、躯干远端选穴法

部位		选穴
头部	前额	三间、合谷、内庭、解溪
	侧头	中渚、外关、侠溪、足临泣
	后头	后溪、养老、昆仑、申脉
	头顶	行间、太冲、涌泉、太溪
眼		合谷、太冲、行间、光明、足临泣、肝俞
耳		中渚、外关、风市、绝骨、足临泣、太溪、复溜、肾俞
鼻		合谷、列缺、少商、肺俞
舌		合谷、通里、内关、大陵、商丘、照海、心俞
牙齿		二间、合谷、内庭、解溪
咽喉		少商、鱼际、合谷、内关、列缺、照海
颈项		列缺、后溪、昆仑、绝骨
肩胛		合谷、外关、后溪、条口、阳陵泉
腰背		人中、后溪、委中、殷门、昆仑、申脉
胸部		内关、太渊、尺泽、足三里
胁肋		内关、支沟、太冲、行间、阳陵泉
上腹		内关、公孙、足三里、梁丘
中腹		足三里、上巨虚、下巨虚、三阴交
小腹		太溪、复溜、委中、三阴交
前阴		大敦、太冲、太溪、复溜、阳陵泉
后阴		百会、孔最、承山、承筋、飞扬

4. 辨证选穴

临床上有许多病证，如发热、昏厥、虚脱、癫狂、失眠、健忘、嗜睡、多梦、贫血、月经不调等均属于全身性病证，因无法辨位，不能应用上述按部位选穴的方法。此时，就必须根据病证的性质，进行辨证分析，将病证归属于某一脏腑或经脉，然后按经选穴。例如，失眠，若属心肾不交者，归心、肾二经，在心、肾二经选穴；属心胆气虚者又归心、胆二经，则在心、胆二经选穴；若属肝胃不和者则归肝、胃二经，也就在肝、胃二经选穴。再如月经不调，若因肝气郁结引起者，归属肝经，在肝经、任脉选穴；若因脾气虚弱引起者，归属脾经，在脾经、任脉选穴。

5. 随症选穴

对于个别突出的症状，也可以随症选穴。例如，发热选大椎或曲池；痰多选丰隆或中脘；贫血选膈俞或足三里；恶心呕吐选中脘或内关等均是。由于这种随症选穴法都是长期临床经验的结晶，疗效较高，因此人们又将其称为"经验选穴"。

现将临床常见随症选穴举例列表如下（表5-14）。

表5-14 常见症状随症选穴

症状	选穴	症状	选穴
发热	大椎、曲池、合谷、外关	胁痛	支沟、阳陵泉、大包、章门、期门
惊厥	水沟、承浆、合谷、太冲、筋缩、阳陵泉	胆绞痛	日月、太冲、阳陵泉、胆囊穴
昏迷	水沟、十宣、百会、劳宫、涌泉	腹胀、腹痛	中脘、内关、公孙、天枢、足三里、上巨虚、下巨虚
虚脱	气海、关元、神阙、百会、素髎、足三里	泄泻	关元、天枢、足三里、上巨虚、下巨虚
咳嗽	列缺、太渊、身柱、肺俞	便秘	内关、支沟、天枢、大横、足三里
气喘	天突、膻中、定喘、肺俞、肾俞	脱肛	百会、气海、长强、承山、足三里
痰多	中脘、丰隆、足三里	遗尿	关元、三阴交、肾俞、足三里
多汗	合谷、复溜、肺俞	尿闭	中极、三阴交、合谷、阴陵泉
盗汗	阴郄、后溪、照海	肾绞痛	中极、京门、水泉、肾俞、三阴交
头晕	百会、太阳、风池、太冲	痛经	关元、地机、三阴交、足三里
项强	大椎、天柱、列缺、后溪、昆仑	皮肤瘙痒	血海、曲池、合谷、太冲、三阴交、风市
失眠多梦	内关、神门、太溪、三阴交、心俞、肾俞	目赤肿痛	印堂、攒竹、丝竹空、太阳、太冲、行间

续表

症状	选穴	症状	选穴
胸闷、胸痛	内关、阴郄、郄门、膻中	鼻塞、流涕	迎香、印堂、上星、通天、风池
心悸	内关、阴郄、郄门、心俞、厥阴俞	耳鸣、耳聋	耳周穴、风池、中渚、外关、悬钟、足临泣
心痛	内关、大陵、阴郄、郄门、膻中、巨阙	口臭	大陵、劳宫、合谷、内庭
胃痛	中脘、梁门、梁丘、胃俞、足三里	牙痛	颊车、下关、合谷、二间、内庭
恶心、呕吐	内关、中脘、天突、足三里	牙关紧闭	颊车、下关、合谷、水沟、承浆
呃逆	内关、中脘、天突、膻中、足三里、翳风、膈俞	咽喉肿痛	少商、鱼际、内关、合谷
黄疸	太冲、阳陵泉、足三里、阴陵泉、至阳	失语	廉泉、合谷、哑门、内关、通里

二、配穴方法

配穴是在选穴的基础上，将具有类似治疗作用的两个或两个以上的腧穴组合配伍而成。其目的在于加强腧穴之间的协同作用，相辅相成，提高疗效。配穴是否恰当，直接影响治疗效果。针灸临证配穴，一定要从整体出发，结合患者的具体情况，全面考虑。以法统方，以方示法，使处方严谨有序，腧穴主次分明，大法有定而配方无穷。具体配穴方法多种多样，从大的方面来讲，主要有按部配穴和按经配穴两大类。

1. 按部配穴

按部配穴是结合身体的一定部位进行配穴的一种形式，以充分发挥腧穴的局部治疗作用和远端治疗作用。头面、胸腹和腰背部腧穴多产生局部治疗作用，四肢肘、膝关节以下的腧穴基本上都有远端治疗作用，体现了经络学说的标本根结理论。具体可分局部配穴法、上下配穴法、前后配穴法、左右配穴法、三部配穴法等。

（1）局部配穴法：对于病变部位比较明确、比较局限的病证及某些器质性病变，可以采用局部配穴法，以疏调局部的经络之气。如头痛配印堂、太阳、百会、头维；面瘫配四白、地仓、颊车、下关；胃痛配中脘、梁门、不容、承满；膝关节病配膝眼、鹤顶、阳陵泉、阴陵泉等。

(2) 上下配穴法：在针灸临床上应用最广。上指上肢或腰部以上，下指下肢或腰部以下。将《灵枢·终始》所说"病在上者下取之，病在下者高取之，病在头者取之足，病在足者取之腘"结合在一起综合应用，就成为上下配穴。例如，风火牙痛，上取合谷，下配内庭；胸腹满闷，上取内关，下配公孙；头项强痛，上取大椎，下配昆仑；子宫脱垂，上取百会，下配气海等。

(3) 前后配穴法：又称"腹背阴阳配穴法"，是以身体前后部位所在腧穴相互配伍的方法，《内经》中称"偶刺"。例如，迎风流泪，前取睛明、承泣，后配风池、翳明；胃脘疼痛，前取中脘、梁门，后配胃俞、筋缩；咳嗽、气喘，前取天突、膻中，后配肺俞、定喘；中风失语，前取廉泉、承浆，后配风府、哑门；脊柱强痛，前取水沟、龈交，后配脊中、身柱；遗精、阳痿，前取气海、关元，后配命门、肾俞。凡此种种，均属于前后配穴法。

(4) 左右配穴法：由于十二经脉的循行是左右对称的，有的还具有左右交叉的特点，所以《素问·阴阳应象大论》又提出了"以右治左，以左治右"的配穴方法。与《灵枢·官针》所记"巨刺""缪刺"相类似，故又称"交经缪刺法"。经络在人体，呈左右对称分布，保持着相对的平衡。在病理情况下，如果一侧虚而不足，另一侧就显得实而有余。反之，如果一侧实而有余，另一侧就显得虚而不足。这就可以用左右配穴法来补虚泻实。金元·窦汉卿《针经指南·标幽赋》曰："交经缪刺，左有病而右畔取。"左右配穴既可以左右交叉取（左病取右或右病取左），也可以左右对称取（左右同取）。此法对于治疗头痛、牙痛、风湿痹痛、扭伤及面瘫、半身不遂等病证常有独到之处。疼痛发作针对侧，痿证后期刺健侧，以调节左右气血，促使经络平衡。左右交叉配穴，多用于治疗头面疾患。如左侧面瘫，取同侧地仓、颊车，配右侧合谷、手三里；右侧偏头痛，取同侧太阳、头维，配左侧外关、足临泣。左右对称配穴多用于治疗内脏疾患，例如，胃痛取双侧梁门、足三里；咳喘取双侧肺俞、膏肓等。

(5) 三部配穴法：就是在病变的局部、邻近和远端同时选穴，配伍成方（古称"天、人、地三才"配穴法）。临床应用极为广泛。例如，眼病以局部的睛明、邻近的风池、远端的光明相配；失语以颏下的廉泉、项部的哑门、上肢的通里相配；痔疮以局部的长强、骶部的次髎、下肢的承山相配；肩周炎以局部的肩髃、邻近的曲池、远端的阳陵泉相配；肝病以肝区的期门、背部的肝俞、远端的太冲相配；胃病以腹部的中脘、梁门，背部的胃俞配四肢的内关、足三里等。

2. 按经配穴

按经配穴即按经脉的理论和经脉之间的联系配穴。常见的有本经配穴、表里经配穴、同名经配穴、子母经配穴、交会经配穴等五种方法。

(1) 本经配穴：当某一脏腑、经脉发生病变而未涉及其他脏腑、经脉时，即遵循"不盛不虚，以经取之"的治疗原则，选取本经脉的腧穴配伍成方。例如，肺病咳嗽，以手太阴肺经中府、列缺、太渊、尺泽相配；少阳头痛，以足少阳胆经率谷、风池、足临泣、足窍阴相配等。

（2）表里经配穴法：是以脏腑、经脉的阴阳表里关系为依据的配穴方法，是根据《素问·阴阳应象大论篇》"从阴引阳，从阳引阴"的理论制订的。具体方法是某一脏腑、经脉有病，除选取本经脉的腧穴以外，同时配以表里经腧穴。例如，心绞痛以手厥阴心包经内关配手少阳三焦经外关（可采取透穴形式）；肝病以足厥阴肝经期门、太冲配足少阳胆经阳陵泉；胃痛以足阳明胃经梁门、足三里配足太阴脾经公孙；遗尿以足太阳膀胱经委中、肾俞配足少阴肾经太溪等。《灵枢·五邪》所记"邪在肾则病骨痛……取之涌泉、昆仑"，也是病邪在肾，而以足少阴经和足太阳经腧穴配伍应用的实例。

（3）同名经配穴法：是在同名经"同气相通"的理论指导下，以手足同名经腧穴相配。例如，牙痛、面瘫、阳明头痛以手足阳明经的合谷、内庭相配；落枕、急性腰扭伤、太阳头痛以手足太阳经的后溪、昆仑相配；耳鸣、偏头痛、胸胁痛以手足少阳经的支沟、阳陵泉相配；失眠、多梦以手足少阴经的神门、太溪相配等。隋·杨上善《黄帝内经太素》所谓"手太阴、阳明之上有病，宜疗足太阴、阳明……足太阴、阳明之下有病，宜疗手太阴、阳明"，不但是同名经配穴法的早期应用，而且还是把同名经选穴与上下颠倒选穴有机结合的范例。

（4）子母经配穴法：是参照六脏六腑、十二经脉的五行属性，根据"虚则补其母，实则泻其子"的治疗原则制订的配穴方法。例如，虚劳咳嗽，证见体弱羸瘦者，除取手太阴肺经腧穴及肺的背俞穴外，根据土生金、虚则补其母经的原理，另配以足太阴脾经、足阳明胃经腧穴及背俞穴，如血海、三阴交、足三里、脾俞、胃俞以培土生金；肝阳上亢引起的头晕、头痛、目赤肿痛等，除取足厥阴肝经太冲、行间穴外，根据木生火，实则泻其子经的原理，另配手少阴心经或手厥阴心包经腧穴，如神门、少冲、少府、内关，以泻火平肝。

（5）交会经配穴法：即按经脉的交叉、交会情况来配穴。某一病变部位有数条经脉交会或某一病证与数条交会经脉有关，都可按此法配穴。例如，前额和偏头部位有足阳明胃经与足少阳胆经交会，那么偏正头痛可取分属二经的头维、阳白、率谷、内庭、足临泣；髀枢部有足太阳、足少阳交会，故髀枢部疼痛可取两经的交会穴环跳配分属二经的秩边、承扶、居髎、阳陵泉；泌尿、生殖系疾患和妇科病，多与任脉、足三阴经病理变化相关，故常取任脉的气海、关元、中极配足三阴经腧穴太冲、太溪、三阴交治之。

第五节　特定穴的临床应用

机体有病，可能会在特定腧穴上出现各种不同的病理反应，而刺灸这些腧穴，往往会收到一般腧穴所达不到的效果。特定穴分为五输穴、原穴、络穴、俞穴、募穴、郄穴、八会穴、下合穴、八脉交会穴和交会穴，共计十大类，为古代医家临床实践经验的总结。

一、五输穴的临床应用

五输穴是指十二经脉的井、荥、输、经、合五组穴位（表5-15）。五输穴除治疗局部病证之外，对经脉循行远端部位（头面、躯干、内脏）乃至全身性疾病，均有较好的治疗作用。

表5-15 五输穴

A. 阴经经脉五输穴

经脉	五输穴				
	井（木）	荥（火）	输（土）	经（金）	合（水）
手太阴肺经	少商	鱼际	太渊	经渠	尺泽
手厥阴心包经	中冲	劳宫	大陵	间使	曲泽
手少阴心经	少冲	少府	神门	灵道	少海
足太阴脾经	隐白	大都	太白	商丘	阴陵泉
足厥阴肝经	大敦	行间	太冲	中封	曲泉
足少阴肾经	涌泉	然谷	太溪	复溜	阴谷

B. 阳经经脉五输穴

经脉	五输穴				
	井（金）	荥（水）	输（木）	经（火）	合（土）
手阳明大肠经	商阳	二间	三间	阳溪	曲池
手少阳三焦经	关冲	液门	中渚	支沟	天井
手太阳小肠经	少泽	前谷	后溪	阳谷	小海
足阳明胃经	厉兑	内庭	陷谷	解溪	足三里
足少阳胆经	足窍阴	侠溪	足临泣	阳辅	阳陵泉
足太阳膀胱经	至阴	足通谷	束骨	昆仑	委中

1. 五输主病

关于五输穴的主病，《内经》中总结了一定的经验。如"治脏者治其俞，治腑者治其合""荥输治外经，合治内腑""病在阴之阴者，刺阴之荥输"。总结最为全面的是《灵枢·顺气一日分为四时》，即"病在脏者取之井，病变于色者取之荥，病时间时甚者取之输,病变于音者取之经,经满而血者,病在胃及以饮食不节得病者,取之于合"。

《难经·六十八难》根据《内经》的经旨,又结合经脉的生理、病理特点,进一步总结出"井主心下满,荥主身热,输主体重节痛,经主喘咳寒热,合主逆气而泄"的主病范围。

2. 子母补泻

子母补泻法是根据疾病的虚实性质,结合脏腑、经脉和五输穴的五行属性,虚则补其母穴,实则泻其子穴。临床应用分本经取穴和异经取穴两种方式。

（1）本经取穴法:病在某经,就在本经选取子母穴。如肺(经)五行属金,太渊五行属土而为其母穴,尺泽五行属水则为其子穴。因此,肺的虚证宜补太渊,肺的实证应泻尺泽。胃(经)五行属土,解溪属火为其母穴,厉兑属金为其子穴。所以,胃的虚证宜补解溪,胃的实证应泻厉兑。再如,足厥阴肝经之五行属木,肝(经)之实证、热证,本着"实则泻其子"的法则,应取本经行间穴泻之,因为行间为"荥火",乃木之子穴;肝之虚证,按照"虚则补其母"的法则,应取本经的曲泉穴补之,因为曲泉为"合水",乃木之母穴。

（2）异经取穴法:系按十二经脉之间的五行生克关系,根据"实则泻其子,虚则补其母"的治疗原则,分别在病变经脉的母经或子经选穴施术。例如,肺的虚证宜补足太阴经太白(母经本穴),肺的实证应泻足少阴经阴谷(子经本穴);肝实证应泻心经本穴少府(属火),肝虚证宜补肾经本穴阴谷(属水)。

现将五输穴子母补泻的具体应用列表如下(表5-16)。

表5-16 五输穴子母补泻取穴法

经脉	虚实	本经取穴	异经取穴	经脉	虚实	本经取穴	异经取穴
手太阴肺经	虚	太渊	太白	足太阴脾经	虚	大都	少府
	实	尺泽	阴谷		实	商丘	经渠
手少阴心经	虚	少冲	大敦	足少阴肾经	虚	复溜	经渠
	实	神门	太白		实	涌泉	大敦
手厥阴心包经	虚	中冲	大敦	足厥阴肝经	虚	曲泉	阴谷
	实	大陵	太白		实	行间	少府
手阳明大肠经	虚	曲池	足三里	足阳明胃经	虚	解溪	阳谷
	实	二间	足通谷		实	厉兑	商阳
手太阳小肠经	虚	后溪	足临泣	足太阳膀胱经	虚	至阴	商阳
	实	小海	足三里		实	束骨	足临泣
手少阳三焦经	虚	中渚	足临泣	足少阳胆经	虚	侠溪	足通谷
	实	天井	足三里		实	阳辅	阳谷

在运用五输穴进行子母补泻时，若遇到井穴补泻，可以采用"泻井当泻荥，补井当补合"的变通之法。"泻井泻荥"首见于《难经·七十三难》："诸井者，肌肉浅薄，气少不足使也，刺之奈何？然：诸井者，木也；荥者，火也；火者木之子，当刺井者，以荥泻之。"因为井穴皮肉浅薄，又很敏感，不适合施行补泻手法。按五输穴的排列次序，井生荥，荥为井之子，泻荥相当于泻井。"补井补合"则见于元·滑伯仁《难经本义·七十三难》"若当补井，则必补其合"。按五输穴的排列，合生井，合为井之母，补合相当于补井。

3. 因时而用

《难经·七十四难》曰"春刺井，夏刺荥，季夏刺输，秋刺经，冬刺合"，是结合四季应用五输穴的方法。春夏之季，阳气在上，人体之气也行于浅表，故应浅刺井荥；秋冬之季，阳气在下，人体之气也深伏于里，故宜深刺经合。

另外，"子午流注"针法，也是以五输穴为取穴依据的时间针刺法。

二、原穴和络穴的临床应用

原穴与三焦密切相关。三焦为原气之别使，导源于脐下"肾间动气"，关系着整个机体的气化功能，特别对促进五脏六腑的生理活动有着很大的意义。络穴在表里经脉之间起着联络、纽带作用。络穴共有十六个，除十二经脉各有一个络穴外，还另有任脉的鸠尾、督脉的长强、脾之大络大包及胃之大络虚里（乳根）。

1. 原穴应用

《灵枢·九针十二原》曰："五脏有疾，当取之十二原。十二原者，五脏之所以禀三百六十五节气味也。五脏有疾也，应出十二原，而原各有所出，明知其原，睹其应，而知五脏之害矣……十二原者，主治五脏六腑之有疾者也。"说明原穴可以直接反映脏腑的病变，对本脏腑、本经脉及其连属的组织器官病证，既有诊断价值，又有治疗作用。刺灸原穴，可以和内调外，宣上导下，通达一身之原气，调节脏腑的各种机能，促使阴阳平衡。总而言之，原穴对本脏腑、本经脉的急慢虚实证均有较好的调治作用。

2. 络穴应用

金元·窦汉卿《针经指南》中曰："络脉正在两经之间，若刺络穴，表里皆治。"说明络穴的主治特点，在于治疗表里两经的病变。例如，手太阴肺经络穴列缺，既治本经的咳嗽、气喘，又治手阳明经的头项强痛、牙痛、面瘫。足太阴脾经络穴公孙，既治本经的腹胀、泄泻，也治足阳明胃经的胃脘疼痛。

十六大络均有各自不同的主治病候，当十六络脉气血异常，出现相关的病候时，都可以取相应络穴加以治疗。例如，手少阴心经之络，实则胸膈支满，虚则不能言语，可取其络穴通里，虚补实泻；足太阴之络，实则肠中切痛，虚则鼓胀，可取其络穴公孙，虚补实泻。《灵枢·经脉》曰："足阳明之别，名曰丰隆，去踝八寸，别走太阴；

其别者，循胫骨外廉，上络头项，合诸经之气，下络喉嗌。其病气逆则喉痹瘁瘖，实则狂癫，虚则足不收，胫枯。取之所别也。"在针灸临床上，丰隆穴不仅能主治喉痹、癫狂、登高而歌、弃衣而走、脘腹胀痛、下肢瘫软、肌肉萎缩等足阳明经及本络脉病候，还能治疗面肿身重、肢体肿胀、腹胀腹泻、舌本强痛等足太阴经病候。又因脾能统血，还能治疗月经不调、崩漏等症。同时，肺胃脉气相通，丰隆也常常用于治疗咳喘多痰、梅核气等病证。

任脉之络散布于胸腹部，故胸腹部病证可取任脉之络穴鸠尾调治；督脉之络从脊柱两旁经腰背上行散布于头，故腰背部和头部疾患可取督脉之络穴长强调治。脾之大络和胃之大络散布于胸胁，网罗周身气血，故全身疼痛不适可取脾之大络大包穴及胃之大络虚里（乳根）穴调治。

3. 原络配穴

针灸临床上，病变经脉的原穴常与相表里经脉的络穴相配，称为"原络配穴法"或"主客配穴法"，为表里经配穴法的代表。主治表里两经的病变，临床应用最为广泛。例如，外感之人又患腹泻或便秘，应以肺经原穴太渊配大肠经的络穴偏历或大肠经原穴合谷配肺经的络穴列缺宣肺止咳、调理肠道。肝郁化火而致胆之相火亢盛出现烦躁、口苦、胸胁苦满等证候，选肝经原穴太冲配胆经的络穴光明或胆经原穴丘墟配肝经的络穴蠡沟疏泻肝胆之郁火。

关于表里经原络配穴法组合中原穴与络穴的选择，一般应遵循：

（1）按表里经脉病变之先后次序定原络：在表里两经同时出现病变的情况下，以先病经脉的原穴配后病经脉的络穴。例如，手太阴肺经先病，出现咳嗽、喘息、气急、胸闷等肺部症状，又兼见腹痛、腹泻或便秘等手阳明大肠经病候，就以手太阴之原太渊配手阳明之络偏历；反之，如果是大肠经先病，肺经后病，则应以手阳明之原合谷配手太阴之络列缺。

（2）以表里经脉病变的主次轻重定原络：即以主要病经的原穴（主）配次要病经的络穴（客）。例如，病变以肺经为主，证见咳嗽、喘息、气急、胸闷、咽痛，伴轻微发热、头痛等，就以肺经之原太渊为主，配大肠经之络偏历为客；反之，如果病变以大肠经为主，证见发热、头项强痛、鼻塞、大便失调，伴轻度咳嗽，则应以手阳明之原合谷为主，配手太阴之络列缺为客。

现将十二经原穴、络穴列表如下（表5-17）。

表5-17 十二经原穴与络穴

经脉	原穴	络穴	经脉	原穴	络穴
手太阴肺经	太渊	列缺	手阳明大肠经	合谷	偏历
手厥阴心包经	大陵	内关	手少阳三焦经	阳池	外关
手少阴心经	神门	通里	手太阳小肠经	腕骨	支正
足太阴脾经	太白	公孙	足阳明胃经	冲阳	丰隆
足厥阴肝经	太冲	蠡沟	足少阳胆经	丘墟	光明
足少阴肾经	太溪	大钟	足太阳膀胱经	京骨	飞扬

三、俞穴和募穴的临床应用

俞穴和募穴均为脏腑、经脉之气输注、聚集的部位。二者脉气相通,故元·滑伯仁《难经本义·六十七难》曰:"阴阳经络,气相交贯,脏腑腹背,气相通应。"但背俞和腹募的主治作用又各有特点。

1. 俞穴应用

俞穴全部位于腰背部足太阳经夹脊第一侧线上,故通常又称之为"背俞穴"。《灵枢·背俞》曰:"则欲得而验之,按其处,应在中而痛解,乃其俞也。"说明背俞穴往往是内脏疾患的病理反应点。其表现可有压痛、敏感、迟钝、麻木、皮下组织变异等,并具有较高的诊断价值和很好的调治内脏疾病的作用。背俞穴的治疗特点主要是扶正补虚、调节脏腑机能,偏于治疗相应脏腑的慢性虚弱性病证。同时,"五脏俞"还用于治疗所开窍的五官病、所主持的五体病。如肝俞治肝,肾俞治肾,心俞、肺俞调理心肺,脾俞、胃俞调理脾胃。肝主筋,开窍于目,肝俞即可治疗筋病和目疾;肾主骨,开窍于耳和前后二阴,肾俞即能治疗骨病和耳疾、前后二阴病变。肺俞治疗咳嗽、气喘,属于脏腑病;肺开窍于鼻、系于咽喉、外合皮毛,故肺俞又分别治疗鼻病、咽喉病和皮肤病。脾俞主治腹胀、腹泄,属于脏腑病;脾开窍于口、其华在唇、主四肢肌肉,故脾俞又分别治疗口唇和四肢病变。湿痹久治不愈,致四肢关节、肌肉肿胀疼痛,也可以根据"脾主湿"之理,取脾俞进行治疗。

2. 募穴应用

募穴位于胸腹部,与相应脏腑的位置接近。如果某一脏腑发生病变,常常会以多种不同形式的阳性反应从所属募穴上表现出来。例如,肺结核患者可在中府穴出现压痛,膀胱结石患者可在中极穴触及到结节或条索状反应物等。

募穴的治疗特点是驱邪泻实,有通调脏腑、行气止痛之功。偏于治疗相应脏腑的急性实证。如中脘通调腑气,治脘腹疼痛;期门疏肝理气,止胁肋疼痛;关元、天枢调理肠道,止腹泻腹痛;中极清利膀胱,治癃闭、小腹胀痛。

3. 俞募配穴法

针灸临床上,同一脏腑的背俞穴和募穴常常配合使用,称"俞募配穴法"。寓"阴病行阳、阳病行阴"之义,为前后配穴法的代表。如咳喘前取中府,后取肺俞;胃病前取中脘,后取胃俞等。

俞募配穴法,充分体现了经络的调节阴阳作用。二者一前一后,一阴一阳,相互协调,相辅相成,对治疗阴证、阳证俱见的脏腑病证疗效颇著。《素问·奇病论》所载"胆虚,气上溢,而口为之苦,治之以胆募、俞",《灵枢·五邪》"邪在肺,则病皮肤痛,寒热,上气,喘,汗出,咳动肩背。取之膺中外腧、背三节五脏之旁"(按:膺中外腧即肺募中府穴,背三节五脏之旁即肺俞穴),就是俞募配穴法的早期应用实例。

《素问·阴阳应象大论》曰:"善用针者,从阴引阳,从阳引阴。"从阴引阳即阳病行阴，其治在腹募穴；从阳引阴即阴病行阳，其治在背俞穴。可见，腹募穴偏治腑病、阳证、热证、实证；背俞穴偏治脏病、阴证、寒证、虚证。这只是一般规律，因胸膈以上的背俞穴也可主治外感热证、喘急烦热、胸背引痛等阳性病证；腰脐以下的腹募穴也可主治虚劳羸瘦、遗精阳痿、崩漏、中风脱证等阴性病证。

现将六脏六腑的俞募穴列表如下（表5-18）。

表5-18　六脏六腑俞、募穴

脏腑	俞穴	募穴	脏腑	俞穴	募穴
肺	肺俞	中府	大肠	大肠俞	天枢
心包	厥阴俞	膻中	三焦	三焦俞	石门
心	心俞	巨阙	小肠	小肠俞	关元
脾	脾俞	章门	胃	胃俞	中脘
肝	肝俞	期门	胆	胆俞	日月
肾	肾俞	京门	膀胱	膀胱俞	中极

四、郄会穴的临床应用

郄穴在生理上为气血深聚之处，在病理上也是脏腑、经脉病证的反应点。八会穴首见于《难经·四十五难》中，其论与《内经》之气街、四海理论颇为近似，是指人体脏、腑、气、血、筋、脉、骨、髓等精气聚会的八个穴位。即脏会章门，腑会中脘，气会膻中，血会膈俞，筋会阳陵泉，脉会太渊，骨会大杼，髓会悬钟（绝骨）。

1. 郄穴应用

郄穴具有诊断和治疗疾病的双重作用。在诊断方面，许多急性或慢性病会在郄穴出现不同反应，为诊断疾病提供依据。例如，心痛、胸闷患者，往往在患侧手厥阴心包经郄门穴出现压痛；月经不调、痛经患者常常在足太阴脾经地机穴有压痛；急性胃痛，会在足阳明胃经郄穴梁丘出现压痛；大肠经郄穴温溜压痛，可提示消化道穿孔；手太阴肺经郄穴孔最出现压痛，可见于肺结核咳血或哮喘急性发作。

郄穴主要用于治疗本经脉、本脏腑的急性、发作性、疼痛性病证，其中阴经郄穴还可用于治疗各种出血证。例如，胃经郄穴梁丘主治急性胃痛；心经郄穴阴郄、心包经郄穴郄门用于心绞痛、呕血；小肠经郄穴养老治疗急性肩背疼痛、落枕；脾经郄穴地机用于治疗痛经、崩漏、便血；肺经郄穴孔最用于治疗哮喘急性发作、咯血、痔疮下血等。

现将各经脉郄穴列表如下（表5-19）。

表 5-19 各经脉郄穴

经脉	郄穴	经脉	郄穴
手太阴肺经	孔最	手阳明大肠经	温溜
手厥阴心包经	郄门	手少阳三焦经	会宗
手少阴心经	阴郄	手太阳小肠经	养老
足太阴脾经	地机	足阳明胃经	梁丘
足厥阴肝经	中都	足少阳胆经	外丘
足少阴肾经	水泉	足太阳膀胱经	金门
阴维脉	筑宾	阳维脉	阳交
阴跷脉	交信	阳跷脉	跗阳

2. 八会穴应用

人之一身,本以脏腑、气血、筋脉、骨髓八大组织结构而成。它们相互依赖、相互为用。其中脏与腑互为表里,一阴一阳,共同主持机体的各种活动;而气为血之帅,气行则血行,气止则血凝;筋为脉之使,筋动则脉急,筋静则脉缓;骨为髓所养,髓充则骨实,髓虚则骨软。由此可见,八会组织的生理表现和病理变化都不是单一的、孤立的,而是有着极为密切的内在联系。凡脏、腑、气、血、筋、脉、骨、髓的病变,也都可取其相聚会的腧穴进行治疗,如腑病取中脘,脏病取章门;气病取膻中,血病取膈俞等。

3. 郄会配穴

临床上,郄穴与八会穴也可相互配用,称"郄会配穴法"。如哮喘发作取手太阴肺经郄穴孔最配气之会穴膻中;咳血顿作取手太阴肺经郄穴孔最配血之会穴膈俞;急性胃痛取足阳明胃经郄穴梁丘配腑之会穴中脘;颈项强痛取手太阳小肠经郄穴养老配髓之会穴悬钟等。

五、下合穴的临床应用

下合穴是指大肠下合于足阳明经之上巨虚,小肠下合于足阳明经之下巨虚,三焦下合于足太阳经之委阳,胃下合于本经的足三里,胆下合于本经的阳陵泉,膀胱下合于本经的委中。

《灵枢·邪气脏腑病形》曰"合治内腑",《素问·咳论》曰"治腑者,治其合",指出下合穴主要用来治疗六腑病变。

六腑病多实证,治疗则应以通为用,以降为顺。下合穴是手足六阳经之经气内通六腑之所,故临证用下合穴治疗急腹症,以通降腑气,多获良效。例如,足三里治疗胃脘痛,上巨虚治疗痢疾、阑尾炎,下巨虚治疗小腹痛、腹泻,阳陵泉治疗黄疸、胆绞痛，委中、委阳治疗膀胱和三焦气化失常引起的尿频、癃闭等。

六、八脉交会穴的临床应用

八脉交会穴是十二经脉与奇经八脉发生互通关系的八个腧穴。它们是列缺、后溪、公孙、足临泣、内关、外关、照海、申脉。八脉交会穴是人体"本"部的要穴，临床应用十分广泛。故《医学入门·针灸子午八法》有"八法者，奇经八穴为要，乃十二经之大会……周身三百六十穴，统于手足六十六穴，六十六穴又统于八穴"之说。

八穴的主治范围比较广泛，不仅主治本经脉循行所过的四肢躯干（包括内脏）、头面五官病变，也主治奇经八脉的有关病变，且为治疗所通奇经病证的首选腧穴。例如，后溪主治脊柱强痛、角弓反张的督脉病变；公孙主治胸腹气逆而拘急、气上冲心的冲脉病变。

八脉交会穴既可以单独使用，也可以配伍应用。为增强疗效，针灸临床常将八穴分为四组，配成四对简易处方。组合的方法是内关配公孙、列缺配照海、后溪配申脉、外关配足临泣。一个上肢穴配一个下肢穴，为上下配穴法的典型代表。阴经两对按五行相生关系配伍，偏治五脏在里之疾；阳经两对按同名经同气相应关系配伍，偏治头面肢体在表之病。

1. 内关配公孙

内关为手厥阴心包经之络穴，联络心包、三焦二经，调理三焦，宣上导下。穴通阴维脉，阴维脉从足至腹，行于胁肋、胸膈和咽喉，既主一身之里，又是手足三阴经之纲维。公孙为足太阴脾经之络穴，联络脾、胃二经，调理脾胃，疏通肠道。穴通冲脉，冲脉亦行于腹、胸、咽喉部位，发病时，气从少腹上冲，状如奔豚，胸腹胀满，胃脘而痛。二穴合于心胸胃，并主治相应病变，如胃痛，恶心，呕吐，嗳气，反酸，呃逆，腹胀，腹痛，气上冲心等。

2. 列缺配照海

列缺为手太阴肺经之络穴，属肺络大肠，系于咽喉。穴与任脉相通，任脉循行于胸腹正中，上达咽喉。照海属足少阴肾经，通于阴跷，肾经和阴跷脉均与胸膈、肺系和咽喉相通。二穴合于胸膈、肺系、咽喉，并主治相应病证，如胸中满闷，咳嗽气喘，咽喉疼痛，声音嘶哑或失音，梅核气等。

3. 后溪配申脉

后溪属手太阳小肠经，与督脉相通。申脉属足太阳膀胱经，通于阳跷，二穴在体表均与眼、耳、头项、肩胛、腰背等相连系，故共同主治耳、目内眦、头项、肩胛及腰背的病证。由于二穴所在的经脉均与督脉相连，通达于脑，故也可主治心、脑、肝、肾的病证，如头晕，头痛，失眠，癫狂，痫病，神昏，抽搐，面瘫，面肌痉挛等。

4. 外关配足临泣

外关为手少阳三焦经之络穴，与阳维脉相通，阳维脉主一身之表。足临泣属足少阳胆经，通于带脉。两穴之经脉均连系于耳、偏头、胸胁，故共同主治耳、目外眦、偏头、胸胁的病证及外感风邪引起的疾患。

现将八脉交会穴的配伍及主治病证列表如下（表5-20）。

表5-20　八脉交会穴配伍主治

所属经脉	穴名	所通经脉	主治范围
手太阴肺经	列缺	任脉	肺系、咽喉、胸膈病证
足少阴肾经	照海	阴蹻脉	
手太阳小肠经	后溪	督脉	耳、目内眦、头项、肩胛、腰背病证
足太阳膀胱经	申脉	阳蹻脉	
足太阴脾经	公孙	冲脉	心、胸、胃病证
手厥阴心包经	内关	阴维脉	
足少阳胆经	足临泣	带脉	耳、目外眦、侧头、颈肩、胸胁病证
手少阳三焦经	外关	阳维脉	

七、交会穴的临床应用

交会穴指两条或两条以上经脉相交会之腧穴。人体全身的交会穴约有90个左右。其中，有的是在体表交会，有的则在体内贯通。主要用于治疗交会经脉所属脏腑、组织的病变。例如，大椎为诸阳经之交会穴，能通一身之阳；头维是足阳明、足少阳两经的交会穴，可同时治疗阳明、少阳两型头痛（即偏正头痛）；三阴交为足三阴经交会穴，调理脾、肝、肾有独到之处；关元、中极为任脉与足三阴经交会穴，故能广泛用于治疗属于任脉、足三阴经的脾胃肝肾病变。

现将人体交会穴归纳、整理如下（表5-21）。

表5-21　交会穴

交会穴名 \ 经名	手太阴经	手少阴经	手厥阴经	手阳明经	手太阳经	手少阳经	足阳明经	足太阳经	足少阳经	足太阴经	足少阴经	足厥阴经	任脉	督脉	冲脉	带脉	阴维脉	阳维脉	阴蹻脉	阳蹻脉	出处及说明
中府	○									√											王冰注《素问》
天池			○						√			√									《针灸聚英》
肩髃				○	√													√			《奇经八脉考》

续表

经名\交会穴名	手太阴经	手少阴经	手厥阴经	手阳明经	手太阳经	手少阳经	足太阴经	足少阴经	足厥阴经	足阳明经	足太阳经	足少阳经	任脉	督脉	冲脉	带脉	阴维脉	阳维脉	阴跷脉	阳跷脉	出处及说明
巨骨				○																√	《针灸甲乙经》
迎香				○						√											同上
臑俞					○													√		√	同上
秉风				√	○	√					√										同上
颧髎					○	√															同上
听宫					○	√						√									同上
天髎						○												√			王冰注《素问》
翳风						○						√									《针灸甲乙经》
角孙						○						√									《铜人腧穴针灸图经》
和髎						○						√									《外台秘要》
承泣										○			√							√	《针灸甲乙经》。还应与手少阴经、足厥阴经交会
巨髎				√						○										√	《针灸大成》
地仓				√						○										√	《针灸聚英》
下关										○		√									《针灸甲乙经》
头维										○		√						√			同上
气冲										○					√						《难经》
睛明				√	√					○									√	√	王冰注《素问》
大杼					√						○	√									《奇经八脉考》
风门											○			√							《针灸甲乙经》
附分					√						○										《外台秘要》
跗阳											○									√	《针灸甲乙经》
申脉											○									√	同上
仆参											○									√	同上

续表

经名\交会\穴名	手太阴经	手少阴经	手厥阴经	手阳明经	手太阳经	手少阳经	足太阴经	足少阴经	足厥阴经	足阳明经	足太阳经	足少阳经	任脉	督脉	冲脉	带脉	阴维脉	阳维脉	阴跷脉	阳跷脉	出处及说明
金门											○							√			同上
瞳子髎					√							○									同上
上关					√	√						○									同上
颔厌					√	√						○									同上
悬厘					√	√						○									同上
曲鬓											√	○									《针灸甲乙经》
天冲											√	○									王冰注《素问》
率谷											√	○									《针灸甲乙经》
浮白											√	○									同上
头窍阴											√	○									同上
完骨											√	○									同上
本神												○						√			同上
阳白				√		√						○						√			《针灸聚英》
头临泣											√	○						√			《针灸甲乙经》
目窗												○						√			同上
正营												○						√			同上
承灵												○						√			同上
脑空												○						√			同上
风池						√						○						√			《针灸聚英》。还应与足太阳经交会
肩井				√		√						○						√			《针灸聚英》
日月											√	○						√			《铜人腧穴针灸图经》，还应与足厥阴经交会
带脉												○				√					王冰注《素问》
五枢												○				√					同上

续表

交会穴名\经名	手太阴经	手少阴经	手厥阴经	手阳明经	手太阳经	手少阳经	足太阴经	足少阴经	足阳明经	足太阳经	足少阳经	足厥阴经	任脉	督脉	冲脉	带脉	阴维脉	阳维脉	阴跷脉	阳跷脉	出处及说明
维道											○					√					《针灸甲乙经》
居髎											○									√	同上
环跳										√	○										王冰注《素问》
阳交											○							√			《针灸甲乙经》
三阴交							○	√				√									同上
冲门							○					√									同上
府舍							○					√					√				同上
大横							○										√				同上
腹哀							○										√				同上
照海								○											√		同上
交信								○											√		同上
筑宾								○									√				同上
横骨								○							√						同上
大赫								○							√						同上
气穴								○							√						同上
四满								○							√						同上
中注								○							√						同上
肓俞								○							√						同上
商曲								○							√						同上
石关								○							√						同上
阴都								○							√						同上
通谷								○							√						同上
幽门								○							√						同上
章门											√	○									同上
期门							√					○					√				同上
承浆				√					√				○	√							《针灸聚英》。还应与足厥阴经交会

穴名 \ 经名	手太阴经	手少阴经	手厥阴经	手阳明经	手太阳经	手少阳经	足太阴经	足少阴经	足厥阴经	足阳明经	足太阳经	足少阳经	任脉	督脉	冲脉	带脉	阴维脉	阳维脉	阴跷脉	阳跷脉	出处及说明
廉泉													○				√				《针灸甲乙经》
天突													○				√				同上
膻中					√	√	√	√					○								《针灸大成》。还应与手三阴经交会
上脘					√					√			○								《针灸甲乙经》
中脘					√	√							○								《针灸聚英》
下脘							√						○								《针灸甲乙经》
阴交								√					○		√						《外台秘要》
关元							√	√	√				○								《针灸甲乙经》
中极							√	√	√				○								同上
曲骨									√				○								同上
会阴													○	√	√						同上
神庭										√	√			○							同上
水沟				√						√				○							同上
龈交				√						√			√	○							《针灸聚英》。还应与足厥阴经交会
百会					√	√					√			○							《类经图翼》。还应与阳维脉、阳跷脉交会
脑户											√			○							《针灸甲乙经》
风府											√			○				√			《针灸聚英》
哑门														○				√			《针灸甲乙经》。还应与足太阳经交会
大椎				√	√	√				√	√	√		○							《针灸甲乙经》
陶道											√			○							同上
长强								√						○							同上

注1：○为经脉归属，√为交会经脉

2：根据经络在人体的分布与联系，交会穴还应有足阳明经缺盆（手、足三阳经交会）、足太阳经至阴（与足少阴经交会）、足少阳经京门（与足厥阴经交会）

（林忆平）

下篇·各论

第六章

内科病证

第一节 痹证

一、概述

痹证是由风、寒、湿、热等病邪引起的以肢体关节及肌肉酸痛、麻木、重着、屈伸不利，甚或关节肿大灼热等为主症的一类病证。以中老年发病居多，男女比例相近。

古代痹证的概念比较广泛，包括内脏痹和肢体痹，本节主要讨论肢体的痹证，相当于西医学的风湿性关节炎、风湿热、类风温关节炎、骨性关节炎等病。

二、病因病机

本病与外感风寒湿热之邪和人体正气不足有关。风寒湿等邪气，在人体卫气虚弱时容易侵入人体而致病。汗出当风、坐卧湿地、涉水冒雨等，均可使风寒湿等邪气侵入机体经络，留于关节，导致经脉气血闭阻不通，不通则痛，正如《素问·痹论》所说："风寒湿三气杂至，合而为痹也。"根据感受邪气的相对轻重，常分为行痹（风痹）、痛痹（寒痹）、着痹（湿痹）。若素体阳盛或阴虚火旺，复感风寒湿邪，邪从热化，或感受热邪，留注关节，则为热痹。总之，风寒湿热之邪侵入机体，痹阻关节肌肉筋络，导致气血闭阻不通，产生本病。

三、辨病

（一）症状

1. 风湿性关节炎

风湿性关节炎起病较急，受累关节以大关节为主，开始侵及下肢关节者占

85%，膝和踝关节最为常见，其次为肩、肘和腕，手和足的小关节少见，关节病变呈多发性和游走性，关节局部炎症明显，表现有红，肿，热，痛，压痛及活动受限，持续时间不长，常在数日内自行消退，关节炎症消退后不留残疾，复发者少见，在关节炎急性期患者可伴发热、咽痛、心慌、血沉增快及 C- 反应蛋白增高等表现，病情好转后可恢复至正常。

2. 类风温关节炎

本病发病缓慢，为双侧对称性关节受累，其临床症状和体征特点如下①疼痛：本病早期即有关节局部痛感，尤其是在活动期，并伴有触痛及压痛，此为最早出现、也是患者最敏感的体征。②僵硬：受累关节僵硬，尤其在晨起开始活动时最为明显，但活动一段时间后，将会逐渐有所改善。③肿胀：受累关节周围软组织呈弥漫性肿胀，且表面温度略高于正常关节。④畸形：后期病例一般均出现掌指关节屈曲及尺偏畸形；如发生在足趾，则呈现爪状趾畸形外观。⑤皮下结节：30%～40% 的患者可出现皮下结节，此有助于对本病的诊断。可对皮下结节做病理检查而协助诊断。

3. 骨性关节炎

本病起病缓慢，无全身症状。通常为多关节发病，也有单关节发病者。受累关节可有持续性隐痛，活动增加时加重，休息后好转。疼痛常不严重，气压降低时加重，故与气候变化有关。有时可有急性疼痛发作，同时有关节僵硬感，偶尔可发现关节内有摩擦音。久坐后关节僵硬加重，但稍活动后反而好转，有人称之为"休息痛"。后期关节肿胀、增大及运动受限，但很少完全强直，一般表现为骨阻滞征。

（二）体征

1. 风湿性关节炎

关节红、肿、热、痛、压痛及活动受限。

2. 类风温关节炎

（1）肿胀：受累关节周围软组织呈弥漫性肿胀，且表面温度略高于正常关节。

（2）畸形：后期病例一般均出现掌指关节屈曲及尺偏畸形；如发生在足趾，则呈现爪状趾畸形外观。

（3）皮下结节：30%～40% 的患者可出现皮下结节，此有助于对本病的诊断。可对皮下结节做病理检查而协助诊断。

（4）体温升高：急性期的某些患者可出现发热，多为 38℃以下的低热。

3. 骨性关节炎

（1）关节肿胀：因局部骨性肥大或渗出性滑膜炎引起，可伴局部温度增高、积液和滑膜肥厚，严重者可见关节畸形、半脱位等。

（2）压痛和被动痛：受累关节局部可有压痛，尤伴滑膜渗出时。有时虽无压痛，但被动活动时可发生疼痛。

（3）关节活动弹响（骨摩擦音）：以膝关节多见。检查方法：患者坐位，检查者一手活动膝关节，另一手按在所查关节上，关节活动时可感到"咔哒"声。可能为软骨缺失和关节欠光整所致。

（4）活动受限：由于骨赘、软骨丧失、关节周围肌肉痉挛及关节破坏，可导致关节活动受限。

（三）辅助检查

1. 风湿性关节炎

类风湿因子、四肢的骨和关节平片、风湿病化验检查项目、抗血小板膜糖蛋白自身抗体、血沉（ESR）。

2. 类风温关节炎

（1）实验室检查：①血沉：大多数患者血沉增快，尤其是在急性期。②血红蛋白含量：略低于正常，晚期病例则可出现轻度贫血，血红蛋白含量大多在 8～10g。③抗链球菌溶血素"O"（ASO）、类风湿因子（RF）：典型的类风湿患者可以出现抗链球菌溶血素"O"试验阳性，类风湿因子多为阳性。④免疫球蛋白检查（IgM，IgG）：大约70%的类风湿患者可以出现IgM异常，IgG多为阳性。⑤关节液检查：在受损关节中抽出的关节液多混浊，但无细菌，关节液的黏滞度较正常为低。镜检下显示关节液内无结晶物。

（2）其他辅助检查：①X线检查：于X线平片上可以发现软组织肿胀、骨质疏松及病情进展后的关节面囊性变、侵息性骨破坏、关节面模未明、关节间隙狭窄、关节融合及脱位。②其他影像学检查：CT及MRI成像技术可酌情选用，尤其是对早期病例。

3. 骨性关节炎

（1）实验室检查：血沉、血常规均无异常变化。关节液常为清晰、微黄、黏稠度高，白细胞计数常在 1.0×10^9/L 以内，主要为单核细胞。黏蛋白凝块坚实。

（2）其他辅助检查：①X线平片于早期并无明显异常，约数年后方逐渐出现关节间隙狭窄，此表明关节软骨已开始变薄。开始时，关节间隙在不负重时正常，承重后出现狭窄。病变后期，关节间隙有显著狭窄，软骨下可有显微骨折征（micro fracture），而后出现骨质硬化，最后关节边缘变尖，有骨赘形成，负重处软骨下可有骨性囊腔，形成典型的骨关节病征象。②CT及MRI检查：可在早期发现关节软骨及软骨下骨质的异常改变。

四、类病辨别

1. 风湿性关节炎

（1）类风温关节炎：为多发性对称性指掌等小关节炎和脊柱炎。

（2）脓毒血症引起的迁徙性关节炎：常有原发感染的征候，血液及骨髓培养呈阳性,且关节内渗出液有化脓趋势,并可找到病原菌。

(3)结核性关节炎:多为单个关节受累,好发于经常活动手摩擦或负重的关节。

(4)莱姆关节炎:此病是由蜱传播的一种流行病。

2. 类风温关节炎

(1)骨关节炎:发病年龄多在50岁以上。主要累及膝、髋等负重关节和手指远端指间关节。关节活动后疼痛加重,经休息后明显减轻。血沉轻度增快,RF阴性。X线显示关节边缘呈唇样固执增生或骨疣形成。

(2)痛风性关节炎:患者多为中年男性。关节炎的好发部位为第一跖趾关节,有高尿酸血症。关节附近或皮下可见痛风结节。血清自身抗体阴性。

(3)强直性脊柱炎:青年男性多见,起病缓慢。主要侵犯骶髂关节及脊柱,或伴有下肢大关节的非对称性肿胀和疼痛。X线片可见骶髂关节侵蚀、破坏和融合。90%~95%的患者HLA-B27阳性而RF为阴性。有家族发病倾向。

(4)系统性红斑狼疮:早期出现手部关节炎时,须与RA相鉴别。X线检查无关节骨质改变。多为女性。常伴有面部红斑等皮肤损害。多数有肾损害或多脏器损害。血清抗核抗体和抗双链DNA抗体阳性。

3. 骨性关节炎

(1)类风湿性关节炎:为多发性对称性指掌等小关节炎和脊柱炎。

(2)结核性关节炎:多为单个关节受累,好发于经常活动手摩擦或负重的关节。

(3)莱姆关节炎:此病是由蜱传播的一种流行病。

五、辨证分型

本病主症:关节肌肉疼痛,屈伸不利。

(1)行痹(风痹):疼痛游走,痛无定处,时见恶风发热,舌淡,苔薄白,脉浮。

(2)痛痹(寒痹):疼痛较剧,痛有定处,遇寒痛增,得热痛减,局部色不红,触之不热,苔薄白,脉弦紧。

(3)着痹(湿痹):肢体关节酸痛重着不移,或有肿胀,肌肤麻木不仁,阴雨天加重或发作,苔白腻,脉濡缓。

(4)热痹:关节疼痛,局部灼热红肿,痛不可触,关节活动不利,可累及多个关节,伴有发热恶风,口渴烦闷,苔黄燥,脉滑数。

六、针灸治疗

(一)论治原则

通经活络、行气止痛。行痹兼活血祛风;痛痹兼温经散寒;着痹兼除湿化浊;热痹兼清热消肿。针灸并用,针行泻法或平补平泻。

（二）基本治疗

（1）处方：局部取穴并根据部位循经选穴。

肩部　肩髃、肩髎、臑俞。
肘部　曲池、天井、尺泽、合谷、外关。
腕部　阳池、外关、阳溪、腕骨。
脊背　夹脊、身柱、腰阳关。
髀部　环跳、居髎、悬钟。
股部　秩边、承扶、风市、阳陵泉。
膝部　犊鼻、膝眼、梁丘、阳陵泉、膝阳关。
踝部　申脉、照海、昆仑、丘墟。

（2）方义：病痛局部循经选穴，可疏通经络气血，使营卫调和而风寒湿热等邪无所依附，痹痛遂解。

（3）加减：行痹加膈俞、血海活血调血，遵"治风先治血，血行风自灭"之义；痛痹加肾俞、关元，益火之源，振奋阳气而祛寒邪；着痹加阴陵泉、足三里健脾除湿；热痹加大椎、曲池泻热疏风、利气消肿。各部位均可加阿是穴。

（4）操作：毫针泻法或平补平泻法。均可加灸法。大椎、曲池可点刺出血。局部穴位可加拔罐法。

（5）其他治疗：①刺络拔罐法：用皮肤针重叩背脊两侧和关节病痛部位，使出血少许，加拔火罐。②穴位注射法：采用当归、丹皮酚、威灵仙等注射液，在病痛部位选穴，每穴注入0.5～1ml，注意勿注入关节腔内。每隔1～3日注射1次。③电针法：选择上述处方穴位，针刺得气后，通电针仪，先用连续波5分钟，后改疏密波，通电10～20分钟。

（三）名老中医经验（张沛霖医案）

赵某，男，40岁。左肩疼痛1周。

初诊　1周前长途开车回到昆明后即感左肩部无力，活动时酸痛。自贴膏药及按摩效不佳。刻诊：左肩酸痛，夜间尤甚，肩部向后活动受限；既往有类似疼痛，休息按摩后恢复。诊察：肩髃穴压痛，舌淡红，苔薄白，脉缓。

诊断　肩痹，证属寒滞阳明。

病机　患者左肩劳损受凉，寒滞经穴，阳明经气不畅，不通则痛。

治法　疏通阳明，散寒止痛。取穴：针左足三里，嘱其活动左肩，即感左肩活动有轻快感，疼痛减轻；续取食谷、肩髃、肩外俞。针用补法，留针15分钟。起针后，患者活动左肩，诉无不适。

按语　张沛霖主任认为肌肉、肌腱劳损一般均有诱因，对中医病因诊断有帮助。在病因不清时，从疼痛症状查诊察脉象见弦滑数者，即所谓脉症一致，可助诊断。

本患者脉缓，参见症状，为典型的寒痹之象。取合穴足三里壮大经气，针手太阳循经穴散寒通经以奏效。

七、西医治疗

1. 治疗原则

（1）风湿性关节炎：早期、合理、联合用药。

（2）类风温关节炎：早期治疗、联合用药、个体化治疗的原则。

（3）骨性关节炎：①对病因、诱因明确者，去除病因，避免诱因，防止复发；②改善症状，保护功能，提高生活质量；③增强患者信心，提高抗病能力；④采用中西医结合的方法，尽量避免或减少药物的毒副作用。

2. 常用方法

（1）风湿性关节炎：①患者在发病初期有发热和明显的关节肿痛，应强调卧床休息，加强营养，补充足够的液体和多种维生素，保持精神愉快，要有充分的睡眠时间。②药物治疗：阿司匹林，剂量每次 0.9～1.2g，每日 3 次，饭后服。不能耐受阿司匹林者可选用扶他林，25～50mg，每日 3 次；或萘普生，0.375 克，每日 2 次，或其他非激素类抗炎药。③为了清除链球菌感染的影响，发病初期主张并用青霉素 80 万单位，肌内注射，每日 2～3 次，疗程 10～14 天。对青霉素过敏者，可改用红霉素或乙酰螺旋霉素。

（2）类风温关节炎：①休息：尤其是当病变处于急性期时，患者应完全休息以减轻疼痛；非急性期时亦不主张患者过分地活动与做剧烈运动。②理疗：在恢复期可酌情选择有效的理疗，以求帮助关节活动及改善病变关节的炎性反应，同时也可使其不致过多地丧失功能性。③药物：主要有以下数种：水杨酸盐类药、金制剂、免疫抑制剂。④手术治疗：对类风湿病变所致的畸形可在静止期行手术治疗，常用的术式有以下 4 类：滑膜切除术、关节冲洗＋镜下滑膜切除术、关节成型术、人工关节置换术。

（3）骨性关节炎：因本病发展缓慢，症状较轻，且对功能大多无明显影响，因此无须治疗；但应注意保护，避免或减缓病变的发展。本病最为重要而又最基本的治疗方法是减少关节的负重和过度的大幅度活动，对患病关节要爱惜，以延缓病变的进程。肥胖患者应减轻体重，以减少关节的负荷，延缓病变的发展。可以行理疗及适当的锻炼以保持关节的活动范围，必要时可使用夹板、支具及手杖等，对控制急性期症状有所帮助。消炎镇痛药物可减轻或控制症状，但不能改变病变的进展，只是在急性疼痛发作期间起治标作用。关节内注入泼尼松龙（醋酸泼尼松龙）或醋酸氢化可的松可控制症状，每间隔 2 周注射一次。对晚期病例，在全身情况能耐受手术的条件下，可酌情行人工关节置换术、关节神经切断术或截骨术等，以求改善关节功能。

八、预防调护

（1）针刺治疗痹证有较好的效果，尤其对风湿性关节炎、骨性关节炎。由于类风湿关节炎病情缠绵反复，属于顽痹范畴，非一时能愈。

（2）在风湿热的急性期要应用西药迅速控制病情，以免心脏出现严重的损伤。

（3）本病应注意排除骨结核、骨肿瘤，以免延误病情。

（4）患者平时应注意关节的保暖，避免风寒湿邪的侵袭。

第二节　痿证

一、概述

痿证是指肢体筋脉弛缓，痿软无力，日久不能随意活动，或伴有肢体麻木、肌肉萎缩的一类病证。临床上以下肢痿弱无力较为多见，故又称"痿躄"。

本病主要见于西医学的运动神经元病、周围神经损伤、急性感染性多发性神经根炎、脑瘫、外伤性截瘫等。近年来随着环境污染的加重，发病呈上升趋势。

本病应属于中医学的"痿躄""筋缓"等范畴。

二、病因病机

本病病因有外邪侵袭（湿热毒邪）、饮食不节、久病体虚等。外感湿热毒邪，或高热不退，或病后余热燔灼，伤津耗气，使肺热叶焦，不能输布津液；坐卧湿地或冒雨涉水，湿邪浸淫，郁而化热，湿热阻闭经络；饮食不节，脾胃虚弱，气血津液生化不足；或久病体虚，或劳伤过度，精血亏虚。上述因素均可使经络阻滞，筋脉功能失调，筋肉失于气血津液的濡养而成痿证。

三、辨病

（一）症状

1. 急性感染性多发性神经根炎

（1）先兆症状：发病前常先有上呼吸道或消化道感染前驱症状如发热、腹泻等。

（2）运动障碍：①肢体瘫痪：四肢呈对称性下运动神经元性瘫痪，且常自下肢开始，逐渐波及双上肢，也可从一侧到另一侧。极少数患者首先仅限于双下肢。通常在1～2周内病情发展到最高峰，以后趋于稳定。瘫痪一般近端较重，四肢肌张力低下，腱反射减弱或消失，腹壁、提睾反射多正常，少数可因锥体束受累而出现病理反射征。起病 2~3 周后逐渐出现肌萎缩。②躯干肌瘫痪：颈肌瘫痪者不能抬头。肋间肌、膈肌瘫痪者可出现呼吸肌麻痹（20%~30%），表现为胸闷、气短、语音低沉（似猫叫声）、咳嗽无力、不能平卧、胸式或腹式呼吸运动度减低（一般肋间肌麻痹早于膈肌）及呼吸音减弱，严重者可因缺氧或呼吸道并发症而导致昏迷、死亡。③脑神经麻痹：约半数患者可有脑神经损害，以舌咽、迷走和一侧或两侧面神经的周围性瘫痪为多见，其次是动眼、滑车、展神经。偶见视盘水肿，可能为视神经本身炎症改变或脑水肿所致；也可能和脑脊液蛋白的显著增高，阻塞了蛛网膜绒毛，影响脑脊液的吸收有关。

（3）感觉障碍：常为首发症状，以主观感觉障碍为主，多从四肢末端的麻木、针刺感开始。检查时牵拉神经根常可使疼痛加剧（如 Kernig 征阳性），肌肉可有明显压痛（双侧腓肠肌尤著）。客观检查可有手套、袜套样和（或）三叉神经支配区的感觉减退，也可无感觉障碍。感觉障碍远较运动障碍为轻，是本病特点之一。

（4）自主神经功能障碍：初期或恢复期常有多汗，臭味较浓，可能系交感神经受刺激的结果。少数患者初期可有短期尿潴留，可能因支配膀胱的自主神经功能暂时失调或支配外括约肌的脊神经受损所致。部分患者可出现血压不稳、心动过速和心电图异常等心血管功能障碍。

2. 多发性末梢神经炎
主要表现为肢体远端对称性感觉、运动和自主神经功能障碍。

3. 重症肌无力
重症肌无力发病初期患者往往感到眼或肢体酸胀不适，或视物模糊，容易疲劳，天气炎热或月经来潮时疲乏加重。随着病情发展，骨骼肌明显疲乏无力，显著特点是肌无力于下午或傍晚劳累后加重，晨起或休息后减轻，此种现象称之为"晨轻暮重"。重症肌无力患者全身骨骼肌均可受累，可有如下症状：①眼皮下垂、视力模糊、复视、斜视、眼球转动不灵活。②表情淡漠、苦笑面容、讲话大舌头、构音困难，常伴鼻音。③咀嚼无力、饮水呛咳、吞咽困难。④颈软、抬头困难，转颈、耸肩无力。⑤抬臂、梳头、上楼梯、下蹲、上车困难。

4. 运动神经元病
运动神经元病临床以上、下运动神经系统受累为主要表现，包括肌肉无力、肌肉萎缩、肌束震颤及肌张力增高、腱反射亢进、病理征阳性。一般无感觉异常及大小便障碍。其中肌肉无力、肌肉萎缩、肌束震颤为下运动神经系统受累表现；肌张力增高、腱反射亢进、病理征阳性为上运动神经系统受累的主要表现。

（二）体征

1. 急性感染性多发性神经根炎
脑颅神经受累可出现面舌瘫及眼球运动障碍、球麻痹，早期可有肢体麻木疼痛等感觉异常，肌肉压痛，直腿抬高试验阳性。肌力减退，肌张力降低，腱反射减弱或消失，肌肉萎缩。严重时肋间肌、膈肌受累导致呼吸肌麻痹危及生命。

2. 多发性末梢神经炎

（1）可有肢体远端为主的对称性感觉异常（疼痛、麻木、过敏、减退）常呈手套、袜套式。

（2）运动障碍：肌力减退，肌张力低下，腱反射减弱或消失，晚期有以肢体远端为主的肌肉萎缩。

（3）自主神经功能障碍：肢端皮肤发凉，苍白，发绀或出汗障碍，皮肤可粗糙变薄等。

3. 重症肌无力

受累骨骼肌肉的无力和萎缩。

4. 运动神经元病

肌肉无力、肌肉萎缩、肌束震颤及肌张力增高、腱反射亢进、病理征阳性。

（三）辅助检查

1. 急性感染性多发性神经根炎

（1）脑脊液：多有蛋白增高而细胞数正常或接近正常的蛋白-细胞分离现象，为本病的另一特征。脑脊液蛋白常在发病后7~10天开始增高（增高的幅度不等），4~5周后达高峰，6~8周后逐渐下降。脑脊液蛋白含量增高的幅度与病情并无平行关系，少数患者肢体瘫痪恢复后，脑脊液蛋白含量仍偏高，有些患者的蛋白含量始终正常。脑脊液和血液的免疫学检查常有异常。

（2）血常规及血沉：白细胞总数增多和血沉增快，多提示病情严重或有肺部并发症。

（3）其他辅助检查：肌电图检查其改变与病情严重程度及病程有关。

2. 多发性末梢神经炎

（1）血白细胞可轻度升高，营养障碍性贫血，糖尿病性则血糖、尿糖增高。

（2）电生理检查，MCV（运动神经传导速度）、SCV（感觉神经传导速度）均可减慢或消失，EMG（肌电图）呈失神经改变。

3. 重症肌无力

（1）新斯的明实验：成年人一般用新斯的明1~1.5mg肌内注射，若注射后10~15分钟症状改善，30~60分钟达到高峰，持续2~3小时，即为新斯的明试验阳性。

（2）胸腺CT和MRI：可以发现胸腺增生或胸腺瘤，必要时应行强化扫描进一步明确。

（3）重复电刺激：复神经电刺激为常用的具有确诊价值的检查方法。利用电极刺激运动神经，记录肌肉的反映电位振幅，若患者肌肉电位逐渐衰退，提示神经肌肉接头处病变的可能。

（4）单纤维肌电图：纤维维肌电图是较重复神经电刺激更为敏感的神经肌肉接头传导异常的检测手段。可以在重复神经电刺激和临床症状均正常时根据"颤抖"的增加而发现神经肌肉传导的异常，在所有肌无力检查中，灵敏度最高。

（5）乙酰胆碱受体抗体滴度的检测：乙酰胆碱受体抗体滴度的检测对重症肌无力的诊断具有特征性意义。80%～90%的全身型和60%的眼肌型重症肌无力可以检测到血清乙酰胆碱受体抗体。抗体滴度的高低与临床症状的严重程度并不完全一致。

4. 运动神经元病

（1）脑脊液检查基本正常。
（2）肌电图检查可见自发电位，神经传导速度正常。
（3）肌肉活检可见神经源性肌萎缩。
（4）头、颈MRI可正常。

四、类病辨别

1. 急性感染性多发性神经根炎

（1）脊髓灰质炎：起病时多有发热，肌肉瘫痪多呈节段性，且不对称，无感觉障碍，脑脊液白细胞计数常增多。

（2）急性脊髓炎：虽然急性期也呈弛缓性瘫痪，但常有锥体束征及横贯性感觉障碍，且括约肌功能障碍较明显。脑脊液蛋白和细胞均有轻度增高或正常。

（3）周期性瘫痪（周期性麻痹）：发病急，可呈四肢对称性弛缓性瘫痪，少数病例也可有呼吸肌麻痹，但常有血清钾含量降低及低钾心电图改变，病程短，补钾后可迅速恢复，多在数小时至3～4天自愈。

2. 多发性末梢神经炎

（1）红斑性肢痛症：由于血管舒缩功能障碍致肢端小血管阵发性扩张引起的疾病，以双下肢多见，表现为肢端剧痛，局部皮温增高，发红，多汗或轻度凹陷性水肿，发作时将患肢浸于冷水中疼痛可减轻或缓解，受热后血管扩张可使症状加重。

（2）雷诺病：本病由于肢端小血管间歇性收缩或痉挛致局部缺血引起，以双上肢多见表现为双侧手指苍白、发凉、麻木、烧灼感，也可因继发性毛细血管扩张而呈青紫色，晚期可发绀、溃烂，寒冷时因血管收缩可使症状加重。

（3）癔病性肢体麻木：常由精神因素发病，肢体麻木程度、持续时间长短不一，且有其他癔病症状，腱反射多活跃，套式感觉障碍范围常超过肘、膝关节，或边界变化不定。

3. 重症肌无力

（1）肌无力综合征（Lambert-Eaton syndrome）：50岁以上男性患者居多，约2/3伴发癌肿，特别是小细胞肺癌。

（2）MG 合并甲状腺毒症（thyrotoxicosis）：有学者认为 MG 与甲状腺毒症有关，甲状腺毒症眼肌麻痹通常根据眼球突出（早期不明显）和对新斯的明无反应来判断。

（3）红斑狼疮和多发性肌炎：无眼外肌麻痹，但 MG 可与自身免疫病并存。

（4）神经症：患者主诉肌无力实际是易疲劳，可自述复视（疲倦时短暂症状）及喉缩紧感（癔症球），但无睑下垂、斜视等。反之，MG 也可误诊为神经症或癔症。

（5）进行性眼外肌瘫痪及先天性肌无力状态也可误诊为 MG，前两者提上睑肌等眼外肌为永久性损伤，对新斯的明无反应。另一种可能是对抗胆碱酯酶药无反应，错误地排除 MG，须注意对其他肌肉进行肌电图检查。

（6）MG：患者无睑下垂或斜视，但构音障碍可误诊为 MS、多发性肌炎、包涵体肌炎、脑卒中、运动神经元病及其他神经疾病，应注意鉴别。

（7）进行性肌营养不良眼咽肩带肌型及 Guillain-Barré 综合征 Fisher 变异型早期，可有睑下垂，但 Fisher 型腱反射消失或出现共济失调，EMG 检查可鉴别。

（8）肉毒中毒（botulism）作用于突触前膜，导致 NMJ 传递障碍及骨骼肌瘫痪，用依酚氯铵或新斯的明后症状改善，易与肌无力危象混淆。早期表现视力模糊、复视、上睑下垂、斜视及眼肌瘫痪等，可误诊为 MG。肉毒中毒通常瞳孔散大，光反应消失，迅速出现延髓肌、躯干肌及肢体肌受累。

（9）有机磷杀虫剂中毒及蛇咬伤均可引起胆碱能危象，但有明确中毒史、蛇咬伤史，可资鉴别。

（10）进行性肌营养不良症眼肌型（Kiloh-Nevin 型）：多在青壮年发病，起病隐袭，病情无波动，主要侵犯眼外肌，严重时眼球固定；家族史、血清肌酶谱和肌活检等可鉴别。

4. 运动神经元病

（1）颈椎病：上肢或肩部疼痛，且呈阶节段性感觉障碍，无延髓麻痹表现，影像学检查及胸锁乳突肌肌电图不受累及予以鉴别。

（2）脊髓空洞症：本病的特征是节段性、分离性痛温觉缺失；依据节段性分离性感觉障碍、颈脊髓磁共振（MRI）可见空洞。

（3）脊髓肿瘤和脑干肿瘤：不同程度的传导束型感觉障碍。腰穿示椎管阻塞，椎管造影、CT 或磁共振（MRI）显示椎管内占位性病变。

（4）重症肌无力：同样重症肌无力易影响延髓和肢体肌肉，但是重症肌无力有波动性等易疲劳现象，一般不难于鉴别。

（5）多灶性运动神经病：临床上极似运动神经元病，主要鉴别是肌电图显示神经传导速度影响，尤其是发现的多灶性点状髓鞘病变。另外此组患者脑脊液中抗 GMI 抗体增高的阳性率更高。有时需长时间随访，才能做出鉴别。

五、辨证分型

本病主症：肢体软弱无力，筋脉弛缓，甚则肌肉萎缩或瘫痪。
（1）肺热伤津：兼见发热多汗，热退后突然出现肢体软弱无力，心烦口渴，小便短黄，舌红，苔黄，脉细数。
（2）湿热浸淫：肢体逐渐痿软无力，下肢为重，微肿而麻木不仁，或足胫热感，小便赤涩，舌红，苔黄腻，脉细数。
（3）脾胃虚弱：肢体痿软无力日久，食少纳呆，腹胀便溏，面浮不华，神疲乏力。
（4）肝肾亏损：起病缓慢，下肢痿软无力，腰脊酸软，不能久立，或伴眩晕耳鸣，甚至步履全废，腿胫肌肉萎缩严重，舌红，少苔，脉沉细数。

六、针灸治疗

（一）论治原则

祛邪通络，濡养筋脉。

（二）基本治疗

（1）处方：以手足阳明经穴和夹脊穴为主。
上肢　肩髃、曲池、合谷、颈胸段夹脊穴。
下肢　髀关、伏兔、阳陵泉、足三里、三阴交、腰部夹脊穴。
（2）方义：阳明经多血多气，选上、下肢阳明经穴位，可疏通经络，调理气血。夹脊穴为督脉之旁络，又与膀胱经第1侧线的脏腑背俞相通，可调脏腑阴阳，行气血。三阴交健脾益肾，濡养筋脉。筋会阳陵泉，可疏调经筋。
（3）加减：肺热津伤加大椎、尺泽、肺俞、二间清肺润燥；湿热浸淫加阴陵泉、中极利湿清热；脾胃虚弱加脾俞、胃俞、章门、中脘补益脾胃；肝肾亏虚加肝俞、肾俞、太冲、太溪补益肝肾；上肢肌肉萎缩加手阳明经排刺；下肢肌肉萎缩加足阳明经排刺。
（4）操作：主穴中足三里、三阴交用补法，余穴用泻法或平补平泻法，夹脊穴用平补平泻法。配穴按虚补实泻法操作。
（5）其他治疗：①皮肤针法：用皮肤针反复叩刺背部肺俞、脾俞、胃俞、膈俞和手足阳明经线。隔日1次。②电针法：在瘫痪肌肉处选取穴位，针刺后加脉冲电刺激，以患者能耐受为度，每次20分钟。

（三）名老中医经验（张沛霖医案）

李某，男，28岁。患者右手肌肉萎缩10余年。
初诊　患者13年前感其右手无力，右手虎口处肌肉萎缩，进行性发展为右上肢及肩胛部肌肉萎缩，曾在外院摄颈椎片示 $C_2 \sim C_7$ 椎管变细，头颅CT未见异常。脑地形图示：右颈内动脉系统、左侧大脑中动脉系统供血不足，右侧椎-基底动脉系统扩张。检查：形体偏瘦，精神尚好，右肩胛部、右上肢前臂肌肉及右手虎口处肌肉萎缩明显，右上臂肌肉轻中度萎缩，拇、食指难以持物，肘关节下 5cm 处周径为 18.6cm，前臂中段周径为 15cm，手腕部周径约为 12.3cm，右肩胛部肌肉下陷，上肢不能上举平肩。舌淡红，苔白有裂纹，脉细弱，左耳前动脉小，阳溪脉小。

诊断　气血不足，经脉失养之痿证（进行性肌萎缩）。

病机　此乃先天禀赋不足，气血两虚，不能濡养经脉、肌肉。结合脉诊，患侧脉气细小，乃气不荣血，筋肉失养。

治则　益气活血，疏通经脉。

针灸治疗　取肩中俞针刺，得气后，行提插补法，不留针；再针左右头维、左颔厌、天柱、天冲、完骨、手三里、小海、外关。用提插补法，留针20分钟，治疗10次。

二诊　针灸治疗后，自觉右上肢轻松感，右手虎口活动有所改善，上肢可上举平肩，结合脉症，补调督脉以通调手三阳经气及"治痿独取阳明"。取肩中俞、陶道，针刺得气后行提插补法，不留针；再针肩髃、臂臑、曲池、外关，提插补法，留针20分钟，针治10次。

三诊　气血两虚，经气不足，肌肉失养。"治痿独取阳明"，以手阳明经穴为主，辅以手太阳、少阳经穴。虚则补之。针灸治法：取患侧大杼、肩中俞、陶道，针刺得气后行提插补法，不留针；再针肩髃、臂臑、曲池、外关，提插补法，留针20分钟，针治10次。

四诊　气血渐充，脾胃为后天之本，主肌肉四肢，故遵"治痿独取阳明"治之。取患侧大杼、肩中俞，得气后行提插补法，不留针；再针巨骨、肩髃、曲池、外关、三间，提插补法，留针20分钟，针治10次。

五诊　辨证论治同前。取患侧陶道、肩中俞，针刺得气后行提插补法，不留针。再针巨骨、肩髃、曲池、外关、三间，提插补法，留针20分钟，针治10次。

六诊　患者肩胛部、右上臂肌肉基本恢复正常，前臂下1/3处肌肉及第1、2掌骨骨间肌仍有萎缩，右上肢上举基本正常。目前患者信心大增，继续治疗，争取痊愈。辨证论治仍遵"治痿独取阳明"治之。取患侧大杼、肩中俞、陶道、至阳，针刺得气后行捻转补法，不留针。治之巨骨、肩髃、曲池、外关、三间、头维、足三里，用提插补法，留针20分钟，针治5次。

按语　本病为痿证，属气血两虚，经气不足，肌肉失养。结合脉症，调补督脉以通调手三阳经气，治疗以"独取阳明"为主，配合手太阳、少阳经穴。然后，先诊其脉，再取背部诸穴，针刺行手法后不留针。在诊其脉，根据脉象的变化，再针上肢三阳经穴。肩髃、巨骨、头维为治痿主穴。采用补法以益气活血，疏通脉络。患者患病10余年，病情进行加重，多方求治无效，经张老治疗50余次，病情已明显好转。

七、西医治疗

（一）治疗原则

1. 急性感染性多发性神经根炎

本病可分急性期、恢复期两个阶段治疗。①急性期：主要脱水及改善微循环、营养神经。②恢复期：可继续使用 B 族维生素及促进神经功能恢复的药物，并酌情选用理疗、体疗、针灸和按摩等康复措施。

2. 多发性末梢神经炎

①积极治疗原发病；②对症治疗；③改善末梢循环。

3. 重症肌无力

①抗胆碱酯酶药物治疗；②免疫抑制治疗；③胸腺治疗；④血浆交换疗法；⑤大剂量丙种球蛋白疗法；⑥紫外线照射充氧自血回输疗法；⑦对症支持治疗；⑧积极处理危象。

4. 运动神经元病

①对本病尚无特效疗法，以支援与对症治疗为主；②可试用肾上腺皮质激素治疗；③采用按摩、理疗、被动运动及支架应用，防止肢体挛缩；④对晚期患者应加强护理。

（二）常用方法

1. 急性感染性多发性神经根炎

1）急性期

（1）脱水及改善微循环：①20% 甘露醇或 10% 甘油葡萄糖液（糖尿病患者除外）：250 或 500ml 静脉滴注 1 次 / 天，7～10 次为 1 个疗程。如病情严重并有心肺并发症者，可适当合用利尿剂（如呋塞米）等。②羟乙基淀粉（706 代血浆）：250～500ml 静脉滴注，1 次 / 天，7～10 次为 1 个疗程。③激素治疗：对重症者可大剂量短程使用甲泼尼龙冲击治疗。头 1～2 天用 1000mg 加入生理盐水 250ml 中静脉滴注，第 3～7 天改用 500mg 静脉滴注，1 周后改口服，半个月后停服。

（2）神经营养代谢药：如大剂量 B 族维生素，胞磷胆碱 0.25～0.5g 肌内注射或静脉滴注。并可选用神经生长因子、甲钴胺（弥可保，500μg）、重组牛（人）碱性成纤维细胞生长因子（碱性成纤维细胞生长因子）(bFGF,1600U) 肌内注射 1～2 次 / 天。神经节苷脂（GM-1）20～40mg，1 次 / 天肌内注射。

（3）血液疗法：对病情严重或有呼吸肌麻痹、肺部并发症者，可早期选用下述治疗。①大剂量人体免疫球蛋白：每天剂量 0.3～0.4g/kg，连用 3～5 次。治疗机制与调节免疫功能有关。②血浆交换疗法：可清除血浆中的抗体和免疫复合物等有害物质,以减轻神经髓鞘的中毒性损伤,促进髓鞘的修复和再生。1次交换血浆1000～1500ml,每周2～3次,3～5次为1个疗程。由于本疗法尚存在一定缺陷,有被安全性较好的血浆吸附疗法所替代的趋势。③紫外线辐射充氧自血回输疗法:每天或隔天1次,5～10次为1个疗程,可增强氧代谢和调节免疫功能。

(4)对症治疗:①加强呼吸功能的维护,保持呼吸道通畅:对可能发展为呼吸肌瘫痪者,如患者已出现呼吸表浅、频率增快或咳嗽无力、排痰不畅时,宜早行气管切开和机械通气。②肺部并发症的防治:定期翻身、拍背,定期充分吸痰,并注意无菌操作,预防肺部感染,早期选用适量抗生素。③防止电解质紊乱,在有条件的医院,应对重症患者进行心、肺功能监护。④保证足够的营养、水分和休息:充分的休息对体力的保存和抗病能力的增强甚为重要,故对烦躁、休息不好者可适当选用苯二氮䓬类镇静药。并可定期输新鲜全血或血浆。对吞咽困难者可及早使用鼻饲,以保证充足的营养、水分及服药,并可减少吸入性肺炎的发生。

2)恢复期

恢复期可继续使用B族维生素及促进神经功能恢复的药物,并酌情选用理疗、体疗、针灸和按摩等康复措施。

2. 多发性末梢神经炎

(1)积极治疗原发病(糖尿病、尿毒症等),改善营养纠正维生素缺乏,避免有害金属及药物接触。

(2)对症:选用营养神经药物,如维生素B_1、维生素B_6、维生素B_{12}、胞磷胆碱、辅酶Q10、神经生长因子等。

(3)改善末梢循环可用:地巴唑、丹参片、川芎嗪注射液,706代血浆或低分子右旋糖酐。

3. 重症肌无力

1)药物治疗

(1)胆碱酯酶抑制剂:是对症治疗的药物,治标不治本,不能单药长期应用,用药方法应从小剂量渐增。常用的有甲基硫酸新斯的明、溴吡斯的明。

(2)免疫抑制剂:常用的免疫抑制剂为:①肾上腺皮质类固醇激素:泼尼松、甲基泼尼松龙等;②硫唑嘌呤;③环孢素A;④环磷酰胺;⑤他克莫司。

(3)血浆置换:通过将患者血液中乙酰胆碱受体抗体去除的方式,暂时缓解重症肌无力患者的症状,如不辅助其他治疗方式,疗效不超过2个月。

(4)静脉注射免疫球蛋白:人类免疫球蛋白中含有多种抗体,可以中和自身抗体、调节免疫功能。其效果与血浆置换相当。

2)胸腺切除术:患者90%以上有胸腺异常,胸腺切除是重症肌无力有效治疗手段之一。适用于在16～60岁发病的全身型、无手术禁忌证的重症肌无力患者,大多数患者在胸腺切除术后可获显著改善。合并胸腺瘤的患者占10%～15%,是胸腺切除术的绝对适应证。

4. 运动神经元病

①维生素 E 和维生素 B 族口服。②辅酶肌内注射，胞磷胆碱肌内注射等治疗，可间歇应用。③针对肌肉痉挛可用地西泮，口服；巴氯氨，分次服。④可试用于治疗本病的一些药物，如促甲状腺激素释放激素、干扰素、卵磷脂、睾酮、半胱氨酸、免疫抑制剂及血浆交换疗法等，但它们的疗效是否确实，尚难评估。⑤近年来，随干细胞技术的发展，干细胞治疗已成为治疗本病手段之一，可缓解并改善病情。⑥患肢按摩，被动活动。⑦吞咽困难者，以鼻饲维持营养和水分的摄入。⑧呼吸肌麻痹者，以呼吸机辅助呼吸。⑨防治肺部感染。

八、预防调护

（1）针灸治疗本病有较好的疗效，对于久病关节畸形者应配合其他疗法。

（2）卧床患者应保持四肢功能体位，以免造成足下垂或内翻，必要时可用护理架及夹板托扶；另外注意预防褥疮。

（3）在治疗期间，应加强主动及被动的肢体功能锻炼，以助及早康复。

第三节　中风

一、概述

中风是以突然晕倒、不省人事，伴口角㖞斜、语言不利、半身不遂，或不经昏仆仅以口㖞、半身不遂为临床主症的疾病。因发病急骤，症见多端，病情变化迅速，与风之善行数变特点相似，故名中风、卒中。本病以突然意识障碍或无意识障碍、半身不遂为主要临床表现。临床上根据意识有无障碍而分为中经络、中脏腑。本病发病率和死亡率较高，常留有后遗症；近年来发病率不断增高，发病年龄也趋向年轻化，因此，是威胁人类生命和生活质量的重大疾患。

本病相当于西医学的急性脑血管病，如脑梗死、脑出血、脑栓塞、蛛网膜下腔出血等。

本病应属于中医学的"卒中""偏瘫"等范畴。

二、病因病机

中风的发生是多种因素所导致的复杂的病理过程，风、火、痰、瘀是其主要的病因，脑府为其病位。肝肾阴虚，水不涵木，肝风妄动；五志过极，肝阳上亢，引动心火，风火相煽，气血上冲；饮食不节，恣食厚味，痰浊内生；气机失调，气滞而血运不畅,或气虚推动无力,日久血瘀。当风、火、痰浊、瘀血等病邪上扰清窍,导致"窍闭神匿,神不导气"时,则发生中风。"窍"指脑窍、清窍;"闭"指闭阻、闭塞;"神"指脑神;"匿"为藏而不现;"导"指主导,引申为支配;"气"指脑神所主的功能活动,如语言、肢体运动、吞咽功能等。

三、辨病

（一）症状

1. 脑梗死

部分患者发病前多有一次或多次短暂缺血发作史。常于安静或睡眠时发病,出现神经功能缺损的症状和体征,如偏瘫、失语等局灶性神经功能障碍,并可用某一动脉供血区功能损伤解释,一般无明显的意识障碍,1~2天内症状逐渐到达高峰

2. 脑出血

多有高血压病史,通常在情绪激动、劳动或活动时急性起病。寒冷季节多发。出血早期血压多突然升高,并出现头痛、呕吐、意识障碍及肢体瘫痪、失语等神经功能缺失症状。发病后症状在数分钟至数小时达高峰。

（二）体征

1. 脑梗死

脑梗死可出现偏瘫、偏身感觉障碍、偏盲的"三偏征"。

2. 脑出血

脑出血常有三偏、失语,偶有脑膜刺激征。

（三）辅助检查

1. 脑梗死

（1）常规检查：血常规、血沉、血糖、血脂及心电图等。

（2）CT检查：通常在起病24小时后逐渐可见与闭塞血管一致的低密度灶,并能显示周围水肿程度、有无合并出血。

（3）头颅MRI：可清晰显示早期梗死、小脑及脑干梗死等。

（4）腰穿检查：仅在无条件行CT时进行,脑脊液一般无色透明,压力、细胞数、蛋白均正常。

（5）其他：DSA、MRA或CTA可发现血管狭窄或闭塞的部位和程度。TCD、超声心动图等检查有助于查明栓子来源。

2. 脑出血

（1）常规检查：血常规、尿常规、肝功能、肾功能、凝血功能、电解质、心电图等。

（2）CT检查：为确诊脑出血的首选检查方法。
（3）其他：MRI检查：脑内血肿的信号随血肿期龄而变化。
（4）脑脊液检查多提示颅内压力增高、并呈血性；腰穿易导致脑疝形成或使病情加重，仅在无条件进行CT检查时慎重考虑。

四、类病辨别

1. 脑梗死

（1）脑出血：脑梗死有时与小量的脑出血的临床表现相似，但活动中起病、病情进展快、高血压病史常提示脑出血，头颅CT检查可以确诊。

（2）颅内占位性病变：颅内肿瘤、硬膜下血肿和脑脓肿可呈卒中样起病，出现偏瘫等局灶体征，多伴有颅内压增高的表现，可资鉴别。如颅内压增高不明显时，需高度警惕，CT或MRI检查可以确诊。

2. 脑出血

（1）动脉粥样硬化性血栓性脑梗死：60岁以上多见，常有动脉粥样硬化的病史，多于安静时、血压下降时发病，起病较缓，意识多清醒，少有头痛、呕吐常见"三偏、失语"等体征，无脑膜刺激征。行头颅CT检查可见脑内低密度灶，脑脊液穿刺检查多正常，DSA可见阻塞的血管。

（2）脑栓塞：青壮年多见常见病因有心脏病、房颤。常无固定发病形式，起病急骤，可有轻微或短暂的意识障碍，少有头痛、头昏，常可见"三偏、失语"等体征，无脑膜刺激征，行头颅CT检查可见脑内低密度灶，脑脊液穿刺检查多正常，DSA可有阻塞的血管。

（3）蛛网膜下腔出血：引起本病发病的常见原因有动脉瘤、血管畸形等，常在活动、激动时发病，起病急，多无或仅有短暂昏迷，常有剧烈头痛、呕吐，脑膜刺激征明显，行头颅CT检查可见蛛网膜下腔高密度影，脑脊液穿刺多呈血性、压力增高，DSA可见动静脉畸形或动脉瘤。

（4）同时还应注意与引起昏迷的全身性及代谢性疾病鉴别，如与酒精、药物及CO中毒，糖尿病、低血糖、肝性脑病及尿毒症性昏迷等鉴别，上述疾病有相关疾病的病史，无神经系统缺损定位体征，相关实验室检查异常，头颅CT显示无出血。

五、辨证分型

1. 中经络

凡以半身不遂、舌强语謇、口角㖞斜，而无意识障碍为主症者，为中经络。

（1）肝阳暴亢：兼见面红目赤，眩晕头痛，心烦易怒，口苦咽干，便秘尿黄，舌红或绛、苔黄或燥，脉弦有力。

（2）风痰阻络：兼见肢体麻木或手足拘急，头晕目眩，苔白腻或黄腻，脉弦滑。

（3）痰热腑实：兼见口黏痰多，腹胀便秘，舌红、苔黄腻或灰黑，脉弦滑大。

（4）气虚血瘀：兼见肢体软弱，偏身麻木，手足肿胀，面色淡白，气短乏力，心悸自汗，舌暗、苔白腻，脉细涩。

（5）阴虚风动：兼见肢体麻木，心烦失眠，眩晕耳鸣，手足拘挛或蠕动，舌红、苔少，脉细数。

2. 中脏腑

凡以神志恍惚、迷蒙、嗜睡或昏睡，甚者昏迷，半身不遂为主症者，为中脏腑。

（1）闭证：兼见神昏，面赤，呼吸急促，喉中痰鸣，牙关紧闭，口噤不开，肢体强痉，二便不通，苔黄腻，脉洪大而数。

（2）脱证：兼见面色苍白，瞳神散大，气息微弱，手撒口开，汗出肢冷，二便失禁，苔滑腻，脉散或微。

六、针灸治疗

（一）中经络

1. 论治原则

醒脑调神，疏通经络。

2. 基本治疗

（1）处方：以手厥阴经、督脉及足太阴经穴为主。

内关、水沟、三阴交、极泉、尺泽、委中。

（2）方义：心主血脉藏神，内关为心包经络穴，可调理心神，疏通气血。脑为元神之府，脉入络脑，水沟为督脉穴，可醒脑调神导气。三阴交为足三阴经交会穴，可滋补肝肾。极泉、尺泽、委中，疏通肢体经络。

（3）加减：肝阳暴亢加太冲、太溪；风痰阻络加丰隆、合谷；痰热腑实加曲池、内庭、丰隆；气虚血瘀加气海、血海、足三里；阴虚风动加太溪、风池；口角㖞斜加颊车、地仓；上肢不遂加肩髃、手三里、合谷；下肢不遂加环跳、阳陵泉、悬钟、太冲；头晕加风池、完骨、天柱；足内翻加丘墟透照海；便秘加水道、归来、丰隆、支沟；复视加风池、天柱、睛明、球后；尿失禁、尿潴留加中极、曲骨、关元。

（4）操作：内关用泻法；水沟用雀啄法，以眼球湿润为佳；三阴交用补法；刺极泉时，避开动脉，直刺进针，用提插法，以患者上肢有麻胀和抽动感为度；尺泽、委中直刺，用提插法使肢体有抽动感。余穴按虚补实泻法操作。

（5）其他治疗：①头针法：选顶颞前斜线、顶旁1线及顶旁2线，毫针平刺入头皮下，快速捻转2～3分钟，每次留针30分钟，留针期间反复捻转2～3次。行针后鼓励患者活动肢体。②电针法：在患侧上、下肢体各选两个穴位，针刺得气留针，接通电针仪，以患者肌肉微颤为度，每次通电 20 分钟。

（二）中脏腑

1. 论治原则
醒脑开窍，启闭固脱。

2. 基本治疗
（1）处方：以手厥阴经及督脉穴为主。

内关、水沟。

（2）方义：内关调心神，水沟醒脑开窍。十二井穴点刺出血，可接通十二经气，调和阴阳。配太冲、合谷，平肝熄风。关元为任脉与足三阴经交会穴，灸之可扶助元阳。神阙为生命之根蒂，真气所系，配合气海可益气固本，回阳固脱。

（3）加减：闭证加十二井穴、太冲、合谷；脱证加关元、气海、神阙。

（4）操作：内关、水沟操作同前。十二井穴用三棱针点刺出血；太冲、合谷用泻法，强刺激；关元、气海用大艾炷灸法，神阙用隔盐灸法，直至四肢转温为止。

（5）其他治疗：①头针法：选顶颞前斜线、顶旁 1 线及顶旁 2 线，毫针平刺入头皮下，快速捻转 2～3 分钟，每次留针 30 分钟，留针期间反复捻转 2～3 次。行针后鼓励患者活动肢体。②电针法：在患侧上、下肢体各选两个穴位，针刺得气后留针，接通电针仪，以患者肌肉微颤为度，每次通电 20 分钟。

（三）名老中医经验（张佩霖医案）

宋某，女，65 岁。左侧肢体活动不灵 2 年余。

初诊 患者 2 年前无明显诱因出现左侧肢体活动不灵，曾住院治疗，头颅 CT 示"右颞叶、枕叶及右基底节区多发性大面积脑梗死"，现左上肢的手指及腕关节屈曲，肘关节屈曲并旋前，肩关节内收，膝关节痉挛性伸直，足内翻下垂，脚趾屈曲。

诊断 气虚血瘀、阴急阳缓之中风（脑梗死）。

针灸治疗 补阳泻阴、益气活血。泻阴取尺泽、曲泽、内关、大陵、地机、三阴交，针用捻转泻法；补阳取臂臑、手三里、外关、三间、足三里、解溪、申脉，针用捻转补法。

复诊 针灸治疗 10 次后，痉挛状态明显好转。治疗 20 次后，手指及腕关节已能伸开。足内翻下垂有所矫正，脚趾能伸开，并可自行缓慢行走。随访半年，病情稳定。

按语 《难经·二十九难》说："阴跷为病，阳缓而阴急；阳跷为病，阴缓而阳急。"缓是肌肉的迟缓状态，急是肌肉的紧张拘急是由于阴阳跷脉脉气失调，致人体阴阳偏盛偏衰，而出现肢体阴阳两侧的不平衡，用补阴泻或补阳泻阴法能取得很好疗效。在中风偏瘫患者的恢复过程中，大约有 80% 的患者在发病后 3 周开始出现肢体痉挛，如果失治误治，让痉挛状态持续下去，则会阻碍正常运动模式重建，影响临床疗效。张老认为中风后，肢体痉挛状态表现为肢体一侧弛缓，一侧挛急，当属阳缓阴急，

拘急痉挛属实，弛缓属虚，治疗宜泻阴补阳。

七、西医治疗

（一）脑梗死

1. 治疗原则

①尽早改善和恢复缺血区的血液供应；②综合治疗及个体化治疗；③在疾病发展的不同时间，针对不同病情、病因采取有针对性的综合治疗和个体化治疗措施；④加强护理和防治并发症，消除致病因素，预防脑梗死的复发。

2. 常用方法

（1）一般治疗：保持呼吸道通畅、血压调整、血糖控制、降颅压治疗、预防感染、预防和治疗消化道出血、加强营养支持、预防深静脉血栓。

（2）特殊治疗：溶栓治疗、抗血小板治疗、抗凝治疗、降纤治疗、脑保护治疗、其他治疗、外科治疗、康复治疗。

（二）脑出血

1. 治疗原则

脱水降颅内压，减轻脑水肿；调整血压；防止继续出血；保护神经功能，促进恢复；加强护理，防止并发症。

2. 常用方法

1）内科治疗

（1）一般治疗：安静卧床，避免情绪激动和不必要搬动。送重症监护病房，观察生命体征、意识障碍水平、瞳孔改变和神经系统定位体征的变化。保持呼吸道通畅、将患者头偏向一侧，及时清理口腔分泌物，必要时行气管切开。有意识障碍、缺氧的患者应给予吸氧。保持营养和水、电解质平衡，昏迷或有吞咽困难的患者发病2~3天应给鼻饲饮食。用冰帽或冰水以降低脑部温度、降低颅内新陈代谢，有利于减轻脑水肿及颅内高压。加强护理，定时翻身拍背，防止肺炎、压疮等。

（2）减轻脑水肿，降低颅内压：20%的甘露醇125~250ml，30分钟滴完，每6~8小时1次；呋塞米20~40mg，静脉注射，8~12小时1次；10%复方甘油注射液250~500ml，静脉滴注，每天1~2次；白蛋白50ml，静脉滴注，每天1~2次等。

（3）控制血压：可选择血管紧张素转换酶抑制剂。

（4）防止并发症：保持呼吸道通畅，防止吸入性肺炎或窒息，必要时吸痰，注意定时翻身拍背，如呼吸道分泌物过多影响呼吸时应行气管切开；如有呼吸道感染，可根据经验或药物敏感试验选择抗生素；防止压疮和尿路感染；预防应激性溃疡出血。

（5）康复治疗：早期将患者置于功能位，如病情允许，危险期过后，应及早进行肢体功能、语言障碍及心理的康复治疗。

2）外科治疗

常用手术方法有开路血肿清除术、锥孔穿刺血肿抽吸、立体定向血肿引流术、脑室引流术等，可根据病情、出血部位和医疗条件选择合适的手术方法进行治疗。

八、预防调护

（1）针灸治疗中风疗效较满意，尤其对于神经功能的康复如肢体运动、语言、吞咽功能等有促进作用，针灸越早效果越好，治疗期间应配合功能锻炼。

（2）中风急性期及出现高热、神昏、心力衰竭、颅内压增高、上消化道出血等情况时，应采取综合治疗措施。

（3）长期卧床的中风患者应注意防止压疮，保证呼吸道通畅。

（4）本病应重在预防，如年逾40岁，经常出现头晕头痛、肢体麻木，偶有发作性语言不利、肢体痿软无力者，多为中风先兆，应加强防治。

第四节 面瘫

一、概述

面瘫是以口眼向一侧歪斜为主要特征的病证，又称为"口眼㖞斜"。本病可发生于任何年龄，无明显的季节性，多发病急速，以一侧面部发病多见。手、足阳经均上头面部，当病邪阻滞面部经络，尤其是手太阳和足阳明经筋功能失调，可导致面瘫的发生。

本病相当于西医学的周围性面神经麻痹，最常见于贝尔麻痹，认为局部受风或寒冷刺激，引起面神经管及其周围组织的炎症、缺血、水肿，或自主神经功能紊乱，局部营养血管痉挛，导致组织水肿，使面神经受压出现炎性变化所引起；其次有因疱疹病毒等引起非化脓性炎症所致如亨特面瘫。

本病应属于中医学的"口癖""眩晕"等范畴。

二、病因病机

中医学认为，劳作过度，机体正气不足，脉络空虚，卫外不固，风寒或风热乘虚入中面部经络，致气血瘀阻，经筋功能失调，筋肉失于约束，出现㖞僻。周围性面瘫包括眼部和口颊部筋肉症状，由于足太阳经筋为"目上冈"，足阳明经筋为"目下冈"，故眼睑不能闭合为足太阳和足阳明经筋功能失调所致；口颊部主要为手太阳和手、足阳明经筋所主，因此，口歪主要系该三条经筋功能失调所致。

三、辨病

（一）症状

本病起病突然，每在睡眠醒来时或在吹冷风后发病，表现为面部麻木不适，出现一侧眼裂不能闭合、不能皱额、额纹消失、鼻唇沟平坦、口角向一侧歪斜，鼓腮漏气，齿颊间有食物存积。部分患者可伴有舌前 2/3 味觉障碍，少数伴有耳鸣、听觉过敏、耳部疱疹等。

部分患者病程迁延日久，恢复较慢，患侧面肌痉挛而嘴角反歪向病侧，形成"倒错"现象；或伴有肌肉跳动，面部板滞不舒的感觉。

（二）体征

本病角膜反射、眼轮匝肌反射、口轮匝肌反射、瞬目反射均减退；当病变在茎乳孔以上影响鼓索神经时，有病侧舌前 2/3 味觉障碍；病变在镫骨肌支以上时有味觉损害和听觉过敏；如膝状神经节被累及时，还可有乳突部疼痛，患侧外耳道可能出现疱疹、剧痛和感觉减退，构成亨特征。当累及经过膝状神经节的岩大神经时，有病侧泪液分泌减少，面部出汗障碍。

（三）辅助检查

本病常规检查的项目包括有血常规、肝功能、肾功能及颅脑 CT 或头颅 MRI 等，这些检查的目的在于发现疾病性质和相关的危险因素。

四、类病辨别

中枢性面瘫：眼裂以下出现面部瘫痪，鼻唇沟变浅，口角㖞斜，额纹正常，角膜反射正常，鼓腮吹气试验阳性。可做头颅 MRI、CT 检查排除颅脑病变。

五、辨证分型

（1）风寒入络：见于发病初期，面部有受凉史，面瘫、舌淡、苔薄白、脉浮紧。

（2）风热伤络：见于发病初期，多继发于感冒发热，面瘫兼见舌红、苔薄黄，脉浮数。

（3）气血不足：多见于恢复期或病程较长患者，面瘫兼见肢体困倦无力，面色淡白，头晕等症。

（4）瘀血阻络：多见于患者外伤或手术史后面瘫，或面瘫久治不愈，病程超过3个月，兼见舌红或暗夹瘀，脉沉涩。

六、针灸治疗

（一）论治原则

活血通络、疏调经筋，针灸并用，平补平泻。

（二）基本治疗

（1）处方：以局部取穴为主。

阳白、四白、颧髎、颊车、地仓、翳风、合谷。

（2）方义：面部腧穴可疏调局部筋络气血，活血通络；合谷为循经远端选穴，与近部腧穴翳风相配，祛风通络。

（3）加减：风寒证加风池，祛风散寒；风热证加曲池，疏风泻热；抬眉困难加攒竹；人中沟歪斜加水沟；鼻唇沟浅加迎香；恢复期加足三里，用补法可补益气血，濡养经筋。

（4）操作：面部腧穴均行平补平泻法，恢复期可加灸法；在急性期，面部穴位手法不宜过重，肢体远端的腧穴行泻法且手法宜重；在恢复期，合谷行平补平泻法，足三里施行补法。

（5）其他疗法：①皮肤针：叩刺阳白、颧髎、地仓、颊车，以局部潮红为度。适用于恢复期。②刺络拔罐：用三棱针点刺阳白、颧髎、地仓、颊车，拔罐。每周2次。适用于恢复期。③电针：取太阳、阳白、地仓、颊车，接通电针仪，通电10～20分钟，强度以患者面部肌肉微见跳动而能耐受为度。适应于恢复期。④穴位贴敷：选太阳、阳白、颧髎、地仓、颊车。将马钱子锉成粉末约1～2分，撒于胶布上，然后贴于穴位处，5～7日换药1次；或用蓖麻仁捣烂加少许麝香，取绿豆粒大一团，贴敷穴位上，每隔3～5日更换1次；或用白附子研细末，加少许冰片作面饼，贴敷穴位，每日1次。

（三）名老中医经验（张沛霖经验）

马某，女，58岁。患者右侧口眼㖞斜20天。

初诊 患者20天前因右侧牙龈肿痛致面部浮肿，继而出现右侧口眼㖞斜，伴头昏，经外院针灸治疗（具体不详）有好转，经人介绍来我科治疗。现证见右面颊肿胀，右侧牙龈肿痛，右眼裂变小，眼睛闭合不全，右鼻唇沟变浅，口角歪向左侧，双手不自主颤动，脑电地形图无异常。查体：咽红，右面颊肿胀，右眼裂变小，眼睛闭合不全，右鼻唇沟变浅，口角歪向左侧，双手不自主颤动，右颈项压痛。舌体红，苔厚腻有裂纹，脉弦。

诊断 风热袭络之面瘫（面神经炎）。

病机 此为正气不足，脉络空虚，卫外不固风热之邪乘虚入中经络，致气血闭阻，面部少阳脉络、筋经失于濡养，致肌肉纵缓不收而发病。

治法 疏风清热，活血通络。

针灸治疗 先针刺右侧养老、食谷、悬钟、申脉、解溪、金门等穴，行提插泻法，然后颈项部触诊，颈部痉挛已松；再取天牖、翳风、完骨，提插泻法，留针20分钟。

医嘱 避风邪，面部宜保暖，隔日针刺一次。

复诊 针刺5次后，牙龈肿痛已愈，口眼㖞斜好转，右颈项压痛不明显，舌红，苔白腻，脉细弦。辨证论治：风热侵扰脉络，面部经脉失于濡养。针灸治疗处方：右侧翳风、完骨、天牖、风池、外关、食谷，提插泻法，每次留针20分钟，连针10次。医嘱：避风寒，忌食生冷。治疗结果：显效，牙龈肿痛，面颊肿胀症状消失，用力可闭合右眼，仍有轻度口眼㖞斜。

按语 本案属单纯性面瘫中的风热型，病情典型，治疗及时，方法得当，针药合用，加之患者的配合，经治疗20次后明显好转。先取养老、食谷、悬钟、申脉、解溪、金门，使颈项部痉挛松开，再泻耳后少阳的风热之邪。食谷穴位于第二、三掌骨之中，有活络止痛的作用。取翳风、风池等穴位祛风效果较好。完骨、风池有祛风活络止痛的作用，翳风舒筋通络，清热邪，外关祛风止痛，天牖有清热明目的作用，《铜人》：天牖治头风面肿，项强不得回顾。以上诸穴配合应用疏风清热、活血通络而收良效。

七、西医治疗

1. 治疗原则

本病的治疗可分为急性期、恢复期、后遗症期三个阶段。

（1）急性期：即起病后1~2周内，主要是控制炎症水肿，改善局部血液循环，减轻及解除神经受压。

（2）恢复期：发病后第2周末至2年为恢复期，此期主要是快速使神经传导恢复和加强肌肉收缩。

（3）后遗症期：发病2年后为后遗症期，面瘫仍不能恢复者可试行面神经－副神经等吻合术。

2. 常用方法

（1）药物治疗：肾上腺皮质激素，如泼尼松、地塞米松等；促进神经功能恢复的药物，如B族维生素、甲钴胺等；抗病毒药，如阿昔洛韦等。根据各人分期情况选用以上药物。

（2）理疗：急性期在茎乳孔周围行热敷、红外线照射、超短波透热疗法，可改善血液循环，减轻神经水肿。

（3）手术疗法：1年以上未恢复者，可考虑手术治疗，如面神经减压术等。

八、预防调护

（1）针灸治疗面瘫具有卓效，是目前治疗本病安全有效的首选方法。

（2）面部应避免风寒，必要时应戴口罩、眼罩；因眼睑闭合不全，灰尘容易侵入，每日点眼药水2~3次，以预防感染。

（3）周围性面瘫的预后与面神经的损伤程度密切相关，一般而言由无菌性炎症导致的面瘫预后较好，而由病毒导致的面瘫（如亨特面瘫）预后较差。

第五节 面肌痉挛

一、概述

面肌痉挛是阵发性、不规则的一侧面部肌肉不自主抽搐为特点的疾病。本病主要见于西医学的特发性面神经麻痹暂时或永久性后遗症；部分面部外伤、肿瘤或外科手术后也会出现患侧面肌抽搐。

本病应属于中医学的"面风""筋惕肉瞤"等范畴。

二、病因病机

本病的发生常与外邪侵入、正气不足等因素有关。基本病机是外邪阻滞经脉，或邪郁化热，壅遏经脉，均可导致气血运行不畅，筋脉拘急而抽搐；阴虚血少，筋脉失养，虚风内动而抽搐。总之，本病为各种原因导致面部经筋出现筋急的病变。

三、辨病

（一）症状

面肌抽搐是指面神经所支配的肌肉发作性无痛性收缩，首发症状常从下睑眼轮匝肌的轻微颤搐开始，逐渐向上扩展至全部眼轮匝肌，进而向下半部面肌扩展，尤以口角抽搐较多。严重者整个面肌及同侧颈阔肌均可发生痉挛，眼轮匝肌严重痉挛时使眼不能睁开，从而影响行走和工作，并可伴轻度无力和肌萎缩。精神紧张、疲劳、自主运动时加剧，睡眠时消失。面肌抽搐不伴疼痛，面肌随意性收缩在非面肌抽搐时一般不受影响。

（二）体征

肌电图发现刺激下颌缘支（marginal mandibular branch）诱发眼轮匝肌（musculus orbicular oculi, MOO）肌电位，此称为MD-OC反应。正常人无此反应，而面肌抽搐患者MD-OC反应均存在。

（三）辅助检查

1. 实验室检查
脑脊液常规、生化及细胞学检查有助于病因学诊断。

2. X线摄片、脑CT和MRI检查
颅内占位性病变可通过头颅X线摄片、脑CT和MRI检查进行定位及定性诊断；脑血管病变可选择脑血管功能检测仪、经颅多普勒及造影（气脑、脑室、脑血管造影）。

3. 3D-TOF磁共振血管成像
3D-TOF磁共振血管成像可以比较清楚地显示面神经周围血管异常扩张或增生，使我们了解面神经的受压情况，故此方法为目前面肌抽搐病因诊断的最佳影像学检查方法。

4. 体感诱发电位、脑干诱发电位（听觉、视觉诱发电位）
此检查对脑神经及肌肉病变的定位诊断具有重要意义。

5. 其他辅助检查
可选择脑电图、SPECT扫描和PET扫描。

四、类病辨别

1. 功能性眼睑痉挛
功能性眼睑痉挛发生于老年妇女，常双侧性，无下半部面肌抽搐。

2. 习惯性抽动症
习惯性抽动症多发生在儿童及青年，常为较明显的肌肉收缩，与精神因素有关。

3. Meige 综合征
Meige 综合征也称为睑痉挛-口下颌肌张力障碍综合征，表现为两侧睑痉挛，伴口舌、面肌、下颌、喉和颈肌肌张力障碍，老年妇女多发。

4. 神经精神抑制剂引起面肌运动障碍（facial dyscinesia）
此类患者有新近服用奋乃静、三氟拉嗪、氟哌啶醇等强安定剂或甲氧氯普胺（胃复安）的病史，表现为口的强迫性张大或闭合，不随意舌外伸或卷缩等。

五、辨证分型

（1）风寒外袭：见于发病初期，面部有受凉史，舌淡苔薄白，脉浮紧。

（2）风热侵袭：见于发病初期，伴有咽痛、口干，舌红苔薄黄，脉浮数。
（3）阴虚风动：兼见心烦失眠，口干咽燥，舌红少苔，脉细数。
（4）气血不足：兼见头晕目眩，神疲肢倦，食欲不振，舌淡苔薄白，脉沉缓。

六、针灸治疗

（一）论治原则

舒筋通络，熄风止痉。

（二）基本治疗

（1）处方：取局部穴为主，配合远端循经取穴。
翳风、攒竹、风池、风府、合谷、太冲。
（2）方义：风胜则动，故近取翳风、风池、风府熄风止搐；合谷为大肠之原穴，"面口合谷收"，太冲为肝之原穴，肝经从目系下颊里，环唇内，两穴相配，能柔肝缓急，舒筋通络。
（3）加减：风寒外袭配外关；风热侵袭配曲池；阴虚风动配太溪、三阴交；气血不足加足三里、血海。
（4）操作：先刺太冲、合谷，重刺行泻法；余穴常规针刺，足三里可用温针灸。
（5）其他疗法：①皮内针：取局部阿是穴。将揿针埋入，胶布固定。3～5日后更换穴位，重新埋针。②三棱针：取颧髎、太阳、颊车。点刺后行闪罐。③穴位注射：选患侧翳风。选用丹参注射液，每穴注射1～2ml。

（三）名老中医经验（张沛霖医案）

母某，女，39岁。患者左侧面部麻木7月余，不自主跳动3月余。
初诊　患者左侧漫步麻木，经针灸治疗后部分症状好转，继而出现面部肌肉不自主跳动，4月份在老家用火针及外敷药物治疗效果不佳，现左侧面部肌肉跳动明显、频繁，面部肌肉紧张，眼裂变小，嘴角抽动。舌淡苔薄白，脉弱。神志清楚。
诊断　气血瘀阻之面痉（面肌痉挛）。
病机　面颊部为阳明、少阳经脉所布，该患者为中年女性，外邪侵袭少阳、阳明经脉，气血瘀阻，经气失和致面瘫。本病迁延不愈，耗气伤阴，经脉失养而致面痉。
治则　补益气血，疏通头部三阳经络。
针灸治疗　治疗以少阳、阳明经穴为主。取左头维、率谷、翳风、三阳络、右三阴交。手法：三阴交用补法，其余穴位用泻法，留针20分钟，隔日治疗1次，10次为1个疗程。嘱患者节饮食，调情志。
复诊　经过1个疗程的针灸治疗，患者左侧面部不自主跳动的次数明显减少，麻木感减轻。舌质红苔薄白，脉紧。继续行气活血，疏通经络。再治1个疗程，面部麻木感及抽动均消失，偶有不适感。近期未在复发。

按语 面瘫治疗不彻底，迁延不愈，耗气伤阴，经脉失养而致面痉。头维有祛风活血、通络镇痛的作用；率谷祛风通络止痛；翳风有活络消肿，通窍复聪的作用；率谷、翳风可改善面神经的局部血液供应，解除痉挛；三阳络行气通络；三阴交有益气健脾生津、行气活血的作用。以上穴位配合应用，可行气活血，疏通头部三阳经络而收良效。

七、西医治疗

（1）镇静药物治疗：卡马西平，氯硝西泮（氯硝安定），巴氯芬（氯苯氨丁酸）等。

（2）肉毒杆菌毒素A（BTXA）治疗：该治疗可持续有效数年，但达到痊愈的患者较少。

（3）阻滞疗法与手术治疗：神经干阻滞疗法是从茎乳孔刺入，进行药物性神经阻滞。但在制止痉挛同时，可产生不同程度的面肌瘫痪。

八、预防调护

（1）针灸治疗面肌痉挛可缓解症状，减少发作次数和程度。

（2）治疗期间，患者应保持心情舒畅，防止精神紧张及急躁。

第六节 三叉神经痛

一、概述

三叉神经痛是以眼、面颊部出现放射性、烧灼样抽掣疼痛为主症的疾病，是临床上最典型的神经痛。多发于40岁以上，以中、老年人为多，女性多于男性，约为3∶2；以右侧面部为主（占60%左右）；以第2支、第3支同时发病者最多。

三叉神经痛可分为原发性、继发性两种：原发性三叉神经痛的病因及发病机制尚不清楚，多数认为病变在三叉神经半月节及其感觉神经根内，也可能与小血管畸形、岩骨部位的骨质畸形等因素导致对神经的机械性压迫、牵拉及营养代谢障碍有关。继发性三叉神经痛又称症状性三叉神经痛，常为某一疾病的临床症状之一，如由小脑脑桥角及其邻近部位的肿瘤、炎症、外伤以及三叉神经分支部位的病变所引起。

本病应属于中医学的"面痛""面风痛""面颊痛"等范畴。

二、病因病机

中医学认为本病发病多与外感邪气、情志不调、外伤等因素有关。风寒之邪侵袭面部阳明、太阳经脉，寒性收引，凝滞筋脉，气血痹阻；或因风热毒邪，侵淫面部，经脉气血壅滞，运行不畅；外伤或情志不调，或久病成瘀，使气血瘀滞；上述因素皆可导致面部经络气血痹阻，经脉不通，产生面痛。正如《张氏医通》所云："面痛……不能开口言语，手触之即痛，此是阳明经络受风毒，传入经络，血凝滞而不行。"

三、辨病

（一）症状

本病面部疼痛突然发作，呈闪电样、刀割、针刺、电灼样剧烈疼痛，持续数秒到2分钟，发作次数不定，间歇期无症状，痛时面部肌肉抽搐。

（二）体征

1. 原发性三叉神经痛

客观检查多无三叉神经功能缺损表现及其他局限性神经体征。偶可在其某一支的支配区内出现疱疹，系因半月神经节带状疱疹病毒感染所致。

2. 继发性三叉神经痛

可见三叉神经支配区内的感觉减退、消失或过敏，多累及第一、第三支。第一支受累可有角膜反射迟钝，第三支受累可见咀嚼肌无力和萎缩。

（三）辅助检查

腰穿、颅底和内听道摄片、颅脑CT、MRI等检查，有助于查明继发性三叉神经痛的原发病。

四、类病辨别

当与牙痛、副鼻窦炎、颞颌关节炎、偏头痛、小脑脑桥角肿瘤、肿瘤侵犯颅底、舌咽神经痛、三叉神经半月节区肿瘤等疾病相辨别。通过症状、体征及辅助检查不难辨别。

五、辨证分型

主症：面部疼痛突然发作，呈闪电样、刀割样、针刺样、电灼样剧烈疼痛，持续数秒到2分钟。发作次数不定，间歇期无症状，痛时面部肌肉抽搐，伴面部潮红、流泪、流涎、流涕等，常因说话、吞咽、刷牙、洗脸、冷刺激、情绪变化等诱发。眼额部痛，主要属足太阳、手少阳经病证，为三叉神经第1支即眼支痛。上颌部、下颌部痛主要属手、足阳明和手太阳经病证。上颌部痛为三叉神经第2支即上颌支痛；下颌部痛为三叉神经第3支即下颌支痛。

（1）风寒证：兼见面部有感受风寒史，遇寒则甚，得热则轻，鼻流清涕，苔白，脉浮。

（2）风热证：兼见痛处有灼热感，流涎，目赤流泪，苔薄黄，脉数。

（3）气血瘀滞：兼见有外伤史，或病变日久，情志变化可诱发，舌暗或有瘀斑，脉细涩。

六、针灸治疗

（一）论治原则

疏通经络，祛风止痛；针刺为主，泻法。

（二）基本治疗

（1）处方：以手、足阳明经穴为主。

攒竹、四白、下关、地仓、合谷、内庭、太冲。

（2）方义：攒竹、四白、下关、地仓，疏通面部经络；合谷为手阳明大肠经原穴，"面口合谷收"，与太冲相配可祛风、通络、止痛；内庭可清泻阳明经热邪。

（3）加减：眼部痛者，加丝竹空、阳白、外关；上颌部痛者，加颧髎、迎香；下颌部痛者，加承浆、颊车、翳风；风寒证者，加列缺疏散风寒；风热证者，加曲池、尺泽疏风清热；气血瘀滞者，加内关、三阴交活血化瘀。

（4）操作：面部诸穴均宜深刺。针刺时宜先取远端穴。

（5）其他治疗：①皮内针：在面部寻找扳机点，将揿针刺入，外以胶布固定，埋藏2～3天，更换揿针。②刺络拔罐：选颊车、地仓、颧髎，用三棱针点刺，行闪罐法，隔日1次。

（三）名老中医经验（张沛霖医案）

李某，女，75岁。患者右侧面颊疼痛半月余。

初诊　患者半月前无明显诱因感右侧面颊疼痛，曾在外院行针灸治疗及口服止痛片，当时疼痛可稍减轻，随后如常。现右侧面颊疼痛剧烈，阵发性发作，发作时可持续3～5分钟，痛如刀割，发作频繁，发作时不能张口、进食，冷热刺激均会诱发疼痛。舌红少苔，寸口脉细涩，耳前动脉弦紧，眶下孔处有压痛，下颌关节无压痛。

诊断 阳明经气阻滞之面痛（三叉神经痛）。

病机 此患者平素喜食香辣之品，热郁阳明，循经上扰，气不荣血，经脉阻滞而痛，故见面颊疼痛剧烈等阳明经气阻滞之证候。

治则 活血通络。

针灸治疗 取患侧天冲、率谷、风池、翳风、听会、颔厌、丝竹空、阳池。用疾徐泻法，留针20分钟，隔日1次。

复诊 4次治疗后疼痛明显缓解，发作次数减少，每日只有2～3次，仍属阳明经气郁滞，不能推动血行，气滞瘀阻而痛。选患侧的天冲、翳风、天髎、下关、听会、太阳、阳池穴，用疾徐泻法。余同前，继续治疗10次后疼痛消失。随访半年，未再复发。

按语 本病属中医的"面痛"，患者喜食香燥之品，热郁阳明，阳明经气郁滞，气滞瘀阻而痛。张老治疗头面部疼痛，主要根据耳周动脉的搏动来判断面部经脉的虚实，根据经络辨证取穴治疗，局部穴位多用疾徐或提插泻法，多获良效。

七、西医治疗

1. 治疗原则

积极止痛，改善生活质量。对继发性三叉神经痛要查明原因，采取适当措施，根除原发病。

2. 常用方法

（1）药物治疗：卡马西平、苯妥英钠、维生素B族等。

（2）理疗：如间动电（疏密波）疗法或旋磁疗法，也可用氦氖激光照射半月神经节。

（3）射频电凝疗法：在X线或CT等的监视导向下，将射频电凝针极经皮插入半月神经节，通电加热至65～75℃，1分钟，可选择性地破坏三叉神经痛觉纤维，近期疗效可达90%以上，但易复发。

（4）神经阻滞或封闭疗法：当药物治疗无效或有不良反应时，且疼痛严重者可行神经干或神经节阻滞疗法。既往常使用无水酒精，近年来多注射甘油。注射部位为三叉神经半月节或周围神经干。因感觉神经被破坏而止痛。止痛效果可持续数月、数年，也可复发。

（5）手术治疗：微血管解压术、射频消融术、应用立体定向化学神经节熔解术和脊神经根切断术等。

八、预防调护

（1）三叉神经痛是一种顽固难治之症，针刺治疗有一定的止痛效果。

（2）饮食要有规律，宜选择质软、易嚼食物，多食新鲜水果、蔬菜及豆制类，食品以清淡为宜。

（3）吃饭、漱口、说话、刷牙、洗脸动作宜轻柔，以免诱发扳机点而引起三叉神经痛。

（4）保持精神愉快，避免精神刺激；适当参加体育运动，增强体质。

第七节 头痛

一、概述

头痛是患者自觉头部疼痛的一类病证。是临床上最常见的症状之一，涉及各个系统，尤其是在神经系统疾病中多见，发病率高，人群中几乎90%的人一生中都有头痛发作。头痛病因繁多，神经痛、颅内感染、颅内占位病变、脑血管疾病、颅外头面部疾病，以及全身疾病如急性感染、中毒等均可导致头痛。

头为"诸阳之会""清阳之府"，手、足三阳经和足厥阴肝经均上头面，督脉直接与脑府相联系，因此，各种外感及内伤因素导致头部经络功能失常、气血失调、脉络不通或脑窍失养等，均可导致头痛。这里主要讨论外感和内伤杂病以头痛为主症者。

本病相当于西医学的偏头痛、丛集性头痛、紧张性头痛及颅内、颅外病变以头痛为主症者。

本病应属于中医学的"头风""偏正头痛""额角痛"等范畴。

二、病因病机

本病的病因分为外感、内伤两个方面。"伤于风者，上先受之"，故外感头痛主要是风邪所致，每多兼寒、夹湿、兼热，上犯清窍，经络阻遏，而致头痛。内伤头痛可因情志、饮食、体虚久病等所致。情志不遂、肝失疏泄、肝阳妄动，上扰清窍；肾阴不足，脑海空虚，清窍失养；禀赋不足，久病体虚，气血不足，脑失所养；恣食肥甘，脾失健运，痰湿内生，阻滞脉络；外伤跌扑，气血瘀滞，经络被阻。上述因素均可导致内伤头痛。

三、辨病

（一）症状

头痛程度有轻有重，疼痛时间有长有短。疼痛形式多种多样，常见胀痛、闷痛、撕裂样痛、电击样疼痛、针刺样痛，部分伴有血管搏动感及头部紧箍感，以及恶心、呕吐、头晕等症状。继发性头痛还可伴有其他系统性疾病症状，如感染性疾病常伴有发热，脑血管病变常伴偏瘫、失语等神经功能缺损症状等。

（二）体征

原发性头痛神经系统检查一般无阳性体征。继发性头痛则有原发病的阳性体征。

（三）辅助检查

本病常规检查的项目包括有血常规、肝功能、肾功能及颅脑 CT 或头颅 MRI、腰穿脑脊液等，这些检查的目的在于发现继发性头痛的病因和相关的危险因素。

四、类病辨别

主要辨别继发性头痛的病因。借助辅助检查不难相辨别。

五、辨证分型

头痛总体上分为外感和内伤头痛两大类。针灸临床上常按照头痛的部位辨证归经，前额痛为阳明头痛，侧头痛为少阳头痛，后枕痛为太阳头痛，巅顶痛为厥阴头痛。

（1）外感头痛：主症为头痛连及项背，发病较急，痛无休止，外感表证明显。兼见恶风畏寒，口不渴，苔薄白，脉浮紧，为风寒头痛；头痛而胀，发热，口渴欲饮，小便黄，苔黄，脉浮数，为风热头痛；头痛如裹，肢体困重，苔白腻，脉濡，为风湿头痛。

（2）内伤头痛：主症为头痛发病缓慢，多半头晕，痛势绵绵，时止时休，遇劳或情志刺激而发作、加重。兼见头胀痛，目眩，心烦易怒，面赤口苦，舌红，苔黄，脉弦数，为肝阳头痛；头痛兼头晕耳鸣，腰膝酸软，神疲乏力，遗精，舌红，苔少，脉细无力，为肾虚头痛；头部空痛头晕，兼神疲无力，面色不华，劳则加重，舌淡，脉细弱，为血虚头痛；头痛昏蒙，脘腹痞满，呕吐痰涎，苔白腻，脉滑，为痰浊头痛；头痛迁延日久，或头部有外伤史，痛处固定不移，痛入锥刺，舌暗，脉细涩，为瘀血头痛。

六、针灸治疗

（一）论治原则

疏经活络、通行气血，以针为主，虚补实泻。

（二）基本治疗

（1）处方：按头痛部位分经治疗。

太阳头痛（后枕痛）　　天柱、后顶、风池、后溪、申脉。

少阳头痛（侧头痛）　　太阳、率谷、悬颅、外关、侠溪。

阳明头痛（前额痛）　　上星、印堂、阳白、合谷、内庭。

厥阴头痛（巅顶痛）　　百会、前顶、通天、内关、太冲。

全头痛　印堂、百会、太阳、头维、天柱、风池、合谷、外关、内庭、足临泣。

（2）方义：头痛乃头部经络气血淤滞不通或经络气血亏虚不荣所致，本方以局部取穴为主（腧穴所在，主治所在），远部取穴为辅（经脉所通，主治所及），配合使用，共奏疏经活络、通行气血之功，使头部经络之气"通则不痛"。

（3）加减：外感风邪加风池、风门，风寒加灸大椎，风热针泻曲池，风湿针泻三阴交，宣散风邪，清利头目；痰浊上扰加丰隆、足三里，化痰降浊，通络止痛；气滞血瘀加合谷、太冲、膈俞行气活血，化瘀止痛；气血不足针补气海、血海、足三里益气养血，补虚止痛；肝阳上亢治同厥阴头痛。

（4）操作：头部腧穴大多应平刺，少数腧穴如太阳、天柱、风池可直刺，但风池穴应严格注意针刺的方向和深浅，防止出现意外。外感风邪、痰浊上扰、气滞血瘀、肝阳上亢针刺用泻法；气滞血瘀、肝阳上亢可在阿是穴点刺出血；气血不足针补加灸。急性头痛每日治疗1～2次，每次留针30分钟至2小时；慢性头痛每日或隔日1次。

（5）其他疗法：①皮肤针：皮肤针重叩印堂、太阳、阿是穴，每次5～10分钟，直至出血。适用于风寒湿邪侵袭或肝阳上亢型。②三棱针：头痛剧烈时，取印堂、太阳、百会、大椎、攒竹等穴，以三棱针刺血，每穴1～2滴。③电针：取合谷、风池、太阳、阿是穴等，连续波，中强刺激，每日或隔日1次。适用于气滞血瘀型或顽固性头痛。④穴位注射法 选风池穴，用1%的盐酸普鲁卡因和维生素B_{12}注射液，每穴0.5～1.0ml，每日或隔日1次，适用于顽固性头痛。

（三）名老中医经验（张沛霖病案）

郭某，女，59岁。患者反复头痛40年。

初诊　患者反复发作头痛40年，每次发病2～15天不等，头痛部位多在一侧或偏后。左右不定。头痛呈持续性疼痛，无恶心呕吐，为求进一步治疗来诊。查体：精神差，面色少华。舌淡红苔薄白，脉弦紧，颈部脉气较紧。

诊断　头痛（太阳、少阳头痛）（血管神经性头痛）。

病机　根据患者脉症合参，乃颈部太阳、少阳经脉之气阻滞不通，拘急痉挛，引发头部疼，为太阳、少阳病。

治则　通调经气，疏经活络，缓急止痛。

针灸治疗　选穴以太阳、少阳、厥阴经穴位为主。阳陵泉、昆仑、内关、曲泽、复溜，用提插泻法。针后根据颈部脉气已缓，再针风池、天柱，提插泻法，留针20分钟。

复诊 经治疗5次，头痛较前逐步缓解。舌淡红苔薄白，脉弦。针悬钟、提插泻法，再针风池、完骨、天柱、阿是穴、后溪、养老，提插泻法，留针20分钟，隔日1次，10次为1个疗程。针灸治疗15次后头痛明显减轻。

按语 颈部脉较紧，说明颈部静脉脉气阻滞，拘急痉挛，泻足少阳合穴，向下引导脉气，脉气通畅，则颈部脉气变缓。再取厥阴、太阳经穴疏经活络，缓急止痛。头痛多因头部供血不足所致，少阳、太阳经循行部位与供应脑部的血管联系紧密。取少阳、太阳经穴可增加脑部供血，改善头痛的诸症。上病下取，向下引导脉气，使经气调和是张老取穴的特点。

七、西医治疗

1. 治疗原则
在控制症状的同时积极治疗原发病的治疗，防止贻误病情。

2. 常用方法
（1）药物治疗：非甾体抗炎止痛药、中枢性止痛药和麻醉性止痛药等。

（2）病因治疗：对于病因明确的继发性头痛应尽早去除病因，如颅内感染应抗感染治疗，颅内高压者宜脱水降颅压，颅内肿瘤需手术切除等。

（3）非药物物理治疗：物理磁疗法、局部冷（热）敷、吸氧等。

八、预防调护

（1）针灸治疗头痛疗效显著，对某些功能性头痛能够达到治愈的目的。对器质性病变引起的头痛，针灸也能改善症状，但应同时注意原发病的治疗，防止贻误病情。

（2）部分患者由于头痛反复发作，迁延不愈，故易产生消极、悲观、焦虑、恐惧情绪。在针灸治疗的同时，应给予患者精神上的安慰和鼓励。

（3）头痛患者应减少巧克力、乳酪、酒、咖啡、茶叶等刺激性食物。

第八节 眩晕

一、概念

眩晕是自觉头晕眼花、视物旋转动摇的一种症状，"眩"是指眼花，"晕"指头晕，有经常性与发作性的不同。病位主要在脑髓清窍，轻者发作短暂，平卧闭目片刻即安，重者如乘坐舟车，旋转起伏不定，以致难以站立，恶心呕吐；或时轻时重，兼见他证而迁延不愈，反复发作。

本病常见于西医学的内耳性眩晕、颈椎病、椎－基底动脉系统血管病及贫血、高血压、脑血管病等疾病。

本病应属于中医学的"头眩""掉眩""冒眩""风眩"等范畴。

二、病因病机

眩晕起因多与忧郁恼怒、恣食厚味、劳伤过度等有关。情志不舒，气郁化火，风阳升动，或急躁恼怒，肝阳暴亢，而至清窍被扰；恣食肥甘厚味，滞脾而痰湿中阻，清阳不升，浊阴上蒙清窍；素体薄弱，或病后体虚，气血不足，清窍失养；过度劳伤，肾精亏耗，脑髓不充。上述因素均可导致眩晕，总之，眩晕的发生不越清窍被扰、被蒙和失养三条。

三、辨病

（一）症状

本病见头晕眼花、视物旋转，重者如乘坐舟车，旋转起伏不定，以致难以站立，恶心呕吐等。

（二）体征

闭目直立征、指鼻试验、对指运动、轮替运动、椎动脉挤压试验等阳性。

（三）辅助检查

本病可根据病情做相应的生化及血、大便、脑脊液等常规检查，必要时做颈椎、内听道、颞骨和颅脑的 CT 扫描及 MRI 等检查。这些检查的目的在于发现疾病性质和相关的危险因素。

四、类病辨别

临床上主要进行病因诊断，本病病因复杂，须根据症状、体征及辅助检查细心辨别病因。

五、辨证分型

主症：头晕目眩，泛泛欲吐，甚则昏眩欲仆。

（1）风阳上扰：眩晕耳鸣，头目胀痛，烦躁易怒，失眠多梦，面红目赤，口苦，舌红、苔黄，脉弦数。

（2）痰浊上蒙：头重如裹，视物旋转，胸闷恶心，呕吐痰涎，口黏纳差，舌淡、苔白腻，脉弦滑。

（3）气血不足：头晕目眩，面色淡白或萎黄，神倦乏力，心悸少寐，腹胀纳呆，舌淡、苔薄白，脉弱。

（4）肝肾阴虚：眩晕久发不已，视力减退，少寐健忘，心烦口干，耳鸣，神倦乏力，腰膝酸软，舌红、苔薄，脉弦细。

六、针灸治疗

（一）论治原则

风阳上扰者，平肝潜阳、清利头目，只针不灸，泻法；痰浊上蒙者，健脾除湿、化痰通络，针灸并用，平补平泻；气血不足者，补益气血、充髓止晕，针灸并用，补法；肝肾阴虚者，补益肝肾、滋阴潜阳，以针为主，平补平泻。

（二）基本治疗

（1）处方：百会、风池、头维、太阳、绝骨。

（2）方义：眩晕病位在脑，脑为髓之海，无论病因为何，其病机皆为髓海不宁。故治疗首选位于巅顶之百会穴，因本穴入络于脑，可清头目、止眩晕；风池、头维、太阳均位于头部，近部取穴，疏调头部气机；绝骨乃髓之会穴，充养髓海，为止晕要穴。

（3）加减：风阳上扰加行间、太冲、太溪，滋水涵木、平肝潜阳；痰浊上蒙加内关、中脘、丰隆，健脾和中、除湿化痰；气血不足加气海、血海、足三里，补益气血，调理脾胃；肝肾阴虚加肝俞、肾俞、太溪，滋补肝肾，培元固本。

（4）操作：针刺风池穴，应正确把握进针的方向、角度和深浅；其他腧穴常规针刺；痰浊上蒙者可在百会加灸；眩晕重症每日治疗2次，每次留针30分钟至2小时。

（5）其他疗法：①三棱针：眩晕剧烈时可取印堂、太阳、百会、头维等穴，三棱针点刺出血1～2滴。②头针：取顶中线、枕下旁线。中等刺激，留针20～30分钟，每日1次。③穴位注射：选针灸处方中2～3穴，注入5%葡萄糖液或维生素B_1、维生素B_{12}注射液、当归注射液，每穴0.5ml，每日或隔日1次。

（三）名老中医经验（张沛霖医案）

张某，女，34岁。眩晕1月余。

初诊 患者1个月前无明显诱因突感头晕，无视物旋转，时有左耳耳鸣，颈椎

X线射片未见异常，脉浮。

诊断 血脉痹阻证之眩晕（耳源性眩晕）。

治则 益气活血，疏经通络。

针灸治疗 以手少阳、足少阳经穴位为主。取穴可取耳周的第一侧线手少阳经的翳风、角孙、耳门，第二侧线足少阳经的颔厌、率谷、完骨，以及风池等穴。10次为1个疗程。经治1个疗程后，患者症状明显改善。

按语 现代医学认为眩晕可能是由于植物神经功能失调，引起迷路动脉痉挛，导致迷路水肿、积水等，使内耳末梢发生缺氧、变性等病理变化，所以也称为耳源性眩晕。其病灶位置在耳廓周围，选穴时以耳周的少阳经为主。眩晕病，时有耳鸣，以耳周的少阳经为主穴，采用益气活血、疏经通络的方法对耳源性眩晕确有良效。

七、西医治疗

1. 治疗原则
本病以控制症状为主积极去除病因。

2. 常用方法
（1）药物治疗：镇静剂，如地西泮、艾司唑仑；抗胆碱能作用的药物，如颠茄、山莨菪碱；改善内耳微循环的药物，如丹参、银杏叶制剂等。

（2）功能练习：练习太极拳、按摩、体操、适当的头部运动都能收效。

八、预防调护

（1）针灸治疗本病效果较好，但应分辨标本缓急。在针灸同时积极进行病因治疗。

（2）解除精神顾虑，反复发作眩晕，会使患者及家属精神都十分紧张。医生应态度亲切，给予必要的安慰。

（3）痰浊上蒙者应以清淡食物为主，少食油腻厚味之品，以免助湿生痰，酿热生风。也应避免过食辛辣，过用烟酒，以防风阳升散之虞。

第九节 高血压

一、概念

高血压是以安静状态下持续性动脉血压增高（140/90mmHg以上）为主要表现的一种常见的慢性疾病。高血压临床上可分为原发性和继发性两类。病因不明者称为原发性高血压病，若高血压是某一种明确而独立的疾病所引起者称为继发性高血压。本病发病率较高，且有不断上升和日渐年轻化的趋势。

原发性高血压病西医病因至今未明，目前认为是在一定的遗传易感性基础上由多种后天因素作用所致，与遗传、年龄、体态、职业、情绪、饮食等有一定的关系。继发性高血压则是某些疾病的一种症状，如心脑血管疾病、内分泌疾病、泌尿系统疾病等，也称为"症状性高血压"。

本病应属于中医学的"头痛""眩晕""肝风"等范畴。

二、病因病机

《内经》曰："诸风掉眩，皆属于肝""肾虚则头重高摇，髓海不足则脑转耳鸣。"本病的发生常与情志失调、饮食失节、内伤虚损等因素有关。本病的病变和肝、肾关系密切，基本病机是肾阴不足，肝阳偏亢。

三、辨病

（一）症状

本病早期约半数患者无明显症状，早期常见头痛、头晕、头胀、眼花、耳鸣、心悸、失眠、健忘等症状。高血压危象患者则出现剧烈头痛、视力模糊、腹痛、尿频、尿少、排尿困难等症状。

（二）体征

WHO/ISH 高血压治疗指南中高血压定义为，未服抗高血压药物情况下，收缩压 ≥ 140mmHg 和（或）舒张压 ≥ 90mmHg。

（三）辅助检查

血尿常规、肾功能、尿酸、血脂、血糖、电解质（尤其血钾）、心电图、胸部X线和眼底检查应作为本病患者的常规检查。推荐检查超声心动图、动态血压监测（ABPM）、颈动脉和股动脉超声、餐后血糖、C反应蛋白、微量白蛋白尿。怀疑继发性高血压者，应查肾和肾上腺超声、CT或MRI。

四、类病辨别

1级高血压（轻度）：收缩压 140～159mmHg、舒张压 90～99mmHg；2级高血压（中度）：收缩压 160～179mmHg、舒张压 100～109mmHg；3级高

血压（重度）：收缩压 ≥ 180mmHg、舒张压 ≥ 110mmHg。

五、辨证分型

主症：常见头痛，头晕，头胀，眼花，耳鸣，心悸，失眠，健忘等。重则出现脑、心、肾、眼底等器质性损害和功能障碍。

（1）肝火亢盛：兼见心烦易怒，面红目赤，口苦。舌红，苔黄，脉弦。

（2）阴虚阳亢：兼见头重脚轻，耳鸣，五心烦热，失眠，健忘，舌红，苔少，脉弦细而数。

（3）痰湿壅盛：兼见头重如蒙，食少脘痞，呕恶痰涎，舌淡，苔白腻，脉弦滑。

（4）气虚血瘀：兼见面色萎黄，心悸怔忡，气短乏力，唇颊青紫。舌质紫暗或有瘀点，脉细涩。

（5）阴阳两虚：兼见面色晦暗，耳鸣，腰腿酸软，夜间多尿，时有浮肿。舌淡或红，太薄，脉沉细。

六、针灸治疗

（一）论治原则

平肝潜阳，调和气血。

（二）基本治疗

（1）处方：以足厥阴、足少阳经穴为主。
风池、太冲、百会、合谷、曲池、三阴交。

（2）方义：风池可以疏调头部气血，还可平肝潜阳；太冲为肝之原穴，可疏肝理气，平降肝阳；百会居于巅顶，为诸阳之会，并与肝经相通，针之可泻诸阳之气，平降肝火；曲池、合谷清泻阳明，理气降压；三阴交为足三阴经穴交会穴，可调补肝脾肾，配伍应用以治其本。

（3）加减：肝火亢盛加风池、行间平肝泻火；阴虚阳亢加太溪、肝俞滋阴潜阳；痰湿壅盛加丰隆、足三里健脾化痰；气虚血瘀加血海、膈俞益气活血；阴阳两虚加关元、肾俞调补阴阳；头晕头重加百会、太阳清利头目；心悸怔忡加内关、神门宁心安神。

（4）操作：太冲可向涌泉透刺，以增滋阴潜阳之力；其他腧穴常规针刺；痰湿壅盛、气虚血瘀、阴阳两虚者，百会可加灸。

（5）其他疗法：①三棱针：取耳尖、百会、大椎、肝俞、太冲、曲池。每次选1～2穴，点刺出血，3～5滴。②皮肤针：取项后、腰骶部和气管两侧。叩刺以皮肤潮红或微出血为度。③穴位贴敷：取涌泉。吴茱萸适量研细末，醋调成膏贴敷胶布固定，

12~24小时一换。

（三）名老中医经验（陆瘦燕医案）

范某，女，45岁。

初诊 7年前因高血压引起头痛，绵延迄今，虽历经多家医院诊治，均无显效。目下痛发如啄，尤以巅顶及右颞部为甚，眩晕失眠，两目昏糊，精神疲倦，泛恶频作，中脘有动悸应手，便溏不实，脉来濡细无力，舌质绛，苔腻。盖情志急暴，更因操劳紧张，气火素旺，循厥阴、少阳之脉，上扰清空，故头痛不已；木火有余，脾土受凌，遂致中气不足，中脘动悸应手，腹部满胀，便溏不实。先拟柔肝扶脾。

处方 颔厌，风池，印堂，足三里，侠溪，行间。

手法 提插捻转补泻。

二诊至五诊 病情渐趋好转，方守原意。

六诊 治后诸症均减，十去其半，头痛眩晕间作，脘腹痞满，寐苦梦扰，四肢懈惰，精神不振。肝胆气火未潜，脾胃清阳不升，脉濡细无力，苔薄白腻。续以舒肝悦脾为法。

处方 颔厌，风池，印堂，行间，太阳，足三里，三阴交，阳陵泉。

手法 提插捻转补泻。

七诊至八诊 前进柔肝扶脾之法，脉症相安，头痛若失，眩晕间或微作，寐象渐宁，纳谷如常，面转华色，便已成形，病势大减。嘱其适当休息，谨避风寒，并忌烟酒辛辣，停治1个月，以观后效。

处方 风池，足三里，三阴交，颔厌，太阳。

手法 提插捻转补泻。

九诊 停诊旬日，调摄非善，头痛愈而复发。眩晕间作，视物模糊，寐苦梦扰，腹部隐痛，便溏，脉来小弦，舌苔薄滑。治再平肝泄热，扶脾悦胃。

处方 内关，足三里，公孙，天枢，下脘，太阳，印堂，丘墟，行间。

手法 提插捻转补泻。

十诊至十五诊 病势次第轻减。

十六诊 头痛减，眩晕平，惟梦扰频繁，偶有腹痛，大便时溏涩，脉濡苔滑。治再宗前议。

处方 颔厌，太阳，印堂，风池，足三里，行间，侠溪，上巨虚，太白。

手法 提插捻转补泻。

半年后随访，自述经陆医师治疗，头痛消失，眩晕已平，大便渐趋正常，病告痊愈。

按语 患者脉来濡细，头晕目眩，精神疲倦，大便溏薄，此肝火偏亢而脾阳困顿，上实下虚之候；中脘动悸者，中气虚而阳气浮越之故，非为善象；巅顶兼颞部作痛，是因足厥阴之脉与督脉会于巅，肝胆气火循厥阴、少阳上僭之故。本例患者头痛虽不若前者为甚，然中州衰惫，正气大虚，治疗尚需时日，故至十六诊乃告愈。陆师

前后泻行间（肝荥火）、丘墟（胆原）、阳陵泉（胆合）以清泄气火，此为柔肝之法；补足三里（胃合），配公孙（脾络）或太白（脾原），主客兼治；加用内关通调阴维，下脘补益胃气，此为扶脾悦胃之治；补三阴交滋阴以潜阳，泻天枢、上巨虚逐秽以清腑，均用提插手法以调和有余不足之阴阳，此皆治本之策；取风池、印堂、颔厌、太阳，施用捻转泻法，是疏通壅滞以住痛移疼；配侠溪（足少阳之荥火穴），此"荥输治外经"之意。远近相配，标本兼治，而痼疾获效。但仍迭费周折，足见虚实夹杂之证，图治殊非易事。

七、西医治疗

1. 治疗原则
积极控制血压，对症治疗伴随症状，高血压危象时则应积极抢救。

2. 常用方法
（1）药物治疗：利尿剂，如呋塞米、螺内脂；β-阻滞剂，如美托洛尔、倍他洛尔；钙拮抗剂，如非洛地平、氨氯地平；血管紧张素转换酶抑制剂，如依那普利、雷米普利等。

（2）非药物治疗：减少热量，膳食平衡，增加运动，戒烟、限酒，减轻精神压力，保持平衡心理等。

八、预防调护

（1）针灸对1、2级高血压有较好的效果，对3级高血压可改善症状，但应配合中西降压药物治疗。切不可骤然停药或减药太快，以免导致血压骤降，出现意外。

（2）治疗期间注重膳食平衡，忌恼怒，保持平衡心理等。

第十节 失眠

一、概述

失眠是以经常不能获得正常睡眠，或入睡困难，或睡眠时间不足，或睡眠不深，严重者彻夜不眠为特征的病证。本病好发生于中、老年人，无明显的季节性，近年来随着生活节奏加快，发病呈上升趋势。中医认为，本病的病位在心，与脑、肝、肾、脾、胃等相关。

本病属于西医学的睡眠障碍，认为是由于长期过度的紧张脑力劳动、强烈的思想情绪波动、久病后体质虚弱等，使大脑皮层兴奋与抑制相互失衡，导致大脑皮层功能活动紊乱而致。现代医学的神经衰弱、神经官能症及贫血等疾病中出现的失眠症状可归属于本病的范畴。

本病应属于中医学的"不寐""不得眠""不得卧""目不瞑"等范畴。

二、病因病机

本证与饮食、情志、劳倦、体虚等因素有关。情志不遂，肝阳扰动；思虑劳倦，内伤心脾，生血之源不足；惊恐、房劳伤肾，肾水不能上济于心，心火独炽，心肾不交；体质虚弱，心胆气虚；饮食不节，宿食停滞，胃不和则卧不安。上述因素最终导致邪气扰动心神或心神失于濡养、温煦，心神不安，阴跷脉、阳跷脉功能失于平衡，而出现不寐。

三、辨病

（一）症状

本病主要表现为入睡困难、睡眠质量下降和睡眠时间减少，同时可伴有记忆功能下降、注意力难以集中、胸闷、心悸、血压不稳定、头痛、情绪控制能力减低等。

（二）体征

原发性失眠可无明显阳性体征。继发性失眠有原发病的体征。

（三）辅助检查

本病进行睡眠质量评估、认知功能评估等。继发性失眠则进行常规检查。

四、类病鉴别

1. 原发性失眠

通常缺少明确病因，或在排除可能引起失眠的病因后仍遗留失眠症状，主要包括心理生理性失眠、特发性失眠和主观性失眠3种类型。原发性失眠的诊断缺乏特异性指标，主要是一种排除性诊断。当可能引起失眠的病因被排除或治愈以后，仍遗留失眠症状时即可考虑为原发性失眠。心理生理性失眠在临床上发现其病因都可以溯源为某一个或长期事件对患者大脑边缘系统功能稳定性的影响，边缘系统功能的稳定性失衡最终导致了大脑睡眠功能的紊乱，失眠发生。

2. 继发性失眠

包括由于躯体疾病、精神障碍、药物滥用等引起的失眠，以及与睡眠呼吸紊乱、睡眠运动障碍等相关的失眠。失眠常与其他疾病同时发生，有时很难确定这些疾病与失眠之间的因果关系。

五、辨证分型

主症：经常不易入睡，或寐而易醒，甚则彻夜不眠。
（1）肝阳上扰：兼情志波动，急躁易怒，头晕头痛，胸胁胀满，舌红，脉弦。
（2）心脾亏虚：心悸健忘，面色无华，易汗出，纳差倦怠，舌淡，脉细弱。
（3）心肾不交：头晕耳鸣，腰膝酸软，五心烦热，遗精盗汗，舌红，脉细数。
（4）心胆气虚：心悸多梦，善惊恐，多疑善虑，舌淡，脉弦细。
（5）脾胃不和：脘闷嗳气，嗳腐吞酸，心烦口苦，苔厚腻，脉滑数。

六、针灸治疗

（一）论治原则

调理跷脉，安神利眠。

（二）基本治疗

（1）处方：以相应八脉交会穴、手少阴经及督脉穴为主。
印堂、四神聪、安眠、神门、照海、申脉。
（2）方义：心藏神，神门为心之原穴；脑为元神之府，印堂可调理脑神，两穴相配可安神利眠。四神聪、安眠穴镇静安神。照海、申脉为八脉交会穴，分别与阴跷脉、阳跷脉相通，阴、阳跷脉主睡眠，若阳跷脉功能亢盛则失眠，故补阴泻阳使阴、阳跷脉功能协调，不眠自愈。
（3）加减：肝火扰心加行间、侠溪；痰热内扰加丰隆、内庭；心脾两虚加心俞、脾俞；心肾不交加心俞、肾俞；心胆气虚加心俞、胆俞穴；脾胃不和加公孙、足三里。
（4）操作：神门、印堂、四神聪，用平补平泻法；对于较重的不寐患者，四神聪可留针过夜；照海用补法，申脉用泻法。配穴按虚补实泻法操作。
（5）其他治疗：①皮肤针法：自项至腰部督脉和足太阳经背部第1侧线，用梅花针自上而下叩刺，叩至皮肤潮红为度，每日1次。②电针法：选四神聪、太阳，接通电针仪，用较低频率，每次刺激30分钟。③拔罐法：自项至腰部足太阳经背部侧线，用火罐自上而下行走罐，以背部潮红为度。

（三）名老中医经验（张沛霖医案）

张某，男，77岁。失眠8月余，时睡时醒，逐渐加重。

初诊 患者8个月前无明显诱因出现睡眠困难,时睡时醒,服地西泮后能睡3小时,醒后再难入睡,精神欠佳,记忆力下降,时有耳鸣,为求进一步治疗来诊。舌质淡红,苔薄白,脉沉细。

诊断 心肾阴虚之不寐。

病机 此乃患者年老,脏腑功能渐衰,肝肾不足,阴虚火旺,心肾不交,故见不寐。

治法 交通心肾,宁心安神。

针灸治疗 取穴以少阴经穴位为主。双大陵、双三阴交、百会,针用补法,留针15分钟,隔日1次,10次为1个疗程。

医嘱 患者生活规律,避免情绪起伏。

复诊 现患者睡眠时间有所增加,仍时睡时醒。心肾亏虚,阴虚火旺,上扰心神,故治以滋阴补肾,养心安神。取双神门、双内关、双三阴交、印堂、百会、双太阳,采用补法,留针15分钟,隔日1次,10次为1个疗程。经过两个疗程的治疗,睡眠时间增加,明显好转。

按语 不寐之发病,中医认为病位在心。该病例乃因肝肾不足,阴虚火旺,心肾不交而致。针刺主要取手少阴心经和足少阴肾经穴,心肾相交,则睡眠好转。神门穴有益气,养心安神的作用;三阴交有滋养肝肾,补肾填精的作用;百会有通调督脉,益气固脱的作用。以上穴位配合应用滋阴补肾,养心安神而收良效。

七、西医治疗

1. 治疗原则

(1)改善睡眠质量和(或)增加有效睡眠时间。
(2)恢复社会功能,提高患者的生活质量。
(3)减少或消除与失眠相关的躯体疾病或与躯体疾病共病的风险。
(4)避免药物干预带来的负面效应。

2. 常用方法

(1)药物治疗:可选用艾司唑仑、地西泮、咪达唑仑等药物。
(2)物理疗法:可重复经颅磁刺激来治疗失眠。
(3)心理行为治疗:可进行睡眠健康教育等。

八、预防调护

(1)针灸治疗不寐效果良好,尤其是在下午或晚上针灸治疗,效果更好。
(2)由其他疾病引起不寐者,应同时治疗其原发病。

第十一节　震颤麻痹

一、概述

颤证亦称颤振、振掉、震颤，是指以头部或肢体摇动、颤抖为主要临床表现的一种病证。轻者仅有头摇或手足微颤，尚能坚持工作和生活自理，重者头部振摇大动，甚则有痉挛扭转样动作，两手及上下肢颤动不止，或兼有项强、四肢拘急。本病老年人发生较多，男性多于女性，并呈进行性加重。

本病相当于西医学的"帕金森病"，是一种常见的中枢神经系统变性的锥体外系疾病，以静止性震颤、肌强直、运动徐缓为主要症状。另外，舞蹈病、手足徐动症等符合本病特征者，可参考治疗。

本病应属于中医学的"颤证""震掉"等范畴。

二、病因病机

本病的基本病机为肝风内动，筋脉失养，与脑髓及肝、肾、脾等关系密切。多因年老体虚、情志过极、饮食不节及劳逸失当等因素所致。

年迈久病肾亏，劳欲太过，或药物所伤，使肾气不足，肾精亏耗，虚阳内动，脑髓失养，神机失调而成；或因肾水不足，木少滋荣，或暴怒伤肝而气机不畅，阳气内阻化热生风而成；或由于久病年迈精少，或应事太烦而伤神，神伤则精损气耗，脑髓不足，神机失养，筋脉肢体失主而成。或脾气虚弱，精血不生，气虚血少，筋脉失养所致。或脾虚中州不运，津停液结为痰、饮、湿；肾气不足则不能制水，痰湿内生；积痰日久化热，热极化风，痰热动风，致使气机失司，脑神被扰，而成本病。

三、辨病

（一）症状

本病主要表现为静止性震颤、肌强直、运动弛缓、姿势步态障碍、慌张步态等，同时可出现情绪低落、焦虑、睡眠障碍、认知障碍等非运动症状。疲劳感也是帕金森病常见的非运动症状。

（二）体征

本病患者出现静止性震颤、肌张力增高、慌张步态等。

（三）辅助检查

本病血常规、脑脊液检查多无异常。头CT、MRI也无特征性改变。嗅觉检查多可发现PD患者存在嗅觉减退。以 $^{18}F-$ 多巴作为示踪剂行多巴摄取功能PET显像可显示多巴胺递质合成减少。以 $^{125}I-\beta-CIT$、$^{99m}Tc-TRODAT-1$ 作为示踪剂行多巴胺转运体（DAT）功能显像可显示DAT数量减少，在疾病早期甚至亚临床期即可显示降低，可支持诊断。

四、类病辨别

1. 特发性震颤

此病隐匿起病，进展很缓慢或长期缓解。约1/3患者有家族史。震颤是唯一的临床症状，主要表现为姿势性震颤和动作性震颤，即身体保持某一姿势或做动作时易于出现震颤。震颤常累及双侧肢体，头部也较常受累，频率为6～12Hz。情绪激动或紧张时可加重，静止时减轻或消失。此病与帕金森病突出的不同在于特发性震颤起病时多为双侧症状，不伴有运动迟缓，无静止性震颤，疾病进展很慢，多有家族史，有相当一部分患者生活质量几乎不受影响。

2. 继发性帕金森综合征

此综合征是由药物、感染、中毒、脑卒中、外伤等明确的病因所致。通过仔细的询问病史及相应的实验室检查，此类疾病一般较易与原发性帕金森病鉴别。药物是最常见的导致继发性帕金森综合征的原因。用于治疗精神疾病的神经安定剂（吩噻嗪类和丁酰苯类）是最常见的致病药物。需要注意的是，有时候我们也会使用这些药物治疗呕吐等非精神类疾病，如应用异丙嗪止吐。其他可引起或加重帕金森样症状的药物包括利血平、氟桂利嗪、甲氧氯普胺、锂等。

3. 帕金森叠加综合征

帕金森叠加综合征包括多系统萎缩（MSA）、进行性核上性麻痹（PSP）和皮质基底节变性（CBD）等。在疾病早期即出现突出的语言和步态障碍，姿势不稳，中轴肌张力明显高于四肢，无静止性震颤，突出的自主神经功能障碍，对左旋多巴无反应或疗效不持续均提示帕金森叠加综合征的可能。尽管上述线索有助于判定帕金森叠加综合征的诊断，但要明确具体的亚型则较困难。一般来说，存在突出的直立性低血压或伴随有小脑体征者多提示多系统萎缩。垂直注视麻痹，尤其是下视困难，颈部过伸，早期跌倒多提示进行性核上性麻痹。不对称性的局限性肌张力增高，肌阵挛，失用，异己肢现象多提示皮质基底节变性。

五、辨证分型

主症：头部及肢体摇动、颤抖，轻者头摇肢颤，重者头部震摇大动，肢体震颤不已，不能持物，继则肢体不灵，行动迟缓，表情淡漠，呆滞，口角流涎等。

（1）风阳内动：兼眩晕头胀、面红、口干舌燥、易怒、腰膝酸软、睡有鼾声，渐见头摇肢颤，不能自主，舌红，苔薄黄，脉弦紧；

（2）髓海不足：兼头晕目眩，耳鸣，记忆力差，头摇肢颤，溲便不利，寤寐颠倒，重则神呆，啼笑反常，语言失序，舌质淡红，舌体胖大，苔薄白，脉沉弦无力或弦细紧；

（3）气血亏虚：兼眩晕，心悸，懒言，头摇肢颤，纳呆，乏力，畏寒肢冷，汗出，溲便失常，舌体胖大，舌质淡红，苔薄白滑，脉沉细；

（4）痰热动风兼见头晕目眩，头摇，肢麻震颤，手不能持物，胸闷泛恶，多痰涎，舌体胖大有齿痕，舌质红，苔厚腻或白或黄，脉沉滑或沉濡。

六、针灸治疗

（一）论治原则

补益脾肾，化痰熄风。

（二）基本治疗

（1）处方：以督脉、手足少阳经穴为主。

四神聪、曲池、外关、足三里、阳陵泉、丰隆。百会、本神、风池、合谷、三阴交、太冲。

（2）方义：本证的治疗以熄风止颤为主，选用四神聪、本神以补益脑髓；风池、百会、太冲、合谷以潜阳熄风；足三里、丰隆、三阴交以健脾胃、化痰浊；曲池、外关、阳陵泉以行气活血，濡养筋脉。

（3）加减：风阳内动加大椎、风府；髓海不足加肾俞、太溪；气血亏虚加气海、公孙；痰热动风加中脘、阴陵泉；颤抖甚加后溪、三间、大椎；僵直甚加大包、期门（均灸）、大椎（刺血）；汗多加肺俞、脾俞、气海；口干舌麻加廉泉、承浆。

（4）操作：两组主穴交替使用。每天或隔天治疗1次，30次为1个疗程。头部穴针刺后可加用电针，选用疏波，通电20~30分钟。针刺用平补平泻法或根据病情施加补泻。僵直者加灸大包、期门，每穴灸10分钟。或用三棱针刺大椎出血，再加拔火罐，使之出血，1周或2周刺血1次。

（5）其他治疗：①头针法顶中线、顶颞后斜线、顶旁1线、顶旁2线。将2寸毫针刺入帽状腱膜下，快速行针，使局部有热感，或加用电针，留针40分钟。②穴位注射：取天柱、大椎、曲池、手三里、阳陵泉、足三里、三阴交、风池等。每次选用2~3穴，用芍药甘草注射液或当归注射液、丹参注射液、黄芪等注射液，也可用10%葡萄糖注射液或0.25%普鲁卡因注射液（使用前先作皮试），每穴注入药液0.5~2ml。每日或隔日治疗1次。

（三）名老中医经验（张沛霖医案）

周某，男，57岁。患者双手颤抖2年。

初诊 患者2年前无明显诱因感双手颤抖，症状逐渐加重，手指呈搓丸状，不能做精细动作，轻度前冲步态，语言不清晰，上肢麻木、无力，动作迟缓。查体：舌体瘦而红，舌苔少，寸口脉气浮弱，关尺延长，太阳脉虚陷。

诊断 肝肾阴虚，六阳经气滞于上，足太阳、跷脉经气无以引血入脑。

治法 滋补肝肾，育阴熄风。

针灸治疗 手足太阳、足少阴经穴位为主，手法采用补阴泻阳。百会、通天、络却、头维、悬厘、养老、阳池、太冲、跗阳、交信、太溪，补阴泻阳，用激光照射完骨，留针20分钟。

复诊 连续针灸治疗5次，即觉语言功能恢复，发音障碍消除。治疗10次后，震颤缓解，已能正常工作。随访半年，未复发。

按语 震颤麻痹又称帕金森病，是以肢体震颤、肌肉强直、运动减少，及姿势障碍为主要特点的疾病。一般认为可能是大脑中某些物质，如多巴胺的减少或变性所致。另外，脑动脉硬化、颅脑外伤，也可出现类似震颤麻痹的症状。本病多见于50岁以上的老年人。中医认为本病属"颤证""痉病"的范围，发病的原因可由于平素不注意调养，年过半百后肝肾亏虚，阴不制阳，水不涵木，虚风扰动，流窜四肢所致。亦可因郁抑恼怒，肝气郁久，化阳生风，横窜四肢，扰乱经络，肢体不能自主而发震颤。张老认为此患者属初期的单纯震颤型，脉象上表现为寸口脉气浮弱，关尺延长，太阳脉虚陷，是六阳经气气滞于上，足太阳经气无以引血入脑而引发，属肝肾阴虚，阴不敛阳，血不养筋，与手足六阳经不相顺接。针灸治疗的原则是滋补肝肾，育阴熄风。选穴以手足太阳、足少阴经穴为主，手法采用补阴泻阳法。

七、西医治疗

1. 治疗原则

（1）综合治疗：药物治疗、手术治疗、康复治疗、心理治疗及良好的护理相互配合。

（2）用药原则：用药宜从小剂量开始逐渐加量，用药在遵循一般原则的同时也应强调个体化。

2. 常用方法

药物治疗：可选用抗胆碱能药物、金刚烷胺、单胺氧化酶B（MAO-B）抑制剂、DR激动剂、复方左旋多巴、儿茶酚-氧位-甲基转移酶（COMT）抑制剂等药物。

八、预防调护

（1）本病病机复杂，症状顽固，尚无理想治疗方法。针灸疗程较长，可以改善症状，减少西药用量及其不良反应，增强体质，但仍难以根治。

（2）轻症进行耐心训练和教育，合理安排生活和工作。重症要注意生活护理，防止跌倒等异常情况的发生。

第十二节 咳嗽

一、概述

咳嗽是肺系疾病的主要症状。"咳"指有声无痰，"嗽"指有痰无声，临床一般声痰并见，故并称咳嗽。根据发病原因，可分为外感咳嗽和内伤咳嗽两大类。外感咳嗽是由外邪侵袭引起的，内伤咳嗽则为脏腑功能失调所致。外感咳嗽多为急性病证，调治失当，可转为慢性咳嗽；内伤咳嗽多为慢性病证，复感外邪，亦可急性发作。若迁延不愈，或老年体弱，肺气大伤，则可并发喘息，遂成"咳喘"。

咳嗽多见于西医学的上呼吸道感染、急慢性支气管炎、支气管扩张、肺炎、肺结核等，是肺系多种疾病的常见症状。西医学认为咳嗽多在受寒或过度疲劳的基础上，遭受病毒或细菌感染而引起，其次为物理、化学性刺激等，以及年老防御功能退化、自主神经功能失调所致。

二、病因病机

咳嗽病因，临床分为外感、内伤两类。外感风寒、风热之邪，从口鼻皮毛而入。肺合皮毛，开窍于鼻，肺卫受邪，肺气壅塞不宣，清肃功能失常，影响肺气出入，而致咳嗽。内伤咳嗽，多因脏腑功能失调，如肺阴亏损，失于清润；或脾虚失运，聚湿生痰，上渍于肺，肺气不宣；或肝气郁结，气郁化火，火盛灼肺，阻碍清肃；肾虚而摄纳无权，肺气上逆，均可导致咳嗽。

咳嗽虽分内因、外因，但可相互影响为病，外邪迁延日久，可转为内伤咳嗽；肺虚卫外不固，则易受外邪引发咳嗽，故两者可互为因果。

三、辨病

（一）症状

本病以咳嗽、咯痰为主。

（二）体征

本病可无明显体征或两肺呼吸音粗糙，或可闻及散在的干、湿啰音，部位不固定，咳嗽后可减少或消失。

（三）辅助检查

本病可进行血常规、痰液检查、胸部X线等。

四、类病辨别

主要为具有咳嗽症状的疾病间的鉴别。

1. 流行性感冒
呼吸道症状较轻，全身中毒症状较重，如高热、全身肌肉酸痛、头痛、乏力等，常有流行病史，需根据病毒分离和血清学检查结果确诊。

2. 急性上呼吸道感染
鼻咽部症状较为突出，咳嗽、咳痰一般不明显，肺部无异常体征，胸部X线正常。

3. 肺结核
活动期肺结核患者常有结核中毒症状或局部症状，如低热、乏力、盗汗、咯血等，X线检查可发现肺部病灶，痰结核菌检查阳性，老年肺结核中毒症状不明显，常被慢性支气管炎的症状所掩盖，应特别注意。

4. 支气管扩张症
多继发于儿童或青年期麻疹、肺炎、百日咳后，有反复咳嗽、大量浓痰和咯血症状。肺下部一侧可听到部位固定的湿啰音，并可见杵状指（趾）。胸部X线检查常见肺下部纹理增粗紊乱，病变严重者可见卷发状阴影。CT可清楚地显示扩张的支气管。

五、辨证分型

（1）外感咳嗽：咳嗽病程较短，起病急骤，或兼有表证。兼有咳嗽声重，咽喉作痒，咳痰色白、稀薄，头痛发热，鼻塞流涕，形寒无汗，肢体酸楚，苔薄白，脉浮紧，为外感风寒；咳嗽咳痰黏稠、色黄，身热头痛，汗出恶风，苔薄黄，脉浮数，为外感风热。

（2）内伤咳嗽：咳嗽起病缓慢，病程较长，可兼脏腑功能失调症状。兼有咳嗽痰多、色白、黏稠，胸脘痞闷，神疲纳差，苔白腻，脉濡滑，为痰湿侵肺；气逆咳嗽，引胁作痛，痰少而黏，面赤咽干，苔黄少津，脉弦数，为肝火灼肺；干咳，咳声短，以午后黄昏为剧，少痰，或痰中带血，潮热盗汗，形体消瘦，两颧红赤，神疲乏力，舌红，少苔，脉细数，为肺阴亏虚。

六、针灸治疗

（一）外感咳嗽

1. 论治原则

疏风解表，宣肺止咳。

2. 基本治疗

（1）处方：以手太阴、手阳明经穴为主。

天突、中府、肺俞、列缺、合谷。

（2）方义：天突为任脉穴，任脉入咽喉，针刺天突可疏导咽喉与肺系气血，达到降气止咳的治标目的。肺主皮毛，司一身之表，列缺为肺之络穴，散风祛邪，宣肺解表。选合谷与列缺，原络相配，加强宣肺解表的作用。取肺之背俞穴与募穴中府俞募相配，使肺气通调，清肃有权。

（3）加减：风寒加风池、风门；风热加大椎、曲池；咽喉痛加少商放血。

（4）操作：天突先直刺0.2寸，然后将针尖转向下方，紧靠胸骨后方刺入1～1.5寸，做小幅度提插，使胸部有针感后，立即出针，或将针上提0.5寸后，留针。余穴毫针泻法，风热可疾刺，风寒留针或针灸并用，或针后在背部腧穴拔火罐。

（二）内伤咳嗽

1. 论治原则

肃肺理气，止咳化痰。

2. 基本治疗

（1）处方：以手足太阴经穴为主。

天突、肺俞、太渊、三阴交。

（2）方义：天突降气止咳以治标。内伤咳嗽，肺阴损耗，肺失清肃，取肺俞调理肺气，清肃之令自行。太渊为肺经原穴，本脏真气所注，取之肃理肺气。三阴交疏肝健脾，化痰止咳。

（3）加减：痰湿侵肺加阴陵泉、丰隆；肝火灼肺行间、鱼际；肺阴亏虚加膏肓、太溪；咯血加孔最。

（4）操作：天突操作同前，余主穴用毫针平补平泻法，或加用灸法。配穴按虚补实泻法操作。

（5）其他治疗：①穴位贴敷法：选肺俞、定喘、风门、膻中、丰隆，用白附子16%，洋金花48%，川椒33%，樟脑3%制成粉剂。将药粉少许置穴位上，用胶布贴敷，每3～4日更换1次，最好在三伏天应用。亦可用白芥子、甘遂、细辛、丁香、苍术、川芎等量研成细粉，加入基质，调成糊状，制成直径1cm圆饼，贴在穴位上，用胶布固定，每3天更换1次，5次为1个疗程。②穴位注射法：定喘、大杼、风门、肺俞，用维生素 B_1 注射液，或胎盘注射液，每次选 1～2 穴，每穴注入药液 0.5ml。选穴由上而下依次轮换。隔日 1 次。本法用于慢性咳嗽。

（三）名老中医经验（王居易医案）

卜某，男，30 岁。咳喘伴黄绿痰 6 天。

初诊 咳喘，累及右侧背痛，咳黄绿痰，痰易出。口干，苔淡黄，舌尖部剥失，少津。脉沉滑。4 月 30 日外感诱发咳喘，有黄绿痰。咳喘多年，幼年患支气管炎，继发哮喘，多在外感后诱发。

诊断 外感风热之咳嗽。

病机 起居不慎，寒温失宜，肺的卫外功能减退或失调，以致外邪入客于肺而发为咳嗽。

治法 疏风清热，祛痰止咳。

针灸治疗 太阴经、足少阴经。肺俞（水罐）、尺泽、阴陵泉、复溜。

按语 经络诊察发现手太阴经异常。患者口干，右侧背痛，肺俞穴用水罐可滋阴润肺，方法是在罐里倒入温水（占罐容量 1/4 以下）再拔罐。拔水罐约 2 分钟时，患者即感觉口干减轻。咳嗽有黄痰，说明有热象，尺泽能清肺宣肺，配阴陵泉加强太阴经行津液、化湿的功能。复溜可滋阴。治疗后患者症状减轻。

七、西医治疗

1. 治疗原则

祛痰、止咳，若合并感染时选用敏感抗生素控制感染，伴胸闷、喘息支气管痉挛者可选用支气管扩张剂。

2. 常用方法

药物治疗：根据情况选用盐酸氨溴索、阿莫西林安克拉维酸钾、氨茶碱等药物。

八、预防调护

（1）咳嗽见于多种呼吸系统疾病，临证必须明确诊断，必要时配合药物治疗。

（2）平时注意保暖、慎避风寒。嗜烟、酒者，应戒绝。

第十三节 哮喘

一、概述

哮喘是一种常见的反复发作性疾患。临床以呼吸急促，喉间哮鸣，甚则张口抬肩，不能平卧为主症。哮与喘同样会有呼吸急促的表现，但症状表现略有不同，"哮"是呼吸急促，喉间有哮鸣音；"喘"是呼吸困难，甚则张口抬肩。正如《医学正传》说："大抵哮以声响名，喘以气息言。"临床所见哮必兼喘，喘未必兼哮。两者每同时举发，其病因病机也大致相同，故合并叙述。本病一年四季均可发病，尤以寒冷季节和气候急剧变化时发病较多。男女老幼皆可罹患。

哮喘多见于西医学的支气管哮喘、慢性喘息性支气管炎、肺炎、肺气肿、心源性哮喘等。临床常见的支气管哮喘常分为外源性、内源性及混合性。内、外源性哮喘均以支气管平滑肌收缩，血管扩张、黏膜水肿，分泌亢进为主要病理特点。

二、病因病机

本病之基本病因为痰饮内伏。小儿每因反复感受时邪而引起；成年者多由久病咳嗽而形成。亦有脾失健运，聚湿生痰，或偏嗜咸味、肥腻或进食虾蟹鱼腥，以及情志、劳倦等，均可引动肺经蕴伏之痰饮。痰饮阻塞气道，肺气升降失常，而发为痰鸣哮喘。发作期可气阻痰壅，阻塞气道，表现为邪实证；如反复发作，必致肺气耗损，久则累及脾肾，故在缓解期多见虚象。

三、辨病

（一）症状

哮喘表现为发作性咳嗽、胸闷及呼吸困难。部分患者咳痰，多于发作趋于缓解时痰多，如无合并感染，常为白黏痰，质韧，有时呈米粒状或黏液柱状。发作时的严重程度和持续时间个体差异很大，轻者仅有胸部紧迫感，持续数分钟，重者极度呼吸困难，持续数周或更长时间。症状的特点是可逆性，即经治疗后可在较短时间内缓解，部分自然缓解，当然，少部分不缓解而呈持续状态。

（二）体征

本病发作时胸部成过度充气状态，两肺可闻及弥漫性哮鸣音，以呼气相为主，严重者被迫采取坐位呼吸或呈端坐呼吸，甚至出现发绀、心率增快、奇脉、胸腹反常运动。非急性发作期体检可无异常。

（三）辅助检查

本病可进行血常规、痰液检查、肺功能测定、免疫学和过敏原检测、胸部X线、血气分析等。

四、类病辨别

本病主要为病因诊断。

1. 心源性哮喘

常见于左心衰竭，发作时的症状与哮喘相似，但心源性哮喘多有高血压、冠状动脉粥样硬化、风湿性心脏病和二尖瓣狭窄等病史和体征。阵发性咳嗽，常咳出粉红色泡沫痰，两肺可闻广泛的水泡音和哮鸣音，左心界扩大，心率增快，心尖部可闻奔马律。胸部 X 线检查时，可见心脏增大、肺淤血征，心脏 B 超和心功能检查有助于鉴别。

2. 慢性阻塞性肺疾病

既往有吸烟等高危因素，以慢性咳嗽、咳痰、气短或呼吸困难、喘息和胸闷等为主要临床表现，气流受限不完全可逆，吸入支气管扩张剂后第一秒用力呼气量/用力肺活量（FEV_1/FCV）<70%。

3. 支气管肺癌

中央型肺癌导致支气管狭窄或伴感染时或类癌综合征，可出现喘鸣或类似哮喘样呼吸困难、肺部可闻及哮鸣音。但肺癌的呼吸困难及哮鸣症状进行性加重，常无诱因，咳嗽可有血痰，痰中可找到癌细胞，胸部 X 线摄片、CT 或 MRI 检查或纤维支气管镜检查常可明确诊断。

4. 肺嗜酸性粒细胞浸润症

见于热带性嗜酸性细胞增多症、肺嗜酸粒细胞增多性浸润、多源性变态反应性肺泡炎等。致病原因为寄生虫、原虫、花粉、化学药品、职业粉尘等，多有接触史，症状较轻，可有发热等全身性症状，胸部 X 线检查可见多发性、此起彼伏的淡薄斑片浸润阴影，可自行消失或再发。肺组织活检也有助于鉴别。

五、辨证分型

（1）实证：病程短，或当哮喘发作期，哮喘声高气粗，呼吸深长，呼出为快，体质较强，脉象有力。兼见咳嗽喘息，咳痰稀薄，形寒无汗，头痛，口不渴，脉浮紧，苔薄白，为风寒外袭；咳喘，痰黏，咳痰不爽，胸中烦闷，咳引胸胁作痛，或见身热口渴，纳呆，便秘，脉滑数，苔黄腻，为痰热阻肺。

（2）虚证：病程长，反复发作或当哮喘间隙期，哮喘声低气怯，气息短促，体质虚弱，脉象无力。兼见喘促气短，喉中痰鸣，语言无力，吐痰稀薄，动则汗出，舌质淡或微红，脉细数，或软而无力，为肺气不足；气息短促，动则喘甚，汗出肢冷，舌淡，脉沉细，为久病肺虚及肾。

六、针灸治疗

（一）实证

1. 论治原则

祛邪肃肺，化痰平喘。

2. 基本治疗

（1）处方：治法以手太阴经穴及相应背俞穴为主。

肺俞、定喘、膻中、尺泽、列缺。

（2）方义：手太阴经列缺以宣通肺气，祛邪外出。选其合穴尺泽，以清泻肺之壅邪。膻中乃气之会穴，可宽胸其理气，舒展气机。取肺之背俞穴，以宣肺祛痰。定喘之效穴。

（3）加减：风寒加风池、风门；风热加大椎、曲池；痰热加曲池、丰隆；喘甚加天突。

（4）操作：毫针泻法。风寒者可合用灸法，定喘穴刺络拔罐。

（二）虚证

1. 论治原则

补益肺肾，止哮平喘。

2. 基本治疗

（1）处方：以相应背俞穴及手太阴、足少阴经穴为主。

肺俞、定喘、膏肓、肾俞、太渊、太溪。

（2）方义：肺俞、膏肓针灸并用，可补益肺气。补肾俞以纳肾气。肺经原穴太渊配肾经原穴太溪，可充肺肾之气。定喘为平喘之效穴。

（3）加减：肺气虚加气海；肾气虚加阴谷、关元。

（4）操作：定喘用刺络拔罐，余穴用毫针补法。可酌用灸法或拔火罐。

（5）其他疗法：①穴位贴敷法：选肺俞、膏肓、膻中、定喘。用白芥子30g，甘遂15g共为细末，用生姜汁调药粉成糊状，制成药饼如蚕豆大，上放少许丁桂散，敷于穴位上，用胶布固定。贴30~60分钟后取掉，局部可有红晕微痛为度。若起泡，消毒后挑破，涂烫伤油等。亦可采用斑蝥膏贴敷发泡。②穴位埋线法：选膻中、定喘、肺俞。常规消毒后，局部浸润麻醉，用三角缝合针，将"0"号羊肠线埋于穴下肌肉层，每10~15天更换1次。③穴位割治法：选膻中穴，常规消毒后，局部浸润麻醉，切开穴位1cm，割去皮下脂肪，缝合后，外用消毒敷料固定即可。每10~15天做1次，一般做1~2次。

（三）名老中医经验（陈全新医案）

何某，女，56岁。突发气喘20小时。

初诊 患者哮喘反复发作16年，每于天气变化或吸入刺激性气味即发。昨天因气候突变，出现气喘、胸闷、咳嗽、痰多，经服用3次舒弗美（氨茶碱缓释剂）未能缓解，今早求于针灸。检查：呼吸30次/分，心率92次/分，双肺可闻及散在哮鸣音。舌暗胖，苔白，脉滑。

诊断 肺脾两虚之虚哮（支气管哮喘）。

病机 此为正气不足，脉络空虚，邪气趁虚侵袭肺卫而发为本病。

治法 益气健脾，宣肺平喘。

针灸治疗 针刺太溪、孔最、膻中、内关，行补法。灸肺俞、脾俞、肾俞。当用导气补刺孔最、膻中、内关穴时，病者诉胸闷减轻，呼吸稍平顺，再刺太溪；温灸背俞约20分钟后，患者觉气喘明显减轻，无胸闷。

医嘱 避风寒，慎起居，畅情志，免劳累。

按语 结合舌脉、症状，本病辨证为虚哮，肺脾两虚。刺太溪能固肾纳气；取孔最可理肺通络；膻中为气之"会穴"，加刺内关可收理气宽中之效；灸肺俞、脾俞、肾俞，能调补肺、脾、肾气，正如王执中《针灸资生经》所云"凡有喘与哮者，为按肺俞无不痛，皆为缪刺肺俞，令灸而愈"；艾灸关元、气海能调和气机，虚证哮喘，常灸之可增强体质，促进身体康复，正切合张介宾治疗哮喘之意，如《景岳全书》所言："倦倦以元气为念，必使元气渐充，庶可望其渐愈。若攻之太甚未有不致日甚而危者。"艾灸背俞穴实为治疗虚证哮喘之大法。

七、西医治疗

1. 治疗原则

进行规范化治疗控制症状，减少发作，防止病情恶化，提高生活质量，延缓或防止不可逆行气道阻塞的形成。

2. 常用方法

（1）脱离变应原。

（2）药物治疗：可选用β_2受体激动剂、茶碱类药物、抗胆碱药物、糖皮质激素、白三烯调节剂等药物。

八、预防调护

（1）针灸治疗哮喘，在急性发作期以控制症状为主；在缓解期以扶助正气、提高抗病能力、控制或延缓急性发作为主。

（2）本病证可见于多种疾病，发作缓解后，应积极治疗其原发病，心源性哮喘常见于左心功能不全，系因肺水肿所引起，要注意鉴别，主要治疗原发病，针刺只作辅助治疗。

（3）发作严重或哮喘持续状态，应配合药物治疗。

（4）气候转变时应注意保暖。属过敏体质者，注意避免接触致敏源。

第十四节 感冒

一、概述

感冒是风邪侵袭人体所致的常见外感疾病。临床表现以鼻塞、咳嗽、头痛、恶寒发热、全身不适为其特征。全年均可发病，尤以春季多见。由于感邪之不同、体质强弱不一，证候可表现为风寒、风热两大类，并有夹湿、夹暑的兼证，以及体虚感冒的差别。如果病情较重，在一个时期内广泛流行，称为"时行感冒"。

本病相当于西医学的上呼吸道感染属。西医学认为当人体受凉、淋雨、过度疲劳等诱发因素，使全身或呼吸道局部防御功能降低时，则原已存在于呼吸道的或从外界侵入的病毒、细菌可迅速繁殖，引起本病，以鼻咽部炎症为主要表现。引起普通感冒的主要为鼻病毒。

本病应属于中医学的"伤风""冒风"等范畴。

二、病因病机

感冒的发生主要由于体虚，抗病能力减弱，当气候剧变时，人体卫外功能不能适应，邪气乘虚由皮毛、口鼻而入，引起一系列肺卫症状。偏寒者，则致寒邪束表，肺气不宣，阳气郁阻，毛窍闭塞；偏热者，则热邪灼肺，腠理疏泄，肺失清肃。感冒虽以风邪多见，但随季节不同，多夹时气或非时之气，如夹湿、夹暑等。

三、辨病

（一）症状

本病主要表现为鼻部症状及咽干、咽痒、咳嗽等，可伴有咽痛、流泪、头痛、声音嘶哑等，较重的患者可有发热。病程多在1周左右。

（二）体征

本病以鼻腔黏膜充血水肿、咽部充血多见。严重者可见扁桃体肿大、化脓。

（三）辅助检查

本病可进行血常规、病原学检查（咽拭子培养、血清学检查、病毒分离鉴定等）。

四、类病鉴别

1. 流行性感冒

流行性感冒的病原体为病毒，可呈散发或小规模流行；早期出现发热、咽痛等症状与上感相似，但鼻咽部症状较轻而全身症状重，多有高热、全身肌肉酸痛等；免疫荧光学检查或快速血清 PCR 检查，最有助于鉴别诊断。

2. 急性气管－支气管炎

急性气管－支气管炎咳嗽、咳痰症状较突出，而鼻咽部症状较轻；肺部听诊多有呼吸音异常，伴有外周血白细胞升高；胸部 X 线的相应改变最有助于鉴别诊断。

五、辨证分型

（1）风寒感冒：恶寒重，发热轻或不发热，无汗，鼻痒喷嚏，鼻塞声重，咳痰液清稀，肢体酸楚，苔薄白，脉浮紧。

（2）风热感冒：微恶风寒，发热重，有汗，鼻塞浊涕，咳痰黏稠或黄，咽喉肿痛，口渴，苔薄黄，脉浮数。

（3）夹湿：则头痛如裹，胸闷纳呆。

（4）夹暑：则汗出不解，心烦口渴。

六、针灸治疗

（一）论治原则

祛风解表。

（二）基本治疗

（1）处方：以手太阴、手阳明经及督脉穴为主。

风池、大椎、太阳、列缺、合谷。

（2）方义：感冒为外邪侵犯肺卫所致，太阴、阳明互为表里，故取手太阴、手阳明经列缺、合谷以祛邪解表。督脉主一身之阳气，温灸大椎可通阳散寒，刺络出血可清泻热邪。风池为足少阳经与阳维脉的交会穴，"阳维为病苦寒热"，故风池既可疏散风邪，又与太阳穴相配可清利头目。

（3）加减：风寒感冒加风门、肺俞；风热感冒加曲池、尺泽；头痛加印堂、头维；

鼻塞加迎香；体虚感冒加足三里；咽喉疼痛加少商；全身酸楚加身柱；夹湿者加阴陵泉；夹暑者加委中。

（4）操作：主穴用毫针泻法。风寒感冒，大椎行灸法；风热感冒，大椎行刺络拔罐。配穴中足三里用补法或平补平泻法或灸法，少商、委中用点刺出血法，余穴用泻法。

（5）其他治疗：①拔火罐法：选大椎、身柱、大杼、肺俞，拔罐后留罐15分钟起罐，或用闪罐法。本法适用于风寒感冒。②刺络拔罐法：选大椎、风门、身柱、肺俞，消毒后，用三棱针点刺，使其自然出血，待出血颜色转淡后，加火罐于穴位上，留罐10分钟后起罐。本法适用于风热感冒。

（三）名老中医经验（王登旗医案）

温某，男，49岁。鼻塞流清涕3天。

初诊 患者3天来，头微晕，鼻塞流清涕，咳嗽有痰，色白清稀，恶风寒，无发热，口淡无味，纳谷欠佳，在卫生所诊治，服银翘片2天未效，而来针灸治疗。苔薄白，脉浮紧。

诊断 风寒犯表之感冒。

病机 机体卫外功能减弱，邪气趁虚有皮毛、口鼻而入，束于肌表，肺气不宣，阳气郁阻，毛窍鼻塞而发为本病。

治法 解表宣肺，祛湿散寒。

针灸治疗 取大椎、合谷、列缺。用缓慢捻转法进针，得气后大椎不留针，起针后加雀啄灸80次，其他穴位用平补平泻手法，留针20分钟。

二诊 昨日针灸后诸症大减，取穴、手法同前。

三诊 针灸后感冒基本痊愈，取足三里（双），手法同上，外关（双），用艾条温和灸，各灸10分钟。3月7日访，针灸治疗后感冒已获痊愈，至今未复发。

按语 本案患者由风寒之邪侵袭，致卫阳被郁，清阳不展。本病以取督脉、手阳明、手太阴经穴为主。因督脉有总督诸阳经的作用，大椎主一身之阳，又是诸阳之会，故取此穴有宣阳和阴、解表退热的作用，能振奋全身阳气；合谷为手阳明大肠经之原穴、合穴，手阳明大肠经与手太阴肺经相表里，二穴并用，有疏风解表、清肺热、退热邪之作用；足三里是足阳明胃经合穴、土穴，有健脾胃、强壮益气之效，可以增强人体抗病能力，促进气血运行和功能恢复；外关为手少阳三焦经络穴，有疏风解表、泄热清里的功能。在取穴和针灸手法上，要注意辨证施治，特别需要分清风热感冒与风寒感冒之不同。一般说，风寒者宜少针多灸，留针时间可以短些，一般留针5~15分钟；风热者宜少灸多针，留针时间宜长，一般留针20~25分钟。风热者可用强刺激，风寒者宜用中等刺激或弱刺激。但是，不论风热、风寒感冒，进针后一定要得气，有酸、麻、胀等感觉出现，才能取得较满意的效果。

七、西医治疗

1. 治疗原则
本病以加强一般治疗、结合对症治疗为主，注意防止合细菌感染。急性期应与周围其他人适当隔离以防扩散。

2. 常用方法
（1）一般治疗：注意休息，多饮水，饮食清淡易消化，保持室内空气流通。

（2）对症治疗：鼻咽部症状明显可用伪麻黄碱，发热者予物理或药物降温，大量出汗应补液。

（3）抗生素治疗：具感染类型选用抗病毒药或抗菌药。

八、预防调护

（1）感冒与某些传染病早期症状相似，临床应加以鉴别。

（2）在感冒流行期，针灸足三里（双），每日1次，连续3天，有预防作用。

第十五节　呃逆

一、概述

呃逆是指胃失和降，气逆动膈，上冲喉间，呃呃连声，声短而频，不能自止的疾病。一般病情不重，可自行消退。但也有些病例持续较长时间，发作超过24小时，且频率增加到40～100次/分，而未停止者为顽固性呃逆。

本病相当于西医学的膈肌痉挛，由于多种不明的原因刺激膈神经而导致膈肌的痉挛，从而产生了一种反射性的动作，通过打嗝这一种症状形式表现出来。目前对于呃逆的发病原因和机制各家尚有不同的看法，呃逆除了原发性，还可由腹部手术后、脑血管疾病、慢性消耗性疾病等病因引起。

本病应属于中医学的"哕逆""噎膈"范畴。

二、病因病机

中医学认为呃逆的基本病机是气逆乱膈，一切上中下三焦的脏腑气机上逆或者是冲气上逆都可以扰乱膈而致使呃逆的发生。如上焦肺气可虚可郁，失于肃降；中焦胃气失于和降，亦或胃肠腑气不通，浊气上逆；下焦肝气郁结，怒则气上；或肾气不纳，虚则厥逆等均可动膈。

三、辨病

（一）症状

本病以气逆上冲，喉间呃呃连声，声短而频，令人不能自制为主症，其呃声或高或低，或疏或密，间歇时间不定。常伴有胸膈不适，情绪不安等症状。

（二）辅助检查

本病常规检查的项目包括有上消化道钡餐检查、胸腹部平片、胃镜检查、腹部B超等检查，这些检查的目的在于发现疾病性质和相关的危险因素。

四、类病辨别

食管、胃、十二指肠疾病：反流性食管炎、食管裂孔疝、食管癌、贲门癌、多种原因引起的胃潴留、胃扩张或胃腔狭窄（包括幽门梗阻、皮革胃、胃窦癌等）都可导致呃逆的发生。根据这些病变的临床表现，结合上消化道钡餐或胃镜检查即可明确诊断。

五、辨证分型

（1）胃中积滞：呃声沉缓有力，胸膈及胃脘不舒，得热则减，遇寒则更甚，进食减少，喜食热饮，口淡不渴，舌苔白润，脉迟缓。

（2）胃火上逆：呃声洪亮有力，冲逆而出，口臭烦渴，多喜冷饮，脘腹满闷，小便短赤，大便秘结，舌红，苔黄燥，脉滑数。

（3）肝郁气滞：呃逆连声，常因情志不畅而诱发或加重，胸胁满闷，脘腹胀满，嗳气纳减，肠鸣矢气，苔薄白，脉弦。

（4）脾胃阳虚：呃声低长无力，气不得续，泛吐清水，脘腹不舒，喜温喜按，面色㿠白，手足不温，食少乏力，大便溏薄，舌质淡，苔薄白，脉细弱。

（5）胃阴不足：呃声短促而不得续，口干咽燥，不思饮食或食后饱胀，大便干结，舌质红，苔少而干，脉细数。

六、针灸治疗

（一）论治原则

温中散寒、疏肝理气、养阴清热、和胃降逆、针灸并用。

（二）基本治疗

（1）处方：以任脉腧穴为主。

天突、膻中、膈俞、内关、足三里。

（2）方义：本病病位在膈，故不论何种呃逆，均可用膈俞利膈止呃；内关穴通阴维脉，且为手厥阴心包经络穴，可宽胸利膈，畅通三焦气机，为降逆要穴；中脘、足三里和胃降逆，不论胃腑寒热虚实所致胃气上逆动膈者用之均宜；天突位于咽喉，可利咽止呃；膻中穴位近，又为气会穴，功擅理气降逆，使气调呃止。

（3）加减：胃寒积滞、胃火上逆、胃阴不足者加胃俞；脾胃阳虚者加脾俞、胃俞温补脾胃；肝郁气滞者加期门、太冲疏肝理气。

（4）操作：诸穴常规针刺；膈俞、期门等穴不可深刺，以免伤及内脏；胃寒积滞、脾胃阳虚者，诸穴可用艾灸或隔姜灸；中脘、内关、足三里、胃俞亦可用温针灸。并可加拔火罐。

（5）其他疗法：①指针：翳风、攒竹、鱼腰、天突。任取一穴。用拇指或中指重力按压，以患者能耐受为度，连续按压1～3分钟，同时令患者深吸气后屏住呼吸，常能立即止呃。②耳针：取膈俞、胃、神门、相应病变脏腑（肺、脾、肝、肾）。毫针强刺激；也可耳针埋藏或用王不留行籽贴压。③穴位贴敷：麝香粉0.5g，放入神阙穴内，用伤湿止痛膏固定，适用于实证呃逆，尤其以肝郁气滞者取效更捷；吴茱萸10g，研细末，用醋调成膏状，敷于双侧涌泉穴，胶布或伤湿止痛膏固定，可引气火下行，适用于各种呃逆，对肝、肾气逆引起的呃逆尤为适宜。

（三）名老中医经验（张沛霖医案）

于某，男，52岁。患者频繁呃逆2天。

初诊 2天前出现呃逆频频，呃逆时伴胃部抽动，呃逆发作时说话被迫中断，眠可，纳可，二便调。曾就诊于云南省第一人民医院，胃镜示：反流性食管炎；浅表性胃炎（中度），经口服"加斯清""耐信"及口服中药治疗未见好转。查其：舌淡苔薄白，脉弱。神清，面色萎黄，形体偏瘦，可闻及呃逆声，鸣声低沉，无咳嗽、喘咳。

诊断 气机郁滞呃逆（反流性食管炎、浅表性胃炎）。

病机 此为情志不遂，气机郁滞，胃失和降，阳明经气不相顺接而发为本病。

治法 疏经通络，和胃降逆。

治疗 以少阳、太阳经穴位为主。处方：内关、天枢、阴陵泉（均取双侧）、膻中、天突。针用泻法，丘墟、太冲、胆俞、三焦俞取双侧，不留针，以上治疗隔日1次，连治3次。嘱患者忌食辛辣、厚腻之品。

复诊 经3次针灸治疗呃逆次数明显减少，舌淡苔薄白，脉弱。经脉之气得以顺接，故病情缓解，续治以疏经通络，止逆。取内关、养老、足三里、偏历、中脘、天突、合谷、太冲。针用泻法，隔日治疗1次，连治2次。治疗10次患者呃逆完全缓解而痊愈。

按语 呃逆为膈肌痉挛引起的临床表现，患者因反流性食管炎，迷走神经受刺激而引起，取膻中、天突等局部穴位，减少迷走神经的刺激，解除膈肌痉挛，内关、足三里、中脘有和胃降逆、理气通络的作用，天枢、偏历、合谷可温通气机、调理肠腑，阴陵泉、丘墟、太冲、胆俞、三焦俞有温中运脾、理气降逆、宽胸利膈的作用。以上穴位配合应用疏经通络、和胃降逆而收良效。

七、西医治疗

1. 治疗原则

明确呃逆的病因及其发生机制，针对不同的病因采取不同的治疗措施。对于轻度或短暂发作的呃逆，一般无须治疗，常可自然停止发作。少数患者呃逆发作频繁、持续时间长（连续不断呃逆数天者），严重影响患者饮水、进食与睡眠，并导致患者精神紧张，甚至有一定的恐惧感，对这种顽固性呃逆，在治疗上除积极寻找发生呃逆的病因外，可试用以下治疗措施。

2. 常用方法

（1）药物治疗：多潘立酮、莫沙必利等。
（2）机械方法：体外膈肌起搏器治疗法、导管法等。
根据各人分期情况选用以上方法。

八、预防调护

（1）针灸治疗呃逆有显著疗效，往往能针到呃止，手到病除。
（2）对于反复发作的慢性、顽固性呃逆，应积极查明并治疗引起呃逆的原发病。
（3）年老体弱和急重症患者出现呃逆，往往是胃气衰败，病情加重之象，针灸疗效欠佳。

第十六节 泄泻

一、概述

泄泻亦称"腹泻"是指排便次数增多，粪便稀薄，或泻出如水样。大便溏薄而势缓者为泄，大便清稀如水而势急者为泻，临床统称泄泻，是以排便次数与粪便性状改变的一类疾病。常见于西医学的急、慢性肠胃炎、肠易激综合征、吸收不良综合征、过敏性结肠炎、肠结核等疾病。各年龄段皆可发病，以夏秋季节多发。

泄泻病位在肠，病变脏腑在脾胃，大肠的传导功能和小肠的泌别清浊功能失常而发生泄泻，故本病应属于中医学的"肠胃病"范畴。

二、病因病机

泄泻的病因有感受外邪，饮食所伤，情志不调，禀赋不足及久病脏腑虚弱等，主要病机是脾虚湿盛，脾胃运化功能失调，肠道分清泌浊、传导功能失司。暴泻者实证居多，多由饮食不洁，或兼受寒湿暑热之邪，客于肠胃，邪滞交阻，气机不和，肠胃运化传导功能失常，清浊不分而致；久泄者虚证居多，因脾胃素虚，或由肝气恣横，乘侮脾土，或由肾阳不振，命门火衰，脾土失温，水湿积滞泛溢肠间，均可致本病。湿邪与脾病相互影响，互为因果，湿盛可困遏脾运，脾虚又可生湿，虚实之间相互转化夹杂。

三、辨病

（一）症状

本病以大便次数增多、便质清稀甚至如水样或完谷不化为主症，可伴有腹痛腹胀、恶心呕吐，恶寒发热，严重者可出现脱水、电解质紊乱，甚至昏迷、休克等危重证候。

（二）体征

腹部压痛，少有反跳痛；肠鸣音活跃或亢进；严重者可出现体温升高及脱水征。

（三）辅助检查

便常规、粪便培养可见脓细胞、致病菌落等。纤维结肠镜及消化道钡餐检查可见结肠充血、水肿、糜烂、溃疡、息肉、癌变等病理改变。必要时可做腹部B超或CT检查。此外，一些全身性疾病如甲状腺功能亢进、糖尿病、慢性肾功能不全等也可引起腹泻，可进行相关检查明确诊断。

四、类病辨别

1. 痢疾

痢疾与泄泻同样为大便次数增多，粪质稀薄为主的病证。痢疾以腹痛、里急后重、便下赤白脓血为特征。粪便细菌培养以检出痢疾杆菌为确诊标准。

2. 霍乱

霍乱是一种卒然起病，剧烈上吐下泻，吐泻并作的病证。

五、辨证分型

（1）寒湿困脾：外感寒湿邪气，泻下清稀或如水样，腹痛肠鸣，泻后痛减，得温则减，恶寒食少，苔白滑，脉濡缓。

（2）湿热伤中：腹痛即泻，泻下急迫，大便黄褐臭秽，肛门灼热，发热，腹痛拒按，泻后痛减，舌红、苔黄腻，脉濡数。

（3）食滞肠胃：腹痛肠鸣，泻下粪便臭如败卵，泻后痛减，脘腹部胀满，嗳腐酸臭，不思饮食，舌苔垢浊或厚腻，脉滑。

（4）肝气乘脾：腹痛肠鸣，嗳气食少，胸胁胀满，矢气频作，每因抑郁恼怒，情志不畅发病或加重，舌红、苔薄白，脉弦。

（5）脾胃亏虚：大便溏薄，完谷不化，脘闷不舒，稍食油腻则发病或加重，神疲倦怠，腹部隐痛喜按，甚者迁延不愈，脾虚下陷，肛门脱垂，舌淡，苔白，脉细弱。

（6）肾阳虚衰：晨起肠鸣腹痛泄泻，完谷不化，冷痛喜暖，形寒肢冷，腰膝酸软，面色㿠白，舌淡胖、苔白，脉沉细。

六、针灸治疗

（一）论治原则

寒湿困脾、脾胃亏虚、肾阳虚衰则健脾益肾，温化寒湿，针灸并用，泻实补虚；肝气乘脾、食滞肠胃、湿热伤中则行气化滞、通调腑气，只针不灸，泻法。

（二）基本治疗

（1）处方：天枢、神阙、大肠俞、上巨虚、三阴交。

（2）方义：本病病位在肠，故取大肠募穴天枢、大肠背俞穴，俞募配穴，与大肠下合穴上巨虚合用，调理肠腑止泻；三阴交健脾利湿兼调理肝肾，泄泻皆可用之；神阙穴居腹中，内连肠腑，无论暴泻、久泻用之皆宜。诸穴合用，标本兼治，止泻效佳。

（3）加减：寒湿困脾加脾俞、阴陵泉健脾化湿；湿热中伤加合谷、下巨虚清利湿热；食滞肠胃加中脘、建里消食导滞；肝气乘脾加期门、太冲疏肝理气；脾胃亏虚加脾俞、足三里健脾益气；脾气下陷加百会升阳举陷；肾阳虚衰加肾俞、命门、关元温肾固本。

（4）操作：诸穴均常规针刺；神阙穴除湿热中伤以外，宜用隔盐灸或隔姜灸；寒气困脾、脾胃亏虚可施隔姜灸、温和灸或温针灸；肾阳虚衰可用隔附子饼灸。暴泻每日可治疗1~2次，久泻可每日或隔日治疗1次。

（5）其他疗法：①脐疗：取五倍子适量，研磨成粉，用醋调成膏敷脐，以伤湿止痛膏固定。2~3日更换，适用于久泻虚泻。②穴位注射：取天枢、上巨虚，用小檗碱注射液或维生素 B_1、维生素 B_{12} 注射液，每个穴位注射 0.5～1ml。

（三）名老中医经验（刘冠军医案）

肖某，男，48岁。拂晓腹痛、腹泻2年。

初诊 患者黎明时分腹痛腹泻2年，每日3～4次，大便不成型。内科诊断为"慢性肠炎"，给予小檗碱、四神丸口服暂能缓解，但停药即发。查体：精神疲乏，面黄体瘦，纳差，腹痛肠鸣，腹冷喜暖，腰酸腿软，四肢发冷，舌淡苔白，脉沉细。

诊断 肾阳虚衰之泄泻。

病机 本证多由肾阳不足，命门火衰，或因脾虚久泻，脾病及肾，肾阳虚衰，火不生土，脾失温煦，运化失司所致。

治法 温补脾肾、固肠止泻。

针灸治疗 取脾俞、肾俞、命门、大肠俞、天枢、气海、关元、足三里，针灸并用，补法。1次／天，12次为1个疗程。

医嘱 养成良好的生活和饮食习惯，忌食生冷、暴饮暴食，注意腰腹部保暖，同时加强体质锻炼。

复诊 治疗1个疗程后症状明显好转，大便次数减少至1～2次／天，2个疗程结束后所有症状消失痊愈，大便日行1次，便质成形。

按语 本案属久泻中的肾阳虚衰型，病情典型，方法得当，患者的配合，经治疗2个疗程后明显好转。本病肾阳不足，命门火衰，火不生土，脾失温煦，运化失司所致。肾俞、命门温肾壮阳，益火生土；脾俞、气海益气扶土，振奋脾阳；关元为足三阴与任脉之会，又为小肠之募，既能益命门真火，又可补三阴经气，还能助小肠化物而分别清浊，大肠俞、天枢俞募配合，固肠止泻；足三里为胃经合穴，功能健脾和胃，升清降浊。诸穴相配，标本兼治，既有补阳之针，又有益火之灸，泄泻自愈。

七、西医治疗

1. 治疗原则

本病病因治疗和对症治疗都很重要。在未明确病因之前，要慎重使用止痛药及止泻药，以免掩盖症状造成误诊，延误病情。

2. 常用方法

（1）对症治疗：①纠正水、电解质、酸碱平衡紊乱和营养失衡。酌情补充液体，补充维生素、氨基酸、脂肪乳剂等营养物质。②黏膜保护剂，如双八面体蒙脱石、硫糖铝等。③微生态制剂，如双歧杆菌可以调节肠道菌群。④止泻剂，根据具体情况选用相应止泻剂。⑤解痉剂，如山莨菪碱、溴丙胺太林、阿托品等。

（2）病因治疗：①抗感染治疗，根据不同病因，选用相应的抗生素。②其他如乳糖不耐受症不宜用乳制品，成人乳糜泻应禁食麦类制品。药物相关性腹泻应立即停用有关药物。

八、预防调护

（1）针灸治疗泄泻有较好疗效。若急性胃肠炎或溃疡性结肠炎等因腹泻频繁而出现脱水现象者，应配合输液等综合疗法。

（2）治疗期间应注意饮食调理，勿过饥过饱，忌食生冷、辛辣、油腻之品，注意饮食卫生。

第十七节　便秘

一、概述

便秘是指大便秘结不通，患者粪质干燥、坚硬，排便艰涩难下，常常数日一行，甚至非用泻药、栓剂或灌肠不能排便。

西医学认为便秘是多种疾病的一个症状，主要是由神经系统病变、全身病变、肠道病变及不良习惯所引起，可分为结肠便秘和直肠便秘两种。前者系食物残渣在结肠中运行迟缓所引起，后者指食物在直肠滞留过久，又称排便困难。

二、病因病机

便秘主要为大肠传导功能失常，粪便在肠内停留时间过长，水液被吸收，以致变质干燥难解。本症的发生与脾胃及肾脏关系密切，可分为实证和虚证两类。

实证便秘，多由素体阳盛，嗜食辛辣厚味，以致胃肠积热，或邪热内燔，津液受灼，肠道燥热，大便干结；或因情志不畅，忧愁思虑过度，或久坐少动，肺气不降，肠道气机郁滞，通降失常，传导失职，糟粕内停，而成便秘。

虚证便秘，多因病后、产后，气血两伤未复，或年迈体弱，气血亏耗所致，气虚则大肠传导无力，血虚则肠失滋润；或下焦阳气不充，阴寒凝结，腑气受阻，糟粕不行，凝结肠道而成便秘。

三、辨病

（一）症状

大便秘结不通，排便难涩难解。大便质干硬，或欲大便而艰涩不畅，或大便次数减少，长三五日，七八日大便一次，甚则更长时间。

（二）体征

腹部触诊可以触及干结粪块，腹部可有压痛，一般无反跳痛，肠鸣音可有减弱等。

（三）辅助检查

本病进行的常规检查：便常规、潜血试验和直肠指检、腹部平片、钡剂灌肠、电子结肠镜检查等。

四、类病辨别

积聚：两者均可出现腹部包块，但便秘者常出现在小腹左侧，积聚则在腹部各处均可出现，便秘多扪及索条状物，积聚形状不定，便秘之包块为燥屎内结，通下排便后消失或减少，积聚之包块则与排便无关。

五、辨证分型

（1）热秘（热邪壅盛）：见大便干结，腹胀腹痛，身热，口干口臭，喜冷饮，舌红，苔黄或黄燥，脉滑数。

（2）气秘（气机郁滞）：见欲便不得，嗳气频作，腹中胀痛，纳食减少，胸胁痞满，舌苔薄腻，脉弦。

（3）虚秘（气虚）：虽有便意，临厕努争乏力，争则汗出气短，便后疲乏，大便并不干硬，面色㿠白，神疲气怯，舌淡嫩，苔薄，脉虚细。

（4）虚秘（血虚）：大便秘结，面色无华，头晕心悸，唇舌色淡，脉细。

（5）冷秘（阳虚阴寒内盛）：大便艰涩，排出困难，腹中冷痛，面色㿠白，四肢不温，畏寒喜冷，小便清长，舌淡苔白，脉沉迟。

六、针灸治疗

（一）论治原则

调理肠胃，行滞通便。热秘、气秘只针不灸，泻法；冷秘、虚秘针灸并用，冷秘泻，虚秘补。

（二）基本治疗

（1）处方：以足阳明、手少阳经穴为主。

大肠俞、天枢、归来、支沟、上巨虚。

（2）方义：大肠俞为背俞穴，天枢为大肠募穴，俞募相配疏通大肠腑气，腑气通则大肠传导功能复查。支沟宣通三焦气机，三焦之气通畅，则肠腑通调，归来、上巨虚行血通腑。

（3）加减：热秘加合谷、内庭；气秘加中脘、太冲；气虚加脾俞、气海；血虚者足三里、三阴交；阳虚加神阙、关元。

（4）操作：主穴用毫针泻法。配穴按虚补实泻法操作；神阙、关元用灸法。

（5）其他治疗：①脐疗：取生大黄、芒硝各10g，厚朴、枳实、猪牙皂各6g，冰片3g。共研为细末，每取3～5g，加蜂蜜调成膏状，敷贴于神阙穴，胶布固定。2～3日换药1次。②穴位注射法：选穴参照基本治疗穴位。用生理盐水或维生素B_1、维生素B_{12}注射液，每穴位注射0.5～1ml，每个或隔日1次。

（三）名老中医经验（纪青山医案）

郭某，女，22岁。大便秘结2年。

病史 该患者2年前开始大便不通畅，1周解大便1次，经某医院诊断为习惯性便秘，服用果导，大便即通畅，药一停便秘如常，因学习紧张靠服用药物维持。现症状：大便不通畅，腹部痞满，便则努责，艰涩难下。

查体 身体健壮，面色红润，神清语明，腹部平坦，肝脾未触及，舌质红，苔微黄，脉象滑实。

诊断 便秘。

治疗 清热养阴，润肠通便。

取穴 天枢、大肠俞、支沟、上巨虚、曲池。

针灸治疗 针用泻法，每日1次，10次为1个疗程，并嘱其养成排便习惯，每日按规定去厕所1次。

经针刺1个疗程后，每3～4天能排便1次，并排便通畅。

按语 本案为纪青山治疗便秘验案之一。该例患者平素嗜食辛辣之物，少食蔬菜，日久阳明积热，津液受灼，大便燥结而腑气不通而成。故治疗取大肠俞与大肠募穴天枢，配大肠的下合穴上巨虚，以加强疏通大肠腑气的作用，腑气通则大肠传导功能复常；支沟宣通三焦气机，使腑气通畅；曲池能泄阳明之热，清热即能保津，诸穴相配，用泻法，即可达到清泻胃肠实热、润肠通便之功，而便秘自除。便秘是大便秘结不通，排便时间延长，或欲大便而坚涩不畅的一种病证。如《内经》记载："水谷者，常并居于胃中，盛糟粕而俱下于大肠。大肠者，传导之官，变化出焉。"其说明胃肠功能发生紊乱，则发生便秘。针刺是治疗便秘的有效方法之一。

七、西医治疗

1. 治疗原则

积极寻找并去除促发因素、对症治疗、改善症状。

（1）病因治疗：去除病因或针对病因进行治疗，对于单纯性便秘者，鼓励多进食，且食物不宜过细，多吃蔬菜水果，多饮水等。对腹肌功能衰弱者，鼓励多从事体力劳动或体育锻炼增强腹肌、膈肌、提肛肌等。

（2）对症治疗：如酌情选用轻泻剂，必要时可戴指套伸至肛门内掏出大便或进行其他对症治疗。

2. 常用方法

（1）高渗性导泻剂，如乳果糖、山梨醇、聚乙二醇等。

（2）外用药物治疗，如开塞露、甘油酸等。

八、预防调护

（1）针灸治疗本病尤其对功能性便秘有较好疗效，如经治疗多次而无效者需查明原因。

（2）平时应坚持体育锻炼，多食蔬菜水果，养成定时排便习惯。

第十八节 胁痛

一、概述

胁痛是一侧或两侧胁肋部疼痛为主要临床表现的病证。胁，指侧胸部，为腋以下至第十二肋部的统称。肝位于胁部，其经脉布胁肋，胆附于肝，其经脉循胁里，过季胁，故胁痛主要责之于肝胆。

胁痛本证常见于西医学的急慢性肝炎、肝硬化、肝癌、急慢性胆囊炎、胆石症、胆道蛔虫等肝胆病变及肋间神经痛等。

本病应属于中医学的"胁肋痛""季肋痛""胁下痛"等范畴。

二、病因病机

胁痛主要责之肝胆，且与脾、胃、肾相关。本病以气滞、血瘀、湿热引起"不通则痛"者为实证；以精血不足所致"不荣则痛"者为虚证。若情志不遂，肝气郁结，失于条达，或跌仆闪挫，损伤胁络，瘀血停留；或外感湿热郁于少阳，枢机不利；或饮食所伤，脾胃失健运，积湿生热，肝胆失其疏泄条达，经脉气机阻滞而发为胁痛。若久病体虚，劳欲过度，阴血亏虚，经络失养，亦可发为胁痛。

三、辨证

（一）症状

胁痛多见于一侧，初起疼痛较重，久之则胁肋部隐痛时发。

（二）体征

本病可能有肝、胆、肋间神经的阳性体征。

（三）辅助检查

本病可检测肝功能指标，血清中的甲、乙、丙、丁、戊型肝炎的病毒指标，腹部B超，以及CT、MRI、血生化、血液中的甲胎蛋白、碱性磷脂酶等。

四、类病辨别

1. 胸痛
一侧或两侧胸前部疼痛，胀痛或闷痛，兼有心悸、胸闷、气促等心肺症状。

2. 胃痛
胃脘部近歧骨处，胀痛或隐痛兼有嗳气泛酸等脾胃症状。

3. 黄疸
黄疸以身目发黄为主症。

4. 肝癌
肝癌以胁下积块，进行性消瘦为主症。

五、辨证分析

（1）肝气郁结：胁肋胀痛，走窜不定，疼痛每因情志变动而增减，胸闷，喜叹息，得嗳气及矢气则舒，纳呆食少，脘腹胀满，苔薄白，脉弦。

（2）瘀血阻络：胁肋刺痛，固定不移，入夜尤甚，舌质紫暗，脉沉涩。

（3）湿热蕴结：胁肋胀痛，触痛明显，拒按，口干苦，胸闷，纳呆，厌食油腻，恶心呕吐，小便黄赤，或有黄疸，舌苔黄腻，脉弦滑而数。

（4）肝阴不足：胁肋隐痛，绵绵不已，遇劳加重，咽干口燥，头晕目眩，两目干涩，舌红、少苔，脉弦细或细数。

六、针灸治疗

（一）论治原则

疏利肝胆、通经止痛，以针刺为主，肝阴不足平补平泻，其余各型均用泻法。

（二）基本治疗

（1）处方：以足厥阴、足少阳经穴为主。

期门、支沟、阳陵泉、足三里。

（2）方义：期门为肝之募穴，能疏肝解郁，支沟配阳陵泉疏泄少阳经气，调理气血，共奏理气活血之功。佐足三里引气下行，和降胃气而消痞满，以减胁痛。

（3）加减：肝气郁结加内关、太冲；气滞血瘀加膈俞、太冲；肝胆湿热加丰隆、侠溪；肝阴不足加肝俞、三阴交。

（4）操作：常规针刺，期门、膈俞、肝俞等穴不可直刺、深刺，以免伤及内脏。瘀血阻络者膈俞、期门、阿是穴可用三棱针点刺出血或再加拔火罐。

（5）其他治疗：①皮肤针：用皮肤针轻轻叩刺胁肋部痛点及胸7～10夹脊穴，并加拔火罐。适用于瘀血疼痛。②穴位注射：用10%葡萄糖注射液10ml，或加维生素B_{12}注射液1ml，在相应节段的夹脊穴行常规穴注。适用于肋间神经痛。

（三）名老中医经验（盛灿若医案）

叶某，男，70岁。左侧胸胁部带状疱疹后遗神经痛3月余。

病史 左侧胸胁部沿第4、第5肋间疼痛，疼痛如针刺、抽掣样痛，终日无休止，触之痛甚。舌质红、苔薄黄，脉弦。

辨证 证属湿热蕴郁肝胆之经，气血运行不畅。

治法 治拟清热利湿，疏经活络。

取穴 左支沟、阳陵泉，局部沿原疱疹四周围刺。

针灸治疗 支沟、阳陵泉直刺1.0～1.5寸，用泻法，使针感尽可能上传。局部围针用平补平泻法。每日1次，留针30分钟。经10次治疗，局部抽痛、跳痛已止，局部疱疹愈后的色素沉着已明显变浅。继续针治1个疗程以巩固疗效。

按语 本案为盛灿若治疗胁痛验案之一。本例属中医"胁痛"范畴。胸胁部为少阳经循行所过之处。支沟与阳陵泉2穴相配具有疏肝理气、清除肝胆之湿热、通调腑气的作用。支沟为手少阳三焦经穴，是治疗胁肋痛的主穴，具有行气止痛、通腑降逆、疏通三焦气机之功。阳陵泉为足少阳胆经之合穴，又为筋会，具有和解少阳、疏肝利胆的作用。两穴配伍，上下相应，相得益彰。擅长治疗肝气郁结所致的胁肋痛、耳疾及侧头部的病证。

七、西医治疗

1. 治疗原则
病因治疗、对症治疗同时进行。病因不明时缓用止痛剂。

2. 常用方法
药物治疗：①解痉止痛剂：阿托品、山莨菪碱、硫酸镁等。②止痛剂：病因不明者用一般性止痛药，如止痛片、阿司匹林等，但怀疑为溃疡病时慎用，可改用延胡索素片或弱阿片类药物，如可待因、丙氧氨酚等。

八、预防调护

（1）针灸治疗胁痛效果较好，止痛迅速，并同时缓解其他兼症，也能协同止痛药发挥作用。

（2）针灸治疗同时需进行相关检查，必要时可采取病因治疗。

（3）饮食宜清淡，忌恼怒。

第十九节　淋证

一、概述

淋证是以小便频数短涩，滴沥刺痛，欲出未尽，小腹拘急，或痛引腰腹为主要特征的病证。根据症状和病因病机，一般分为热淋、石淋、血淋、气淋、膏淋、劳淋。

本病相当于西医学的泌尿系感染、结石、结核、肿瘤和急慢性前列腺炎、乳糜尿等疾病。

二、病因病机

淋症的发生常与饮食不节、年老体弱、房事过度、情志不舒等因素有关，本病病位在肾和膀胱，与肝、脾关系密切。基本病机是湿热蕴结下焦，膀胱气化不利，病初多为实证，若病延日久，则病证从实转虚，而见虚实夹杂。

三、辨病

（一）症状

尿频，尿急，尿痛，常伴有排尿不畅，小腹拘急或痛引腰腹等症。

（二）体征

低热，输尿管点、膀胱压痛。

（三）辅助检查

尿常规、尿细菌培养、X线腹部摄片、肾盂造影、B超、膀胱镜等。

四、类病辨别

本病主要进行病因诊断。通过辅助检查不难辨别。

五、辨证分析

（1）热淋：小便短数，灼热刺痛，尿色黄赤，小腹拘急胀痛，或有恶寒发热，口苦呕恶，舌红，苔黄腻，脉滑数。

（2）石淋：尿中时夹砂石，小便难涩，或排尿时突然中断，尿道刺痛窘迫，少妇拘急，或腰腹绞痛难忍，尿中带血。舌红，苔薄黄，脉弦数。

（3）血淋：小便热涩刺痛，尿色深红或夹有血块，疼痛满急剧烈，舌红，苔黄，脉弦或涩。

（4）气淋：小便涩滞，滴沥不畅，少腹胀痛或坠胀，苔薄白，脉沉弦。

（5）膏淋：小便浑浊如米泔水，置之沉淀如絮状，上有浮油如脂，或夹有凝块，或混有血液，尿道热涩疼痛，舌红，苔黄腻，脉濡数。

（6）劳淋：小便赤涩不甚，但淋漓不已，时作时止，遇劳即发，腰膝酸软，神疲乏力，舌淡，脉虚弱。

六、针灸治疗

（一）论治原则

利尿通淋，实则清利，虚则补益，急则治标，缓则治本。

（二）基本治疗

（1）处方：膀胱的背俞穴，募穴为主。
中极、膀胱俞、三阴交、阴陵泉。

（2）方义：淋证以膀胱气机不利为主，故取膀胱的募穴中极、背俞穴膀胱俞，此为俞募配穴法，可疏利膀胱气机；三阴交为脾、肝、肾三经的交会穴，阴陵泉为脾经的合穴，二穴合用，可疏调气机、利尿通淋。

（3）加减：热淋配委中、行间；石淋秩边透水道、委阳；血淋配膈俞、血海；气淋配蠡沟、太冲；膏淋配关元、下巨虚；劳淋配脾俞、肾俞。

（4）操作：毫针常规刺。针刺中极前应尽力排空小便，不可进针过深，以免刺伤膀胱，症状较重者可每日治疗 1～2 次，症状较轻者可每日或隔日治疗 1 次。

（5）其他治疗：①皮肤针：取三阴交、曲泉、关元、曲骨、归来、水道、腹股沟部、第 3 腰椎至第 4 骶椎夹脊。叩刺至皮肤潮红为度。②电针：取肾俞、三阴交。针刺得气后接电针，选用疏密波或断续波，刺激 5～10 分钟，强度以患者能耐受为度。③灸法：取肾俞、关元、气海、中极、三阴交。常规灸法，多用于膏淋、劳淋。

（三）名老中医经验（朱汝功医案）

王某，男，12 岁。血尿 1 年半。

病史　患儿平素喜蹦好跳，1974 年 7 月感觉头晕，腰部酸痛。到某医院治疗。尿常规中红细胞满视野，服中药 3 个月，复查尿常规：红细胞 20 个，症状未减，停服中药，前来针灸治疗。

查体　小便频数，颜色淡红，头晕腰酸，面色苍白，形体消瘦，脉细，舌苔薄尖红。尿常规：红细胞 20 个。

诊断　淋证（血尿），血淋型。

治疗　固摄下元，温补督阳。

取穴　血愁、命门。

针灸治疗　以上二穴，每天灸 1 次，间日 1 次，先上后下，轮换用麦粒大艾炷灸治，每穴每次 5 壮，灸治 6 次为 1 个疗程。第 1 个疗程后，休息 1 周，再灸第 2 个疗程。方法同上。

该患儿第 1 个疗程结束后，尿常规：红细胞 4～6，白细胞 0～2。第 2 个疗程灸治时，尿常规里红细胞无。再灸 1 疗程巩固疗效。停治 1 个月后复查尿常规：红、白细胞均未找到，随访 1 年未再发。

按语　本案为朱汝功治疗淋证验案之一。血尿在临床上有虚实二类，实者多属暴起，尿色鲜红，尿道有热涩感觉；虚者多属病久不愈，尿色淡红而无热涩之感。在治疗上前者以清热泻火、滋阴凉血为主，后者应以温补督阳、升举固摄为主。该例患者小便频数，颜色淡红，无热涩感，头晕腰酸，面色苍白，形体消瘦，病程已有一年半，以虚证论治，取督脉之命门穴，用艾条以升举督阳，固涩下元，气温则能摄血，血摄则尿血自止矣。血愁为经外奇穴，可治疗一切血证。位置在第 2 腰椎棘突上，也属督脉之分野，督脉统摄全身阳气，故血愁与命门同用，能起相辅相成的功效。

七、西医治疗

1. 治疗原则
消灭病原体控制临床症状，去除诱发因素及防治复发。

2. 常用方法
（1）一般治疗：多饮水，勤排尿，使每日尿量3000ml以上以保证尿路冲洗作用，卧床休息，进食应富有热量和维生素并容易消化，高热脱水时应静脉补液。
（2）药物治疗：青霉素类、氨基糖苷类、喹诺酮类等。

八、预防调护

（1）针灸治疗本病急性期可迅速缓解疼痛。
（2）石淋患者应多饮开水，并嘱患者多做跑跳动作，以促进排石。若并发严重感染，肾功能受损，或结石体积较大，针灸难以奏效，则采用其他疗法。
（3）膏淋、劳淋气血虚衰者，应适当配合中药以补气养血。

第二十节　癃闭

一、概述

癃闭是指排尿困难，点滴而下，甚至小便闭塞不通的一种疾患。"癃"是指小便不利，点滴而下，病势较缓；"闭"是指小便不通，欲溲不下，病势较急。癃与闭虽有区别，都是指排尿困难，只是程度上不同，故常合称癃闭。本病多见于老年男性或产后妇女及手术后患者。

本病常相当于西医学的尿潴留，常见于西医学的膀胱、尿道器质性和功能性病变及前列腺疾患等所造成的排尿困难和尿潴留。

二、病因病机

本病由膀胱湿热互结，导致气化不利，小便不能，而成癃闭；或肺热壅盛，津液输布失常，水道通调不利，热邪闭阻而成癃闭；或跌仆损伤，以及下腹部手术，引起经脉瘀滞，影响膀胱气化而致小便不通，此属实证。或脾虚气弱，中气下陷，清阳不升，浊阴不降，则小便不利；或老年肾气虚惫，命门火衰，不能温煦鼓舞膀胱气化，使膀胱气化无权，形成癃闭，此属虚证。

三、辨病

（一）症状

本病以尿液排出困难为主症，常伴小腹胀满，尿道无疼痛感。

（二）体征

本病可能有前列腺、膀胱、尿道的阳性体征。

（三）辅助检查

本病常规检查的项目包括有血常规、肝功能、肾功能，以及前列腺、膀胱、输尿管B超检查，肛门指检等。

四、类病辨别

本病主要进行病因诊断，借助查体及辅助检查不难辨别。

五、辨证分析

（1）湿热下注：小便量少难出，点滴而下，甚或点滴不出，小腹胀满，口苦口黏，或口渴不欲饮，大便不畅，舌红、苔黄腻，脉沉数。

（2）肝郁气滞：小便突然不通，或通而不畅，小腹胀急，胁痛，口苦，多因精神紧张或惊恐而发，苔薄白，脉弦。

（3）瘀浊闭阻：小便滴沥不畅，或时而通畅，时而阻塞不畅，小腹胀满疼痛，舌紫暗或有瘀点，脉涩。

（4）肾气亏虚：小便不通，或滴沥不畅，排出无力，腰膝酸软，精神不振，舌淡，脉沉细弱。

六、针灸治疗

（一）论治原则

通调膀胱以促气化。湿热下注、肝郁气滞、瘀浊闭阻者，针刺为主，泻法；肾气亏虚，针灸并用，补法。

（二）基本治疗

（1）处方：中极、膀胱俞、三阴交、阴陵泉。

（2）方义：中极、膀胱俞为俞募相配，可疏调膀胱气化功能；三阴交、阴陵泉健脾利水，助膀胱气化，通利小便。

(3) 加减：湿热下注加阳陵泉、行间清利湿热；肝郁气滞加太冲、支沟疏理气机；瘀浊阻塞加血海、膈俞化瘀散结；肾气亏虚加关元、肾俞、太溪补肾利尿。

(4) 操作：针刺中极，针尖向下，不可过深，以免伤及膀胱；其他穴位均常规针灸。

(5) 其他疗法：①电针：取双侧维道，沿皮刺，针尖向曲骨刺2~3寸，通脉冲电15~30分钟。②穴位敷贴法：选神阙穴。用葱白、冰片、田螺或鲜青蒿、甘草、甘遂各适量，混合捣烂后敷于脐部，外用纱布固定，加热敷。

(三) 名老中医经验（张沛霖病案）

娄某，女，50岁。患者阑尾切除术后小便不利、点滴不畅10天。

初诊 患者10天前行阑尾切除术后感小便不利，点滴不畅，术后静脉滴注抗生素症状不减。现症见：小便不利，点滴不畅，尿热短涩，尿道无涩痛，小腹胀满，纳少眠差，大便不畅。舌红苔薄黄，脉细数。精神差，行动缓慢，尿常规（-），B超：肝、胆、胰、脾、肾、膀胱无异常。

诊断 下焦湿热之癃闭（尿潴留）。

病机 此为术后损伤下焦脉络，脉气空虚，湿热下注，膀胱经气阻滞，气化失司而发病。

治则 清利下焦湿热，疏通膀胱经经气。

针灸治疗 选双侧膀胱俞（不留针）、中极、三阴交穴。采用泻法留针5分钟。隔日1次，10次为1个疗程。嘱患者清淡饮食，多饮水。

复诊 经过1个疗程的针灸治疗，小便不利减轻，小腹胀已缓解，睡眠改善，大便已排。舌红苔薄白，脉数。继续清利下焦，疏通膀胱，取中极、双侧足三里、外关。采用泻法留针5分钟，针灸3次，小便已能顺利排出，其余诸症已消。

按语 膀胱者，州都之官，津液藏焉，气化则能出矣，故膀胱不利为癃。三焦者，决渎之官，水道出矣，故三焦实则为癃闭，闭者小便不通，癃者小便不利，欲解不解，点滴不畅。泻膀胱俞、外关，以清三焦、膀胱湿热之邪，泻三阴交以利水通淋，取中极以助膀胱气化，足三里化湿行气。采用俞募配穴法，以上穴位配合应用，清利下焦湿热，疏通膀胱而收良效。

七、西医治疗

1. 治疗原则

解除病因，恢复排尿。

2. 常用方法

（1）热敷、导尿、穿刺抽尿。
（2）药物治疗：非那雄胺片等。

八、预防调护

（1）针灸治疗癃闭有一定效果，可以避免导尿的痛苦和泌尿道感染，尤其对于功能性尿潴留疗效更好。
（2）膀胱过度充盈时，下腹部穴位应斜刺或平刺。
（3）如属机械性梗阻或神经损伤引起者，需明确发病原因，采取相应措施。

第二十一节 尿失禁

一、概述

尿失禁是在清醒状态下小便不能控制而自行流出的一种疾病，或因咳嗽、喷嚏、行走、直立、用力、心情急躁、激动、大笑、高声呼叫、突受惊吓或听到滴水声时，小便自行流出。

本病相当于西医学上由于膀胱括约肌损伤或神经功能障碍而丧失排尿自控能力，使尿液不自主地流出。尿失禁的临床表现可分为充溢性尿失禁、无阻力性尿失禁、反射性尿失禁、急近性尿失禁及压力性尿失禁5类。

本病应属于中医学的"小便不禁"范畴。

二、病因病机

中医学认为，多由劳伤、忧思、疲劳、病后气虚、老年肾亏等，使元气不固、膀胱失约而致。其他如湿热或瘀血积于膀胱、产后伤脬等亦可致尿失禁。

三、辨病

（一）症状

充溢性尿失禁是由于下尿路有较严重的机械性（如前列腺增生）或功能性梗阻引起尿潴留，当膀胱内压上升到一定程度并超过尿道阻力时，尿液不断地自尿道中滴出。这类患者的膀胱呈膨胀状态。

无阻力性尿失禁是由于尿道阻力完全丧失，膀胱内不能储存尿液，患者在站立时尿液全部由尿道流出。

反射性尿失禁是由完全的上运动神经元病变引起，排尿依靠脊髓反射，患者不自主地间歇排尿（间歇性尿失禁），排尿没有感觉。

急迫性尿失禁可由部分性上运动神经元病变或急性膀胱炎等强烈的局部刺激引起，患者有十分严重的尿频、尿急症状。由于强烈的逼尿肌无抑制性收缩而发生尿失禁。

压力性尿失禁是当腹压增加时（如咳嗽、打喷嚏、上楼梯或跑步时）即有尿液自尿道流出。

（二）体征

本病见括约肌功能完全丧失、逼尿肌无反射或者逼尿肌反射亢进、逼尿肌括约肌功能协同失调。

（三）辅助检查

本病可测定残余尿量、膀胱造影、膀胱测压、闭合尿道压力图。动力性尿道压力图等，这些检查的目的在于发现疾病性质和相关的危险因素。

四、类病辨别

逼尿肌运动失调：症状与压力性尿失禁很相似，但逼尿肌运动失调是逼尿肌异常收缩，尿道外括约肌功能减退所引起尿失禁；膀胱颈抬高试验阴性；膀胱尿道造影示膀胱尿道后角正常膀胱颈位置正常；咳嗽时逼尿肌压力升高。

五、辨证分型

（1）肾气不固：小便不禁，随时自遗，小便频而清长，畏寒背冷，四肢不温，面色㿠白，倦怠乏力，膝腰酸软，两足无力，或滑精早泄，阳痿，舌淡胖有齿痕，苔薄白、脉象沉细无力。

（2）脾肺气虚：小便不禁，次数较频，咳嗽气喘，神疲气怯，四肢乏力，纳减便溏，小腹时有坠胀，舌质淡红，苔薄白，脉细软无力。

（3）湿热下注：小便不禁，尿短黄涩，滴沥不畅，尿道灼热，刺痛，少腹重坠，腰酸低热，口苦口干，舌红苔黄腻，脉细滑数。

（4）下焦瘀滞：小便不禁，滴沥不畅，小腹胀满隐痛，或触及块物。苔薄，舌质淡暗，或有紫斑、脉涩或细数。

六、针灸治疗

（一）论治原则

补气固本，清热化湿，通瘀固脬，针灸并用。

（二）基本治疗

（1）处方：以肾和膀胱的俞、募穴为主。

中极、膀胱俞、肾俞、三阴交。

（2）方义：中极、膀胱俞为俞募配穴法，可调理膀胱气机，增强膀胱对尿液的约束能力；肾俞补肾固涩；三阴交为足三阴交会穴，可调理脾、肝、肾的气机。四穴相配，共奏益肾固脬之功。

（3）加减：肾气不固加关元、命门补肾固本；肺脾气虚加肺俞、脾俞、足三里补益肺脾；湿热下注加阴陵泉、行间清利湿热；下焦瘀滞加次髎、太冲活血行滞。

（4）操作：刺中极、关元时针尖朝向会阴部；肺俞、脾俞不可直刺、深刺；关元命门多用灸法；其他腧穴常规针刺。

（5）其他疗法：①耳针：取膀胱、尿道、肾。毫针针刺，或用王不留行籽贴压。②电针：取气海、关元、中极、足三里、三阴交，腹部三穴针刺时要求针感放射至前阴部，接电针用疏密波或断续波刺激30分钟。每日1~2次。

（三）名老中医经验（王启才医案）

曹某，女，41岁。小便失禁8个月。

初诊 患者诉8个月发现咳嗽或者行走太急时候不自主漏尿，未予于重视。刻下见：面色少华，神疲乏力，舌淡胖，苔白腻，脉细。生育史：1—2—1—1。体力劳动者。予尿垫试验阳性，行经会阴B超检查，发现尿道膀胱颈位置降低。

诊断 脾肾亏虚所致尿失禁。

病机 尿失禁患者多为绝经期及多产妇，天癸将竭，肝肾亏虚，气血生化无力，中气下陷，无力摄控，以致尿不自制。

治法 升补脾气，大补元气。

针灸治疗 予中极、关元穴隔姜灸，每次灸3壮，至小腹有温热感；取足三里、三阴交、膀胱俞、肾俞、次髎针刺，平补平泻。隔日1次，10日为1个疗程，共行3个疗程。临床痊愈，同时用B超检查，发现膀胱颈位置升高。随访1年，未复发。

医嘱 ①避风寒，畅情志，调饮食；②加强骨盆肌张力锻炼。

按语 尿失禁虽病位在膀胱，但肾虚是关键，故取膀胱俞、肾俞。《难经·六十七难》说："阴病行阳，俞在阳""阳病行阴，故令募在阴。"故膀胱病多取膀胱之募中极穴，俞募配穴以增强疗效。关元、中极是任脉经的经穴，三阴交更是足三阴经气交会之处，三穴共用奏奇效。压力性尿失禁患者多为绝经期及多产妇，天癸将竭，肝肾亏虚，气血生化无力，中气下陷，无力摄控，以致尿不自制。故取足三里、肾俞、脾俞，以升补脾气，生化气血；又加灸关元、中极，共奏大补元气之功。

七、西医治疗

1. 治疗原则

根据病因分为保守治疗和手术治疗。

2. 常用方法

（1）保守治疗：①雌激素替代疗法：世界各国专家都积极主张应用雌激素替代疗法补充更年期妇女体内雌激素不足，以防治老年性阴道炎、压力性尿失禁、冠心病、骨质疏松症等。由于个体差异对雌激素敏感性不同，应该在经验丰富的专家指导下实行个体化用药。②运动疗法：约有70%的压力性尿失禁患者可通过加强盆底肌张力的锻炼而使症状得到减轻或获得纠正。

（2）手术治疗：保守治疗适于轻度尿失禁患者，对于中、重度的患者，必须采取手术治疗。如无张力"尿道悬吊术""膀胱颈悬吊术"等。

八、预防调护

（1）针灸治疗本病有较好疗效，但应注重对原发病的治疗。

（2）防止尿道感染，有规律的性生活，加强锻炼，增强体质。经常作收腹、提肛动作。

（3）合理饮食，饮食要清淡，多食含纤维素丰富的食物。

第二十二节 糖尿病

一、概述

糖尿病即中医所指的消渴病，是以多饮、多尿、多食及消瘦、疲乏、尿甜为主要特征的综合病证。消渴病名首见于《素问·奇病论》，根据病机及症状的不同，《内经》还有消瘅、肺消、膈消、消中等名称的记载。

糖尿病在现代医学里分为原发性和继发性两大类，原发性又分为1型或2型糖尿病，继发性仅占少数。糖尿病的发病机理主要是由于胰岛素的绝对或相对不足，导致糖代谢的紊乱，使血糖过高，出现糖尿，进而又可导致脂肪和蛋白质的紊乱。本病多见于中年以后，青少年及儿童亦可罹患；发病率男性略高于女性；近年来随着饮食结构的改变，发病呈上升趋势。

本病应属于中医学的"消渴""消瘅"等范畴。

二、病因病机

消渴病的病机主要在于阴津亏损，燥热偏盛，而以阴虚为本，燥热为标，两者互为因果，阴越虚则燥热越盛，燥热越盛则阴越虚。消渴病变的脏腑主要在肺、胃、肾，尤以肾为关键。三脏之中，虽可有所偏重，但往往又互相影响。根据病位、病机及症状之不同，消渴病又有消渴、消中、肾消三消证之称谓，即消渴属肺燥名上消，消中属胃热名中消，肾消属肾虚名下消。

三、辨病

（一）症状

糖尿病主要表现为多饮、多尿、多食和消瘦，其被称为"三多一少"症状。在严重高血糖时出现典型的"三多一少"症状，多见于1型糖尿病。发生酮症或酮症酸中毒时"三多一少"症状更为明显。

糖尿病长期存在的高血糖，可能导致各种组织，特别是眼、肾、心脏、血管、神经的慢性损害、功能障碍而产生各种症状。

（二）体征

糖尿病视网膜病变可见玻璃体积血、机化物增生及视网膜脱离；糖尿病心脏病变可表现为心脏扩大、心律失常；糖尿病神经性病变早期可见肢端感觉异常、麻木、灼热感、痛觉过敏、自发疼痛，后期可见肌力、肌张力减弱，肌肉萎缩，腱反射可减弱或消失；也可见单神经受损体征。

（三）辅助检查

本病常规检查的项目包括：血糖、尿糖、尿酮体、糖基化血红蛋白（HbA1c）、糖化血清蛋白、血清胰岛素和C肽水平、血脂、免疫指标、尿白蛋白排泄量等。

四、类病辨别

糖尿病的诊断一般不难，空腹血糖大于或等于7.0mmol/L，和（或）餐后两小时血糖大于或等于11.1mmol/L即可确诊。诊断糖尿病后要进行分型：

1. 1型糖尿病

发病年龄轻，大多小于30岁，起病突然，多饮多尿多食消瘦症状明显，血糖水平高，不少患者以酮症酸中毒为首发症状，血清胰岛素和C肽水平低下，ICA、IAA或GAD抗体可呈阳性。单用口服药无效，需用胰岛素治疗。

2. 2型糖尿病

常见于中老年人，肥胖者发病率高，常可伴有高血压、血脂异常、动脉硬化等疾病。起病隐袭，早期无任何症状，或仅有轻度乏力、口渴，血糖增高不明显者需做糖耐量试验才能确诊。血清胰岛素水平早期正常或增高，晚期低下。

五、辨证分型

（1）上消为肺热津伤证：烦渴多饮，口干舌燥，尿频量多，舌质红少津，苔薄黄，脉洪数。

（2）中消：①胃热炽盛证：多食易饥，形体消瘦，大便干结，舌苔黄干，脉滑数。②气阴亏虚证：能食与便溏并见，或饮食减少，精神不振，四肢乏力，体瘦，舌质淡红，苔白而干，脉弱。

（3）下消：①虚精亏虚证：尿频量多，混浊如脂膏，尿甜，口干，头晕，腰腿酸痛。舌质红少津，脉细数。②阴阳两虚证：小便频数，混浊如膏，甚至饮一溲一，面容憔悴，耳轮干枯，腰膝酸软，四肢欠温，畏寒肢冷，阳痿或月经不调，舌苔淡白而干，脉沉细无力。

六、针灸治疗

（一）论治原则

（1）上消：清热润肺、生津止渴。
（2）中消：清胃泻火，和中养阴，均只针不灸，泻法或平补平泻。
（3）下消：滋阴益肾，培元固本，阴阳两虚益肾固摄，阴阳双补，以针为主，酌情加灸，补法。

（二）基本治疗

（1）处方：以相应背俞穴配合辩证取穴为主。

肺俞、脾俞、胃俞、肾俞、胃脘下俞、足三里、三阴交、太溪、曲池、合谷。

（2）方义：糖尿病与肺、胃、肾三脏有关。肺燥，胃热，肾虚为主要病因。故取肺俞，曲池以清热润肺，生津止渴；取脾俞、胃俞、胃脘下俞、足三里、合谷以清胃泻火，滋阴润燥；取肾俞、三阴交、太溪以滋阴补肾，益髓填精；胃脘下俞为治疗糖尿病经验效穴。诸穴合用，则可滋阴益气，清热润燥。

（3）加减：上消加太渊、少府清心火、泻肺热；中消加中脘、建里、内庭清泻胃火；下消加太冲、照海、悬钟滋养肝肾，填精益髓；阴阳两虚加阴谷、气海、命门、关元、昆仑；心悸加内关、心俞；不寐加神门、百会、本神、印堂养心安神；视物模糊加太冲、光明、目窗以清肝明目；皮肤瘙痒加血海、风市、蠡沟凉血润燥；手足麻木可局部取穴加八邪、八风通经活络。

（4）操作：背俞穴不可直刺、深刺，以免刺伤内脏；其他穴位常规针刺，皮肤肌肉浅薄处提捏进针。

（5）其他疗法：①皮肤针：轻度或中度叩刺第三胸椎至第二腰椎两侧。隔日1次。②穴位注射：依照针灸处方每次选2～4穴，用当归注射液、黄芪注射液或小剂量胰岛素，每穴注射0.5～2ml。隔日1次。③穴位埋线：依照处方选穴，在肌肉丰厚处，每次选6～8穴，用蛋白线进行穴位埋线，一周一次。

（三）名老中医经验（赵玉清医案）

叶某，女，48岁。患者口干、多饮、多尿数月。

初诊 1957年秋季发觉口渴、喜饮，每日小便达10余次，容易饥饿，体倦乏力，面浮足肿，有肾病史，同年12月起，双目事物模糊，四肢有针刺感，心悸眩晕。检查：身长156cm，体重55kg，肺部（－），眼底视网膜较细小，血压90/50mmHg（1mmHg=0.133kPa），血糖9.9mmol/L，尿糖定量0.36mm/24h，定性（++），脉沉细，舌淡红，根有薄腻苔。

诊断 阴阳两虚之消渴（糖尿病）。

病机 此为阴阳两虚。釜底无薪，则食气不能润上消下，津液不能输布全身，燥气生热，蕴积肺胃而致病

治法 清热泻火，养阴生津。

针灸治疗 脾俞艾灸三壮，肾俞直刺0.8寸轻刺激，太溪直刺0.5寸轻刺激，光明深刺1.2寸，各留针10分钟。

医嘱 每日针灸一次，连续两周。

复诊 两周后，口渴尿频渐减，势力改善。

针灸治疗 同上方加阴陵泉、三阴交，两穴交替应用，平刺法；医嘱：每日针灸一次，连续两周。

三诊 第2个疗程两周后，善饥善渴症状逐渐解除，视力好转。第3个疗程

针灸治疗 同第一方加曲泉、三阴交、阴陵泉、足三里、太渊、灵道，轮流应用。

医嘱 隔日针灸一次，连续3周。治疗结果：3周后症状基本消除，目明肿退。

复查 体重57kg，血糖6.6mmol/L，尿糖定量低于0.2mm/24h，定性（－）。治疗期饮食无控制。

按语 消渴之疾，大致因肾虚三焦气火燔灼、燥气炽盛而致。此例病者脉沉细，

肾脏先已有病，阴阳两亏。釜底无薪，则食气不能润上消下，津液不能输布全身，燥气生热，蕴积肺胃致病，即《外台秘要》所谓："阳阻阴而不降，阴无阳而不升，上下不交。""不可得润"的消渴发病原理，根据这一认识，治疗从健脾益肾入手，取用脾肾二脏的背俞穴和该二经的本腧穴（太溪、三阴交、阴陵泉）为主，配用心经的灵道穴以泻心火，肝经的曲泉穴以泻肝火，兼用太渊，以泻肺火而保阴津，加足三里泻胃火而救胃阴，达到治疗目的。

七、西医治疗

1. 治疗原则

目前糖尿病尚不能根治，但可控制，需终生治疗。应早期发现，早期治疗。根据患者自身糖代谢异常情况予以相应原则治疗。目标是使血糖、血脂、血压降至正常或接近正常，纠正代谢紊乱，消除糖尿病症状，防止或延缓并发症，提高生活质量，延长生命。

2. 常用方法

（1）糖尿病的健康教育：使患者了解到糖尿病的常规知识，做好自我防范，血糖检测，低血糖反应的应对措施，树立正确抗病态度及信心。

（2）饮食治疗：是各种类型糖尿病治疗的基础，一部分轻型糖尿病患者单用饮食治疗就可控制病情。其关键是控制每天摄入的总热量、合理搭配营养成分，定量定时进餐，以控制血糖、血脂和体重。

（3）运动治疗：增加体力活动可改善机体对胰岛素的敏感性，降低体重，减少身体脂肪量，增强体力，提高工作能力和生活质量。运动治疗适合于病情稳定者，尤其是肥胖的2型糖尿病患者。具体的运动量需在医生指导下确定。

（4）药物治疗：通过确定患者糖代谢缺陷的具体情况，根据不同情况使用不同的药物。如胰岛素促分泌剂、双胍类、α葡萄糖苷酶抑制剂、胰岛素增敏剂、噻唑烷二酮类等。

（5）胰岛素治疗：根据需要选择不同时效性胰岛素，分为速效、中效、长效三种类型胰岛素。主要有门冬胰岛素、诺和灵R、优泌林R、诺和灵N、优泌林N、甘精胰岛素等。

八、预防调护

（1）针灸治疗对糖尿病早、中期患者及轻型患者效果较好，若病程长而病重者应积极配合药物治疗。

（2）严格控制饮食，限制碳水化合物的摄入，饮食增加蔬菜、蛋白质和脂肪类食物。

（3）患者出现恶心、呕吐、腹痛、呼吸困难、嗜睡，甚至出现血压下降、循环衰竭、昏迷、呼吸深大而快，呼气有酮味者，是糖尿病引起的酸中毒，病情凶险，应采取措施即时抢救。

（4）各层次人群，根据糖尿病三级预防原则，做好防范。一级，预防糖尿病的发生；二级，预防糖尿病并发症的发生；三级，减少糖尿病的致残率和致死率。

第二十三节　痛风

一、概述

痛风是由单钠尿酸盐（MSU）沉积所致的晶体相关性关节病，与嘌呤代谢紊乱和（或）尿酸排泄减少所致的高尿酸血症直接相关，特指急性特征性关节炎和慢性痛风石疾病，主要包括急性发作性关节炎、痛风石形成、痛风石性慢性关节炎、尿酸盐肾病和尿酸性尿路结石，重者可出现关节残疾和肾功能不全。

本病可分为原发性和继发性两大类。原发性痛风的病因 1%～2% 是由于酶缺陷引起的，而大多数未阐述，常伴腹型肥胖、高脂血症、高血压、2 型糖尿病及心血管病等，继发性可由肾脏病／血液病及药物等多种原因引起。痛风多见于中老年及男性，女性仅占 5%，可有家族史。

本病属中医学"痹证""历节病""白虎病"等范畴。

二、病因病机

中医学认为，其病因乃进食膏粱厚味，酗酒，过劳，紧张加之外感风寒湿热等邪侵犯经络，致使气血凝滞，痰瘀痹阻，骨节经气不通而发病。病理变化为风热之邪，与湿相并，合邪为患；或素体阳盛肝旺，或酒食失节，蕴生痰热，均可致风湿热邪，或风夹痰热，滞留经络关节，痹阻气血，而为风湿热痹。风寒夹湿，袭入经络，凝涩气血，经气不通，而发为风寒湿痹。痹证日久不愈，气血运行不畅日甚，则痰浊瘀血痼结经络，而致关节刺痛、结节、畸形等症。邪恋伤正，脾肾阴虚，终致固摄无权，精微下泄，形体衰惫。

三、辨病

（一）症状

痛风的自然病程可分为四期，即无症状高尿酸血症期、急性期、间歇期、慢性期。

1. 一阶段即前期

又称高尿酸血症期，患者可无痛风的临床症状，只表现为血尿酸升高。

2. 二阶段即急性期

痛风症状表现为急性痛风性关节炎的发作。症状消失后关节会完全恢复，但可反复发作，是一般皮下痛风石的形成期。

3. 三阶段即间歇期

由于急性发作的反复出现造成的，关节出现不同程度的骨破坏与功能障碍损伤，使慢性痛风性关节炎形成。可形成皮下痛风石、尿酸性肾病及肾结石，肾功能正常或轻度减退。

4. 四阶段即慢性期

会有明显的关节畸形及功能障碍显现，皮下痛风石数量增多、体积增大，破溃会出现白色尿盐结晶。尿酸性肾病及肾结石有所发展，肾功能明显减退，可出现氮质血症及尿毒症。

（二）体征

急性期可见关节局部疼痛、皮色潮红、静脉曲张和红色瘀斑，常常伴有全身不适，甚至恶寒颤栗，体温升高，伴心动过速，肝脏肿大，明显多尿等体征。慢性期可见关节畸形及功能障碍，皮下痛风石等体征。

（三）辅助检查

本病常规检查的项目包括血常规、尿常规、血尿酸测定、尿酸盐检查、关节腔穿刺、X线摄片检查、肝肾功能等，这些检查的目的在于发现疾病性质和相关的危险因素。

四、类病辨别

原发性痛风和继发性痛风的鉴别：继发性痛风有以下特点：①青少年、女性、老年人多见；②高尿酸血症程度较重；③部分患者24小时尿尿酸排出增多；④肾受累多见，甚至发生急性肾衰竭；⑤痛风性关节炎症状往往较轻或不典型；⑥可能有明确的相关用药史。

五、辨证分型

（1）蕴结证：局部关节红肿热痛，发病急骤，病及一个或多个关节，多兼有发热、恶风、口渴、烦闷不安或头痛汗出，小便短黄，舌红苔黄，或黄腻，脉弦滑数。

（2）痹阻证：关节疼痛，肿胀不甚，局部不热，痛有定处，屈伸不利，或见皮下结节或痛风石，肌肤麻痹不仁，舌苔薄白或白腻，脉弦或濡缓。

（3）瘀痹阻证：关节疼痛反复发作，日久不愈，时轻时重，或呈刺痛，固定不移，关节肿大，甚至强直畸形，屈伸不利，皮下结节，或皮色紫暗，脉弦或沉涩。

（4）肾阴虚证：病久屡发，关节痛如被杖，局部关节变形，昼轻夜重，肌肤麻木不仁，步履艰难，筋脉拘急，屈伸不利，头晕耳鸣，颧红口干，舌红少苔，脉弦细或细数。

六、针灸治疗

（一）论治原则

泄化浊瘀、清热利湿、化痰通络、补益肝肾。

（二）基本治疗

（1）处方：以局部取穴为主。
急性期：取阿是穴、隐白、大敦、太冲、太溪、照海、三阴交。
恢复期：取太冲、三阴交、太白、太溪、照海、足三里、肝俞、肾俞。

（2）方义：局部腧穴可泄化浊瘀、清热利湿、化痰通络；足三里、肝俞、肾俞为循经远端选穴，与近部腧穴太冲、太白、太溪、照海相配，补益肝肾。

（3）加减：湿热蕴结证加曲池、大椎泻热除湿；痰瘀痹阻证加丰隆、阳陵泉除湿化痰通络；寒湿痹阻证加阴陵泉、关元散寒除湿。

（4）操作：诸穴局部常规消毒，用28号毫针针刺，得气后，急性期患者施泻法，恢复期患者，施平补平泻法，留针15～20分钟，每日1次。

（5）其他疗法：①刺络法：照海、太冲、丘墟、地五会、足临泣、解溪、委中、阿是穴及足背部淤阻比较明显的络脉。诸穴局部常规消毒在红肿上下寻找上述穴位暴露于皮肤浅表之脉络，每次2～3穴，用三棱针点刺1～2mm深度，出血5～20ml不等。治疗后的针孔消毒，敷以消毒纱布固定。3天刺络1次，5次为1个疗程。②电针：合谷、三阴交、太冲、足三里配穴取各个关节病变不同而有所改变，踝关节加照海、丘墟、申脉，手腕关节加阳池、阳溪、外关，膝关节加膝眼、鹤顶、血海。毫针针刺，主穴平补平泻，配穴泻法，得气后接通电针仪，通电20～30分钟，强度以患者能耐受为度，每天1次，5次为1个疗程。

（三）名老中医经验（王启才医案）

薛某，男54岁。

初诊　患者2002年10月24日初诊。患者于1998年10月中旬突发右侧第一趾跖关节红肿热痛，曾给予服用抗炎镇痛药及秋水仙碱类药物，虽能得到一定程度的缓解，但容易复发。常每隔3～5个月发作一次，并延及踝关节周围红肿热痛。查：

右足趾跖关节、足背及踝关节处暗紫肿大,皮肤灼热,行走困难。血尿酸720mmol/L,血沉50mmol/h。可见发热、恶风、口渴、头痛汗出、小便短黄,舌红苔黄腻,脉弦,诊为:湿热蕴结之痛风。

病机 此为正气不足,脉络空虚,卫外不固,邪气趁虚侵入经络,痹阻关节肌肉经络,导致气血痹阻不通,感受热邪,流注关节,复感风寒湿邪,邪从热化,可见关节红肿热痛兼发热。治法:泄化浊瘀、清热利湿。

针灸治疗 首诊行火针点刺局部肿胀处若干下,使血液及淡黄色组织液渗出,加TDP照射,肿胀处明显缓解。再诊时行局部散刺,辅以足三里、血海穴,加TDP照射30分钟。经8次治疗,症状消失痊愈。随访一年再未复发。

医嘱 患者多饮水,注意饮食控制,低盐低脂,忌食辛辣、动物内脏和啤酒类食物。

按语 痛风系人体内嘌呤代谢紊乱,尿酸沉积局部而致。刺络放血可促使血液循环,加速新陈代谢。毫针针刺可起到活血化瘀、疏通经络、调整阴阳之目的,有疗效迅速、副作用、小标本兼治、复发率低的优点。

七、西医治疗

1. 治疗原则

本病的治疗可分为急性期、间歇期与慢性期三个阶段。

(1)急性期:卧床休息,抬高患肢,冷敷,疼痛缓解72小时后方可恢复活动。尽早治疗,防止迁延不愈。

(2)间歇期与慢性期:目前临床上主要应用有抑制尿酸生成和促进尿酸排泄作用的药物,均在急性发作终止至少2周后,从小剂量开始,逐渐加量。根据降尿酸的目标水平在数月内调整至最小有效剂量并长期甚至终身维持。仅在单一药物疗效不好、血尿酸明显升高、痛风石大量形成时可合用两类降尿酸。在开始使用降尿酸药物同时,服用低剂量秋水仙碱或非甾体类抗炎药至少1个月,以预防急性关节炎复发。肾功能正常、24小时尿尿酸排泄量3.75mmol,应选择抑制尿酸合成药。

2. 常用方法

药物治疗:吲哚美辛、秋水仙碱、苯溴马隆等。根据各人分期情况选用以上药物。

八、预防调护

(1)对于无症状高尿酸血症患者,预防痛风发作以非药物治疗为主,主要包括饮食控制和戒酒,避免用使血尿酸升高的药物如利尿剂、小剂量阿司匹林、复方降压片、吡嗪酰胺、硝苯地平和普萘洛尔等。

(2)饮食控制后血尿酸仍高于535.5μmol/L时,可用降尿酸药。对于已发生过急性痛风性关节炎的间歇期患者,应预防痛风的再次发作,关键是通过饮食和药物治疗使血尿酸水平控制达标。

（3）此外应注意避免剧烈运动或损伤，控制体重，多饮水，长期碱化尿液等。

第二十四节　单纯性肥胖

一、概述

肥胖症是一种由多种因素引起的慢性代谢性疾病，以体内脂肪细胞的体积和细胞数增加致体脂占体重的百分比异常增高并在某些局部过多沉积脂肪为特点。

单纯性肥胖患者全身脂肪分布比较均匀，没有内分泌紊乱现象，也无代谢障碍性疾病，其家族往往有肥胖病史。当人体进食热量多于消耗热量时，多余热量以脂肪形式储存于体内，其量超过正常生理需要量，且达一定值时演变为肥胖症。正常男性成人脂肪组织重量占体重的15%～18%，女性占20%～25%。随年龄增长，体脂所占比例相应增加。近年来随着生活节奏的加快、饮食结构的改变，本病发病呈上升趋势而且呈年轻化趋势。

本病应属于中医学的"肥胖"范畴。

二、病因病机

外因以饮食过多而活动过少为主。热量摄入多于热量消耗，使脂肪合成增加是肥胖的物质基础。内因为脂肪代谢紊乱而致肥胖。

中医认为本病的发生总因多吃、贪睡、少动，与肺、肝、脾、胃、肾等诸多脏腑功能失调有关。肺气不宣，腠理闭塞，汗无以出，炼而生痰；肝气郁结，木旺克土，运化失调，郁而增肥；脾胃功能失调，脾胃虚弱导致水湿不化，痰浊内盛；实则胃肠腑热，食欲偏旺，消谷善饥，多食而生油脂；肾阳不足，气不化水，二便排泄无力而肌肤肿胀。在上述诸多因素之下，遂致痰湿浊脂滞留肌肤而形成肥胖。

三、辨病

（一）症状

单纯性肥胖可见于任何年龄，约1/2成年肥胖者有幼年肥胖史。一般呈体重缓慢增加（女性分娩后除外），短时间内体重迅速地增加，应考虑继发性肥胖。男性脂肪分布以颈项部、躯干部和头部为主，而女性则以腹部、下腹部、胸部乳房及臀部为主。

（二）体征

目前临床用体重指数（BMI）来评价：<18.5 kg/m^2 者为体重过低，18.5～23.9kg/m^2 为正常范围，≥24kg/m^2 为超重；≥28kg/m^2 为肥胖。但应该注意有些BMI增高的患者不是脂肪增多，而是肌肉或者其他组织增多。同时，男性腰围大于或等于85cm、女性腰围大于或等于80cm为腹部肥胖。

（三）辅助检查

标准体重（kg）=〈身高（cm）-100〉×0.9，如果患者实际体重超过标准体重20%即可诊断为肥胖症，但必须排除由于肌肉发达或水分潴留的因素，临床上除根据体征及体重外，可采用下列方法诊断：

（1）皮肤皱褶卡钳测量皮下脂肪厚度：人体脂肪总量的1/2～2/3贮于皮下，所以测量其皮下脂肪厚度有一定的代表性，且测量简便，可重复，常用测量部位为三角肌外皮脂厚度及肩胛角下，成人两处相加，男性≥4cm，女性≥5cm即可诊断为肥胖，如能多处测量则更可靠。

（2）X线片估计皮下脂肪厚度。

（3）体重指数（BMI）：体重（kg）除以身高（m）的平方（BMI=kg/m^2）。

四、类病辨别

肥胖症确定后可结合病史、体征及实验室资料等，鉴别属单纯性或者继发性肥胖症。

有高血压、向心性肥胖、紫纹、闭经等伴24小时尿17-羟类固醇偏高者，则应考虑为皮质醇增多症，宜进行小剂量（2mg）地塞米松抑制试验等以鉴别。

代谢率偏低者宜进一步检查T$_3$、T$_4$及TSH等甲状腺功能试验，以明确有否甲状腺功能减退症。

有垂体前叶功能低下或伴有下丘脑综合征者宜进行垂体及靶腺内分泌试验，检查蝶鞍、视野、视力等，必要时须作头颅CT检查等。

鞍扩大者应考虑垂体瘤并除外空蝶鞍综合征。

此外，还注意有否糖尿病、冠心病、动脉粥样硬化、痛风、胆石症等伴随病，至于其他类型少见的肥胖症，可结合其临床特点分析判断。

五、辨证分型

（1）痰湿闭阻：肥胖于面、颈部为甚，按之松弛，头身沉重，心悸气短，胸腹满闷，嗜睡懒言，口黏纳呆，大便黏滞不爽，间或溏薄，小便如常或尿少，身肿，舌胖大而淡、边有齿印，苔腻，脉滑或细缓无力。

（2）胃肠腑热：体质肥胖，上下匀称，按之结实，消谷善饥，食欲亢进，口干欲饮，怕热多汗，急躁易怒，腹胀便秘，小便短黄，舌质红，苔黄腻，脉滑有力。

（3）肝郁气滞：胸胁胀满，连及乳房和脘腹，时有微痛，走窜不定，每因情志变化而增减，喜叹息，得嗳气或矢气则舒，纳呆食少，苔薄白，脉弦。

（4）脾肾阳虚：尿频，小便多，肢体倦怠，腰腿酸软，面足浮肿，纳差腹胀，大便溏薄，舌淡、苔白，脉沉细无力。

六、针灸治疗

（一）论治原则

痰湿闭阻者则应健脾理气，化痰祛湿；胃肠腑热者则应清泻胃火，通利肠腑；肝郁气滞则应疏肝健脾、理气和胃。针灸并用，平补平泻。

（二）基本治疗

（1）处方：以任脉、足太阴、足阳明经取穴为主。

中脘、水分、关元、天枢、大横、曲池、支沟、内庭、丰隆、上巨虚、三阴交、阴陵泉。

（2）方义：肥胖之症多责之脾胃肠腑，降浊消脂；中脘乃胃募、腑会，曲池为阳明大肠经合穴，天枢为大肠的募穴，上巨虚为大肠的下合穴，四穴合用可通利肠腑，降浊消脂；大横健脾助运；丰隆、水分、三阴交、阴陵泉分利水湿，运化浊痰；支沟疏调三焦；内庭清泻胃腑；关元调理肝、脾、肾。诸穴共用可收健脾胃、利肠腑、化痰湿、消浊脂之功。

（3）加减：痰湿闭阻加内关、足三里化痰除湿；胃肠腑热加合谷清泻胃肠；肝郁气滞加期门、太冲疏肝理气；脾肾阳虚加气海、脾俞、肾俞、足三里健脾益肾；少气懒言加太白、气海补中益气；心悸加神门、心俞宁心安神；胸闷加膻中、内关宽胸理气；嗜睡加照海、申脉调理阴阳。

（4）操作：心俞、肾俞、脾俞、三焦俞不可直刺、深刺，以免伤及内脏；脾胃虚弱、真元不足者可灸天枢、上巨虚、阴陵泉、三阴交、关元、肾俞等穴；其他腧穴视患者肥胖程度及取穴位部位的不同而比常规针刺刺深。

（5）其他疗法：①皮肤针：按针灸处方及加减选穴，或取肥胖局部阿是穴，用皮肤针叩刺。实证重力叩刺，以皮肤渗血为度；虚证中等力度叩刺，以皮肤潮红为度。2日1次。②电针：按针灸处方，在针刺得气的基础上接电针治疗仪（或直接用电极板贴压腧穴及肥胖部位），用连续波或疏密波刺激30～40分钟。每日或2日1次。

（三）名老中医经验（刘运珠医案）

梁某，女，38岁。

初诊 患者身体肥胖12年，身高163cm，体重86kg，腹围107cm，空腹血糖14mmol/L，血清总胆固醇9.8mmol/L，三酰甘油4.1mmol/L，低密度脂蛋白4.86mmol/L，舌质红，苔黄厚，脉数有力。

诊断 痰热中阻型肥胖（单纯性肥胖）。

病机 此为胃火炙热，食欲偏旺，消谷善饥，多食而生浊脂。肥厚甘腻，蕴阻中焦，不得运化。继而导致中焦不化，水湿痰饮积聚体内，发生肥胖。

治法 清泻胃热，消痰化浊。

针灸治疗 取梁丘、公孙、天枢、支沟，提插捻转泻法，产生较强针感，接电针治疗仪，用疏密波强刺激，留针30分钟。起针后于天枢穴及其附近拔罐并施走罐术，至皮肤潮红为度。又取耳穴口、胃、肺、脾、三焦、皮质下、内分泌、饥点，用草决明子贴压，两耳交替。隔日1次，10次为1个疗程。

医嘱 适量运动、清淡饮食。

结果 1疗程后体重下降至65kg，腹围减至86cm；6个月后体重降至56kg，腹围80cm，空腹血糖6mmol/L，血清总胆固醇5.8mmol/L，三酰甘油1.65mmol/L，低密度脂蛋白2.7mmol/L。

按语 本案属单纯性肥胖中的胃肠腑热，导致痰湿中阻，病情典型，取梁丘、公孙、天枢、支沟，用泻法主要是在于清泻胃热，调理脾胃，改善消谷善饥的情况，进而减少肥甘厚腻的摄入，同时健运脾胃，运痰化湿。起针后于天枢穴及其附近拔罐并施走罐术，进一步促进局部脂肪代谢，清泻胃肠腑热。取耳穴口、胃、肺、脾、三焦、皮质下、内分泌主要在于调节人体机体代谢，健运脾胃，助运痰湿，调节内分泌，促进阴阳平衡。以上诸穴合用清泻胃肠腑热，健运脾胃，运化水湿。使机体膏脂得消，体重减轻。

七、西医治疗

1. 治疗原则

摄入热量低于消耗热量，负平衡时体脂逐步分解，体重逐步下降。

2. 常用方法

（1）适当减低膳食热量。摄入热量低于消耗热量，负平衡时体脂逐步分解，体重逐步下降。

（2）用低热值食品代替高热食品，用家禽肉、瘦肉代替肥肉。用鸡蛋、牛奶、豆制品代替糖多、油大的点心。巧克力、奶油冰激凌、糖果应不吃。

（3）在减少糖多、油大、热值高食品的同时增加蔬菜、豆类、豆制品等；茎类蔬菜如芹菜、油菜、小白菜；瓜类蔬菜如冬瓜、西葫芦等。

（4）优先考虑消减主食。主食和肥肉一样吃得过多都会引起单纯性肥胖。

（5）逐步减少糖多、油大、营养价值不高的食品，如甜点心、油炸小吃、西式快餐、甜饮料等。

（6）补充各种维生素。不边看电视边吃东西。不饮酒。

（7）有氧锻炼，如步行、慢跑、有氧操、舞蹈、骑自行车、游泳、跳绳、爬楼梯等。

（8）建立健康的生活方式，合理营养，积极锻炼，充足的睡眠，善于调节心理压力，保持稳定情绪；不吸烟、不吸毒、不酗酒。

八、预防调护

（1）针灸治疗治疗单纯性肥胖症有较好疗效。在取得疗效后仍应调控饮食，坚持运动，以防体重回升。

（2）指导患者改变不良的饮食和生活习惯。食物宜清淡，少食肥甘厚腻及煎炸之品；用餐需细嚼慢咽；限定食量，少吃零食；忌过度睡眠；坚持适度的体力劳动和体育运动。

第二十五节　胃痛

一、概述

胃痛，又名"胃脘痛"，疼痛部位多位于上腹心窝部及其周围，故古代多以"心痛""心下痛"统称本病，但应注意与《内经》所述"真心痛"有所不同。

本病病位在胃，多由自身胃腑病变或是其他脏腑原因致使胃络不通或胃失濡养而发为本病。以中青年发病居多，多有反复发作病史，发病前多有明显诱因，可因寒暖失宜，饮食失节，情志不舒，劳累等诱因而发作或加重。

本病相当于西医学的急慢性胃炎、消化性溃疡、胃痉挛、胃扭转、胃下垂、胃黏膜脱垂症、胃神经官能症等疾病以上腹部疼痛为主要症状者。

本病应属于中医学的"胃脘痛""假心痛"等范畴。

二、病因病机

寒邪客胃、饮食伤胃、肝气犯胃、脾胃虚弱等是本病常见病因，实证多因肝，虚证多及脾。而胃气失和、胃络不通、胃失濡养是其基本病机，饮食不慎、情志不畅、劳累体虚、外感寒凉等因素则会诱发和加重本病。

三、辨病

（一）症状

上腹近心窝处胃脘部发生疼痛为本病主要症状，其疼痛性质有胀痛、刺痛、隐痛、剧痛等。其痛有呈持续性者，也有时作时止者。

（二）体征

本病部分患者上腹部可有压痛，按之其痛或增或减，但无反跳痛。

（三）辅助检查

电子、纤维胃镜和上消化道钡餐造影透视等检查可见急、慢性胃炎，胃、十二指肠溃疡病，胃黏膜脱垂等病变，并可与胃癌做出鉴别诊断。还可以进行幽门螺杆菌（Hp）检测查看感染情况。

四、类病辨别

类病辨别主要进行病因诊断。如通过心肌酶、肌钙蛋白、心电图等检查排除心脏病变。通过B超等检查排除肝、胆、胰、脾病变。

五、辨证分型

（1）寒邪袭胃：感受寒凉而胃痛暴作，喜暖恶寒，得温痛减，舌淡，苔薄白，脉弦紧。

（2）食滞伤胃：饮食不节致胃脘胀痛，嗳腐吞酸，胀闷拒按，或呕吐积食，吐后则缓，苔厚腻，脉滑。

（3）肝气犯胃：胃脘胀痛连及两胁，胸闷嗳气，喜长叹息，疾病发作加重与不良情绪有直接关系，苔多薄白，脉弦。

（4）瘀血滞胃：胃脘部刺痛不移，按之痛甚，入夜尤甚，或见吐血黑便，舌质紫暗或暗夹瘀，脉涩不利。

（5）胃阴虚损：胃隐灼痛，饥不欲食，口咽干燥，五心烦热，大便干结，舌红少津，脉弦细或细数。

（6）脾胃虚寒：胃隐作痛，喜暖喜按，空腹痛甚，食后则缓，劳累受凉，饮食生冷可发作或加重，神疲纳呆，吐利清水，舌淡苔白，脉迟缓或虚弱。

六、针灸治疗

（一）论治原则

理气和胃、通络止痛，针灸并用，可补可泻。

（二）基本治疗

（1）处方：中脘、足三里、内关、公孙。

（2）方义：胃为六腑，以通为顺。中脘是胃之募穴、腑之会穴，足三里乃胃之下合穴，凡胃脘疼痛，不论寒热虚实，二者配合均可通调胃气，降逆止痛；内关为手厥阴经络穴，通调三焦，理气降逆，又为八脉交会穴，通于阴维脉，能畅达三焦气机，和胃降逆止痛；公孙为足太阴经络穴，又为八脉交会穴，通于冲脉，能调理脾胃而止疼痛，二者相配能宽胸解郁，善治胸胃疼痛。

（3）加减：脾胃虚寒加神阙、气海、脾俞、胃俞温中散寒；胃阴虚损加胃俞、太溪、三阴交滋阴养胃；寒邪袭胃加神阙、梁丘散寒止痛；食滞伤胃加梁门、建里消食导滞；肝气犯胃加期门、太冲疏肝理气；瘀血滞胃加膈俞、阿是穴化瘀止痛。

（4）操作：寒邪袭胃和脾胃虚寒者，中脘、气海、神阙、足三里、脾俞、胃俞可行艾灸或隔姜灸，并可施以火罐；期门、膈俞等穴不可直刺、深刺，以免伤及内脏；其他腧穴常规针刺。急性胃痛可1～2次/日，慢性胃痛可1次/日或隔日1次。

（5）其他疗法：①指针：取中脘、至阳、足三里等穴，用双手拇指或中指点压、按揉，力道以患者能耐受并感觉舒适为宜。配合缓慢腹式呼吸，连续按揉3～5分钟即可止痛。②穴位注射：取胃俞、脾俞、相应夹脊、中脘、内关、足三里、梁丘。选用红花注射液、当归注射液等，也可选用维生素B_1或者维生素B_{12}注射液于上述穴位注射，每次2～4穴，每穴1～2ml。③兜肚法：取艾叶30g，荜茇、干姜各15g，甘松、山柰、细辛、肉桂、吴茱萸、元胡、白芷各10g，大茴香6g。共研为细末，用柔软的棉布叠成15cm直径的兜肚形状，将药末均匀放入，紧密缝好，昼夜兜于中脘穴或疼痛集中处。适用于脾胃虚寒胃痛。

（三）名老中医经验（张登部医案）

金某，男，24岁。脘腹胀痛5年。

初诊 患者5年前曾行急性阑尾炎手术，术后经常脘腹胀痛，大便干结。

查体 面黄体瘦，腹平软，胃脘部无明显压痛，肠鸣音稍亢进，舌质红，苔薄黄，脉细弦。胃钡餐透视提示：胃扭转。

诊断 胃痛（胃阴虚损）。

病机 此为术后伤及胃阴，耗伤阴液，瘀血内生，胃失濡养，和降失宜而发病。

治法 养阴生津，益胃止痛。

针灸治疗 针内关、中脘、足三里、公孙平补平泻，留针30分钟，每日1次。

医嘱 避免不良饮食习惯，少食多餐，禁食生冷及刺激性食物。

复诊 按此法住院治疗1个月，症状消失。胃钡餐透视复查结果：上消化道未见明显器质性病变，痊愈出院。

按语 本案属胃痛的胃阴不足证型，病情典型，方法得当，针药合用，加之患者的配合，经治疗1个月治疗后明显好转。脾胃为后天之本，生化之源，脾为胃行其津液，故取中脘，先泻后补，去郁热而养胃生津；足三里平补平泻，调升降以和润胃气；再配内关、公孙，泄热滋水，润养胃阴。诸穴相配，功能益气养阴，清热和胃。

七、西医治疗

1. 治疗原则

本病的治疗可参照西医急、慢性胃炎，消化道溃疡等疾病的治疗方案。治疗原则以消除病因、缓解症状、消除炎症、愈合溃疡、防止复发和防治并发症为主。

2. 常用方法

药物可分为抑制胃酸分泌和保护胃黏膜两大类药物，主要起缓解症状和促进溃疡愈合的作用，常与根除幽门螺旋杆菌治疗配合使用。

（1）抑制胃酸药物：H_2受体拮抗剂（H_2RA）如西咪替丁、雷尼替丁等；质子泵抑制剂（PPI）如奥美拉唑、兰索拉唑等。

（2）保护胃黏膜药物 硫糖铝、胶体铋、枸橼酸铋钾等。

八、预防调护

（1）针灸治疗胃脘痛具有卓效，但应同时进行病因治疗。

（2）调饮食：以少食多餐、营养丰富、清淡易消化为原则，不宜饮酒及过食生冷、辛辣食物，切忌粗硬饮食，暴饮暴食，或饥饱无常。

（3）忌恼怒：应保持精神愉快，避免忧思恼怒及情绪紧张。

（4）避劳累：注意劳逸结合。

第二十六节 胃下垂

一、概述

胃下垂是指在正常直立体位下，胃的生理解剖位置低于正常位置，胃大弯低垂至盆腔，胃小弯切迹严重者甚至位于髂嵴连线之下，并伴有胃蠕动减少、胃排空缓慢等症的一种内脏下垂疾病。本病主要由于胃膈韧带和胃肝韧带松弛或腹壁肌肉和胃壁弛缓，不能维持胃原有位置所致。常见于瘦高体形女性，经产妇及多次腹部手术且伴有腹肌张力低下者，进行性消瘦者和消耗类疾病患者也较为常见。常伴有头昏、眩晕、心悸、乏力、直立性低血压等症状。

本病应属于中医学的"胃下""胃缓""虚损""痞满""腹胀"等范畴。

二、病因病机

本病病因多为脾胃虚弱、中气下陷所致。脾胃为生化之源，中气之本，主肌肉而司运化，若禀赋不足，形体瘦弱，中气素虚；或大病之后，失于调理；或劳烦过度，身形俱耗；或饮食失调，损伤脾胃，均可引起肌肉不坚，脾虚气陷，升举无力，发生胃下垂。

三、辨病

（一）症状

轻者无明显症状，重者可见上腹部坠胀，隐痛不适，多在劳累、久站及进食后加重，平卧减轻或消失。严重者可见低血压、心悸、眩晕等全身虚弱情况。

（二）体征

患者通常体形消瘦，站立时腹主动脉搏动明显。晨起空腹时胃部可见明显振水音。甚者可出现直立性昏厥、直立性低血压、眩晕乏力等循环灌注不足的表现。也可同时伴有肝、肾、结肠等其他脏器的下垂。

（三）辅助检查

胃肠 X 线钡餐可见胃呈鱼钩型或无力型，上窄下宽，张力减退。直立时胃小弯切迹或幽门口低于髂嵴连线，胃内有较多潴留液体，位于腹腔左侧可确诊。根据胃下垂的程度可分为Ⅰ、Ⅱ、Ⅲ度。

四、类病辨别

1. 急性胃扩张

患者感上腹胀满或持续性胀痛，继而出现呕吐，主要为胃内容物，量小，但发作频繁，虽吐而腹胀不减，X 线腹部平片可见扩大的胃饱和致密的食物残渣阴影，服少量的钡剂可见扩张的胃型。

2. 胃潴留

多由于胃张力缺乏所致。此外，胃部或其他腹部手术引起的胃运动障碍，中枢神经系统疾病、糖尿病所致的神经病变，以及迷走神经切断术等均可引起本病。

胃下垂还应与胃痛、慢性胆囊炎、胃癌、幽门梗阻等病相鉴别。

五、辨证分型

（1）脾虚气陷：面色萎黄，头昏目眩，纳呆嗳气，脘腹痞满，坠胀不适，大便溏薄，舌质淡，苔薄白，脉缓弱。

（2）脾胃不和：胃脘痞满，腹痛绵绵，食入难化，嗳气嘈杂，甚则恶心呕吐，大便不整，或结或溏，舌淡红，苔薄白，脉细。

（3）气阴两虚：脘腹坠胀，口苦口干，嗳气时作，或干呕呃逆，胃脘隐痛，饥不欲食，神疲形瘦，大便干结，舌质红，少苔或剥苔，脉细数无力。

六、针灸治疗

（一）论治原则

健脾益气、升阳举陷，针灸并用，补法。

（二）基本治疗

（1）处方：百会、中脘、胃俞、脾俞、气海、足三里。

（2）方义：本病为脾气虚弱，中气下陷所致，故取手足三阳经与督脉之会的百会穴补而灸之，能升阳固脱，乃"下病上取、陷者举之"的含义；胃俞、脾俞、中脘调补脾胃，理气和中；气海、足三里补中益气，调运升降；诸穴合用，针灸并施，可助脾胃化生气血之力，有助于胃体上升。

（3）加减：痞满、恶心者加公孙、内关穴和胃降气；嗳气、喜叹息者加太冲、期门穴疏肝理气；痰饮水湿重者加水分、阴陵泉穴健脾化湿；腹胀腹泻者加天枢穴调理气机。

（4）操作：诸穴均采用常规刺法，主穴均用补法，加减配穴均用平补平泻法。上腹部和背部穴位可采用温针灸或单独艾灸，可加拔火罐。

（5）其他疗法：①穴位注射：取胃俞、脾俞、气海、中脘、足三里、血海。选用人参、黄芪、当归、生脉注射液等，也可选用维生素B_1低渗葡萄糖溶液、三磷酸腺苷（ATP）注射液，每次每穴1~3ml，隔日一次。②穴位埋线：取胃俞、脾俞、气海、中脘、关元、足三里等穴，行常规穴位埋线操作，植入线体，间隔2周重复1次。③芒针刺法：取巨阙、承满（右）。每次仅取1~2穴，选28~32号7~8寸长之芒针。

（三）名老中医经验（王启才医案）

刘某，女，39岁。胃脘胀痛伴下坠感4年。

初诊 患者常年胃痛，腹部坠胀（饭后尤甚），纳差，时有呕吐现象。曾在当地做X线钡餐检查为胃下垂，服中医药治疗无明显效果。近期胃痛、腹胀及下坠感加重，胃纳极少。由门诊以胃下垂（Ⅱ度）收入院针灸治疗。查体：形体偏瘦，腹部膨隆，有振水音；舌淡苔白，脉细弱。胃B超示：饮水后胃下极位于脐下8cm，排空功能较差；钡餐透视结果：胃角隅部在髂嵴连线下4cm，胃下极9cm，胃蠕动减弱，排空较差。

诊断 胃下垂（脾虚气陷）。

病机 此为脾气不足，中气下陷，升举无力，不能维持脏器原有位置而发病。

治法 补中益气，升提举陷。

针灸治疗 提胃（中脘旁开4寸）、升胃（下脘旁开4寸），配中脘、气海、百会、胃俞、脾俞、足三里。提胃、升胃二穴用3寸以上毫针分别朝肚脐或脐下方向斜刺，针刺得气后双手持针柄向上提拉30～50次，间歇5分钟重复进行，反复3～5次。最后将针按反方向单向捻转，待针体松动后可出针。每日1次，20次为1个疗程。

医嘱 养成良好饮食习惯，少食多餐，饭后平卧1小时，避免久站久立，避免劳累，减轻胃部负担，配合呼吸，加强腹壁肌肉锻炼。

复诊 治疗5次后症状开始好转，1个疗程后各种症状明显减轻。胃B超示：饮水后胃下极位于脐下6cm，排空有力；钡餐透视提示：胃角隅部在髂嵴连线下2.5cm，胃下极7cm，胃蠕动增强，排空有力。续治2个疗程诸症消失。检查提示：胃恢复到正常位置，胃蠕动强，排空正常。临床治愈出院。

按语 本案属胃下垂中的脾虚气陷型，病情典型，治疗及时，方法得当，加之患者的配合，经治疗3个疗程治疗后痊愈。提胃、升胃二穴亦为治胃下垂之经验穴，有使胃脏上提之功效。取两俞穴补而灸之，以振奋中阳，调整气机升降；中脘为胃之募穴，六腑之会，针刺可调中行滞，就能温中散饮；再配合胃经合穴足三里，协调上下，四穴合用，针灸兼施，可达调和脾胃、升提中气之功效。

七、西医治疗

1. 治疗原则

以功能锻炼和饮食调养为主，药物治疗为辅。

2. 常用方法

（1）药物治疗：腹胀、胃排空缓慢者，可用多潘立酮或甲氧氯普胺和维生素B_6

促进胃蠕动、增加胃张力；合并便秘者首选莫沙必利等。

（2）功能锻炼：餐后应卧床休息45分钟至1小时，以减轻胃的负担；减少站立时间，避免过度劳累；腹式呼吸锻炼法等。

八、预防调护

（1）针灸治疗胃下垂具有卓效，是目前治疗本病安全有效的首选方法。

（2）养成良好的生活和饮食习惯，要做到少食多餐、细嚼慢咽、食物细软、营养均衡、减少刺激、防止便秘。

第二十七节 心悸

一、概念

心悸指患者自觉心中悸动，甚则不能自主的一类症状。本病证可见于多种疾病过程中，多与失眠、健忘、眩晕、耳鸣等并存，凡各种原因引起心脏搏动频率、节律发生异常，均可导致心悸。发生时，患者自觉心跳快而强，并伴有心前区不适感。

本病相当于西医学的心脏器质性或功能性疾病（如冠心病、风湿性心脏病、高血压性心脏病、肺源性心脏病、心脏神经官能症等）引起的各种心律失常和全身代谢性疾病（如甲亢、低血糖、贫血等）引起的各种心律失常。

本病应属于中医学的"心动悸""惊悸""怔忡"等范畴。

二、病因病机

本证的发生常与平素体质虚弱、情志所伤、劳倦、汗出受邪等有关。平素体质不强，心气怯弱，或久病心血不足，或忧思过度，劳伤心脾，使心神不能自主，发为心悸；或肾阴亏虚，水火不济，虚火旺动，上扰心神而致病；或脾肾阳虚，不能蒸化水液，停聚为饮，上犯于心，心阳被遏，心脉痹阻，发为本病。

三、辨病

（一）症状

心跳快而强，并伴有心前区不适感。甚则伴有眩晕、耳鸣等症状。

（二）体征

功能性疾病者仅有心律失常，无其他阳性体征；器质性疾病者除心律失常外，还会有原发病的体征。

（三）辅助检查

本病常规检查的项目包括有血常规、肝、肾功能，24小时动态心电图，血清 T3、T4、甲状腺吸碘率，心脏多普勒超声检查等，这些检查的目的在于发现疾病性质和相关的危险因素。

四、类病辨别

对器质性疾病者当辨别其原发病，根据伴随症状、体征及辅助检查不难辨别。

五、辨证分型

主症：自觉心跳心慌，时作时止，并有善惊易恐，坐卧不安，甚则不能自主。
（1）心胆虚怯：兼见气短神疲，惊悸不安，舌淡，苔薄，脉细数；
（2）心脾两虚：兼见头晕目眩，纳差乏力，失眠多梦，舌淡，脉细弱；
（3）阴虚火旺：兼见心烦少寐，头晕目眩，耳鸣腰酸，遗精盗汗，舌红，脉细数；
（4）水气凌心：兼见胸闷气短，形寒肢冷，下肢浮肿，舌淡，脉沉细；
（5）心脉瘀阻：兼见心痛时作，气短乏力，胸闷，咳痰，舌暗，脉沉细或结代。

六、针灸治疗

（一）论治原则

调理心气，安神定悸。针灸并用，补虚泻实。

（二）基本治疗

（1）处方：以手厥阴、手少阴经穴为主。
厥阴俞、膻中、内关、郄门、神门。
（2）方义：心包经穴内关及郄穴郄门可调理心气，疏导气血。心经原穴神门，宁心安神定悸。心包之背俞、厥阴俞配其募穴膻中，可调心气，宁心神，调理气机。诸穴配合以收凝神定悸之效。
（3）加减：心胆虚怯加心俞、胆俞；心脾两虚加心俞、脾俞；阴虚火旺加肾俞、太溪；水气凌心加三焦俞、水分；心脉瘀阻加心俞、膈俞；善惊加大陵；多汗加膏肓；

烦热加劳宫；耳鸣加中渚、太溪；浮肿加水分、阴陵泉。

（4）操作：补虚泻实，常规针刺。

（5）其他疗法：①穴位注射法：选穴参照基本治疗，用维生素B_1或维生素B_{12}注射液，每穴注射0.5ml，隔日1次。②耳针法：选交感、神门、心、脾、肝、胆、肾。毫针刺，用轻刺激，亦可用揿针埋藏或用王不留行籽贴压。

（三）名老中医经验（张沛霖医案）

李某，男，61岁。患者因冠心病见心悸、胸闷、头昏两年，时有心前区压榨样感觉。

初诊　患者两年前感心前区及胃脘部隐痛时作，劳累及活动后加重，时有头昏、胸闷及心前区压榨样感觉。现症见：心悸、胸闷、头昏，时有心前区压榨样感觉，眠差，纳可，二便调

诊断　气虚血瘀型胸痹（气虚血瘀）（冠心病）。

病机　因患者年老体弱，阳气虚衰，气不行血，血行不畅，瘀阻经脉而致。

治法　补益心气，活血通络。

取穴　双侧郄门、足三里。针用补法，留针20分钟，隔日1次，十次为1个疗程。

二诊　在以上治疗的基础上，加强补益心气，加心俞、巨阙二穴。

三诊　在宜补益心气的基础上，加以活血通络。双侧郄门、足三里、心俞、厥阴俞。针用补法，留针20分钟。上诸症明显改善。

按语　患者年老体弱，阳气虚衰，气不行血，血行不畅，瘀阻经脉而为病，血不养心，则神气不守，惕惕不能安寐。郄门是手厥阴之郄穴，有镇心宁神、宣通心气的作用，巨阙、心俞采用俞募配穴法，起到宽胸解郁、补益心气的作用，痹者，闭也，是经络不通导致之疾，痹证必须通络，张沛霖主任用足三里以疏通手足之经络，通络止痛。以上穴位配合应用补益心气、活血通络而收良效。

七、西医治疗

1. 治疗原则

控制心律失常，同时积极治疗原发病。

2. 常用方法

（1）药物治疗：钠通道阻滞药、β-肾上腺素受体阻断药、钙拮抗药、选择性延长复极过程药等。

（2）非药物疗法治疗：心脏起搏器、电除颤、射频消融等。

八、预防调护

（1）针灸治疗本病效果较好，但应分辨标本缓急，积极治疗原发病。

（2）保持精神乐观，情绪稳定，坚持治疗，坚定信心。应避免惊恐刺激及忧思恼怒等。

（3）生活作息要有规律。饮食有节，宜进食营养丰富而易消化吸收的食物，宜低脂、低盐饮食，忌烟酒、浓茶。

（邓星佑　徐　红）

第七章

儿科病证

第一节 厌食

一、概述

厌食是小儿时期的一种常见病证,临床以较长时期厌恶进食,食量减少为特征。本病可发生在任何季节,在夏季暑湿之季症状加重。各年龄儿童均可发病,以1~6岁为多见。本病预后良好,但长期不愈者,可使气血生化不足,会致患儿营养不良,生长发育迟缓,从而导致免疫力低下,引起其他感染性疾病。属于中医学"恶食""不嗜食"的范畴。

二、病因病机

本病多由喂养不当、情志失调、他病伤脾、先天不足等引起,其病变脏腑主要在脾胃。《灵枢·脉度》:"脾气通于口,脾和则口能知五谷矣。"即脾主运化,胃司受纳,脾胃调和则口能知饮食之味。若脾胃失调,受纳失司,则易成厌食。

三、辨病

本病有喂养不当、病后失调、先天不足或情志失调史;长期食欲不振,食量明显少于同龄正常儿童;面色少华,形体消瘦,但精神尚好,活动如常;除外其他外感内伤慢性疾病。

四、类病辨别

积滞:有伤乳伤食史,除不思乳食外,应有脘腹胀满、嗳腐吞酸、大便酸臭、乳食停聚，气滞不行等症。

五、辨证分型

（1）脾胃虚弱：面色萎黄，神疲乏力，大便多不成形或夹有不消化食物，舌淡，苔薄白，脉弱无力。

（2）胃阴不足：面色萎黄，口干，多饮甚至每食必饮，烦热不安，便干溲赤，舌红，苔净或花剥，脉细无力。

（3）肝旺脾虚：好动多啼，性躁易怒，睡眠中咬齿磨牙，便溏溲少，舌光，苔净，脉弦细。

六、针灸治疗

（一）治疗原则

运脾开胃为基本治疗原则，脾胃虚弱者针灸并用，补法；其他证型以针刺为主，平补平泻。

（二）针灸治疗

（1）处方：以任脉、足阳明经腧穴为主。
中脘、建里、梁门、足三里。
（2）方义：中脘、建里、梁门调理脘腹之气，以助胃纳和脾之运化；足三里是足阳明胃经合穴，可和胃健脾、补益气血。
（3）加减：脾胃虚弱配脾俞、胃俞补中益气；胃阴不足配三阴交、内庭养阴清热；肝旺脾虚配太冲、太白泻肝健脾。
（4）操作：诸穴均常规操作；背俞穴不宜直刺、深刺，灸法较为适宜。
（5）其他疗法：①耳针：取胃、脾、大肠、小肠、神门、皮质下。每次选2～3穴，用王不留行籽贴压，每日按揉3～5次。②穴位注射：取双侧足三里。用维生素B_1或维生素B_{12}注射液，每侧穴注射1ml。每周2次。③推拿疗法：补脾土、运内八卦、揉中脘、揉足三里、摩腹、捏脊，每日一次，每次20～30分钟。

（三）名老中医经验（黄瑾明医案）

罗某，女，3岁。不思饮食半年有余。
初诊　患儿近大半年来不思饮食，常发脾气，自己不主动要求进餐，父母在就餐时间催促其进食还啼哭，很不乐意。检查一切正常。舌体红，苔厚腻，脉弦。
诊断　小儿厌食症。

病机 此为脾失运化，不思饮食，脾虚肝旺，肝木克土而发病。
治法 疏肝健脾，理气和中。
针灸治疗 四缝穴点刺挤出浆液，足三里穴捻转补法，太冲穴捻转泻法。留针15分钟。
医嘱 掌握正确的喂养方法，饮食起居按时、有度；纠正不良的饮食习惯，不偏食、挑食，多食蔬菜。
复诊 针刺1次后饭量增加，继续治疗5次后治愈。
按语 本案属小儿厌食，病情典型，治疗及时，方法得当，加之患者家长的配合，经治疗5次后治愈。四缝穴为奇穴，是治疗厌食的经验穴。足三里是足阳明胃经合穴，可和胃健脾、补益气血。太冲为肝经原穴，有疏肝理气作用。以上诸穴配合应用疏肝解郁，调理脾胃而收良效。

七、西医治疗

1. 治疗原则
合理喂养与心理引导；对症治疗。

2. 常用方法
纠正家长饮食结构上的错误观念和担心子女食量不足的心理状态；少吃甚至不吃零食，培养儿童有规律地定时定量进食的良好习惯；多潘立酮、西沙必利促进胃蠕动等。

八、预防调护

（1）掌握正确的喂养方法，饮食起居按时、有度。
（2）纠正不良的饮食习惯，不偏食、挑食，多食蔬菜、粗粮，少食肥甘厚味等不易消化的食物。
（3）遵照"胃以喜为补"的原则，先从小儿喜欢的事物着手，逐渐增加饮食。
（4）为儿童进食创造良好的心理环境。

第二节 疳证

一、概述

疳证是以形体消瘦，面色无华，毛发干枯，精神萎靡，饮食异常为主证的病证。主要是由于喂养不当或多种疾病影响，致使脾胃受损，气津耗伤，影响小儿生长发育的慢性疾病，多见于 5 岁以下的婴幼儿。西医学中，疳证多见于小儿营养不良、佝偻病，以及慢性腹泻及部分寄生虫病。

二、病因病机

引起疳证的病因较多，临床以饮食不节、喂养不当、疾病影响及先天禀赋不足为常见，其病变部位主要在脾胃，可涉于五脏。脾胃失健，生化乏源，则气血不足，津液亏耗，肌肤、筋骨、经脉、脏腑失于濡养，日久则形成疳证。

三、辨病

本病有喂养不当或病后饮食失调及长期消瘦史；形体消瘦，体重比正常同年龄儿童平均值低 15% 以上，面色无华，毛发稀疏枯黄；严重者干枯羸瘦，体重可比正常平均值低 40% 以上；饮食异常，大便干稀不调，或脘腹膨隆等明显脾胃功能失调症状；兼有精神不振，或好发脾气、烦躁易怒，或喜揉眉擦眼，或吮指磨牙等症；贫血者，血红蛋白及红细胞减少。出现肢体浮肿，属于疳肿胀（营养不良性水肿）者，血清总蛋白大多在 45g/L 以下，血清白蛋白常在 20g/L 以下。

四、类病鉴别

1. 厌食
本病由喂养不当，脾胃运化功能失调所致，以长期食欲不振，厌恶进食为主证，无明显消瘦，精神尚好，病在脾胃，不涉及他脏，一般预后良好。

2. 积滞
本病以不思乳食，食而不化，脘腹胀满，大便酸臭为特征，与疳证以形体消瘦为特征有明显区别。但两者也有密切联系，若积久不消，影响水谷精微化生，致形体日渐消瘦，可转化为疳证。

五、辨证分型

（1）疳气：食欲不振或食多便多，大便干稀不调，形体略见消瘦，面色稍显萎黄，食欲不振，好发脾气，苔腻，脉细滑。多见于本病的初期。

（2）疳积：食欲减退或善食易饥，或嗜食生米、泥土等异物，大便下虫，形体消瘦较为明显，面色萎黄，毛发稀疏易落，脘腹胀大，青筋暴露，烦躁不安，或喜揉眉挖鼻，吮指磨牙，舌淡，苔淡黄而腻，脉濡细而滑。多见于本病的中期。

（3）干疳：精神萎靡，极度消瘦，皮包骨头呈老人貌，啼哭无力、无泪，腹凹如舟，或见肢体浮肿，或有紫癜、鼻衄、齿衄等，舌淡或光红少津，脉弱。多见于本病的后期。

六、针灸治疗

（一）治疗原则

健脾运胃、消积导滞、补益气血，针灸并用，平补平泻。

（二）针灸治疗

（1）处方：四缝、中脘、足三里、脾俞。
（2）方义：四缝是治疗疳积的经验效穴；中脘乃胃募、腑会穴，足三里是胃之合穴，合脾之背俞穴有健运脾胃、理气消疳之功，以助小儿发育。
（3）加减：疳气配章门、胃俞健运脾胃；疳积配建里、天枢、三阴交消积导滞；干疳配肝俞、膈俞调养气血；虫积配百虫窝驱虫消积。
（4）操作：四缝穴应在严格消毒后用三棱针点刺，挤出少量黄水或乳白色黏液；章门和背部腧穴不可直刺、深刺，以防伤及内脏；其余腧穴常规针刺。一般不留针。
（5）其他疗法：①捏脊：沿患儿背部脊柱两侧由下而上用拇指、食指捏华佗夹脊3～5遍。②皮肤针：叩刺脊柱正中督脉及其两旁的华佗夹脊、足太阳经穴，以皮肤微红为度。隔日1次。

（三）名老中医经验（郑魁山医案）

李某，男，3岁。腹部膨胀，消瘦1年。
初诊 患儿食欲减退1年，精神不振，面黄，肌肉消瘦，皮肤干燥，毛发干枯，舌淡苔薄白，脉细。
诊断 疳证。
病机 此为脾失运化，气血津液亏耗而发病。
治法 健脾益胃，化滞销疳。
针灸治疗 四缝点刺挤出乳白色液体，中脘、足三里、三阴交，留针15分钟。
医嘱 培养儿童有规律地定时定量进食的良好习惯。
复诊 针刺2次后病情好转，继续治疗8次后治愈。
按语 本案属疳证，病情典型，方法得当，加之患儿家属配合，经治疗8次后治愈。中脘、足三里调理脘腹之气，以助胃纳和脾之运化。三阴交为肝脾肾三阴并补。以上诸穴配合应用调理脾胃，化滞消疳而收良效。

七、西医治疗

1. 治疗原则

强调改进喂养方法，增强消化机能，补充多种营养素及锌元素，治疗并存症。

2. 常用方法

少吃甚至不吃零食，培养儿童有规律地定时定量进食的良好习惯；补充多种营养素及锌元素等。

八、预防调护

（1）加强饮食调护，饮食物要易于消化，富含营养，添加辅食不可过急过快。

（2）合理安排小儿生活起居，保证充足的睡眠时间，经常户外活动，增强体质。

（3）纠正饮食偏嗜、过食肥甘厚腻、贪吃零食等不良饮食习惯。

第三节　遗尿

一、概述

遗尿又称"尿床""夜尿症"，是指3岁以上的小儿睡眠中小便自遗、醒后方知的一种病证。3岁以下的小儿由于脑髓未充，智力未健，正常的排尿习惯尚未养成，尿床不属病态。年长小儿因贪玩少睡、过度疲劳、睡前多饮等偶然尿床者也不作病论。

二、病因病机

中医学认为，本病多因肾气不足、下元亏虚，或脾肺两虚、下焦湿热，或肝经郁热、疏泄失司等导致膀胱约束无权而发生。

三、辨病

（一）症状

本病发病年龄在三周岁以上，寐中小便自出，醒后方觉。

（二）体征

本病睡眠较深不易唤醒，每夜或隔几夜发生尿床，甚则每夜遗尿1~2次以上者。

（三）辅助检查

本病尿常规及尿培养无异常发现；部分患儿腰骶部X线摄片显示隐形脊柱裂。

四、类病鉴别

热淋：尿频急、疼痛，白天清醒时小便也急迫难耐而尿出，裤裆常湿。小便常规检查有白细胞或脓细胞。

五、辨证分型

（1）肾气不足：小便清长，面色淡白，精神不振，智力较同龄儿稍差，白天小便亦多，甚或形寒肢冷，腰腿乏力，舌淡，脉沉细无力。

（2）肺脾气虚：疲劳后尿床加重，日间尿频而量多，面色无华，神疲乏力，大便溏薄，舌淡，脉细而无力。

（3）下焦湿热：尿频量少，色黄腥臭，外阴瘙痒，夜梦纷纭，急躁易怒，面赤唇红，口干，舌红，苔黄，脉弦数。

六、针灸治疗

（一）治疗原则

肾气不足、肺脾气虚者温补肾阳、补益肺脾、固摄膀胱，针灸并用，补法；下焦湿热者清热利湿、调理膀胱，只针不灸，泻法。

（二）针灸治疗

（1）处方：以膀胱的俞、募穴为主。
中极、膀胱俞、三阴交。
（2）方义：中极、膀胱俞分别是膀胱的募穴和俞穴，合而为用属俞募配穴，可振奋膀胱气化功能，以助对尿液的约束能力；三阴交为足三阴经交会穴，疏调脾、肝、肾三经经气，固本止尿。
（3）加减：肾气不足配关元、肾俞、太溪以补肾培元；肺脾气虚配肺俞、脾俞、足三里补肺脾之气，以增收涩固脱之力；下焦湿热配曲骨、阴陵泉清利湿热、调理膀胱。
（4）操作：中极、关元直刺或向下斜刺，使针感下达阴部为佳；肾俞、关元可行温针灸或隔附子饼灸；其余穴位常规针刺。
（5）其他疗法：①皮肤针：取胸4至腰2夹脊、关元、气海、曲骨、肾俞、三阴交。

用皮肤针叩刺，至皮肤发红为度。每日1次。②耳针：取肾、膀胱、肝、皮质下、内分泌、尿道。每次选用3~4穴，毫针浅刺或埋针、药丸贴压。③头针：取额旁3线、顶中线。缓缓进针后，反复行针5~10分钟。④激光照射：取关元、中极、足三里、三阴交，用氦-氖激光治疗仪每穴照射2~5分钟。每日1次。

（三）名老中医经验

庄某，女，9岁。患儿尿床9年。

初诊 患儿自幼有遗尿病证，每晚尿床1、2次。夜眠深沉不易唤醒，即使唤醒也意识朦胧，曾服中西药未能奏效。查体：发育良好，营养一般，神志清楚，未见生理缺陷。尿常规正常。舌淡，脉沉细无力。

诊断 遗尿。

病机 肾气不足，膀胱气化功能失调，闭藏失司，不能约束水道而遗尿。

治法 温补肾阳，固摄小便。

针灸治疗 在百会穴处快速斜刺入帽状腱鞘下层，然后向前沿头皮行刺入1寸左右，原地快速捻转200次/分，持续运针3分钟后，留针15分钟；艾条点燃后灸百会，以不觉得太烫为度，共灸三壮。针法、灸法隔日一次。

医嘱 勿使患儿白天玩耍过度，睡前适当控制饮水量。

复诊 针、灸各2次后即见效，二夜未尿床。后经治10次而愈，复巩固5天，月后随访未见复发。

按语 小儿肾气不足、下元虚冷不能温养膀胱，每致膀胱约束无权，闭藏失职，不能约制水道而为遗尿另一方面，临床中观察到小儿遗尿者夜间熟睡不易唤醒，唤之神识模糊的症状为阳虚阴盛，元神不能御使诸神，故遗尿其标在膀胱，本在大脑，乃是元神失控，膀胱失司所致。小儿遗尿属虚寒性病变，故治疗采取温阳益气、固摄醒脑开窍的原则，在操作上则用针刺和灸法相结合的方法，根据"督脉为阳脉之海，总统一身之阳气"的理论。选用督脉上的穴位以温一身之阳气，百会为督脉之要穴，有三阳五会之称，具有益气升阳、固摄醒脑开窍之功，针、灸共奏温阳益气、醒脑开窍、升举收摄之效，则膀胱有司，遗尿自止。

七、西医治疗

1. 治疗原则

有效地抑制患儿的膀胱逼尿肌过度活动症状，使患儿夜间遗尿的频率有效减少。

2. 常用方法

（1）基础治疗：儿童夜遗尿的基础治疗是积极的生活方式指导，包括调整作息习惯，养成良好的排尿、排便习惯。

（2）一线治疗：主要是遗尿报警器和去氨加压素。

（3）其他治疗：其他药物，主要包括抗胆碱能药物、三环类抗抑郁药物和非甾体抗炎药等；膀胱功能训练；心理治疗等。

八、预防调护

（1）勿使患儿白天玩耍过度，睡前适当控制饮水量，幼儿每晚按时唤醒排尿，逐渐养成自控的排尿习惯。

（2）夜间尿湿后要及时更换被褥，以保持外阴干燥。

（3）消除患儿心理负担和紧张情绪，积极配合治疗。

第四节 脑瘫

一、概述

脑瘫是指因多种原因引起的脑损伤所致的非进行性、中枢性运动障碍，可伴有智力低下、听觉与视觉障碍及学习困难等，属于中医学五迟、五软、五硬、痿证的范畴。

二、病因病机

中医学认为本病多因先天不足、肝肾亏损或后天失养、气血虚弱所致。病位在脑，与五脏皆密切相关。基本病机是脑髓失充，五脏不足。

三、辨病

（一）症状

本病以智力低下，发育迟缓，四肢运动障碍为主症，表现为多卧少动，颈项肢体关节活动不灵，分为痉挛型、手足徐动型、共济失调型、混合型等。

（二）体征

运动型障碍由于锥体外系损伤出现不自主和无目的的运动，可表现为手足徐动或舞蹈样动作等；痉挛型因椎体系受损而表现为受累肌肉的肌张力增高、腱反射亢进、锥体束征阳性，可出现单瘫、偏瘫、截瘫、三肢瘫、四肢瘫等；共济失调型因小脑受损出现步态不稳，指鼻试验易错，肌张力减低，腱反射减弱等；兼见上述任何两型或两型以上症状的为混合型,常伴有智力障碍、癫痫、视力异常、听力减退和语言障碍等。

(三)辅助检查

颅脑 CT 了解脑病有无异常、畸形,或异常钙化影等,脑电图有助于支持合并癫痫的诊断。

四、类病鉴别

婴儿型脊髓性萎缩症:出生时一般可无症状,3~6月后出现症状,肢体活动减少,上下肢呈对称性无力,进行性加重,膝腱反射减弱或难以引出,肌张力低下,肌肉萎缩,智力正常。

五、辨证分型

(1)肝肾不足:筋骨痿弱,发育迟缓,坐起、站立、行走等明显迟于正常同龄小儿,目无神采,反应迟钝,舌淡,脉细弱。

(2)心脾两虚:语音发育迟缓,精神呆滞,四肢萎软,肌肉松弛,口角流涎,食少便溏,舌淡苔白,脉弱。

(3)痰瘀阻络:失聪失语,反应迟钝,动作不自主,肢体麻木,舌淡紫或边有瘀点,苔腻,脉沉涩。

六、针灸治疗

(一)论治原则

补益肝肾、益气养血、疏通经络。以督脉及足少阳、手足阳明经穴及夹脊穴为主。

(二)基本治疗

(1)处方:以督脉穴为主。
百会、四神聪、大椎、身柱、夹脊、悬钟、足三里、阳陵泉。

(2)方义:百会为督脉穴,督脉入络脑,能调神开窍;四神聪为经外奇穴,有健脑益智之功;大椎、身柱疏通督脉经气;夹脊穴可通阳活络;悬钟为髓会,可养髓补脑、强筋壮骨;足三里可化生气血,补益后天之本;筋会阳陵泉,可疏筋通络、强壮筋骨。

(3)加减:肝肾不足配肝俞、肾俞、太溪、三阴交补养肝肾;心脾两虚配心俞、脾俞补益心脾；痰瘀阻络配丰隆、膈俞、血海；上下肢瘫痪分别配曲池、手三里、合谷、伏兔、环跳、风市、委中、承山等疏通肢体经气。

（4）操作：四神聪分别从4个不同方向刺向百会穴；背俞穴易斜刺、浅刺；其余穴位常规针刺。每日1次，每次留针30分钟或速刺法。

（5）其他疗法：①耳针：取皮质下、交感、神门、脑干、肾上腺、心、肝、肾、小肠；上肢瘫痪加肩、肘、腕；下肢瘫痪者加髋、膝、踝。每次选用4~6穴，针刺或用王不留行籽贴压。每日按压刺激2~3次。②头针：取顶颞前斜线、顶旁1线、顶旁2线、颞前线、枕下旁线。毫针刺激，留针1~4小时。每日1次。③穴位注射：取风池、大椎、肾俞、曲池、手三里、足三里、阳陵泉、承山等穴。每次选2~3穴，用胎盘组织液、灯盏花注射液、维生素B_1及B_{12}等注射液，每穴注入0.5~1ml。每日1次。

（三）名老中医经验（郑魁山医案）

牛某，男，3岁。患儿行走不稳、语音不清2年。

初诊 患儿出生后较同龄婴儿发育慢，2岁后上肢活动不利，行走不稳，经常摔倒，语音不清，较同龄儿童智力低下，查体：后头骨扁平，两上肢上举欠佳，以左侧为重，双下肢时有抽搐，肌肉痉挛，膝踝反射亢进，行走时步态不稳，舌淡，苔薄白，脉细。

诊断 脑瘫。

病机 先天禀赋不足，肝肾亏损，后天失养，气血亏虚。

治法 温通经络，补益气血，固肾健脑。

针灸治疗 取风池、哑门，不留针。百会、四神聪、肾俞、臂臑、曲池、风市、阳陵泉、足三里、绝骨，用补法，留针20分钟，每周5次。

医嘱 加强营养支持及日常智力训练教育。

复诊 治疗30次时，患儿上肢能抬举至头，下肢肌肉较前有弹性，活动有力，再治疗50次后，上下肢活动自如，走路较平稳，能跑跳，语音清晰。

按语 针灸可刺激萎废局部的血液加速与全身气血融会贯通，激发尚未坏死的脑细胞发育再生，共奏舒经通络、强身健脑之效，故使萎废的肢体功能得以改善。

七、西医治疗

1. 治疗原则

（1）早期发现异常、早期治疗、早期训练。婴幼儿运动系统处于发育阶段，早期以康复训练进行纠正，容易取得较理想的效果。

（2）促进正常运动发育，抑制异常姿势和运动，按照小儿运动发育规律，进行功能训练，循序渐进促使小儿产生正确运动。

（3）全面康复训练。用各种有效手段对患儿进行多样化、全面的康复训练。

2. 常用方法

（1）综合康复医疗：如运动体育疗法，包括粗大运动、精细运动、平衡能力和协调能力训练等。

（2）药物疗法：口服或注射有关药物，如卵磷脂等修复脑组织细胞药物。

（3）小儿脑瘫运动疗法。

八、预防调护

（1）大力宣传优生优育知识，婚前进行健康检查。
（2）孕期注意养胎、护胎。
（3）婴儿合理喂养，加强营养支持，科学调养身体。
（4）重视小儿功能锻炼，加强日常智力训练教育。

第五节　注意力缺陷多动症

一、概述

注意力缺陷多动症又称轻微脑功能障碍综合征，指小儿智力正常或接近正常，有不同程度的注意力不集中、自我控制差、动作过多、情绪不稳定等症状。本病男孩多于女孩，多见于学龄期儿童。本病在古代医籍中未见专门记载，根据多动、冲动不安可归入"脏躁"证中。

二、病因病机

中医学认为注意力缺陷多动症的病因主要有先天禀赋不足、后天护养不当、外伤、情志失调等。本病病位在心、肝、脾、肾。基本病机是心神失养。

三、辨病

（一）症状

本病患者注意力涣散、上课时思想不集中，坐立不安，活动过度，冲动任性，伴有不同程度的学习困难并持续 6 个月以上，智力接近或完全正常。

（二）体征

本病患者翻手试验、指鼻试验阳性、指-指试验阳性。

（三）辅助检查

对患儿进行颅脑 CT、脑电图、大脑诱发电位了解大脑发育情况。

四、类病辨别

多发性抽动症：是一种以运动、言语和抽搐为特点的综合征。常见头部、躯干、下肢小抽动，并有喉部发出奇特鸣叫声，或有骂人言语。

五、辨证分型

（1）肝肾阴虚：多动难静，冲动任性，难于自控，有遗尿、腰酸乏力或五心烦热、盗汗、大便秘结，舌质红，苔薄，脉细弦。

（2）心脾两虚：注意力不集中，神疲乏力，形体消瘦或虚胖，多动而不暴躁，伴偏食纳少，面色无华，舌质淡，苔薄白，脉虚弱。

（3）痰火内扰：多语多动，烦躁不宁，冲动任性，难于控制，胸中烦热，纳少口苦，便秘尿赤，舌质红，苔黄腻，脉滑数。

六、针灸治疗

（一）论治原则

本病以调和阴阳、健脑益智、安神定志为治疗原则。

（二）基本治疗

（1）处方：以督脉穴为主。
百会、印堂、风池、太冲、神门、内关。
（2）方义：百会、印堂为督脉穴，可补肾健脑，定志安神；风池、太冲可熄风潜阳；神门为心之原穴，内关为心包络穴，可安神宁心。
（3）加减：肝肾阴虚配肝俞、肾俞、太溪、三阴交；心脾两虚配心俞、脾俞；痰火内扰配丰隆、劳宫。盗汗配阴郄、复溜；遗尿配中极、膀胱俞；纳少配中脘、足三里。
（4）操作：风池、太冲用泻法，其余主穴用平补平泻，每日1次，留针30分钟。
（5）其他疗法：①头针法：顶颞前斜线、额中线、顶中线、顶旁1线、顶旁2

线、颞前线。头针常规针刺。②耳针法：脑干、心、肝、肾、皮质下、肾上腺、交感。每次取2～4穴，用耳针法、压丸法。

（三）名老中医经验

何某，男，6岁。患儿注意力不集中，多动不宁3年。

初诊 患儿注意力不集中，多动而不暴躁，神疲乏力，寐少，二便正常，舌淡苔薄白，脉虚弱。

诊断 注意力缺陷多动症。

病机 脾虚失养，脏腑功能失调所致。

治法 养心安神，益气健脾。

针灸治疗 百会、印堂、神门、内关、足三里、脾俞，每日一次，留针20分钟。

医嘱 训练患儿有规律的生活，不要过于迁就。

复诊 治疗7次后即见效，患儿多动症状减少，注意力有所集中。后经治50次而愈，复巩固10次未见复发。

按语 注意力缺陷多动症主要病变在心、肝、脾、肾。脾虚失养，气血生成不足，不能濡养，故患儿神疲乏力，注意力不集中。百会、印堂为督脉穴，可开窍醒神，安神益智；神门为心经原穴，内关为心包经络穴，共奏养心安神之效；足三里、脾俞共补脾胃，使生化有源。

七、西医治疗

1. 治疗原则

本病治疗应药物治疗和精神治疗相配合。

2. 常用方法

（1）药物治疗：如盐酸托莫西汀胶囊、派醋甲酯等药物不仅可以消除症状，而且可以刺激大脑中不够兴奋的地方，调节孩子的注意力和控制能力。

（2）心理治疗：主要针对注意力缺陷多动症儿童的情绪、亲子关系、人际交往、自我认知等方面展开。

（3）行为治疗：主要体现在自我管理、时间管理、学校及家庭行为控制等方面。

（4）运动治疗：针对因脑部发育迟缓造成的学习困难，以运动刺激脑部的自动化机制，改善脑部管理阅读、书写、注意力、动作协调等特定区域的效率。

八、预防调护

（1）孕妇应保持心情愉快、营养均衡，慎用药物。

（2）注意防止小儿脑外伤、中毒及中枢神经系统感染。

（3）训练患儿有规律的生活，不要过于迁就，加强管理，及时疏导，防止破坏性、攻击性及危险性行为发生。

（4）关心体谅患儿，对其行为及学习进行耐心的帮助与训练，循序渐进，稍有进步适当给予表扬鼓励。

（5）保证患儿营养，补充蛋白质、新鲜蔬菜及水果，避免食用有刺激性的事物。

（张　轶）

第八章

妇科病证

第一节　月经不调

一、概述

中医妇科中月经不调的含义有狭义和广义之分，广义的月经不调，指一切月经病；狭义的月经不调仅仅指月经的周期、经色、经量、经质出现异常改变，并伴有其他症状。在此以月经周期的异常作为本病的主要症状介绍，而经期的异常往往伴有经量、经色、经质的异常，临证时当全面分析。月经不调可分为月经先期、月经后期、月经先后不定期，古代文献中分别称为"经早""经迟""经乱"。

西医学认为，月经受垂体前叶和卵巢分泌的激素的调节，而呈现周期性宫腔出血。如丘脑下部－垂体－卵巢三者之间的动态关系失于平衡，则导致其功能失常而产生月经不调。

本病应属于中医学的"经早""经迟""经乱"等范畴。

二、病因病机

中医认为月经的来潮与肝、脾、肾关系密切，肾气旺盛，肝脾调和，冲任脉盛，则月经按时来潮。

月经先期，或因素体阳盛，过食辛辣，助热生火；或情志急躁或抑郁，肝郁化火，热扰血海；或久病阴亏，虚热扰动冲任；或饮食不节，劳倦过度，思虑伤脾，脾虚而统摄无权。

月经后期，或因外感寒邪，寒凝血脉；或久病伤阳，运血无力；或久病体虚，阴血亏虚，或饮食劳倦伤脾，使化源不足，而致月经后期。

月经先后不定期，或因情志抑郁，疏泄不及则后期；气郁化火，扰动冲任则先期。

或因禀赋素弱，重病久病，使肾气不足，行血无力，或精血不足，血海空虚则后期；若肾阴亏虚，虚火内扰则先期。

三、辨病

(一) 月经先期

1. 病史
既往月经正常，有情志内伤史或盆腔炎性疾病史。青春期、绝经过渡期女性多见。
2. 症状
月经周期提前 7 天以上，或 20 天左右一行，连续两个周期以上，出血量大时可伴乏力、头晕等症。
3. 检查
(1) 妇科检查：盆腔无明显器质性病变者，多属于排卵型黄体功能不全之功能性子宫出血病；有盆腔炎症体征者，应属于盆腔炎症引起的月经先期。
(2) 卵巢功能检查：因黄体功能不健而月经先期者，基础体温(BBT)呈双相型，但黄体期少于 12 日，或 BBT 上升缓慢；月经来潮 6 小时内诊断性刮宫，子宫内膜活组织检查呈分泌不良现象。

(二) 月经后期

1. 病史
初潮来迟，或有感寒饮冷、情志不遂史。
2. 症状
月经周期延后 7 日以上，甚至延后 3～5 个月一行，但经量基本正常。
3. 检查
(1) 妇科检查：子宫大小正常或略小。
(2) 实验室检查：卵巢功能测定有助于诊断。
(3) 超声检查：了解子宫、卵巢的发育和病变情况。先天不足者，多有发育不良的体征。

(三) 月经先后无定期

1. 病史
有七情内伤或劳力过度等病史。
2. 症状
月经周期提前或推迟 7 天以上，连续 2 个月经周期以上，但经量正常。

3. 检查

妇科检查及 B 超等排除器质性病变，测基础体温，阴道涂片、宫颈黏液结晶检查以了解卵巢功能情况。

四、类病辨别

1. 月经先期

（1）经间期出血：经间期出血常发生在月经周期的第 12～16 日，出血量较月经量少，或表现为透明黏稠的白带中夹有血丝，出血持续数小时以内至 2～7 天自行停止。经间期出血与月经期出血形成出血量一次少、一次多相间现象，结合 BBT 测定，若出血发生在排卵期，即可确诊；月经先期则每次出血量大致相同，且出血时间不在排卵期内。

（2）月经先后不定期：月经先后无定期以月经时而提前、时而延后 7 日以上，并连续出现 2 个周期以上者才能诊断，而月经先期只有月经提前而无月经错后，通过病史的询问与症状的分析，多可鉴别。

（3）崩漏：月经先期同时伴有月经过多者，应与崩漏相鉴别。崩漏是月经周期、经期和经量同时发生严重紊乱无周期性的子宫出血，量多如崩，或量少淋漓不断；月经先期伴月经过多虽周期改变但提前不超过 10 天，经量虽多但经期正常且能自行停止。

2. 月经后期

（1）月经先后无定期：两者月经周期都不正常，月经先后无定期者，月经时而提前，时而错后 1～2 周。本病的月经周期没有提前，只有延后，甚至延后 2 个月一行。

（2）早孕：育龄期妇女，月经过期不来首先排除妊娠可能。早孕者，有早孕反应，妇科检查子宫体增大、变软，宫颈着色；妊娠试验阳性反应；B 超检查可见子宫腔内有孕囊。月经后期者无以上表现，且停经前多有月经失调病史。

3. 月经先后无定期

崩漏：本病与崩漏两者都有周期紊乱，但崩漏的出血完全没有周期性，并同时出现经期和经量的紊乱，与只有周期不规则而经期正常的月经先后无定期迥然不同。

五、辨证分型

1. 月经先期

主症：月经周期提前 7 天以上，甚至 10 余日一行。

（1）实热证：兼见月经量多，色深红或紫，质黏稠，伴面红口干，心烦胸闷，小便短赤，大便干燥，舌红，苔黄，脉数。

（2）虚热证：月经量少或量多，色红质稠，两颧潮红，手足心热，舌红，苔少，脉虚数。

（3）气虚证：月经量多，色淡质稀，神疲肢倦，心悸气短，纳少便溏，舌淡，脉细弱。

2. 月经后期
主症：月经推迟7日以上，甚至40～50日一行。

（1）血寒：月经量少，色暗有块，小腹冷痛，苔白，脉沉。

（2）血虚：月经量少色淡，头晕心悸，面白，舌淡，脉细。

（3）肾虚：月经量少，色淡质稀，头晕耳鸣，腰膝酸软，舌淡苔白，脉沉细。

（4）气滞：月经量少，色暗有块，胸胁小腹胀痛，舌红脉弦。

3. 月经先后无定期
主症：月经提前或错后，连续两个月经周期以上，经量或多或少。

（1）肝郁证：兼见月经色紫暗，有块，经行不畅，胸胁乳房作胀，小腹胀痛，时叹息，嗳气不舒，苔薄白，脉弦。

（2）肾虚证：经来先后不定，量少，色淡，腰骶酸痛，头晕耳鸣，色淡，苔白，脉沉弱。

六、针灸治疗

（一）月经先期

1. 论治原则（治则治法）
清热和血，益气调经。以任脉及足太阴经穴为主。

2. 基本治疗
（1）处方：关元、气海、血海、三阴交。

（2）方义：关元、气海属任脉穴，为调理冲任的要穴，气海又可益气调经。血海可清热活血。三阴交调理肝脾肾，为调经之要穴。

（3）加减：实热症加曲池或行间；虚热证加太溪；气虚证脾俞、足三里；月经过多加隐白；腰骶疼痛肾俞、次髎。

（4）操作：关元、三阴交用平补平泻法，气海用补法，血海用泻法。配穴按虚补实泻法操作，气虚者针后加灸或用温针灸。

（二）月经后期

1. 论治原则（治则治法）
温经散寒，补血调经。取任脉及足阳明、足太阴经穴为主。

2. 基本治疗
（1）处方：气海、归来、三阴交。

（2）方义：气海为任脉穴，可和气血、调冲任；归来为胃经穴，位近胞宫，具有调经活血的作用；三阴交为足三阴经的交会穴，可调理肝、脾、肾三脏，养血调经，为治疗月经病的要穴。

（3）加减：血寒配关元、命门；血虚配足三里、血海；肾虚配肾俞、太溪；气滞配太冲。

（4）操作：毫针常规针刺。血寒、血虚、肾虚可加灸。

（三）月经先后无定期

1. 论治原则（治则治法）

疏肝益肾，调理冲任。取任脉及足太阴经穴为主。

2. 基本治疗

（1）处方：关元、肝俞、三阴交、交信。

（2）方义：关元补肾培元，通调冲任。三阴交为足三阴经交会穴，能补脾胃、益肝肾、调气血。肝俞乃肝之背俞穴，有疏肝理气之作用。交信为调经血之经验穴。

（3）加减：肝郁加期门、太冲；肾虚加肾俞、太溪；胸肋胀痛加膻中、内关。

（4）操作：肝俞用毫针泻法，其余主穴用补法。配穴按虚补实泻法操作。

（四）其他疗法

（1）皮肤针法：选腰骶部夹脊穴或背俞穴，下腹部任脉、肾经、脾胃经，下肢足三阴经。用梅花针叩刺，致局部皮肤潮红，隔日1次。

（2）穴位注射法：选关元、三阴交、气海、血海、肝俞、脾俞、肾俞。每次选2～3穴，用5%当归注射液或10%丹参注射液，每穴注入药液0.5ml，隔日1次。

（3）穴位埋线法：关元（透中极）、天枢（透外陵）、归来（透横骨）、次髎、三阴交、肝俞（透脾俞）、肾俞（透大肠俞），每月1次，4次为1个疗程。

（五）名老中医经验（冯润身医案）

王某，女，25岁。经期不准，经前腹痛已有5年。

病史 患者14岁月经初潮。病前曾于经期淋雨趟水，引起腹痛，经水中止，服止痛药后腹痛不作，之后经期不准，或赶前1周，或错后10余日，并于经前小腹绞痛，月经来潮之后腹痛才能稍减，每次月经都要淋漓5～6日，量虽不多，多夹血块，腥味特甚。经期中，体困倦怠，精神不爽，两乳胀痛，饮食减少，睡眠不佳，必待经水干净后诸症才能逐渐消失。婚后2年不孕，经医院做输卵管造影等检查，均无异常发现，诊为内分泌失调，服药数月不效，经医生建议，前来试用针灸治疗。

查体 面色萎黄不润，目窠微青，舌暗滞，舌苔薄白，舌边压痕明显，舌尖两侧各有瘀斑1块，色呈青紫。右侧肝俞、膈俞压痛明显。右次髎皮下有如蚕豆大硬结，边缘不明显，触之坚韧，压痛明显，左侧三阴交穴也有压痛。腹部坦柔，肝脾未触及，关元穴压痛明显，右小腹部近耻骨处触得如条索状物，微压痛行会阴及股内。脉象细涩无力。

诊断 月经不调，肝郁气滞型。

治疗 疏肝理气，暖宫化瘀。

取穴 肝俞、膈俞、脾俞、肾俞、养老、三阴交、次髎。

针灸治疗 每日针灸1次，留针30分钟，每10分钟行平补平泻手法1次。隔2日并于双次髎穴点刺放血少许，拔罐10分钟。嘱其于三阴交穴多作艾条灸。针10次为1个疗程，停针1周，复针如前法。

2个疗程后，经前腹痛已除，经水淋漓也有好转，右次髎穴硬结也消散。之后，去膈俞、养老，只在脾俞、肾俞、肝俞、次髎、三阴交加针头灸各6壮，又2个疗程诸症消除而愈。据悉之后5个月怀孕。

按语 本案为冯润身治疗月经不调验案之一。月事不调仅是多种月经病的总称，其病因也很繁杂，诸如血寒、血热、气虚、血虚、肝郁、气滞、夹瘀、痰湿等都可致发此病，临床上必须辨证论治。该例病机较为明显，故按治法选取所列诸穴，可收疏肝理气、暖宫化瘀之效而使病愈。但值得提出的是，冯老在此案中应用背腰尻骶的触诊法，这在针灸临床是不可忽视的一项内容。特别是尻骶阿是穴的发现，不仅有助于盆腔疾患的确诊，在治疗上也确有实效，在临证中值得推广应用。

七、西医治疗

1. 月经先期

1）治疗原则

促排卵、调整月经周期。

2）常用方法

（1）促排卵：①氯米芬：出血第5日起，每晚服50mg，连续5日。有促进卵泡发育和排卵，以调整性腺轴的功能。②人绒毛膜促性腺激素：于基础体温上升后开始，每日肌内注射，2000~3000U，共5次。可刺激黄体功能，使血浆孕酮明显上升，月经周期恢复正常。

（2）调整月经周期：①雌、孕激素序贯疗法：炔雌醇0.05mg，于出血第5日起，每晚1次，连服22日，至服药第18日，每日加用甲羟孕酮6~10mg，口服5日。连续使用3个周期。②孕激素：甲羟孕酮，每日口服10~20mg，或肌内注射黄体酮20mg，共5日。可调节下丘脑-垂体-卵巢轴的反馈功能，以调整月经周期。③口服避孕药：复方炔诺酮片（避孕药Ⅰ号）、复方甲地孕酮片（避孕药Ⅱ号）、复方三相口服避孕药（三相片）任选一种，于月经出血第5日起服，每日1片，共服 21 日，停药 7 日继续服药；或达英 -35，用法同克龄蒙；亦可选用妈富隆或敏定偶。

2. 月经后期
1）治疗原则：促排卵、调整月经周期等对因治疗。
2）常用方法

（1）病因治疗：如宫腔粘连，予扩张宫腔；子宫内膜结核，应行抗结核治疗。

（2）雌、孕激素序贯疗法：乙烯雌酚 1mg 或炔雌醇 0.05mg，每晚 1 次，连服 22 日，至服药第 18 日，每日加用黄体酮 10mg 肌内注射或甲羟孕酮 6～10mg 口服，共 5 日，两药同时服完，停药后 3～7 日有撤退性出血，于出血第 5 日重复用药。目前临床常用倍美力替代乙烯雌酚，每片 0.625mg，用法同上。

（3）雌、孕激素合并治疗：乙烯雌酚 0.5mg，甲羟孕酮 4mg，每晚 1 次，连服 22 日，其作用是抑制垂体分泌促性腺激素，停药后可能出现反跳现象，使月经周期恢复正常及排卵。

（4）促排卵：氯米芬，于出血第 5 日开始服，每晚服 50mg，连续服 5 日。

3. 月经先后无定期
1）治疗原则：促排卵、调整月经周期、止血对症治疗。
2）常用方法

（1）止血：①氨甲苯酸（PAMBA）：每支 0.1g（10ml），每次 0.2～0.4g 加入葡萄糖注射液或生理盐水中缓慢静脉滴注。②6- 氨基己酸（EACA）：初用量为 4～6g，加 5%～10% 葡萄糖注射液或生理盐水 100ml 稀释静脉滴注，15～30 分钟滴完，维持量每小时 1.0g。③氨甲环酸：0.25～0.5g，溶于 25% 葡萄糖注射液 20ml 中，静脉注射；口服，每次 0.25g，每日 3 次。④酚磺乙胺：0.25～0.75mg，静脉注射或肌内注射；口服，每次 0.25g，每日 3 次。注意不可与 EACA 混合注射，以免引起中毒。⑤卡巴克洛：肌内注射，每次 5～10mg；口服，每次 2.5～5mg，每日 3 次。

（2）调整月经周期：①雌、孕激素序贯疗法：己烯雌酚 1mg 或炔雌醇 0.05mg，于出血第 5 日起，每晚 1 次，连服 22 日，至服药第 18 日，每日加用黄体酮 10mg 肌内注射或甲羟孕酮 6～10mg 口服，共 5 天，连续使用 3 个周期。目前临床常用倍美力，每片为 0.625mg；或补佳乐，每片 1mg 来替代己烯雌酚，用法相同。②雌、孕激素合并应用：己烯雌酚 0.5mg 及甲羟孕酮 4mg，于出血第 5 日起同时服用，每晚 1 次，连服 22 日。③口服避孕药：选用短效口服避孕药复方炔诺酮片、复方甲地孕酮片、复方三相口服避孕药（三相片），任选一种，于出血第 5 日开始，每晚 1 片，共 22 日，连用 3 个周期。

（3）促排卵：①氯米芬：于出血第 5 日起，每晚服 50mg，连续 5 日；若排卵失败，下个周期可重复用药，剂量逐步增至每日 100～150mg，但不宜长期使用。②人绒毛膜促性腺激素（HCG）：监测卵泡发育接近成熟时，连续 3 日肌内注射 HCG，剂量依次为 1000U、2000U 及 5000U。

八、预防调护

针灸对月经不调有很好的疗效，如生殖系统器质性病变引起的月经不调，应尽早做适当处理。

一般多在经前 5～7 天开始治疗，至下次月经来潮前再治疗，连续治疗 3～5 个月，直到病愈。若经行时间不能掌握，可于月经净止之日起针灸，隔日 1 次，直到月经来潮为止，连续治疗 3～5 个月。

注意经期卫生，少进生冷刺激性饮食；调摄情志，避免精神刺激；适当减轻体力劳动强度。

节制房事计划生育，避免生育（含人工流产）过多、过频，以及经期产褥期交合，否则易损伤冲任，耗伤精血，或感染邪毒导致月经疾患。

月经先期多伴经量过多，应积极治疗，防止发展为崩漏；月经后期常与月经量少兼见，治疗得当，预后较好，否则可发展为闭经，生育年龄则可致不孕；月经先后不定期如及时治疗，又能重视调护，可望治愈，若治不及时，或调护不当，则可转化为崩漏或闭经。

第二节　痛经

一、概述

痛经为最常见的妇科症状之一，指经行前后或月经期出现下腹部疼痛、坠胀，伴有腰酸或其他不适，症状严重影响生活质量者。痛经分为原发性和继发性两类，原发性痛经指生殖器官无器质性病变的痛经，占痛经 90% 以上；继发性痛经指由盆腔器质性疾病引起的痛经。

西医学认为，原发性痛经的发生主要与月经时子宫内膜前列腺素含量有关。研究表明，痛经患者子宫内膜和月经血中 PGF2α 和 PGE2 含量均较正常妇女明显升高。PGF2α 升高是造成痛经的主要原因。PGF2α 和 PGE2 是花生四烯酸脂肪酸的衍生物，在月经周期中，分泌期子宫内膜前列腺素浓度较增生期子宫内膜高。月经期因溶酶体酶溶解子宫内膜细胞而大量释放，使 PGF2α 和 PGE2 含量增高。PGF2α 含量高可引起子宫平滑肌过强收缩，血管挛缩，造成子宫缺血、乏氧状态而出现痛经。增多的前列腺素进入血液循环，还可引起心血管和消化道等症状。血管加压素、内源性缩宫素及 β-内啡肽等物质的增加也与原发性痛经有关。此外，原发性痛经还受精神、神经因素影响，疼痛的主观感受也与个体痛阈有关。无排卵的增生期子宫内膜因无孕酮刺激，所含前列腺素浓度很低，通常不发生痛经。

本病应属于中医学的"痛经""经行腹痛"等范畴。西医学原发性痛经、子宫内膜异位症、子宫腺肌病及盆腔炎性疾病等引起的继发性痛经可参照本病辨证论治。

二、病因病机

痛经的发生与冲任、胞宫的周期性生理变化密切相关。值经期前后冲任二脉气血的生理变化急骤，主要病机在于明辨虚实。由情志不调，肝气郁结，血行受阻，或经期受寒饮冷，坐卧湿地，冒雨涉水，寒湿之邪客于胞宫，气血运行不畅所致者为"不通则痛"；由脾胃素虚，或大病久病，气血虚弱，或禀赋素虚，肝肾不足，精血亏虚，加之行经之后精血更虚，胞脉失养而引起痛经者为"不荣则痛"。

三、辨病

（一）主症

本病以腹痛为主症，并伴随月经周期而发作，多在行经数小时后即感疼痛。腹痛性质因人而异，可呈阵发性绞痛、胀痛、坠痛、冷痛，有的痛引腰骶，有的放射到肛门、阴道。痛经伴随症状有恶心、呕吐、腹胀、腹泻、尿频等。

（二）体征

严重的痛经可见面色苍白、汗出肢冷、昏厥等。

（三）相关检查

1. 实验检查

经血或子宫内膜中前列腺素异常增高（正常人含量为 395～435ng/L，严重痛经者可达 2000ng/L）；性激素测定多为雌激素升高，孕激素水平偏低，血管加压素升高。

2. 妇科检查

盆腔生殖器官多无明显异常，有的可表现为子宫颈口狭小，或子宫过度后倾等。

3. 避孕药试验

服用避孕药治疗，有效者为原发性痛经，无效者多为继发性痛经。

四、类病辨别

1. 子宫内膜异位症痛经

子宫内膜异位症痛经多为继发性且呈进行性加剧。妇科检查有助于诊断，子宫内膜异位症者子宫骶骨韧带或子宫直肠陷凹可触及硬性结节，触痛明显。B 超及腹腔镜检查更有助于诊断，腹腔镜下能见到蓝紫色结节。子宫内膜异位症者抗子宫内膜抗体多表现为阳性。

2. 盆腔炎

盆腔炎除痛经外还经常出现下腹部疼痛，带下增多，患者多有流产及盆腔炎史，婚后有不孕史。妇科检查附件增厚伴压痛。B 超有助于诊断。查血清 CA125 有时会增高。

3. 子宫肌瘤

子宫肌瘤患者出现经行腹痛，但常伴有月经过多。妇科检查子宫体增大，有的出现子宫体高低不平。B 超有助于诊断。

4. 子宫病变

常见的子宫病变有子宫畸形如双子宫、子宫纵隔等，还有子宫颈口狭窄，或人工流产后致子宫颈口粘连闭锁或宫腔粘连等使经血流出不畅而致腹痛。常借助妇科检查、B 超及输卵管碘油造影来协助诊断。

五、辨证分型

主症：经期或行经前后部疼痛，历时数小时，有时甚至 2～3 天，疼痛剧烈时患者脸色发白，出冷汗，全身无力，四肢厥冷，或伴有恶心、呕吐、腹泻、尿频、头痛等症状。

（1）实证：兼见腹痛，多在经前或经期疼痛剧烈，拒按，经色紫红或紫黑，有血块，下血块后疼痛缓解，属实证。①气滞血瘀：经前伴有乳房胀痛，舌有瘀斑，脉细弦。②寒湿凝滞：腹痛有冷感，得温热疼痛可缓解，月经量少，色紫黑有块，苔白腻，脉沉紧。

（2）虚证：兼见腹痛多在经后，小腹绵绵作痛，少腹柔软喜按，月经色淡、量少，属虚证。①气血不足：面色苍白或萎黄，倦怠无力，头晕眼花，心悸，舌淡，舌体胖大边有齿痕，脉细弱。②肝肾不足：腰膝酸软，夜寐不宁，头晕耳鸣，舌红，苔少，脉细。

六、针灸治疗

（一）实证

1. 论治原则（治则治法）

行气散寒，通经止痛。以足太阴经及任脉穴为主。

2. 基本治疗

（1）处方：主穴：中极、次髎、三阴交。

（2）方义：三阴交为足三阴经交会穴，可通经而止痛。中极为任脉穴位，可通调冲任之气，散寒行气。次髎为治疗痛经的经验穴。

（3）加减：寒凝加归来、地机；气滞加肝俞、太冲；腹胀加天枢、足三里；胁痛加支沟、阳陵泉；胸闷加膻中、内关。

（4）操作：针刺中极，宜用连续捻转手法，使针感向下传导，寒甚者宜加灸法。疼痛发作时可用电针。余穴予毫针泻法。发作期每日治疗1~2次，非发作期可每日或隔日1次。

（二）虚证

1. 论治原则（治则治法）

调补气血，温养冲任。以足太阴、足阳明经穴为主。

2. 基本治疗

（1）处方：气海、足三里、三阴交。

（2）方义：三阴交为肝脾肾三经之交会穴，可以健脾益气，调补肝肾，肝脾肾精血充盈，胞脉得养，冲任自调。气海为任脉穴，可暖下焦，温养冲任。足三里补益气血。

（3）加减：气血亏虚加脾俞、胃俞；肝肾不足加肝俞、肾俞；头晕耳鸣加百会、悬钟。

（4）操作：毫针补法，可加用灸法。

（三）其他疗法

（1）皮内针法：选气海、阿是穴、地机、三阴交。消毒穴位后，取揿钉型或麦粒型皮内针刺入，外用胶布固定，埋入2天后取出。

（2）穴位注射法：选中极、关元、次髎、关元俞。用2%普鲁卡因或当归注射液，每穴每次注入药液2ml，隔日1次。

（3）灸法：选双侧三阴交、关元，经前给予艾灸治疗，月经来潮前5至7天左右开始，月经来潮时停止，1个月经周期为1个疗程，持续治疗3个疗程。

（四）名老中医经验（田从豁医案）

梁某，女性，34岁。经期腹痛20余年，加重6年。

病史 患者13岁月经初潮，经期第一天腹痛，睡眠后可以缓解。25岁结婚，婚后两年未孕，因有痛经史，即前往北京市各大医院就诊，1991年、1992年先后两次于北京大学第一医院行宫腔镜检查，发现子宫均匀增大，此后腹痛加剧。1995年于北京协和医院诊为"子宫腺肌症"，并行子宫楔形切除术，手术过程顺利，术后行GNRH（促性腺激素机动剂）注射治疗，每月一针，持续使用6个月，停药100天后月经来潮，经期腹痛未减反剧。就诊时患者诉：经期头1~3天剧烈腹痛，以右侧少腹为甚，疼痛呈现拘紧感，喜温拒按，伴恶心，欲吐，腰骶酸痛，经血中有明显血块，色紫暗，量少，经期头1~3天不能上班，重4~5天不能工作，常口服芬必得止痛。曾经中药、按摩等疗法治疗，均未取得明显疗效。因从互联网得到田从豁教授的有关经验介绍，故抱着试试看的心理前来就诊。患者13岁初潮，月经周期40天左右，每次行8天，末次月经1998年3月28日。

诊断 寒凝瘀血之痛经（子宫腺肌症术后）。

初诊 予针刺中极、子宫、血海、三阴交、足三里，留针30分钟，并加神灯于小腹部熏烤。

二诊 5月6日，患者诉有轻微头晕、心慌，取穴加百会毫针刺。

三诊 5月8日，患者诉月经来潮，觉少腹疼痛较治疗前明显好转，自服1片"去痛片"后照常上班。

四诊 5月11日，月经第四天，腹痛基本缓解。患者诉本次经期疼痛明显减轻，头三天仅服一片止痛片疼痛即可缓解，可坚持日常工作，未出现过恶心、呕吐等症状。治疗在原方的基础上加肾俞、命门、白环俞，并加隔姜灸关元。此后患者坚持治疗3周，每周治疗3次，至6月5日，月经再潮，此次月经期未出现剧烈腹痛，仅觉腰腹不适，小腹部喜温恶寒伴轻微头晕，周身乏力。因经期腹痛明显缓解能够坚持日常工作，故停止治疗。

按语 本案为田从豁治疗痛经验案之一。患者腹痛剧烈，拒按，当属实证。疼痛伴拘紧感，并且喜温恶寒，从病邪的属性上看属寒。另经血中有血块，经血色暗，提示我们还有瘀象。纵观其病证当属寒凝血瘀，冲任不调。因此治疗应温经散寒、活血化瘀为主。方中选中极、子宫两穴调理冲任气血，血海、足三里、三阴交调理全身气血。红外线烤灯和隔姜灸是温经散寒的一种措施。疼痛缓解后加肾俞、命门、白环俞用以补肾调理先天之本，这从中体现出田老倡导的"急则治其标，缓则治其本"的学术思想。

七、西医治疗

1. 治疗原则

本病应重视心理学治疗，说明月经时的轻度不适是生理反应，消除紧张和顾虑可缓解疼痛。足够的休息和睡眠、规律而适度的锻炼、戒烟均对缓解疼痛有一定的帮助。疼痛不能忍受时可辅以药物治疗。

2. 常用方法

（1）精神安慰消除恐惧紧张情绪，必要时服用镇静剂如地西泮等。

（2）对症治疗常服用止痛类药物，痛甚者可给予阿托品肌内注射。

（3）内分泌激素治疗常用雌激素类如己烯雌酚、倍美力，或孕激素类如炔诺酮、甲羟孕酮等，或口服避孕药。

（4）前列腺素拮抗物常用吲哚美辛口服，也可用消炎痛栓剂纳入肛门。此外还可用乙酰水杨酸等。

八、预防调护

针灸对原发性痛经有较好的疗效。对继发性痛经，运用针灸减轻症状后，应诊断清楚原发病，针对原发病治疗。

预防痛经则多在经前 3 ~ 7 日开始，连续治疗 3 个月经周期为一个疗程。

应注意经期保暖，避免受寒，保持精神愉悦，气机畅达，则经血流畅。

注意调摄慎勿为外邪所伤；不可过用寒凉或滋腻的药物，忌服食生冷之品，均有利于缓解疼痛，促进疾病早期向愈。

第三节 闭经

一、概述

闭经为常见的妇科症状，表现为无月经或月经停止。根据既往有无月经来潮，分为原发性闭经和继发性闭经两类。原发性闭经指年龄超过 13 岁，第二性征未发育；或年龄超过 15 岁，第二性征已发育，月经还未来潮。继发性闭经指正常月经建立后月经停止 6 个月，或按自身原有月经周期计算停止 3 个周期以上者。原发性闭经较少见，多为先天性原因或先天性发育缺陷引起，而继发性闭经发生率明显高于原发性闭经。青春期、妊娠期、哺乳期及绝经后的月经不来潮属生理现象，本节不展开讨论。

西医学认为，正常月经的建立和维持，有赖于下丘脑－垂体－卵巢轴的神经内分泌调节、靶器官子宫内膜对性激素的周期反应和下生殖道的通畅,其中任何一个环节发生障碍均可导致闭经。其原因有全身性疾病所致闭经(内分泌腺体如甲状腺、肾上腺皮质功能障碍,或某些精神因素、环境改变、寒冷、消耗性疾病、刮宫过深、放射线治疗等)、下丘脑-垂体性闭经、卵巢功能失调性闭经、肾上腺皮质功能失调性闭经、甲状腺功能失调性闭经、子宫性闭经及药物性闭经等。对于闭经应用黄体酮治疗后能行经者,称为Ⅰ度闭经;仅用黄体酮治疗不行经,需加用雌激素治疗方能行经者,称为Ⅱ度闭经。Ⅰ度闭经病情较轻。目前对闭经的分类又多采用部位分类:一区性闭经(生殖器道病变),二区性闭经(卵巢病变),三区性闭经(垂体病变),四区性闭经(下丘脑病)。闭经原因复杂,病程长,疗效差,属难治之症,如果治疗不愈易致不孕症。

本病应属于中医学的"女子不月""月事不来""经水不通""血枯"等范畴。西医学的闭经、多囊卵巢综合征引起的闭经可参照本病辨证治疗。

二、病因病机

禀赋薄弱,肾气未充,或多产堕胎,耗伤精血,或失血过多等均可导致血海空虚,而产生经闭。七情内伤,肝气郁结,气滞血瘀,或脾失健运,痰湿内盛,阻于冲任,或饮冷受寒,血为寒凝,冲任阻滞不通,胞脉闭阻也可导致闭经。本病病位主要在肝,与脾、肾、胃有关。基本病机是血海空虚或脉道不通,前者为"血枯经闭",后者为"血滞经闭"。

三、辨病

(一)病史

首先,任何闭经诊断前均应首先排外妊娠。有月经初潮来迟及月经后期病史,或有流产史、刮宫史、产后出血史、子宫内膜感染史、内生殖系统手术史、宫腔放射治疗史,及慢性疾病史如结核病、胃肠功能紊乱、神经性厌食症、单纯体重下降、严重贫血、甲状腺功能失调、肾上腺皮质功能失调、糖尿病等,相关肿瘤史如卵巢功能性肿瘤、垂体肿瘤、甲状腺肿瘤、肾上腺皮质肿瘤等,以及精神创伤,环境变化,剧烈运动史,长期服用避孕药、性激素、麻醉剂及多巴胺受体阻断剂等药物史和性染色体异常等病史。

(二)症状

闭经6个月以上,伴有肥胖、多毛、不孕、溢乳,或产后无乳,或严重消瘦、精神性厌食,或体格发育不良、畸形,或伴面部阵发性潮红、性情急躁、阴道干燥、性交困难等围绝经期症状,或伴有性欲减退、毛发脱落、第二性征衰退、生殖器官萎缩等症状。

（三）体格检查

检查全身发育状况，有无畸形，五官生长特征，测量体重、身高、四肢与躯干比例，观察精神状态、智力发育、营养和健康情况等，以诊断有无全身性慢性疾病引起的闭经。如因染色体异常所致的特纳综合征（Turner's syndrome），具有身材矮小、智力低下、蹼颈、盾胸、肘外翻、第二性征发育不良等先天性畸形特征。

（四）相关检查

1. 妇科检查

注意内外生殖器发育状况，有无先天性缺陷、畸形，第二性征如毛发分布、乳房发育是否正常，有无乳汁分泌，以及子宫附件形状、质地等。

2. 实验室检查

卵巢激素测定，甲状腺、肾上腺、促性腺激素和催乳素的测定，必要时做垂体兴奋试验、CT等检查，对下丘脑-垂体-卵巢性腺轴功能失调性闭经的诊断有意义。

3. 辅助检查

诊断性刮宫、子宫输卵管碘油造影、宫腔镜检查、药物撤退试验（孕激素试验、雌激素试验）、基础体温测定、阴道脱落细胞检查、宫颈黏液结晶检查、B超检查等，可诊断有无宫腔、宫颈管粘连及子宫内膜结核，了解子宫内膜对卵巢激素的反应及子宫内膜缺陷与破坏状况。

四、类病辨别

1. 胎死不下

除月经停闭外，尚有妊娠的征象，但子宫的增大可能小于停经月份，也有与停经月份相符者，B超检查宫腔内可见孕囊、胚芽或胎体，但无胎心搏动。

2. 肿瘤

男性化肿瘤，如睾丸母细胞瘤、肾上腺皮质瘤、卵巢门细胞瘤等能产生超量的雄激素，抑制下丘脑-垂体-卵巢轴的功能而导致闭经。临床表现除有原发性或继发性闭经，尚有男性化表现，如音调变粗、低沉、多毛、乳房萎缩等。妇科检查阴蒂增大，子宫萎缩，附件扪及实质性肿块，以单侧多见。实验室检查尿17-酮类固醇排出量增加。B超、CT、腹腔镜检查可确诊肿瘤部位及性质。确诊后应手术切除。

3. 其他疾病引起的闭经

（1）甲状腺功能亢进或减退：均能引起闭经。甲状腺功能亢进可有心悸，性情急躁，多汗，畏热，食欲亢进，体重减轻，乏力，颈部变粗，眼球突出等症状；甲状腺功能减低时有畏寒，疲乏，少汗，肌肉软弱无力，黏液性水肿，非特异性关节痛，皮肤粗糙，厌食，便秘，腹部胀气，音哑，心率缓慢，跟腱反射时间延长等症状。实验室检查 T3、T4、TSH 等可确诊。

（2）肾上腺皮质功能亢进或减退：均能引起闭经。肾上腺皮质功能亢进的临床表现、实验室检查与肾上腺皮质肿瘤相似，除出现闭经外，常出现性欲减退，并有显著男性化症状，伴有肾上腺皮质激素分泌增加，表现为向心性肥胖，皮肤菲薄、出现青紫等出血倾向，有皮脂溢出，晚期常因高血压及脂肪代谢紊乱而引起动脉硬化，尿 17-酮类固醇明显增加。肾上腺皮质功能减退的临床表现除闭经外，可有疲乏，衰弱无力，精神萎靡，食欲不振，体重减轻，皮肤和黏膜色素沉着等；实验室检查血钠降低，血钾升高，血清氯化物减低，血钠/血钾比值小于 30，周围血中嗜酸性粒细胞增加；心电图呈低电压，T 波低平或倒置，PR 间期、QT 时限可延长；尿 17-酮类固醇及尿 17-羟类固醇均低于正常水平。

（3）糖尿病：妇女在青年时期患糖尿病者，大多有闭经及生殖器发育不良，约占 50%，除非早期诊治，否则可形成持续性或永久性闭经。实验室检查血糖及糖耐量试验可以确诊。

（4）高泌乳素血症：除闭经外还有溢乳症状，常有服药及手术创伤史，妇科检查伴有生殖器官萎缩。内分泌血催乳素测定、蝶鞍断层及 CT 检查有助于鉴别。

（5）垂体坏死：产后大出血引起低血容量性休克，垂体缺血坏死，垂体功能减退，促性腺激素分泌减少，引起闭经、脱毛、生殖器官萎缩等，称为席汉综合征（Sheehan's syndrome）。有产后大出血的病史为鉴别要点。

五、辨证分型

本病主症：满 14 周岁，第二性征未发育；或年过 16 岁而月经尚未来潮，或以往有过正常月经，现停止月经在 3 个周期以上。

（1）血枯经闭：兼见月经超龄未至，或经期错后，经量逐渐减少，终至经闭，属血枯经闭。①肝肾不足：头晕耳鸣，腰膝酸软，口干咽燥，五心烦热，潮热盗汗，舌红，苔少，脉弦细。②气血亏虚：头晕目眩，心悸气短，神疲肢倦，食欲不振，舌淡，苔薄白，脉沉缓。

（2）血滞经闭：兼见以往月经正常，骤然经闭不行，伴有腹胀痛等实证，属血滞经闭。①气滞血瘀：情志抑郁，或烦躁易怒，胸胁胀满，小腹胀痛拒按，舌质紫暗或有瘀斑，脉沉弦。②痰湿阻滞：形体肥胖，胸胁满闷，神疲倦怠，白带量多，苔腻，脉滑。③寒湿凝滞：小腹冷痛，形寒肢冷，喜温暖，苔白，脉沉迟。

六、针灸治疗

（一）血枯经闭

1. 论治原则（治则治法）

养血调经。以任脉及足阳明经穴为主。

2. 基本治疗

（1）处方：关元、归来、脾俞、足三里。

（2）方义：关元为任脉与足三阴经交会穴，可补下焦真元而化生精血。足三里、归来为胃经穴，配脾俞健脾胃而化生气血。血海充盈，月事自能按时而下。

（3）加减：气血不足加气海、胃俞；肝肾不足加肝俞、肾俞；潮热盗汗加太溪；心悸加内关；纳呆者，加中脘。

（4）操作：毫针补法，可施灸。

（二）血滞经闭

1. 论治原则（治则治法）

活血调经。以任脉及足太阴、足阳明经穴为主。

2. 基本治疗

（1）处方：中极、归来、三阴交、合谷。

（2）方义：中极为任脉穴，能通调冲任，疏通下焦。归来、合谷、三阴交通胞脉而调和气血。气调血行，冲任调达，经闭可通。

（3）加减：气滞血瘀加血海、太冲；痰湿阻滞加阴陵泉、丰隆；寒凝加命门、神阙；胸胁胀满加膻中、内关。

（4）操作：毫针泻法，寒湿凝滞者可施灸法，气滞血瘀可配合刺络拔罐。

（三）其他疗法

（1）耳针法：选子宫穴、卵巢穴、缘中穴、内分泌穴、肝穴、肾穴、脾穴。毫针用中等刺激，或用揿针埋藏或用王不留行籽贴压。

（2）皮肤针法：选腰骶部相应背俞穴及夹脊穴，下腹部任脉、肾经、胃经、脾经、带脉等。用皮肤针从上而下，用轻刺激或中等刺激，循经每隔1cm叩打一处，反复叩刺3遍，隔日1次。

（3）穴位注射法：选肝俞、脾俞、肾俞、气海、石门、关元、水道、归来、阴谷、足三里、阴陵泉、三阴交。每次选2~3穴，用黄芪、当归、红花等注射液，或用维生素B_{12}注射液等，每穴每次注入药液1~2ml，隔日1次。

（4）穴位埋线法：选天枢、带脉、子宫、脾俞、胃俞、肾俞、足三里均为双侧，元、中极、中脘。按埋线法常规操作，植入羊肠线，每个月1次，6个月为一个疗程。

（四）名老中医经验

李某，女，42岁。闭经6个月。

病史 因家中突生变故，月经中止，6个月未来。上次月经来潮时为4月11日，经量少，经色暗，有血块，经期3天。11岁初潮，13岁月经规律，周期为30天左右，经色时暗时红，经量适中，经期5天。18年前产有1子，夫妻生活和谐。无家族绝经提前史。确认无妊娠。伴烦躁，腰酸，口苦。寐差，二便调，饮食可。舌红，苔黄，脉沉弦。

诊断 经闭（闭经）。

证型 气滞血瘀。

西医诊断 闭经。

治则 疏肝理气，活血化瘀。

取穴 主穴：中极、合谷、三阴交；配穴：太冲、行间、地机、内关。

针灸治疗 针刺合谷穴时采用捻转补法，以左转为主，捻转角度小，频率慢；三阴交采用捻转泻法，以右转为主，捻转角度大，频率快。余穴均用平补平泻手法。起针后肝俞、膈俞穴拔罐。

辨证分析 患者既往月经规律，因一时悲愤，6个月未来月经，属于中医学的"女子不月""月事不来""血枯""经水不通"等范畴。《校注妇人良方》曰："积想在心，思虑过度，多致劳损……，女子则月水先闭。"《素问·评热病论》曰："月事不来者，胞脉闭也；胞脉者属心而络于胞中。今气上迫肺，心气不得下通，故月事不来也。"肝肾同司下焦，肝主藏血，肾主藏精，精血互生，有精血同源之称；肝主疏泄，肾司闭藏，一开一合，一泄一藏，协调来维持月经正常。《万氏女科》曰："忧愁思虑，恼怒怨恨，气郁血滞而经不行。"患者因突受刺激，致肝气郁结，气机不通，血滞不行，而出现闭经。患者最后一次月经来潮时经量少，经色暗，有血块，表明有血瘀；患者现感烦躁，腰酸，口苦，表明肝郁化火，肾阴出现不足。根据《内经》"必伏其所主，而先其所因"的宗旨，调经不忘调肝，治血不忘理气，补阳不忘阴中求阳，使气血和谐，阴阳协调。故在治疗上应以疏肝理气，活血化瘀并重。

取穴依据 全方主穴的选用依据《针灸大成》，"月水断绝，中极、肾俞、合谷、三阴交"，因肾俞取穴须俯卧位，故对该穴采用拔罐治疗。中极穴位置在"脐下四寸"（《针灸甲乙经》），取穴方法为仰卧，腹正中线上，脐下4寸，是临床治疗泌尿生殖系统疾患的常用穴。合谷、三阴交配伍，可起到活血化瘀的作用，尤其对女性妇科疾患，作用更加明显。《针灸大成》曰："难产，合谷（补）、三阴交（泻）、太冲。"《针灸集成》曰："月经不通，合谷、阴交、血海、气冲。"配穴选用太冲、行间以疏理肝气，调整肝的疏泄功能。内关穴现代研究认为其解郁效果好。地机为脾经郄穴，《百症赋》曰："抑又论妇人经事改常，自有地机血海。"

疗程疗效 隔天1次，每周3次，10次一个疗程。治疗5次，月经来潮。

按语 《类经·疾病类》曰："隔者病发于暂,其证则成痛成实,通之则血行而愈,可攻也。枯者其来也渐,冲任内竭,其证无形,必不可通也。"近年来随着生活节奏的加快,工作压力加大,闭经患者增多。在治疗闭经时,首先要根据患者闭经是突然发生的,还是逐渐发生的来判断其虚实,突然发生的往往是实证,血瘀者多,可用通法;逐渐发生的往往虚证者多,万不可用通法,而应以补肾养血调理冲任为主。本病案中的患者,月经因情绪突变而突然中止,故在治疗上以通法为主,因而取得较好的疗效。

七、西医治疗

1. 治疗原则
针对病变环节及病因,分别采用全身治疗、药物治疗及手术治疗等。

2. 常用方法
(1) 全身治疗:若闭经是由于潜在的疾病或营养缺乏,应积极治疗全身性疾病,提高体质,保持标准体重;若闭经受应激或精神因素影响,则进行心理治疗。

(2) 病因治疗:器质性病变,针对病因治疗,如宫腔粘连,予扩张宫腔;子宫内膜结核,行抗结核治疗;肿瘤患者,根据肿瘤的部位、大小和性质制订方案。

(3) 性激素治疗:①孕激素:黄体酮20mg,每日1次肌内注射,连用3天;或甲羟孕酮10mg,每晚1次,连服5天。多用于Ⅰ度闭经。②雌、孕激素序贯疗法:模仿月经周期做替代治疗。己烯雌酚1mg或炔雌醇0.05mg,每晚1次,连服22日,至服药第18日,每日加用黄体酮10mg肌内注射或甲羟孕酮6~10mg口服,两药同时服完,停药后3~7日出血,于出血第5日重复用药。多用于Ⅱ度闭经。③雌、孕激素合并治疗:己烯雌酚0.5mg,甲羟孕酮4mg,每晚1次,连服20日。其作用是抑制垂体分泌促性腺激素,停药后可能出现反跳作用,使月经恢复及排卵。

(4) 诱发排卵:①氯米芬:每晚服50mg,连续5日,诱导排卵。②人绝经期促性腺激素(HMG):每支内含卵泡刺激素及黄体生成素各75U,每肌内注射1支,连续7~14日。注意应用HMG时易并发卵巢过度刺激综合征。③HMG-HCC联合治疗:每日肌内注射HMG150~300U,连续10~12日,待尿中雌激素总量达60~100μg/24h,宫颈黏液呈典型羊齿状结晶时,停用HMG,开始每日肌内注射HCG 5000~10 000U,共2~3日,若发现卵巢增大,立即停药。④促性腺激素释放激素(GnRH):a.中期冲击法:于周期第10天肌内注射50~100μg,每日2次,或100μg静脉滴注。b.持续刺激及后期冲击法:适用于卵巢发育较差者,于月经第5天起,隔日1次,肌内注射GnKH 50μg,连续5次,后用LHRH 100μg,静脉滴注。⑤CC-GnRH:CC 50~100μg,每日1次,连服5天,服药后第5~8天,GnRH 100~200μg静脉滴注或皮下注射。⑥GnRH-HCC:GnRH 50μg皮下注射,每8小时1次,连续14天左右,待尿中雌激素含量超过100μg/24h,加用HCG 3000U,每周2次。⑦溴隐亭:开始剂量为每日2.5mg,若无明显反应,逐渐加至每日5~7.5mg,分2~3次口服,最大剂量不超过10mg,连续治疗3~6个月或更长时间,其间监测血催乳素浓度以决定药量。用于高催乳素血症伴垂体肿瘤患者。

(5)手术治疗:①生殖道畸形:处女膜闭锁、阴道横隔或阴道闭锁,均可通过手术切开或成形,使经血流畅。宫颈发育不良若无法手术矫正,则应行子宫切除术。②Asherman综合征:多采用宫腔镜直视下分离粘连,随后加用大剂量雌激素和放置宫腔内支撑的治疗方法。宫颈狭窄和粘连可通过宫颈扩张治疗。③肿瘤:卵巢肿瘤一经确诊,应予手术治疗;垂体肿瘤患者,应根据肿瘤的部位、大小及性质确定治疗方案;催乳素瘤常采用药物治疗;其他中枢神经系统肿瘤,多采用手术和(或)放疗;含Y染色体的高促性腺激素闭经者,性腺易发生肿瘤,应行手术治疗。

八、预防调护

(1)本病有因功能性或器质性疾病所致,又有因生殖系统疾病或全身性疾病,或先天发育不全所致之分,针灸效果各不一样。因此,必须进行认真检查,以明确发病原因,采取相应的治疗。尤其要注意早期妊娠的鉴别。

(2)采取合理的避孕措施,避免多次人工流产或刮宫。正确处理产程,防止产后大出血,注意精神调摄保持精神乐观,情绪稳定,避免暴怒、过度紧张和压力过大。

(3)闭经的预后与转归取决于病因、病位、病性、体质、环境、精神状态、饮食等诸多环节。

第四节 产后乳少

一、概述

产后乳汁分泌甚少,不能满足婴儿需要,称为产后乳少,亦称缺乳。本病不仅可出现于产后,在哺乳期亦可出现。

本病西医亦称"产后乳少",认为是垂体功能低下,或孕期胎盘功能不全,造成促性腺激素、促肾上腺皮质激素、生长激素及雌孕激素分泌不足,阻碍乳腺的发育,影响产后分泌乳汁。此外乳汁开始分泌后,如发生营养不良、精神恐惧或抑郁,均可直接影响丘脑下部,致使垂体前叶催乳素分泌减少,因此缺乳。哺乳不当,如哺乳次数太少,或乳汁不能排空,造成乳汁郁积,转而抑制乳汁的分泌。

本病应属于中医学的"乳汁不行""乳汁不足"等范畴。西医学产后缺乳、泌乳过少等病可参照本病辨证治疗。

二、病因病机

乳汁由气血化生，资于冲任，赖肝气疏泄与调节。素体脾胃虚弱，或孕期、产后调摄失宜，或产后思虑过度伤脾，则气血生化不足；孕妇年岁已高，气血渐衰，或产后失血过多，操劳过度，均可致气血不足；产后七情所伤，情志抑郁，肝失条达，气机不畅，乳络不通，乳汁运行受阻，也可导致少乳。从经络循行上讲，胃经过乳房，中医有"乳头属肝，乳房属胃"之说，因此，本病的病位在乳房，与肝、胃、脾关系密切。本病分为虚实两端，基本病机为乳络不通，或乳汁化生不足。

三、辨病

（一）病史

素体气血虚弱，产时失血过多；性情抑郁，产后情志不畅。

（二）症状

产后哺乳期，大多在产后半月内，乳汁缺乏或全无，不足以喂养婴儿。

（三）检查

主要检查乳房及乳汁。乳房柔软，乳汁清稀者，属虚；乳房胀痛，乳汁较浓者，属实。同时注意有无乳头凹陷和乳头皲裂造成的乳汁不通。

四、类病辨别

1. 急性乳腺炎

又称"哺乳期乳腺炎"，中医称为"乳痈"。患侧乳房红、肿、热、痛，有硬结，若已形成脓肿，局部有波动感，又称化脓性乳腺炎，同时可有寒战、高热等全身症状。主要因乳汁淤积，并发感染所致。

2. 硬结乳房

为一至数个乳房叶或小叶局部肿胀，有时是泌乳腺管梗阻的结果，偶也可能为妊娠前乳部受创伤影响一部分乳腺管所致。局部有不规则腺组织硬块、触痛，但并无炎症或任何全身反应。必要时可做乳房造影以明确诊断。

3. 乳腺减少症

乳房大者并不一定产生乳汁多，因其主要构成为脂肪而仅有少量乳腺组织。

4. 乳腺囊肿

极少见。由于乳腺管被凝结的分泌物阻塞，以致乳汁积蓄于乳房的一至数叶。

五、辨证分型

主症：产后没有乳汁分泌，或分泌量过少，或在产褥期、哺乳期乳汁正行之际，乳汁分泌减少或全无。

（1）气血不足：产后乳少，甚或全无，乳汁清稀，乳房柔软无胀感，面色苍白，唇甲无华，神疲乏力，食少便溏，舌淡，苔薄白，脉虚细。

（2）肝气郁滞：产后乳汁不行或乳少，乳房胀满疼痛，甚至身有微热，情志抑郁不乐，胸胁胀闷，脘痞食少，舌红，苔薄黄，脉弦。

六、针灸治疗

（一）论治原则

治则治法：调理气血，疏通乳络。以足阳明经及任脉穴为主。

（二）基本治疗

（1）处方：乳根、膻中、少泽。

（2）方义：乳根可调理阳明气血，疏通乳络。膻中为气会，功在调气通络。少泽为通乳的经验效穴。

（3）加减：气血不足加脾俞、胃俞；肝气郁结加肝俞、太冲；食少便溏加中脘、足三里；失血过多加肝俞、膈俞；胸胁胀满加期门；胃脘胀满加中脘、内关。

（4）操作：少泽点刺出血，其余主穴用平补平泻法。配穴按虚补实泻法操作。

（5）其他疗法：①皮肤针：沿任脉、足少阴脉、足阳明脉、足太阴脉、足厥阴脉等上下，中等刺激手法叩刺，使局部皮肤潮红为度，一般15分钟左右。②耳针：胸、胸椎、内分泌为主穴进行耳穴压豆疗法治疗。③穴位注射法：选乳根、膻中、肝俞、脾俞。用维生素B_1和维生素C注射液各10ml混合，每穴注入1~2ml，每日1次。④电针法：少泽穴进针后针尖向腕关节方向刺入0.2寸，用断续波，强度以患者能够耐受为度。⑤灸法：选膻中、足三里、乳根，采用温和灸法，每个穴位灸15分钟，每天2次，连用5天。⑥穴位埋线法：选膻中、乳根、少泽、足三里。气血虚弱型加用气海、血海、脾俞、胃俞、三阴交；肝郁气滞型加用期门、内关、太冲。产后第3天进行穴位埋线预防缺乳。

（三）名老中医经验

赵某，女，48岁，产后无乳3日。

病史 足月单胎剖宫产，产后3日无乳。因患者坚持要求自行哺乳，请求针灸治疗。现患者面色无华，食欲不振，情绪易激动，胸闷作胀，恶露不多，色紫红，伴有血块。

舌质淡紫边红，舌苔薄白中腻，脉弦细。

辨证分析 现代医学认为，在胎盘娩出子宫后，孕激素、雌激素水平突然下降，产妇开始泌乳。生乳素是泌乳的基础，同时乳腺的发育、产妇的营养、健康状况及情绪均与泌乳有密切的关系。许多临床实验和动物实验已经表明，针刺后血清脑垂体催乳素显著高于针刺前。中医学认为，产后缺乳的机理不外乎两种，一为素体气虚血弱或产时失血，产后脾胃虚弱，乳汁生化无源，无乳可供排出；二是心情抑郁，郁怒伤肝，气滞血瘀，乳络不通，有乳却不得下。此患者属于中医学中的脾气亏虚，气血生化无源，伴肝郁血热，冲任血瘀气滞。舌淡紫。脉细弦。

取穴 内关、足三里、膻中、乳根、肩贞。

针灸治疗 患者取仰卧位，手心朝上，暴露胸廓和下肢，周局部皮肤消毒后，四肢取穴采用左右对应配穴法，即左内关配右足三里，右内关配左足三里，交替使用；胸廓区选用膻中、乳根，选用 0.25mm×40mm 一次性不锈钢针灸针，先刺内关捻转补法，行针得气后，再刺足三里，中等刺激，最后用 0.30mm×50mm 一次性不锈钢针灸针刺乳根穴，沿皮下向乳房方向进针深 40mm 左右，使针感向整个乳房扩散。所有穴位留针 30 分钟，期间用无烟艾条温灸膻中穴，行雀啄灸法。起针后，再取双侧肩贞穴，平补平泻，中等刺激，使针感向前胸放散后，即起针。上、下午各 1 次，7 日为 1 个疗程。

疗程疗效 按上述方法治疗后 2 日，患者即有明显双乳作胀，知饿辨饥；3 日后有乳汁分泌；连续治疗 6 日后乳汁增多至 500ml 左右，恶露色红，行而通畅，血块消失。

按语 膻中是八会穴中的气会，具有调理气机、活血通乳的作用，为通乳要穴；因足阳明胃经循行经过乳房，取足阳明胃经腧穴乳根，选用较粗针刺激，可清热开窍，疏通水液，两穴相配，相得益彰；足三里为全身强壮要穴，又为胃经之合穴，脾胃为气血生化之源，后天之本，能培补气血，助乳汁化生；内关为心包经络穴，别走手少阳三焦经，配之可理气和胃，宣通胸中之气；肩贞为手太阳小肠经穴，针刺后针感向乳房周围扩散，激发气血运行，疏通乳络，促进排乳。艾灸不仅能行气活血，体现泻的作用，还能温养脾胃，体现补的作用，使补泻有道，气血得养，乳汁畅行。采用左右对应配穴法，不但可增强穴位的协同作用，更可减少穴位重复使用，预防穴位疲劳现象的发生。

七、西医治疗

1. 治疗原则
精神调摄，加强营养。

2. 常用方法
（1）保证充足睡眠，保持精神愉快，避免精神上的不良刺激。

（2）营养丰富，多进高蛋白流质饮食，如鸡汤、鱼汤、肉汤等。

（3）授乳方法正确，定时哺乳，排空乳房。

（4）超声波、紫外线或红外线乳房照射，促生乳汁。

（5）增加多种维生素的摄入，尤其多服维生素B类。

八、预防调护

（1）针灸治疗产后乳少效果很好。

（2）应积极早期治疗，在乳少发生一周内及时治疗，缺乳时间发生越短针灸疗效越好。

（3）哺乳期应心情舒畅，避免过度疲劳，保证充足睡眠，掌握正确哺乳方法，哺乳原则是"按需哺乳"，可多食高蛋白流质食物。

第五节 不孕症

一、概述

女性无避孕性生活至少12个月而未孕，称为不孕症，在男性则称为不育症。不孕症发病率因国家、民族和地区不同存在差别，我国不孕症发病率为7%~10%。西医学将不孕症分为原发性不孕和继发性不孕两大类，既往从未有过妊娠史，无避孕而从未妊娠者为原发不孕，古称"全不产"；既往有过妊娠史，而后无避孕连续12个月未孕者，称为继发不孕，古称"断续"。

西医学认为阻碍受孕的因素包括女方、男方或男女双方。本节重点讨论女方相对性不孕症的诊断及治疗。但治疗前应对男女双方同时进行相关检查，以便有针对性的治疗，提高疗效。古籍对女性先天生理缺陷和畸形造成的不孕总结了"五不女"，即螺、纹、鼓、角、脉，其中除脉以外，均非药物治疗所能奏效，故不属本节论述范畴。

西医学因排卵功能障碍、生殖器官炎症、子宫内膜异位症、免疫因素及部分良性肿瘤引起的不孕可参照本病辨证治疗。

本病应属于中医学的"绝子""无子"等范畴。

二、病因病机

男女双方在肾气盛，天癸至，任脉冲盛的条件下，女子月事以时下，男子精气溢泻，两精相合，便可媾成胎孕。不孕症的发生常与先天禀赋不足、房事不节、反复流产、久病大病、情志失调、饮食及外伤等因素有关。本病病位在胞宫，与冲任脉及肝、肾、脾关系密切。基本病机为肾气不足，冲任失调。

三、辨病

（一）病史

应详细询问有无月经失调、带下病、异常胎产史、婚育史、既往史（结核、内分泌疾病如甲状腺功能亢进、代谢性疾病如糖尿病等）和情志损伤史等。

（二）症状

夫妇有正常性生活 1 年以上，未采取避孕措施而不孕。

（三）检查

（1）体格检查：注意第二性征发育状况，有无乳房泌乳，有无雄激素过多体征（多毛、痤疮、黑棘皮症等）。

（2）妇科检查：注意内外生殖器发育状况，有无畸形、炎症及肿瘤。

（3）女性不孕特殊检查：B 超监测卵泡发育、基础体温测定、阴道脱落细胞涂片检查、宫颈黏液结晶检查、子宫内膜活组织检查、女性激素测定等，了解有无排卵及黄体功能状态。

（4）其他检查：输卵管通畅试验；性交后试验；宫颈黏液、精液相结合试验；抗精子抗体、抗透明带抗体等免疫学检查；宫腔镜、腹腔镜检查；颅脑 CT、MRI 检查排除垂体病变、染色体检查等。

四、类病辨别

1. 暗产

暗产是指早孕期，胚胎初结而自然流产者。此时孕妇尚未有明显的妊娠反应，一般不易察觉而误认为不孕。通过 BBT、早孕试验及病理学检查可明确。

2. 原发性不孕

先天内外生殖器畸形、缺如，结核、甲状腺功能异常，垂体或肾上腺等病变引起的不孕，一般有全身性的临床表现，可以行胸片、颅脑 CT 等排除。

五、辨证分型

本病以女性无避孕性生活至少 12 个月而未孕为主症。

（1）肾虚胞寒：月经后期，量少色淡，面色晦暗，腰酸肢冷，小便清长，性欲淡漠。舌淡，苔薄白，脉沉细。

（2）肝气郁结：月经后期或先后不定期，月经量少，乳房胀痛，烦躁易怒，善太息。舌红，苔薄白，脉弦。

（3）痰湿阻滞：经行延后，甚或闭经，带下量多，形体肥胖，胸闷泛恶。舌淡胖，苔白腻，脉滑。

（4）瘀阻胞宫：月经推后，痛经，经色紫暗有块。舌质紫暗或有瘀斑，苔薄白，脉涩。

六、针灸治疗

（一）论治原则

调理冲任，益肾助孕。取任脉穴及肾的背俞穴、原穴为主。

（二）基本治疗

（1）处方：关元、肾俞、太溪、三阴交。

（2）方义：肾藏精主生殖，肾气旺盛，精血充足，冲任调和，乃能摄精成子。关元为任脉穴，位近胞宫，可壮元阴元阳，针之调和冲任，灸之温暖胞宫；取肾之背俞穴肾俞，原穴太溪，补益肾气，以治其本；三阴交为肝、脾、肾三经交会穴，可健脾化湿，补益肝肾，调和冲任。

（3）加减：肾虚胞寒配复溜；肝气郁结配太冲、期门；痰湿阻滞配中脘、丰隆；瘀阻胞宫配子宫、归来。

（4）操作：毫针常规刺。肾虚胞寒、痰湿阻滞、瘀滞胞宫可加用灸法。

（5）其他疗法：①耳针：取肾、肾上腺、神门、交感、子宫、内分泌、卵巢、生殖器、膀胱，每次3～5穴。毫针刺法或压丸法。②穴位埋线：取双侧三阴交穴。按埋线法常规操作，植入羊肠线，每月1次。③穴位注射：取关元、肾俞、归来、次髎、三阴交。每次选用两穴，选当归注射液或绒毛膜促性腺激素等，每穴注射1～2ml，从月经周期第12日开始治疗，每日1次，连续治疗5次。④灸法：取神阙，以五灵脂、白芷、川椒、熟附子、食盐、冰片与面粉制饼，隔药脐灸1.5小时。

（三）名老中医经验

杨某，女，29岁。婚后6年未孕。

病史 结婚6年从未怀孕，夫妻生活和谐，配偶身体健康。实验室检测显示抗精子抗体阳性。11岁月经初潮，12岁月经规律，月经周期31天左右，经量偏少，经色淡，经期5天。偶尔有腹胀的感觉，与月经周期无明显关系。时有外感，饮食可，小便清长，寝差，夜间起夜2～3次。舌淡，苔白，脉细。

诊断 全不产（原发性不孕）。

证型 肾气亏虚；

治则 补气益肾，调补冲任。

取穴 主穴：阴廉、太溪、大赫；配穴：复溜、足三里、三阴交。

针灸治疗 针刺阴廉穴时使用捻转补法，得气后做温针灸（艾条略长），以出现针下有明显的热感并传至阴部为度，足三里穴使用温针灸。余穴均用平补平泄手法。起针后肾俞穴拔罐。

辨证分析 患者从未孕育过，属于中医学的"全不产""无子"范畴。患者主症为不孕，伴时有外感，饮食可，偶尔有腹胀，小便清长，寝差，夜间起夜2~3次，诸症为肾气亏虚的表现。中医学认为肾为先天之体，藏精气，主生殖，为冲任之本，肾中精气的盛衰，主宰人体的生长发育及生育功能的成熟与衰退。《傅青主女科》谓："妇人受妊，本于肾气旺也，肾旺是以摄精。"现代医学研究认为肾虚在免疫性不孕（育）中占主导地位，免疫功能衰退表现为肾阳虚，免疫功能异常增高表现为肾阴虚。此患者体内存在抗精子抗体阳性，属于同种免疫，使精子与卵子不能结合或受精卵不能着床。肾气亏虚，脏腑阴阳气血乖和，冲任胞宫功能失调，以致男精女血（卵）不能相搏而难以成孕。治疗时应以补益肾气为主，调补冲任为辅。

取穴依据 主穴选用阴廉、太溪、太赫，起到补益肾气的作用。阴廉为足厥阴肝经腧穴，因"肝肾同源"，《铜人腧穴针灸图经》载："治妇人之绝产，若未经生产者，可灸三壮即有子。"太溪、太赫同为足少阴肾经腧穴，太溪为足少阴肾经输穴、原穴，太赫位冲脉、足少阴之会。《千金方》曰："太赫、然谷，治精溢，阴上缩。"阴廉位置"在羊矢下，去气冲二寸动脉中"（《针灸甲乙经》），取穴方法为在气冲穴直下2寸，当内收长肌之外侧处。太赫位置"在气穴下一寸"（《针灸甲乙经》），取穴方法为脐下4寸，腹正中线旁开0.5寸。配穴取复溜补肾，足三里益气，三阴交调理冲任。现代腧穴学研究认为足三里具有明确的调整免疫功能的作用。

疗程疗效 隔天1次，每周3次，10天为1个疗程。疗程3个月后妊娠。

按语 《灵枢·寿夭刚柔》："治病先刺其病所生者也。病先起于阴者，先治其阴而后治其阳，病先起于阳者，先治其阳而后治其阴。"患者病起于肾气亏虚，故在治疗上，应考虑主要选取足少阴肾经腧穴，在治疗时先益肾阴，以达到阴平阳秘的效果。取阴廉穴时应遵从《灵枢·五邪》"以手疾按之，快然乃刺之"的原理。

七、西医治疗

1. 治疗原则

不孕与年龄的关系，是不孕最重要的因素之一，选择恰当治疗方案应充分估计到女性卵巢的生理年龄、治疗方案、合理性和有效性，以及其性能价格比。尽量采取自然、安全、合理的方案进行治疗首先应改善生活方式，对体重超重者减轻体重至少 5% ~ 10%；对体质瘦弱者，纠正营养不良和贫血；戒烟、戒毒、不酗酒；掌握性知识，了解自己的排卵规律，性交频率适中，以增加受孕的机会。女性卵母细胞、男性精子、男女生殖道解剖与功能，任何一个环节的异常均可以导致不孕（育）症的发生。查找原因是诊断的关键，女方不孕的常见因素为排卵障碍。

2. 常用方法

（1）生殖道整形术：卵巢、输卵管、子宫器质性病变行手术治疗。

（2）诱发排卵：氯米芬、绒促性素（hCG）、尿促性素（hMG）等药物促进卵泡生长和排卵的发生。

（3）期待治疗：因病因尚不确定，目前缺乏有效的治疗方法和疗效指标，一般对年轻、卵巢功能良好的夫妇，可行期待治疗，一般不超过三年。对卵巢功能减退和年龄 >30 岁的夫妇，一般慎重选择期待。

（4）辅助生殖：包括人工授精、体外受精、体外受精 - 胚胎移植及其衍生技术等。

八、预防调护

（1）针灸治疗排卵功能障碍性不孕有较好的效果，但其疗程较长，需要坚持治疗。

（2）不孕症的原因较为复杂，要排除男方原因及自身生殖系统器质性不孕，存在器质性病变时，应综合治疗。

（3）注重排卵期的治疗，即月经周期第 12 天开始，连续治疗 3 ~ 5 天，以促进排卵。

（4）注意调畅情志，交合有时，做好个人卫生防感染，实行计划生育防流产。

第六节 更年期综合征（绝经综合征）

一、概述

妇女在绝经前后，出现烘然而热，面赤汗出，烦躁易怒，失眠健忘，精神倦怠，头晕目眩，耳鸣心悸，腰背酸痛，手足心热，或伴有月经紊乱等与绝经有关的症状，称为更年期综合征，又称为绝经前后诸症。

本病相当于西医学绝经综合征，西医学认为绝经是妇女生命进程中必然发生的生理过程，绝经提示卵巢功能衰退，生殖能力终止。围绝经期指接近绝经出现与绝经有关的内分泌、生物学和临床特征起至绝经 1 年内的时间，约 1/3 妇女能通过神经内分泌的自我调节达到新的平衡而无自觉症状；约 2/3 妇女可出现一系列性激素减少所致的症状,即为本病。绝经分为自然绝经和人工绝经。自然绝经指卵巢内卵泡生理性耗竭所致的绝经;人工绝经指两侧卵巢经手术或放射线照射等所致的绝经。人工绝经者更易发生绝经综合征。

本病应属于中医学的"脏躁""汗症""月经不调"等症。

二、病因病机

本病的发生与绝经前后的生理特点有密切关系。妇女七七之年,肾气由盛渐衰,天癸渐竭,冲任二脉逐渐亏虚。在此生理转折时期,受内、外环境的影响,如素体阴阳有所偏衰,素性抑郁,宿有痼疾,或家庭、社会等环境变化,易导致肾阴阳平衡失调而发病。肾阴不足而肝阳上亢,肾阳衰弱,脾失健运而生痰湿,其中肾虚是致病之本,肾虚不能濡养和温煦其他脏器,诸症蜂起。由于体质因素的差异,临床上有肾阴虚、肾阳虚或肾阴阳俱虚,或有肝阳上亢、痰气郁结等不同表现。本病病位主要在肾,与肝、脾、心关系密切。基本病机是肾精不足,冲任亏虚。

三、辨病

(一)病史

发病年龄多在 45~55 岁,若在 40 岁以前发病者,应考虑为"卵巢早衰"。要注意发病前有无工作、生活的特殊改变。有无精神创伤史及双侧卵巢切除手术或放射治疗史。

(二)症状

最早出现的症状为月经紊乱、潮热、汗出和情绪改变。月经紊乱变现为月经频发、月经稀发、不规则子宫出血、闭经;潮热从胸前开始,涌向头部、颈部和面部,继而发汗,汗出热退,这个过程持续时间长短不定,短者数秒,长者数分钟,每日发作次数也没有规律;情绪改变表现为易激动,烦躁易怒,或无故悲伤啼哭,不能自我控制。此外,尚有头晕头痛,心悸失眠,腰酸背痛,阴道干燥灼热,阴痒,尿频急或尿失禁,皮肤瘙痒等症状。远期还可出现绝经后骨质疏松、阿尔茨海默病、心血管病变等。

(三)体征

月经紊乱渐至停经,白带减少,性欲减低,生殖器官及乳房萎缩。

（四）实验室检查

1. 血清 FSH 值及 E_2 值测定

检查血清 FSH 值及 E_2 值了解卵巢功能。绝经过渡期血清 FSH>10U/L，提示卵巢储备功能下降。闭经、FSH>40U/L 且 E_2<10～20pg/ml，提示卵巢功能衰竭。

2. 氯米芬兴奋试验

月经第 5 日起口服氯米芬，每日 50mg，共 5 日，停药 1 日测血清 FSH>12U/L，提示卵巢储备功能降低。

四、类病辨别

1. 月经异常

围绝经期妇女出现闭经者应与早期妊娠相鉴别，可通过病史、妇科检查、妊娠试验等鉴别，如妊娠者多有阳性体征出现。如出现不规则阴道出血，应与阴道、宫颈、宫体及附件肿瘤相鉴别，可通过妇科检查、宫颈刮片、诊刮及宫腔镜、B 超等检查，以排除器质性病变。

2. 原发性高血压

围绝经期患者表现为血压升高，但原发性高血压病者常有家族史，病程进展缓慢，往往以高血压为主要的临床表现，舒张压与收缩压可同时升高，晚期可影响心、肾、脑等重要器官。

3. 心绞痛

围绝经期综合征患者有的心胸满闷，心前区疼痛，这应与心绞痛相鉴别。心绞痛者疼痛位于胸骨后部，常放射至心前区及左上肢，持续 1～5 分钟，心电图异常，硝酸甘油舌下含化可缓解。围绝经期综合征患者自觉症状明显，但心电图基本正常。

4. 精神病

主要症状有忧郁、焦虑、多疑、发病缓慢，病程较长。采用雌激素治疗，症状不能缓解。围绝经期综合征患者有的出现焦虑、忧郁、烦躁等症状，但绝非是精神病，用雌激素治疗后症状能得以缓解。围绝经期精神病的特点是围绝经期首次发病，以往无精神病史。

5. 尿道炎、膀胱炎

如果患者有尿道膀胱炎则有尿频、尿急、尿痛及血尿症状，有时伴发热、白细胞升高，尿液常规检查出现异常，白细胞增多等，一般用抗炎药治疗有效。围绝经期综合征患者多出现小便增多，小便异常，但无疼痛、血尿症状。

6. 骨质疏松症

围绝经期患者可多伴发骨质疏松症，但症状不明显。尤其骨质疏松症早期无明显特征性临床表现，一般当骨量减少 25%～35% 以上，才能在 X 线上显示，因此在诊断时需要根据病史结合临床表现及通过测定血、尿代谢产物和骨密度测定等方法来确诊。

五、辨证分型

本病以月经紊乱，性欲减退，阵发性潮热，出汗，心悸，情绪不稳定为主症。

（1）肾阴虚：头晕耳鸣失眠多梦，心烦易怒，烘热汗出，五心烦热，腰膝酸软，或皮肤感觉异常，口干便结，尿少色黄，舌红苔少，脉数。

（2）肾阳虚：面色晦暗，精神萎靡，形寒肢冷，纳差腹胀，大便溏薄，或面浮肿胀，尿意频数，甚或小便失禁，舌淡，苔薄，脉沉细无力。

（3）肾阴阳俱虚：头晕心烦，潮热汗出，腰酸神疲，肢冷尿长，便溏，舌胖大，苔白，脉沉细。

（4）肝阳上亢：头晕目眩，心烦易怒，烘热汗出，腰膝酸软，经来量多，或淋漓漏下，舌质红，脉弦细而数。

（5）痰气郁结：形体肥胖，胸闷痰多，脘腹胀满，恶心呕吐，食少，浮肿便溏，苔腻，脉滑。

六、针灸治疗

（一）论治原则

滋补肝肾，调理冲任。以任脉、足太阴经穴及相应的背俞穴为主。

（二）基本治疗

（1）处方
气海、肝俞、肾俞、神门、三阴交、太溪。

（2）方义：本病主要涉及肝、肾及冲任二脉。气海为任脉穴，可补益精气，调理冲任。三阴交为肝脾肾三经交会穴，与肝俞、肾俞合用调补肝肾。太溪滋补肾阴。

（3）加减：肾阴亏虚加阴谷、照海；肾阳不足加关元、命门；肾阴阳俱虚加照海、命门；肝阳上亢加风池、太冲；痰气郁结加中脘、丰隆。

（4）操作：主穴用毫针补法或平补平泻法。配穴按虚补实泻法操作。

（5）其他疗法：①耳针法：耳穴肾、子宫、卵巢、皮质下、内分泌、神门，每次选单侧穴，3天换贴一次，两耳交替，6次为1疗程。②穴位埋线法：选大椎、心俞、肝俞、肾俞、脾俞、胃俞、志室、命门、膻中、中脘、气海、关元等，每次取穴3~5个，2~4周埋线1次，一般治疗3~6次。③脐灸：神阙穴，将生地、肉苁蓉、菟丝子、吴茱萸各等分共碾为末，加入等量食盐备用。每日一次，三个月为一疗程。

（三）名老中医经验

孙某，女，45岁。阵发性心悸烦躁、出汗3个月。

病史 阵发性心悸烦躁、出汗3个月，伴潮热、少寐、腰膝酸软、下肢畏寒。舌质暗红，苔黄，脉滑，双尺沉涩。心电图、妇科、甲状腺超检查均无异常。

辨证分析 更年期综合征是指妇女在围绝经期或其后，因卵巢功能逐渐衰退或丧失，导致雌激素水平下降所引起的以自主神经功能紊乱，内分泌、代谢障碍为主的一系列症候群，属于中医学"绝经前后诸症""脏躁"之范畴，与心、肾、肝、脾关系密切，以心、肾为主。"女子七七任脉虚，太冲脉衰少，天癸竭"（《素问·上古天真论》），更年期综合征是由于天癸将竭，肾气渐衰，冲任空虚，精血损虚，元精元气不足于下，脏腑失于濡养，脏腑气机失调，机体的阴阳失于平衡元气亏于下则下元虚寒，故腰膝酸软，畏寒，下肢拘急；元气亏虚，水液运行不畅，痰血瘀阻，郁而化火，躁扰神明，形成上热下寒，上实下虚，本虚标实，水火不交，心肾不交，不相为用的未济之势。"心者，君主之官，神明出焉"（《素问·灵兰秘典论》），"心静则神藏，若为七情所伤，则心不得静，而神躁扰不宁也"（《医宗金鉴·正金匮要略注·妇人杂病》），故本病以心神、肝肾症状为主，治疗以益元气、交阴阳、安魂魄，使心肾相交，水火相济，各得其用。舌暗红，少苔。滑脉。

取穴 中脘、天枢、关元、内关、神门、神庭、太溪。

方义 以任脉，阴维脉、肾经、胃脉为主，培补元气，调整气机；心包经、心经、督脉养心安神。中脘、阑门、关元调脾肾，补元气，通任脉；天枢枢转上下气机；关元、太溪培补元精元气；内关、神门、神庭安神定志。

针灸治疗 从上到下依次进针中脘、关元，针至地部，神庭穴向前斜刺0.2～0.5寸，其余腧穴进针至天部或人部，平补平泻手法，留针30分钟，配合神阙穴TDP照射。

疗程疗效 留针30分钟即刻感心悸、烦躁减轻；10天后症状明显减轻，略感腰膝酸软；继续治疗1个疗程，诸症消失，随访1年无复发。

七、西医治疗

1. 治疗目标

本病治疗目标为缓解近期症状，并能早期发现、有效预防骨质疏松症、动脉硬化等老年性疾病。

2. 常用方法

（1）一般治疗：通过心理疏导，使绝经过渡期妇女了解绝经过渡期的生理过程，并以乐观的心态相适应。并鼓励锻炼身体和健康饮食，增加日晒时间，摄入足量蛋白质及含钙丰富食物，预防骨质疏松。

（2）激素补充治疗：有适应证且无禁忌证时选用。主要药物为雌激素，可辅以孕激素。常用的雌激素药有戊酸雌二醇、尼尔雌醇等、替勃龙等；常用的孕激素有醋酸甲羟孕酮等。

(3) 非激素类药物：①选择性 5- 羟色胺再摄取抑制剂，如盐酸帕罗西汀改善血管舒缩症状及精神神经症状。②钙剂：氨基酸螯合钙胶囊口服，缓解骨质丢失。③维生素 D：适用于缺少户外活动者，每日口服 400 ~ 500U，与钙剂合用利于钙的完全吸收。

八、预防调护

(1) 针灸治疗本病有较好的疗效。
(2) 应加强精神疏导与情绪调节，保持乐观豁达心态，加强体育锻炼，增强体质。
(3) 宣传绝经期卫生，定期防癌普查，预防器质性病变。

第七节　乳腺炎

一、概述

急性乳腺炎是乳腺的急性化脓性感染，以患者自觉乳房疼痛、局部红肿、发热为主症。多为产后哺乳的妇女，尤以初产妇多见，往往发生在产后 3 ~ 4 周。因乳房血管丰富，早期就可出现寒战、高热及脉搏快速等脓毒血症变现。发生在哺乳期的称"外吹乳痈"，占全部病例的 90% 以上；发生于妊娠期的称"内吹乳痈"，临床上较少见；在非哺乳期和非妊娠期发生称"不乳儿乳痈"，则更少见。

西医学认为乳头破损或皲裂，使细菌延淋巴管入侵是感染的主要途径。细菌也可直接侵入乳管，上行至腺小叶而至感染，致病菌主要为金黄色葡萄球菌。乳汁是理想的培养基，乳汁淤积将有利于入侵细菌的生长繁殖。

本病应属于中医学的"乳痈""产后乳痈""外吹乳痈""内吹乳痈""不乳儿乳痈"等范畴。

二、病因病机

足阳明胃经过乳房，足厥阴肝经至乳下。本病多因过食厚味，胃经积热；或忧思恼怒，肝经郁火，或乳头皮肤破裂，外邪火毒侵入乳房等，导致乳房脉络不通，排乳不畅，郁热火毒与积乳互凝，从而结肿成痈。本病主要在胃、肝两经。胃热肝郁、火毒凝结是其基本病机。

三、辨病

（一）病史

本病多发生于产后哺乳期。

（二）症状

以乳房红肿热痛，甚至化脓溃烂，伴恶寒发热为主症。体温升高，可达 39~40℃，腋下淋巴结肿大。

（三）乳房检查

患部初见乳汁淤积不通，渐见乳积成肿硬块，皮色不变，有触痛，很快便可见局部红、肿、热、痛，肿块增大，中有波动感。

（四）实验室检查

血常规检查白细胞总数和中性粒细胞升高。

（五）辅助检查

乳腺红外线透光检查可见血管充血，局部有炎症浸润阴影。

四、类病辨别

1. 乳腺囊肿

乳腺囊肿多由一个或多个乳腺小叶的乳汁排出不畅，使乳汁在乳腺内淤积而形成囊肿。多发生在哺乳期和停止哺乳以后，常有乳腺炎病史。患者自觉乳房轻微胀痛，乳房内可触到肿块。检查肿物界线清楚，表面光滑，活动度大，有囊性感。无全身中毒症状，血中白细胞不高。可作肿物穿刺，吸出乳汁，即可诊断。

2. 乳腺纤维瘤

乳腺纤维瘤好发于乳房外上象限，大部分为单发，少数属多发。除肿块外常无明显自觉症状。肿块增大缓慢，质似硬橡皮球的弹性感，表面光滑，易于推动。其病因是小叶内纤维细胞对雌激素的敏感性异常增高，可能与纤维细胞所含雌激素受体的量或质的异常有关。血常规检查无异常，可做肿物穿刺确诊。

3. 乳房结核

乳房结核也称乳痨。初起乳中结核，形如梅李，推之可动，质硬不张，皮色如常，触之不痛，边界不清。不经有效治疗，数月后，肿块渐增大，皮色微红，与皮肤粘连，推之不动，溃后多形成瘘管，患侧腋窝常有明显的肿大结块。而乳病初起即有身热，局部红肿热痛，触压痛剧难忍。

4. 乳癌

乳癌有乳中结块坚牢，病程长，破后腐溃，疼痛连心，也可见脓水淋沥，但多有腋下等处淋巴结转移，质硬，固定不移。而乳痈病程短，溃后脓尽则很快痊愈。

五、辨证分型

主症：乳房结块，红肿疼痛。

（1）气滞热壅（郁乳期）：乳房结块，肿胀疼痛，常兼有恶寒、发热、全身不适等症。舌红，苔薄黄，脉浮数。

（2）火毒炽盛（酿脓期）：肿块增大，焮红疼痛，时有跳痛，痛如刀割，舌红，苔黄厚腻，脉弦数或滑数。

（3）毒盛肉腐（溃脓期）：肿块中央触之渐软，有应指感，或见乳头有脓汁排出，溃脓后乳房胀痛减轻。如脓肿破溃后脓流不畅、肿势和疼痛不减，病灶可能波及其他经络，形成"传囊乳痈"。舌淡，苔白，脉弱无力。

六、针灸治疗

（一）论治原则

治法原则：疏肝和胃，清热散结。以足阳明、足厥阴经穴为主。

（二）基本治疗

（1）处方

肩井、膻中、乳根、期门、内关、少泽、内庭。

（2）方义：乳痈为病，多为胃热、肝郁，故取胃之荥穴内庭以清泻阳明胃热，肝之募穴期门以疏肝郁。膻中、内关可宽胸理气。肩井为治疗乳痈的经验穴，系手足少阳、足阳明、阳维脉交会穴，所交会之经脉均行胸、乳，故用之可通调诸经之气，使少阳通则郁火散，阳明清则肿痛消，从而收"乳痈刺肩井而极效"之功。乳根为局部选穴，与少泽配合，可疏通乳络而泻热。

（3）加减：肝郁甚者加太冲；胃热甚者加内庭；火毒甚者加厉兑、大敦。

（4）操作：诸穴均针用泻法。期门、肩井切忌针刺过深，以免伤及内脏。膻中、乳根均可向乳房中心的方向平刺。少泽、厉兑、大敦点刺出血。

（5）其他疗法：①三棱针法：在背部肩胛区寻找阳性反应点。反应点为大如小米粒的红色斑点，指压不退色，稀疏散在，数量数个或十几个不等。用三棱针挑刺并挤压出血，出血量以血色变为正常为度。若刺血后拔罐，效果更好。②灸法：选取阿是穴，用葱白或大蒜捣烂，铺于乳房患处，用艾条熏灸20分钟左右，每日1～2次。用于乳痈初起未成脓时。③皮肤针配合穴位注射法：乳房肿块处，由四周向乳头方向呈扇扣刺，范围要大于肿块，隔日1次，3次为1疗程。

（三）名老中医经验

郅某，女，30岁。两乳房红肿而胀，疼痛难忍5天。

病史 产后半月余，恶露未净，近5天来，双侧乳房红肿而胀，内有硬结，乳汁不通，焮红作痛，夜不得卧，恶寒发热，口干渴，大便干。经西医检查，劝其施行手术，患者恐惧，故专程来邀余诊治。

检查 双侧乳房红肿，内有硬结，乳汁不通，体温39.3℃，舌苔黄厚，脉弦数。

诊断 乳痈。

辨证 肝郁气滞，胃热壅滞。

治则 清热解毒，理气消肿。

取穴 膻中、足三里（双）、肩井（双）、大敦（双）。

针灸治疗 膻中、足三里、肩井三穴，以强泻手法施针刺之，每次留针30分钟，每5分钟行针得气一次。大敦穴用三棱针点刺出血。经连续施术治疗五次后，热退，痛止，乳汁畅通，大便得行。停止治疗而告痊愈。随访3个月，未再复发。

按语 本案为殷克敬治疗乳痈验案之一。乳头属足厥阴肝经，乳房属足阳明胃经，此例系肝郁化火，胃热壅遏，气血凝滞，阻塞乳络，化毒成痈。故选上穴治之，其由：膻中穴为心包络之募穴，任脉、脾经、肾经、小肠经、三焦经之交会穴，又是八会穴中之气会，施术可宣郁散结；足三里穴为胃经之合穴，施术可清胃经火毒；肩井穴为胆经、三焦经、胃经之交会穴，施术可泻肝胆之火；大敦穴为肝经之井穴，施术可清肝泻毒。上穴相配，以症施展手技，故收奇效。

七、西医治疗

1. 治疗原则

消除感染，排空乳汁。

2. 常用方法

（1）一般治疗：①用绷带或乳托将乳房托起，改善局部血液循环；②应鼓励产妇继续哺乳；但必须纠正哺乳中存在的问题，如喂奶体位、吸吮含接姿势、乳头内陷等；③全身支持疗法，有高热者物理降温，保证充足休息。

（2）抗生素治疗：早期可以采用封闭疗法，将含有抗菌药物的0.25%普鲁卡因溶液60～80ml注射在乳腺四周及乳腺后组织，必要时可在12～24小时后重复注射。应尽早使用足量抗菌药物，首选大剂量青霉素。

（3）脓肿切开：一旦脓肿形成，须切开引流。

八、预防调护

（1）针刺治疗本病对初起未化脓者有较好疗效。乳痈起初可配合局部热敷或推拿效果更好。若已化脓应考虑转外科治疗。

（2）妊娠 5 个月后，经常用温水或肥皂水洗净乳头。乳头内陷者，可经常提拉矫正。

（3）保持乳头清洁，不使婴儿含乳而睡，每次哺乳应将乳汁吸空。

（4）断乳时应先逐步减少哺乳时间和哺乳次数，再行断乳。

第八节　乳腺增生病

一、概述

乳腺增生病是妇女的多发病，常见于 25～45 岁的中青年妇女，其发病率约占乳房疾病的 75%，是临床上最常见的乳房疾病。由于本病的认识不同，有多种命名，如乳腺囊性增生病、乳腺结构不良症、纤维囊性病等。其病理形态呈多样性表现，增生可发生于腺管周围并伴有大小不等的囊肿形成，囊内含淡黄色或棕褐色液体；或腺管内表现为不同程度的乳头状增生，伴乳管囊性扩张，也有发生于小叶实质者，主要为乳管及腺泡上皮增生。由于本病的临床表现有时与乳腺癌混淆，因此正确认识本病十分重要。

西医学认为，本病系雌、孕激素比例失调，使乳腺实质增生过度和复旧不全。部分乳腺实质成分中女性激素受体的质和量异常使乳房各部分的增生程度参差不齐。

本病应属于中医学的"乳癖""乳核"等范畴。

二、病因病机

本病多与情志内伤、忧思恼怒有关。足阳明胃经过乳房，足厥阴肝经至乳下，足太阴脾经行乳外，若情志内伤，忧思恼怒则肝脾郁结，气血逆乱，气不行津，津液凝聚成痰；复因肝木克土，致脾不能运湿，胃不能降浊，则痰浊内生；气滞痰浊阻于乳络则为肿块疼痛。八脉隶于肝肾，冲脉隶于阳明，若肝郁化火，耗损肝肾之阴，则冲任失调，《圣济总录》云："冲任二经，上为乳汁，下为月水。"所以本病多与月经周期相关。本病的基本病机为气滞痰凝，冲任失调，病在胃、肝、脾三经。

三、辨病

（一）症状

一侧或双侧乳房胀痛和肿块是本病的主要表现，部分患者具有周期性。乳房胀痛一般于月经前明显，月经后减轻，严重者整个月经周期都有疼痛。

（二）体征

一侧或双侧乳房内可有大小不一，质韧的单个或为多个结节，可有触痛，与周围分界不清，亦可表现为弥漫性增厚。少数患者可有乳头溢乳，多为浆液性或浆液血性液体。本病病程较长，发展缓慢。

（三）相关检查

乳房钼靶X线摄片、超声波检查及红外线热图像有助于诊断和鉴别诊断。对于肿块较硬或较大者，可考虑做组织病理学检查。

四、类病辨别

乳腺癌：本病与乳腺癌有同时存在的可能，当局限性乳腺增生肿块明显时，要与乳腺癌相鉴别，乳腺癌肿块更明确，质地偏硬，与周围乳腺有较明显的区别，有时伴腋窝淋巴结肿大，钼靶和超声检查有助于两者的鉴别。

五、辨证分型

主症：单侧或双侧乳房发生单个或多个大小不等的肿块，胀痛或压痛，表面光滑，边界清楚，推之可动，增长缓慢，质地坚韧或呈囊性感。

（1）气滞痰凝：肿块和胀痛每因喜怒而消长，心烦易怒，胸闷胁胀。舌红，脉弦。

（2）冲任失调：若每于月经来前加重，月经过后减轻，或有月经不调，经闭等。

六、针灸治疗

（一）论治原则

治则治法：理气化痰散结，调理冲任。以足阳明、足厥阴经穴为主。

（二）基本治疗

（1）处方：膻中、乳根、屋翳、人迎、期门、足三里。

（2）方义：乳房主要由肝胃两经所司，乳根、屋翳、人迎、足三里可疏通胃经气机，为经脉所过，主治所及；此外，胃经标在人迎，且人迎穴近乳房，故人迎穴对本病尤为有效。膻中为气之会穴，且肝经终于膻中，期门为肝之募穴，两穴均位近乳房，故用之既可疏肝理气，与乳根同用，又可直接通乳络消痰块。诸穴同用，使气调则津行，津行则痰化，痰化则块消。

（3）加减：气滞痰凝加内关、太冲；冲任失调加血海、三阴交。

（4）操作：诸穴均针用泻法，乳根、屋翳、膻中均可向乳房肿块方向斜刺或平刺，针人迎时应避开颈动脉，不宜针刺过深。乳根、屋翳可接电针仪，加强疏通乳络作用。①耳穴：选肝、神门、乳腺、内分泌，每周2次，两耳交替贴穴，每天自行按压一次，以局部发热疼痛为度。②穴位埋线法：选屋翳、乳根、膻中、血海、足三里、阳陵泉，15天埋线1次，6次为1个疗程。③穴位注射法：选肝俞、肩井、天宗3穴，用8ml无菌生理盐水加2ml维生素B_{12}注射液，每穴每次注射1ml。每月1次，避开月经期，连续注射3个月。

（三）名老中医经验

徐某，女，35岁。右乳房胀痛伴胃脘不适两年多，加重1个月。

病史 患者右乳胀痛两年余，平时呈阵发性胀痛，多在经前7天或生气、劳累时加重。常感胃脘不适。症见：右乳胀痛，胃脘痛，纳少，二便如常。

检查 右侧乳房外上象限与内上象限各触及2cm×4cm包块，边界尚清，质中等，与周围组织不粘连，表面皮不红，乳头无溢液，压痛，舌边红，苔薄黄，脉弦细。

辨证 患者肝气郁结，郁久气血郁滞，致使痰湿凝结，积于双乳；肝气犯胃，而致胃脘疼痛，胃气不舒，进而加重乳房胀痛；舌边红、苔薄黄、脉弦细为肝胃不和之象。

诊断 肝胃不和型乳腺增生。

治法 疏肝和胃。以背俞穴、足厥阴肝经、足阳明胃经腧穴为主。

取穴 肿块局部阿是穴右侧、膺窗右侧、乳根右侧、太冲双侧、足三里双侧、三阴交双侧。

针灸治疗 太冲，针刺重刺激，捻转提插泻法，气至上传；足三里、三阴交平补平泻；肿块局部针刺时，肿块中心刺一针，左右上下呈放射状，各刺一针，刺入肿块基底部，施捻转提插，针感较强即止，疾进疾出，以宣泄壅郁之邪；膺窗、乳根针刺泻法，不宜直刺、深刺，以免伤及内脏。

方义 膺窗之"窗"，通孔之谓。穴在胸部乳房之乳晕上缘、屋翳之下，犹如胸部之窗孔，《针灸大成》记载此穴主乳痈、胸胁胀痛。乳根均位于乳房局部，乳根属胃经，刺之可宽胸理气、消除患部气血之瘀阻；乳根向上刺入乳房底部。太冲穴，"太"，大也；"冲"，冲盛，为足厥阴经之原穴，为冲脉之别处。肝主藏血，冲为血海，肝与冲脉、气脉相应合而盛大，故为疏肝理气之要穴，刺之防止肿块进一步发展。足三里、三阴交调理脾胃。

皮内针疗法 取屋翳右侧，将皮内针由内向外平刺入皮下，以患者活动右臂不觉胸部疼痛为宜，用胶布固定，留针2～3天。留针期间每日按压2或3次。

复诊 治疗两个疗程后，患者诉包块未明显缩小，但右乳房胀痛明显改善。

处方 守上法。继续治疗两个疗程，右乳房胀痛消失，包块明显缩小，经前乳房胀痛轻微。

按语 乳腺增生，中医称乳癖，又称"乳痰""乳核"，是妇女乳房常见的慢性肿块。多见于中老年妇女。临床易与乳腺癌相混淆，因此，确诊十分重要，本病诊断要点：乳房超生见多个或单个大小不等的肿块，质地坚硬或呈囊性感，边界清楚，活动度好；肿块随情绪变化增长，与月经周期相关。本病以实证为主，疼痛在局部，故治疗上，梅花针放血疗法的应用非常重要。通过梅花针局部放血，达到改善循环、消肿散结的作用。鉴于本病的病因与情绪关系密切。因此，治疗上要特别重视调理情志，并佐调理脾胃，以加强理气功能。平时应注意按时作息，保持心情舒畅，合理安排生活。病期要注意休息，适当加强体育锻炼，避免过度疲劳，保持乳房清洁，经常用温水清洗，注意乳房肿块的变化。常吃海带，有消除疼痛、缩小肿块的作用。此外，可多吃橘子、橘饼、牡蛎等行气散结之品，忌生冷和辛辣刺激性的食物。

七、西医治疗

本病的治疗主要是对症治疗，防止恶变。常用方法：可用中药如口服逍遥散3～9g，每日3次。对症状较重的患者，可用三苯氧胺治疗，于月经干净后5天开始口服，每天两次，每次10mg，连用15天后停药。该药治疗效果较好，但因对子宫内膜及卵巢有影响而不宜长期服用。

对局限性乳腺增生病，应在月经干净后5天内复查，若肿块变软、缩小或减退，则可予以观察并继续中药治疗。若肿块无明显消退者，或在观察过程中，有乳腺癌家族史等高危因素者，以及年龄大，肿块周围乳腺组织增生也较明显者，可作单纯乳房切除术。

八、预防调护

（1）针灸对本病有较好疗效，但本病为慢性病，需坚持治疗方能获愈。
（2）保持心情舒畅，忌忧思恼怒。
（3）本病应注意与乳腺癌鉴别。
（4）及时治疗月经失调等妇科疾患和其他内分泌疾病。

（赵　荣　庄海娜）

第九章

骨伤科病证

第一节　扭伤

一、急性腰扭伤

（一）概述

急性腰扭伤俗称"闪腰"，是指在外力作用下或腰部用力不协调，腰部软组织由于过度牵拉，肌肉、筋膜、韧带等急性损伤，可伴有椎间小关节错位及其关节周围关节囊嵌顿等，致使腰部疼痛，活动受限，而无骨折、脱臼、皮肉破损等症，多见于体力劳动者及平素缺少体力锻炼者，青壮年男性较多。

本病属于中医的腰部伤筋。

（二）病因病机

急性腰扭伤的发生多与用力不当、跌扑损伤等因素有关。本病病位在腰部经筋，与膀胱经、督脉等经脉关系密切。基本病机是腰部经络不通，气血壅滞。

（三）辨病

腰部发生扭伤后，立即出现持续性剧痛难忍，呈撕裂痛、刀割样痛、锐痛，不敢活动，咳嗽、喷嚏疼痛骤然增重；疼痛范围主要在腰背部，也可向臀、腿和（或）腹股沟放射。患者处于强迫体位，轻微活动使疼痛加剧，表情痛苦，需用上肢协助活动，腰部活动明显受限。检查可见损伤部位的肌肉等软组织有明显压痛，肌紧张，局部可有肿胀、瘀斑。根据腰部受损软组织的部位及压痛点不同分为急性腰肌扭伤、急性韧带扭伤和急性关节扭伤等。

1. 急性腰肌扭伤

腰部撕裂感，腰强直，疼痛拒按，甚则强迫体位或不能坐立、行走，咳嗽或打喷嚏时加重。查体：常在 $L_{3\sim 4}$ 横突、腰骶关节、髂后上棘等处有明显压痛点。X 线无明显异常。棘突旁或肌肉压痛表明筋膜损伤。

2. 急性韧带扭伤

常有负重前屈或扭转的外伤史，屈伸和旋转脊柱时腰痛加重。查体：腰肌紧张，棘突或棘间压痛；屈膝屈髋试验阳性。

3. 急性关节扭伤

外伤后腰部剧痛，强迫体位。查体：腰肌僵板，无神经根刺激症状，棘突两侧深在压痛。椎间关节损伤，重复向扭伤方向活动时可使疼痛加重；腰骶关节扭伤，局部显著的深部叩击痛，腰骶关节试验阳性。X 线示后关节排列方向不对称，有腰椎后突和侧弯，椎间隙左右宽窄不一。

（四）类病辨别

1. 腰椎间盘突出症

腰痛常发生于腿痛之前，也可二者同时发生；大多有外伤史，也可无明确之诱因。疼痛具有以下特点：放射痛沿坐骨神经传导，直达小腿外侧、足背或足趾。一切使腹压增高的动作，如咳嗽、喷嚏和排便等，都可加重腰痛和放射痛。活动时疼痛加剧，休息后减轻。合并腰椎管狭窄者，常有间歇性跛行。CT 或 MRI 可鉴别。

2. 腰肌筋膜纤维组织炎

肌筋膜及肌组织发生水肿、渗出及纤维性变，而出现的一系列临床症状。主要表现为弥漫性顿痛，尤以两侧腰肌及髂棘上方更为明显。局部疼痛、发凉、皮肤麻木、肌肉痉挛和运动障碍。疼痛特点是：晨起痛，日间轻，傍晚复重，长时间不活动或均可诱发疼痛，病程长，且因劳累及气候变化而发作。查体时患部有明显的局限性压痛点，触摸此点可引起疼痛和放射。有时可触到肌筋膜内有结节状物，此结节称为筋膜脂肪疝。X 线检查无异常。实验室检查抗 "O" 或血沉正常或稍高。

3. 强直性脊柱炎

强直性脊柱炎是一种主要侵犯脊柱，并累及骶髂关节和周围关节的慢性进行性炎性疾病。骶髂关节炎引起的炎性腰痛，呈隐匿性、很难定位，并感到臀部深处疼痛。典型的症状是固定某一姿势的时间较长或早晨醒来时症状加重（晨僵），而躯体活动或热水浴可改善症状。X 线显示单侧或双侧骶髂关节炎。HLA-B27 可作为支撑性依据。

（五）辨证分型

根据疼痛发生的部位：

（1）足太阳经证：疼痛部位或压痛点以腰骶椎旁侧（棘突旁）及腰肌或骶髂关

节部位为著。

（2）督脉经证：疼痛部位或压痛点以腰骶椎正中线（棘间或棘突上）为著。

（六）针灸治疗

1. 论治原则

通经活络，舒筋止痛。以局部穴位为主。

2. 基本治疗

（1）处方：阿是穴、腰痛点、委中、后溪。

（2）方义：阿是穴可通调局部经脉、络脉和经筋的气血，通经止痛；委中为足太阳膀胱经穴，"腰背委中求"，可疏调腰背部膀胱经的气血；腰痛点为经验效穴；后溪为手太阳小肠经腧穴，手、足太阳同名经脉气相通，"输主体重节痛"，后溪穴又为八脉交会穴之一，通督脉，故针刺该穴可行气血而通经络，使受伤组织功能恢复正常。

（3）加减：脊柱处疼痛配水沟，棘旁疼痛配手三里。

（4）操作：毫针刺，用泻法。一般宜先针远端穴位，配合腰部活动。

（5）其他疗法：①腧穴热敏化艾灸：取患者腰部附近的经穴、痛点和压痛点、皮下硬结、条索状物处等阳性反应点，选择2、4个最敏感穴位予以灸疗。每日治疗1次，3次为1个疗程。②壮医药线灸：取双侧肾俞、气海俞、大肠俞、患侧承扶、环跳、命门、长强、阿是穴及局部梅花穴（以最肿痛点为中心，围绕其点灸），选用广西中医学院壮医研究所提供的2号药线，每穴1～3壮，每天1次。③皮肤针配合拔罐：扣刺区域为足太阳膀胱经第一侧线肾俞-关元俞，小肠俞-白环俞一线；第二侧线盲门-志室一线；足少阳胆经环跳-承扶一线，皮肤针扣刺，以局部微微出血为度。在出血部位拔罐放血，留罐5分钟，隔日1次，5次1疗程。

3. 名老中医经验

女，46岁，腰部疼痛2天。

病史 2天前因搬重物突感腰部疼痛，腰部活动受限，不能直立，夜间不能入睡。查体腰椎生理曲度变直，双侧腰肌紧张，轻度压痛，拾物试验阳性，右下肢直腿抬高试验阳性。舌红苔黄，脉弦。

诊断 中医诊断：腰痛病（气滞血瘀）。西医诊断：急性腰扭伤。

治则 行气活血。

取穴 腰痛穴。

针灸治疗 针刺手法采用上下提插法。达到要求针感时，即可出针。单倒腰痛为平刺手法，不提插。对重症腰痛病人疼痛未完全控制，但在不发生晕针的情况下，可以留针。产生酸麻感后加用电针，用疏密波，强度以患者能耐受为度。

方义 急性腰扭伤临床较为多见，多为暴力负重或姿势不良时扭转体位所致。中医认为本病因气滞血瘀、经络不通所致。腰痛穴是位于手背部的经外奇穴，具有

治疗腰腿痛的作用。腰痛穴在手背，位于第2、3掌骨及第4、5掌骨之间腕横纹与掌指关节的中点，一手两穴。

疗效 每天1次，每次30分钟，3次为1个疗程，共治疗2个疗程。针刺后，患者即感腰部疼痛明显减轻，腰部活动明显好转。再巩固治疗2次，症状及体征均消失。

按 针刺腰痛穴能通过调节大脑皮层的兴奋性来提高痛阈，促进脊髓的再生和功能的恢复，调节周围神经系统以利于炎性水肿的神经根修复，同时在临床上应用电针治疗仪不仅可以节约人力资源，而且疏密波能克服单一波形易产生人体适应性的特点。疏密波的作用较大，治疗时效应占优势，能促进代谢和血液循环，改善组织营养，消除炎性水肿，从而缓解急性腰扭伤的临床症状。

（七）西医治疗

1. 治疗原则

解除腰肌痉挛，减轻疼痛，促进损伤组织的修复和愈合。

2. 常用方法

（1）卧床休息减少弯腰活动，佩戴腰围支具。避免一切损伤性因素。

（2）牵引、理疗：短期、适当牵引等方法可松弛痉挛的骶棘肌，降低椎间盘压力，减轻炎症反应对神经根的刺激。

（3）适当使用非甾体类抗炎药。

（4）局部封闭：如急性腰扭伤后疼痛剧烈并伴有肌肉痉挛者，可选用主要痛点局部封闭的方法。选好痛点，用0.5%普鲁卡因20ml做损伤组织浸润，如为局部损伤，浸润正确，则可立即止痛。此方法既有诊断价值，又可解痉止痛、改善血运、防止粘连。药液内加入泼尼松1ml，可减轻炎症反应，防止粘连形成。有效者3~4日后重复1次。

（八）预防调护

（1）急性腰扭伤以预防为主，劳动或运动前做好充分准备活动，应量力而行。

（2）伤后注意休息与腰部保暖，勿受风寒。

（3）急性腰扭伤后应立即予冰敷，其后休息是最基本且有效的治疗，在木板床上加一个10cm厚的棉垫，保持自由体位，以不痛或疼痛减轻为宜，卧床一般应坚持3~7日，保证损伤组织充分修复，以免遗留慢性腰痛。腰扭伤24小时后可行患部热敷。

二、急性踝关节扭伤

（一）概述

踝关节扭伤是临床上常见的一种损伤，包括踝关节部位韧带、肌腱、关节囊等除骨折、脱位以外的所有软组织损伤,但主要是指踝关节内侧副韧带、外侧副韧带和下胫腓韧带的损伤。任何年龄均可发生,但以青壮年多见,运动员在进行身体训练时尤易发生;多见于跑跳、踏空、高空坠地或道路不平时,踝关节处于跖屈位,突然遭受内翻或外翻暴力,使踝部韧带过度牵拉,导致韧带部分损伤,甚至完全断裂,也可导致韧带被拉长、撕脱骨折、关节脱位等。临床上根据损伤部位分为内翻型和外翻型两种。若急性韧带损伤修复不好,韧带松弛,易致复发性损伤导致踝关节慢性不稳定。

本病为中医的踝部伤筋。

(二)病因病机

中医认为本病是由外伤引起的踝部经筋、络脉及筋肉损伤,以致经气运行受阻、气血壅滞局部所致。

(三)辨病

踝关节损伤以后出现骤然疼痛、活动受限,或可见局部明显肿胀,活动踝关节疼痛加重,一般2～3日可见皮下紫瘀血斑。检查可见伤处有局限性压痛点,踝关节跖屈位加压,使足内翻或外翻时疼痛加重,可诊断为急性踝关节扭伤。对于韧带部分损伤、松弛或完全断裂需进一步确诊,应做与受伤姿势相同的内翻位或外翻位X线摄片检查。踝关节正侧位摄片可确诊是否存在撕脱骨折。

(四)类病辨别

本病主要与踝关节骨折脱位进行鉴别。通过询问病史、临床检查、及X线检查可做出诊断。

(五)辨证分型

(1)足少阳经筋及阳跷脉证:足外踝周围肿胀疼痛或压痛明显(踝关节外侧副韧带损伤),足内翻疼痛加剧。

(2)足太阴经筋及阴跷脉证:足内踝周围肿胀疼痛或压痛明显(踝关节内侧副韧带损伤),足外翻疼痛加剧。

(六)针灸治疗

1. 急性损伤(扭伤24～48小时)

1)论治原则:疏调经筋,缓急止痛。以局部穴及足少阳、足少阴同名经位于腕关节部位腧穴为主。配合局部冷敷止血,以减少局部出血及肿胀程度。

2）基本治疗

（1）处方：阿是穴、阳池（或太渊）。

（2）方义：阿是穴可疏导局部气血，疏调经筋。足少阳经筋证选同名经手少阳经腕关节部位的阳池，足太阴经筋证选同名经手太阴经腕关节部位的太渊，属同名经选穴及上、下肢关节部位对应选穴，针刺既可缓急止痛，又加强了疏调足少阳、太阴经气血，同名经同气相求，以达"通则不痛"。

（3）加减：足少阳经筋及阳跷脉病证加悬钟、丘墟、申脉；足太阴经筋及阴跷脉病证加三阴交、商丘、照海。

（4）操作：先针刺上肢远端穴，行较强的捻转提插泻法，持续运针1~3分钟，同时嘱患者慢慢活动踝关节；然后针刺局部穴位，局部穴位刺激手法宜轻柔，强度不宜过重。

2. 恢复期（扭伤48小时以后）

1）论治原则：舒筋活络，消肿止痛。以局部穴位为主。配合局部热敷法以活血，利于血肿吸收。

2）基本治疗

（1）处方：阿是穴。

（2）方义：局部选穴以疏通经络之瘀滞，恢复气血之流畅，奏舒筋活络、消肿止痛之功，加速受伤经筋络脉的恢复，恢复踝关节的功能。

（3）加减：足少阳经筋及阳跷脉病证加丘墟、足临泣、申脉；足太阴经筋及阴跷脉病证加商丘、照海、水泉。

（4）操作：阿是穴用毫针泻法，或在肿胀局部行围刺法；局部肿胀、皮下紫瘀血斑明显者，用三棱针点刺出血。

（5）其他疗法：①刺络拔罐法：扭伤24小时后，TDP照射至患部皮肤潮红，皮肤针重叩出血后拔罐，隔日1次，5次为1疗程。②穴位注射法：取痛点，丹参注射液1ml，隔日1次，连续4次为1个疗程。③艾灸法：踝关节局部行悬灸法，适用于急性损伤24~48小时后。④耳针：取阿是穴、神门、心等毫针针刺或揿针埋针法治疗，毫针针刺可配合针刺运动疗法；适用于急性期及巩固治疗。⑤毫火针配合刺络拔罐：火针刺痛点3~4处，针刺深度约1.1~1.5 cm，针后拔罐，隔日1次，3次为1个疗程。

（七）西医治疗

1. 治疗原则

急性损伤应立即冷敷，以减少局部出血及肿胀程度。48小时后可局部理疗，促进组织愈合。

2. 常用方法

韧带部分损伤或松弛者，在踝关节背屈90°位，极度内翻位（内侧副韧带损伤）

或外翻位（内侧副韧带损伤）石膏或绷带固定2～3周。韧带完全断裂合并踝关节不稳定者，或有小的撕脱骨折片，也可采用石膏固定4～6周。若有骨折片进入关节，可切开复位，固定骨折片，或直接修复断裂的韧带，再用石膏固定。

（八）预防调护

（1）急性期不宜勉强活动患部，避免患踝负重。急性期过后，可做患肢足趾活动，以促进静脉回流使水肿消退，疼痛减轻。

（2）对反复损伤而副韧带松弛、踝关节不稳者，宜长期穿高帮鞋，保护踝关节。

第二节　落枕

一、概述

落枕是指突然发生的单纯性颈项强痛，活动受限的一种病证，轻者4～5日自愈，重者可延至数周不愈。西医学认为，本病是各种原因引起的颈部肌肉痉挛。由于颈椎关节具有结构较平坦，关节囊松弛、滑动性较大、稳定性差的特点，睡眠时枕头高低不适或睡眠姿势不良，$L_{3～7}$悬空，头颈部未能被支托，在肌肉完全放松的情况下，因颈部长时间的屈曲或过度拉伸而致关节受损，如同时又感受风寒，则更易诱发。尤其是已有椎间盘退行性变的患者，在睡眠姿势不适或颈部活动突然超出正常范围时更易导致落枕。

中医学系颈部伤筋范畴。

二、病因病机

中医学认为，睡眠姿势不当，或枕头高低不适，或因负重颈部过度扭转，使颈部经络受损；或风寒侵袭项背部，寒性收引，使筋络拘急，可导致本病。本病病位在颈项部经筋，与督脉、手足太阳经密切相关；颈部经脉失和，气血运行不畅是本病的总病机。

三、辨病

本病常发生于睡眠后，突然感觉颈项强痛，活动受限，项背牵拉痛，或头向患侧倾斜，颈项肩部压痛明显。浅层肌肉有痉挛、僵硬，摸起来有"条索感"。

四、类病辨别

颈椎病:是由于颈部椎体发生病变,从而对颈椎四周血管、神经及组织等造成影响,所引起的颈部不适,时可放射至枕、肩部。可通过颈部 X 线片、CT 或 MRI 鉴别。

五、辨证分型

(1)督脉、足太阳经证:颈背部强痛,低头时加重,项背部压痛明显。
(2)手足少阳经证:颈肩部强痛,头偏向患侧,向健侧转动时加重,颈肩部压痛明显。

六、针灸治疗

(一)论治原则

调气活血,舒经通络。以局部穴及肢体远端奇穴为主。

(二)基本治疗

(1)处方:天柱、阿是穴、外劳宫。
(2)方义:天柱、阿是穴可疏导颈项部气血;外劳宫又称落枕穴,是治疗本病的经验效穴。局部与远端穴位相配,舒筋通络止痛。
(3)加减:督脉、足太阳经证加后溪、昆仑;手足少阳经证加肩井、外关。
(4)操作:先刺远端穴外劳宫,持续捻转行针,同时嘱患者慢慢活动颈项,一般疼痛即可缓解若有感受风寒史,颈部穴位可加艾灸;若有颈项部过度扭转所致可点刺出血,加拔罐。
(5)其他疗法:①耳针疗法:取颈、颈椎、神门。毫针中等刺激,持续运针时嘱患者徐徐活动颈项部。②多针浅刺针法:选取风池、风门、天柱、颈椎夹脊、肩井、肩外俞、天宗、秉风、外关、列缺,留针时患者配合颈部轻微活动。每日1次,留针30分钟,2日为1个疗程。③拔罐:取大椎、肩井、天宗、阿是穴。疼痛较重者可行刺络拔罐或走罐法。④揿针配合运动疗法:阿是穴、肩中俞、肩外俞、肩井,揿针埋入,让患者配合颈部活动。

(三)名老中医经验(程莘农验案)

梁某,男,34岁。左侧肩颈疼痛2天。
病史 患者2天前夜间长时间看书后,感左侧肩颈疼痛,逐渐加重,活动受限,经针灸及拔罐治疗，未见好转。现症见：头向左侧活动受限，局部痛甚。查体见左侧沿太阳少阳经处压痛明显。舌质淡，苔微黄，脉沉缓。

诊断 落枕（经络不利）。

治则 活血化瘀，疏经通络。

针灸治疗 左侧天柱、后溪、风池。取患侧，针用泻法。针1次，起针后疼痛即止，颈项活动自如。

按语 此案疼痛部位乃太阳、少阳经脉所循之处，系太阳、少阳经气不畅所致，故取太阳、少阳经穴治之。天柱为足太阳经穴，风池为足少阳经穴，具有调和气血、通经活络止痛之功，远道取手太阳经之后溪以疏通经气。局部近取与循经远道取穴相结合，经气通畅，通则不痛也。

七、西医治疗

1. 治疗原则

解除颈项部肌肉痉挛、强直、疼痛，恢复颈项部功能活动。

2. 常用方法

急性期局部注射0.25%普鲁卡因10ml，止痛效果明显。还可配合机械疗法、物理疗法辅助治疗。

八、预防调护

（1）注意颈部保暖。

（2）枕头的选择要合理。最佳的枕头应该是能支撑颈椎的生理曲线，并保持颈椎的平直。枕头要有弹性稳定，枕芯以热压缩海绵枕芯为宜。

（3）姿势正确：最佳的伏案工作姿势是颈部保持正直，微微地前倾，不要扭转、倾斜；工作时间超过1小时，应该休息几分钟，做些颈部运动或按摩；不宜头靠在床头或沙发扶手上看书、看电视。

（4）适当颈部功能锻炼。

第三节 颈椎病

一、概述

颈椎病又称"颈椎综合征"，是由于颈椎间盘退行性改变，颈椎骨质增生及颈部损伤等原因引起颈椎内、外平衡失衡，刺激或压迫颈神经根、椎动脉、脊髓或交感神经，引起颈、肩、臂疼痛、麻木，伴头痛、眩晕，或出现视物模糊、耳鸣，甚至肢体瘫痪等临床表现为特征的临床综合征。病变主要发生在下颈椎，$C_{5~6}$最多，$C_{4~5}$次之，是中老年人的常见病、多发病，30～60岁的人多见，男性多于女性。

颈椎病属中医学"眩晕""项痹"等范畴。

二、病因病机

颈椎病发生与年老体衰、肝肾不足、伏案久坐、感受外邪或跌扑损伤等因素有关。本病病位在颈部筋骨，与督脉、手足太阳、少阳经脉关系密切。基本病机是筋骨受损，经络气血痹阻不通。

三、辨病

（一）颈型

1. 症状

晨起颈部疼痛，时可放射至枕、肩部。

2. 体征

可见颈项肌肉紧张、饱满，椎体一侧或双侧压痛。

3. 辅助检查

X线侧位片可见生理曲度改变，病变节段出现"半脱位""双边征"。

（二）神经根型

1. 症状

颈肩部疼痛，向一侧或双侧上肢放射，其疼痛性质为酸痛、钝痛或灼痛、针刺或电击样痛，重者呈阵发性剧痛，颈部后伸时加重，部分患者伴有头晕，头痛，耳鸣，劳累或受寒后可诱发；其麻木、疼痛、感觉减退的部位常出现在前臂或不同的手指，且多固定，时可见明显的肌肉萎缩。

2. 体征

颈项部活动明显受限，臂丛牵拉试验、椎间孔挤压试验可呈阳性。

3. 辅助检查

X线可见生理曲度改变；椎间隙狭窄，骨质增生；钩椎关节骨刺突向椎间孔，使其变小。

（三）椎动脉型

1. 症状

眩晕，转头或颈部过伸过屈时发作或加重；头项强痛；或伴头胀、跳、刺痛、闷痛；或伴恶心呕吐、耳鸣、记忆力减退。

2. 体征

棘突、椎旁、肩部有压痛、结节；椎动脉扭曲试验阳性。

3. 辅助检查

X线可见颈椎间隙变窄，生理曲度变小或不稳，骨质增生，尤其是钩椎关节增生，椎间孔变小；椎动脉造影可见椎动脉迂曲、变细、压迫或阻滞。脑血流图可进基底动脉两侧不对称。

（四）脊髓型

1. 症状

慢性、进行性四肢感觉及运动功能障碍，上肢主要表现为麻木、酸胀、烧灼、疼痛、发抖和无力感；下肢主要表现为一侧或两侧的神经功能障碍；有的短期内四肢陆续出现感觉、运动障碍。

2. 体征

肌张力可增高，腱反射可亢进，常可引出病理反射；颈部活动受限明显，上肢活动不灵活。

3. 辅助检查

X线可见生理曲度改变，椎间隙、椎间孔狭窄；CT、MRI可见脊髓明显受压征象。

（五）交感神经型

1. 症状

头痛、头晕、面部发热、发麻、蚁行感，视物不清，心跳加快，心律失常，肢体发冷，多汗；或怕冷，眼花，眼睑下垂，流泪，心动过缓，血压下降，胃肠蠕动增加，嗳气等。

2. 体征

颈部活动不灵，或活动时有摩擦音；触诊可有压痛肌肉痉挛，棘突或横突偏移。

3. 辅助检查

X线有典型的颈椎病改变，如张口正位片可见齿状突轻度偏移，钩椎关节增生、变尖、两侧宽窄不等或钩椎关节错缝等；侧位片可见颈曲改变、锥体前或后缘骨质增生、椎间隙或棘间隙变窄、项韧带钙化和"双突征"；斜位片可见椎间孔变窄或变形等。必要时可行CT诊断。

（六）混合型

同时存在上述两型或两型以上的症状和体征。

四、类病辨别

1. 胸廓出口综合征

胸廓上口出口处，由于某种原因导致臂丛神经、锁骨下动静脉受压迫而产生的一系列上肢血管、神经症状的总称。临床上主要表现为肩、臂及手的疼痛、麻木，甚则肌肉萎缩无力、手部青冷发紫、桡动脉搏动减弱等。本病多见于 40 岁以下女性。颈椎正侧位 X 射线片、颈椎 MRI 有助于鉴别。

2. 颈部扭伤

颈部扭伤多为急性疼痛，疼痛部位为受累肌群，一般有外伤史，X 线检查显示小关节紊乱。

五、辨证分型

（1）风寒痹阻：颈强脊痛，肩背酸楚，受寒加剧，得热则舒，手臂麻木发冷，苔薄白或腻，脉弦紧。

（2）气滞血瘀：颈项肩臂麻木疼痛，放射至前臂手指，劳累后加重，颈部僵直，活动不利，局部疼痛拒按，舌暗有瘀斑，脉涩。

（3）肝肾精亏：颈项肩臂疼痛，四肢麻木无力，伴头晕头痛目眩，耳鸣耳聋，腰膝酸软，舌红少苔，脉细数。

六、针灸治疗

（一）论治原则

疏经通络止痛。取局部穴位及手足太阳经穴为主。

（二）基本治疗

（1）处方：颈夹脊、阿是穴、后溪、申脉、天柱、悬钟。

（2）方义：颈夹脊、阿是、天柱为局部选穴，可舒筋骨，通经络，疏导颈项部气血；后溪、申脉均为八脉交会穴，分属手足太阳经，且后溪通督脉，申脉通阳跷脉，二穴上下相配，功在疏导颈项、肩胛部气血；悬钟为髓会，有滋肾壮骨，以求治本的作用。

（3）加减：风寒痹阻配风门、大椎；气滞血瘀配膈俞、合谷；肝肾亏虚配肝俞、肾俞；上肢疼痛配曲池、合谷；上肢或手指麻木配少海、手三里；头晕头痛配百会、风池;恶心呕吐配中脘、内关。

（4）操作：毫针泻法或平补平泻法。

（5）其他疗法：①耳针：取颈椎、肩、颈、神门、交感、肾上腺、皮质下、肝、肾。每次选用3～4穴，毫针刺法，或埋针法、压籽法。②针刀疗法：以颈椎横突尖部阳性反应点为治疗点，用4号针刀，刀口线平行于脊柱纵横，快速刺入皮肤，达到横突尖骨面，贴着横突尖前后缘骨面切2～3下，针刀拔出后用创可贴外贴。③皮肤针：取颈夹脊、大椎、大杼、肩中俞、肩外俞。叩刺至局部皮肤潮红或出血，然后加拔火罐。④穴位注射：患侧颈夹脊、阿是穴，维生素B_{12}每穴1ml，隔日一次，10次为一个疗程。

（三）名老中医经验

李某，男，28岁。头晕伴左上肢麻木7天。

病史 头晕伴左上肢麻木7天。检查见颈部活动受限，C_4棘突旁压痛，双侧肩胛骨内侧缘疼痛，尤以左侧痛甚，左侧上肢麻木，以左手拇、食、中指为甚。左侧臂丛神经牵拉试验阳性。舌淡苔白，脉弦。头颅TCD示左椎动脉供血不足。颈椎X线侧位片示颈椎生理性前突变浅，生理弧度消失，形成轻度颈椎反张。

辨证分析 西医诊断为颈椎病（椎动脉型合并神经根型）。颈椎病的治疗应把临床症状和颈椎X线片结合起来，颈椎病的不同分型采用不同的牵引角度，中西医结合进行治疗。

取穴 风池、颈部华佗夹脊穴。配穴加秉风、阿是穴、曲池、外关、合谷。

方义 风池乃搜风要穴，是手足少阳经、阳维脉之交会穴，主治颈项、头、耳、眼等疾患，是治疗颈椎病的主穴。针刺风池穴可通过对椎动脉系统、肾上腺素与胆碱能神经纤维的调节，引起脑血管的收缩与舒张，使椎基底动脉血流速度发生变化。针刺颈部华佗夹脊穴能调和气血，疏通经络，可舒张周围血管，改善微循环，增加血流量，加速代谢，改善椎动脉缺血现象。

针灸治疗 上述腧穴行针得气后，留针30分钟，中间行针2次，采用平补平泻法。每日针刺2次，10次为1个疗程。共治疗3个疗程。治疗的同时配合颈椎索引。

疗效 经治疗1个疗程后头晕消失，左上肢麻木减轻，复查颈椎侧位片示颈椎生理弯曲变直。第2个疗程后，左上肢麻木症状消失，复查颈椎X线侧位片，可见正常生理弯曲。第3个疗程后，复查颈椎X线片示颈椎正常生理弯曲，原有症状、体征完全消失。

七、西医治疗

1. 治疗原则

本病分为非手术治疗和手术治疗。神经根型、椎动脉型和交感型颈椎病主要行非手术治疗，非手术治疗 4～6 周后仍有发展趋势者，则应采取手术治疗。

2. 常用方法

（1）口服药物治疗：主要用于缓解疼痛、局部消炎、放松肌肉治疗，对于颈椎不稳等继发的局部软组织劳损等疗效较明确，但不能从根本上治疗颈椎病。对于伴有四肢无力或麻木的患者来说，还可以使用神经营养药物辅助康复，促进受压神经的恢复。

（2）牵引法：通过牵引力和反牵引力之间的相互平衡，使头颈部相对固定于生理曲线状态，从而使颈椎曲线不正的现象逐渐改变，但其疗效有限，仅适于轻症神经根型颈椎本患者；且在急性期禁止做牵引，防止局部炎症、水肿加重。

（3）理疗：是物理疗法的简称，就是应用自然界和人工的各种物理因子，如声、光、电、热、磁等作用于人体，以达到治疗和预防疾病的目的。

（4）手术治疗：对颈椎病诊断明确，神经根压迫症状严重，保守治疗后症状无明显好转者应采取手术治疗，而对于脊髓型颈椎病患者，即主要表现为双下肢走路无力、行走不稳等症状的患者，则应尽早实行手术治疗，以获得良好的恢复效果，因这类患者的治疗效果与神经压迫时间长短有密切关系。

八、预防调护

（1）加强颈肩部肌肉的锻炼，做头及双上肢的前屈、后伸及旋转运动，既可缓解疲劳，又能使肌肉发达，韧度增强，从而有利于颈段脊柱的稳定性，增强颈肩以顺应颈部突然变化的能力。

（2）避免高枕睡眠的不良习惯，注意颈肩部保暖，避免头颈负重。

（3）长期伏案工作者，应定时改变头部体位，按时做颈肩部肌肉的锻炼。

第四节 肩关节周围炎

一、概述

肩关节周围炎又称冻结肩、五十肩等，是因肩关节及其周围的肌腱、韧带、腱鞘、滑囊等软组织的急、慢性损伤，或退行性变，致局部产生无菌性炎性，以肩关节周围疼痛、各方向活动受限为特点，尤其是外展外旋和内旋后伸活动受限。本病大多发生在 50 岁左右的人，软组织退行性变，对各种外力的承受能力减弱是基本因素。本病早期以疼痛为主，后期以功能障碍为主。

中医称之为"漏肩风""肩凝症"等。

二、病因病机

中医学认为本病的发生与体虚、劳损和风寒侵袭肩部等因素有关。本病病位在肩部的经脉和经筋,与手三阳、手太阴经密切相关。基本病机是肩部经络不通或筋肉失于气血温煦和濡养。无论是感受风寒,气血痹阻,或劳伤过度、外伤,损及筋脉,气滞血瘀,还是年老气血不足,筋骨失养,均可导致本病。

三、辨病

(一)病史

本病多发生于中年以上,大多有外伤或慢性劳损史及肩部受寒史,发病缓慢。

(二)症状

肩周疼痛及活动受限,疼痛范围较广泛,静息痛及活动痛并存。

(三)体征

肩部肌肉萎缩,肩前、后、外侧均有压痛,肩各方向主动、被动活动均不同程度受限,以外旋、外展及内旋、后伸最重,出现典型的扛肩现象。晚期可呈僵硬状态,并可见肩部肌肉萎缩,尤以三角肌最明显。

(四)辅助检查

X线检查多为阴性,病程久者可见骨质疏松。MRI见关节囊增厚,肩部滑囊可有渗出。

四、类病鉴别

1. 肩袖损伤

①多发于60岁以上老人,颈肩痛,肩关节无力;②被动活动范围基本正常;③疼痛弧;④落肩征;⑤超声、MRI有肩袖撕裂的特征性表现。

2. 肩峰下撞击综合征

①肩外侧痛(夜间痛);②外展、上举障碍;③X线平片显示肩峰、肱骨大结节硬化,骨赘形成;④超声、MRI排外肩袖损伤。

3. 颈椎病

①由神经根刺激症状;②肩关节被动活动大致正常且无痛;③颈椎斜位X线平片显示相应椎间孔狭窄;④肌电图提示神经根性损伤。

五、辨证分型

1. 病因辨证
（1）风寒湿证：肩部窜痛，遇风寒加重，得温痛减。舌淡苔薄白，脉弦紧或弦滑。
（2）气血瘀滞：肩部肿胀、疼痛拒按，夜间为甚。舌质暗或有瘀斑，苔白或薄黄，脉弦或细涩。
（3）气血不足：肩部酸痛，劳累后加重，可伴气血虚弱症状。舌淡，苔白，脉细弱或沉。

2. 经络辨证
肩部疼痛，累及肩胛区多属手太阳经证；肩部疼痛，累及肩部后外侧多属手少阳经证；肩部疼痛，累及肩部外侧多属手阳明经证。

六、针灸治疗

（一）论治原则

疏经通络止痛，以局部阿是穴及手三阳经穴为主。

（二）基本治疗

（1）处方：肩髃、肩前、肩髎、肩贞、阿是穴、曲池、阳陵泉。
（2）方义：肩髃、肩髎、肩贞分别为手阳明经、手少阳经、手太阳经穴，加阿是穴和奇穴肩前，均为局部选穴，可疏通肩部经络气血，舒筋活血止痛；加灸法祛风散寒。曲池可疏通阳明气血；阳陵泉为筋会，可舒筋止痛。
（3）加减：手太阳经证加后溪；手阳明经证加合谷；手少阳经证加外关；手太阴经证加列缺。
（4）操作：先刺远端穴，做提插捻转手法，行针时鼓励患者缓缓运动肩关节。肩部穴位要求有强烈的针感，可加灸法，电针法。
（5）其他疗法：①刺络拔罐法：选用肩部压痛点。三棱针点刺或皮肤针叩刺，少量出血，加拔火罐。②穴位注射法：选用肩部压痛点。当归注射液，每处注射5ml，隔日一次。③穴位埋线：肩髃、天宗、曲池、手三里、外关、合谷，每次选3~5穴，治疗后嘱患者做主动上举、外展、内收等肩部功能运动。10天1次。④耳针：选神门、交感、肩、心等，毫针针刺或揿针埋针，用于急性期或巩固治疗。⑤小针刀疗法：肩胛骨喙突点、肱骨小结节间沟点、肱骨小结节点和肱骨大结节后部等穴位点，取4个穴位点，刀口线应与肱骨长轴一致，并与皮肤垂直，5天1次，4次为1个疗程。

（三）名老中医经验

患者，男，70岁。左肩痛3周余。

病史　3周前无明显诱因出现左肩痛，夜间痛甚。疼痛发作时，若起床活动可缓解。口服止痛药无效。检查可见左肩外形无改变，局部未见明显红肿，肩关节活动受限，上举和背伸受限明显，压痛点主要位于肩峰下。舌红，少苔，脉滑。

取穴　肩髃、肩中、肩髎、曲池。毫针，平补平泻。每周2次，痊愈为止。

复诊　8次治疗后疼痛明显减轻，活动功能恢复80%。电话随访半年无复发。

按语　患者，男，70岁，以左肩疼痛为主症，夜间疼痛明显，活动后疼痛可减轻，伴活动受限，属中医学中"漏肩风""肩凝症"范畴。中医学理论认为，男子"八八"之后，气血渐衰，筋骨失去强壮，经络气血运行渐趋于缓慢，容易出现疼痛、活动不利的症状，患者舌红少苔，脉滑，表明其证型为阴虚内火旺盛。肩髃、肩中、肩髎为治疗肩部疾患的常用穴，因其位于肩峰下，进针疼痛感较小，而且针感较强，容易为患者接受。曲池穴为手阳明大肠经的合穴，在本病案中起清内火的作用。

七、西医治疗

1. 治疗原则

缓解疼痛，恢复功能，避免肌肉萎缩。

2. 常用方法

痛点局限时，可局部注射醋酸甲泼尼龙缓解疼痛；疼痛持续，夜间难以入睡时，可短期服用非甾体类抗炎药；对症状持续且重者，以上治疗无效时，在麻醉下采用手法或关节镜下松解粘连，然后注入类固醇或透明质酸钠，可取得满意疗效。

八、预防调护

（1）急性期患者要以休息为主，避免提拿重物，有肩关节粘连者，自主锻炼和被动运动是早日恢复肩关节功能不可缺少的环节。应在医师指导下做"爬墙"动作改善肩关节粘连。

（2）后期治疗则应该注意肩部保暖，避风寒。

第五节　肘劳

一、概述

肘劳是指肘部疼痛，伴有伸腕及前臂旋转功能障碍的慢性劳损性疾病。本病常见于西医学的肱骨外上髁炎、肱骨内上髁炎和尺骨鹰嘴炎或尺骨鹰嘴滑囊炎等。临床上肱骨外上髁炎最常见，是肱骨外上髁处附着的前臂腕伸肌总腱的慢性损伤性肌筋膜炎；肱骨内上髁炎是肱骨内上髁处附着的前臂腕屈肌腱的慢性损伤性肌筋膜炎；尺骨鹰嘴炎是尺骨鹰嘴处附着的肌腱的慢性劳损。根据压痛点的不同，三种疾病较易区别。该病一般起病缓慢，常反复发作，多见于从事旋转前臂和屈伸肘关节的劳动者，如木工、钳工、水电工、矿工及网球运动员等。

肘劳属中医学"伤筋"范畴。

二、病因病机

肘劳的发生主要与慢性劳损有关，前臂在反复地做拧、拉、旋转等动作时，可使肘部的经筋慢性损伤。本病病位在肘部手三阳经筋，基本病机是筋脉不通，气血阻滞。

三、辨病

1. 肱骨外上髁炎（网球肘）

多起病缓慢，肘关节外上方疼痛，向前臂及上臂放射，持物无力，抗阻力伸腕时疼痛加剧。肱骨外上髁指伸肌腱起点处局限性压痛，局部皮肤不红肿、无炎症，肘关节活动范围正常。前臂伸肌腱牵拉试验（Mills 实验）阳性（屈肘，握拳，屈腕，然后前臂主动旋前同时伸肘，引起肘外侧疼痛）。X 线片通常正常，有时可见钙化阴影、肱骨外上髁炎粗糙、骨膜反射等。

2. 肱骨内上髁炎（高尔夫球肘）

肘关节外下方肱骨内上髁处疼痛、压痛明显。

3. 尺骨鹰嘴炎（学生肘或矿工肘）

肘外侧尺骨鹰嘴处疼痛、压痛明显，如果出现积液则为尺骨鹰嘴突滑囊炎。

四、类病辨别

1. 肘关节炎

肘关节软骨退化磨损导致，主要表现为肘关节疼痛和活动受限，改变主要表现在关节软骨退化，软骨下骨质增生、硬化，最后关节面大部分消失，关节间隙狭窄。主要表现为非对称性关节痛、关节酸痛，关节液渗出，下肢外展炎性损害，肘关节不能屈曲或者行动受限。可通过 X 线检查鉴别。

2. 肘关节骨化性肌炎

常在骨折和肘关节脱位后发生，并在关节前面的血肿中形成钙化，导致关节屈曲机械性受阻。可通过 X 线检查鉴别。

五、辨证分型

根据疼痛发生的部位，可将肘劳分为三型：
（1）手阳明经筋型：肘关节外上方（肱骨外上髁周围）有明显压痛点。
（2）手太阳经筋型：肘关节内下方（肱骨内上髁周围）有明显压痛点。
（3）手少阳经筋型：肘关节外部（尺骨鹰嘴处）有明显压痛点。

六、针灸治疗

（一）论治原则

通经活络，舒筋止痛。取局部穴位为主，配合远端循经取穴。

（二）基本治疗

（1）处方：阿是穴、曲池、肘髎、阳陵泉。
（2）方义：取阿是穴以通经活络，舒筋止痛；肘劳多发生于肘外侧，此乃手阳明经脉所过之处，阳明经为多气多血之经，又"主润宗筋"，取手阳明经穴旨在疏通经络气血；阳陵泉为筋会，取对侧阳陵泉处压痛点又属缪刺法，配合局部穴位可舒筋止痛。
（3）加减：手阳明经筋证配手三里、三间；手太阳经筋证配小海、阳谷；手少阳经筋证配天井、外关。
（4）操作：毫针泻法。先针对侧阳陵泉处压痛点（多在腓骨头），同时活动患部。在局部压痛点采用多向透刺，或多针齐刺，局部可加温和灸。局部疼痛明显者，可用隔姜灸。
（5）其他疗法：①火针疗法：取痛点，火针疾进疾出。②针刀疗法：肘关节屈曲90°压痛点（条索状或结节性痛点最佳），刀刃线和大血管、神经及肌肉纤维走向平行，先纵行切割数刀，然后再横向剥离几下。③穴位注射：痛点注射曲安缩松注射液加利多卡因。④耳穴压籽：取一侧的耳肘部区内的敏感点，将王不留行籽贴于所选耳穴，按压该耳穴0.5~1分钟，手法由轻到重，至有热胀及痛感为佳。

（三）名老中医经验

患者，女，55岁。右肘疼痛2月余。
病史 2个月前无明显诱因出现右肘疼痛，端持物品时疼痛加重。经当地医院的物理治疗未见好转，寻求针灸治疗。检查可见右肘关节无明显红肿，关节无变形，关节活动不受限。压痛点主要位于肱骨外上髁附近。舌红，苔薄白，脉细。

取穴 阿是穴、肘髎、曲池、手三里。针刺泻法，加电针。每周一次，痊愈为止。

辨证分析 右肘疼痛，端持物品时疼痛加重，不伴有关节活动受限，属于中医学中的"肘劳"范畴。中医学理论认为，宗筋主束骨而利关节，当经筋出现病变时，会出现经筋结聚部位的疼痛，患者舌红苔薄白，脉细，证型为气血亏虚型。患者疼痛部位主要位于肱骨外上髁附近，表明其病位在手阳明大肠经，取穴应以阿是穴和手阳明经腧穴为主。

疗效 6次治疗后疼痛消失。

七、西医治疗

1. 治疗原则

非手术治疗对绝大多数患者有效。

2. 常用方法

（1）限制以用力握拳、伸腕为主要动作的腕关节活动是治疗和预防复发的关键。

（2）封闭疗法：在压痛点直射醋酸泼尼松龙或复方倍他米松 1ml 和 2% 利多卡因 1～2ml 的混合液，一般可取得良好的近期效果。

（3）对不能间断训练的运动员，应适当减少运动量，同时使用弹性保护带，以减少腱起点处的牵张应力。

（4）对非手术治疗效果不佳的顽固疼痛者，可施行伸肌总腱起点剥离松解术或卡压神经血管束切除术，或结合关节镜手术。

八、预防调护

（1）长期体力活动较少者，应注意避免突然的肘部过度活动。从事反复屈伸肘关节工作的中老年人，应注意劳逸结合，适度进行有针对性的锻炼。

（2）患者治愈后，要避免肘部受凉，注意休息，避免过劳，以防复发。

第六节 腱鞘炎

一、概述

腱鞘炎是指肌腱过度用力在腱鞘内机械性摩擦而引起的慢性损伤性炎症，四肢腱鞘凡经过"骨－纤维隧道"处，均可发生腱鞘炎。因腱鞘坚韧缺乏弹性，好像是增生、水肿的腱鞘卡压肌腱，故又称为狭窄性腱鞘炎。该病并非单纯性腱鞘的慢性损伤性炎症，而是肌腱和腱鞘均有水肿、增生、粘连和变性。

本病好发于长期、快速、用力使用手指和腕部的中老年妇女、轻工业工人和管弦演奏者等。在示指常发生屈肌腱鞘炎，又称弹响指或板机指；拇指为拇长屈肌腱鞘炎，又称弹响拇。在腕部为拇长展肌和拇短伸肌腱鞘炎，又称桡骨茎突狭窄性腱鞘炎。指鞘韧带的直接损伤也可引起。此外，产后、病后、风湿病、先天性肌腱异常也可导致本病。

本病属中医学的"伤筋""筋瘤""筋结"等范畴。

二、病因病机

中医认为本病由于慢性劳损等原因，损伤经筋，导致局部经脉气滞血瘀，阻滞不通，凝滞筋脉而发。

三、辨病

1. 指屈肌腱狭窄性腱鞘炎

起病缓慢。晨起患指发僵、疼痛，缓慢活动后可消失。随病程延长逐渐出现弹响伴明显疼痛，严重者患指屈曲，不敢活动。各手指发病的频度依次为中、环指最多，示、拇指次之，小指最少。患者主诉疼痛常在近侧指间关节，而不在掌指关节。体检时可在远侧掌横纹处触及黄豆大小的痛性结节，屈伸患指该结节随屈肌腱上、下移动，或出现弹拨现象，并感到弹响。

2. 桡骨茎突狭窄性腱鞘炎

发病初起腕关节桡侧酸痛，逐渐加重，无力提物。检查时无炎症表现，在桡骨茎突表面或其远侧有局限性压痛，有时可触及痛性结节。桡骨茎突腱鞘炎试验阳性（即患手拇指屈于掌心握拳，然后将腕关节被动的向尺偏，桡骨茎突部产生疼痛加剧）。

四、类病辨别

腱鞘囊肿：是发生在腱鞘或关节囊附近的囊性肿物。囊肿内有稠厚黏液样物质。以腕关节背面、足背、腋窝等部位居多，囊肿呈圆形或椭圆形的光滑肿块，生长缓慢，开始时囊肿质地柔软，按之有轻度波动感，日久后运动时稍有不适。

五、辨证分型

（1）手太阴、手阳明经筋证：桡骨茎突处疼痛，可向手及前臂放射，以拇展肌腱受累为主，在列缺、阳溪附近有明显压痛。

（2）手厥阴经筋证：当手指屈曲时疼痛、活动受限，甚至出现弹响或一时"卡住"现象，为指屈肌腱受累。

（3）手少阳、手阳明经筋证：当手指伸展时疼痛、活动受限，以拇伸肌腱受累为主，在鱼际、太渊附近有压痛。

六、针灸治疗

（一）论治原则

舒筋通络，活血止痛。以局部阿是穴为主。

（二）基本治疗

（1）处方：阿是穴。

（2）方义：局部选穴可舒筋活络，活血止痛。

（3）加减：指屈肌腱狭窄性腱鞘炎加合谷、内关、外关；桡骨茎突狭窄性腱鞘炎加阳溪、列缺、合谷。也可辨经配穴，手太阴、手阳明经筋证加阳溪、列缺；手厥阴经筋证加大陵；手少阳、手阳明经筋证加阳池、合谷；手太阴经筋证加鱼际、太渊。

（4）操作：首先按照受累肌腱寻找痛点，阿是穴以压痛点为中心，向四周透刺2~4针，或进行围刺法，可加电针、温针灸法、艾灸法。

（5）其他疗法：①耳穴压籽：取神门、腕，将王不留行籽贴于所选耳穴，按压该耳穴0.5~1分钟，手法由轻到重，至有热胀及痛感为佳。②小针刀疗法：取阿是穴，刀身与皮肤呈90°，刀口线与肌腱走向平行，迅速纵向沿结节状肿物上缘切开腱鞘，不做横向剥离。③滞针疗法：患指自然弯曲，取疼痛明显的条状或块状硬结，使用粗毫针，行右捻转至针下出现沉重、紧涩感，提拉针体5次。出针时先将针向左捻转至松解后再徐徐出针。每周治疗3次，隔日1次，共治疗2周。

（三）名老中医经验

邢某，女，55岁。左腕部肿痛，拇指活动受限2个月。

初诊　2个月前突然出现左腕部外侧肿痛，局部稍有发热，腕关节功能受限，内旋或外旋动作时感觉痛处有摩擦感，疼痛放射至整个左臂。否认外伤史。查体：左桡骨茎突处有轻度肿胀，局部压痛显著，皮色正常，屈拇指垂腕试验阳性。

诊断　桡骨茎突腱鞘炎。

针灸治疗　常规消毒后在痛点细火针点刺3~5针，并将手向尺侧极度屈曲，促使液体排除。嘱患者每日向远端牵拉患手3~5次，每次5~10遍。

复诊 5日后复诊，左腕疼痛明显减轻，又以同法治疗。又5日后复诊，自诉已恢复如常，唯注意勿劳累患病关节。

按语 本案属桡骨茎突腱鞘炎，病情典型，治疗及时，方法得当，加之患者的配合，经治疗2次后完全好转。在痛点细火针点刺后排除积液。本法是根据《灵枢·九针十二原》中提到的"宛陈则除之"以通络止痛而收良效。

七、西医治疗

1. 治疗原则
局部制动、抗炎止痛。

2. 常用方法
（1）局部制动和腱鞘内注射醋酸泼尼松龙或复方倍他米松有很好疗效。但注射一定要准确，可直接注射到腱鞘邻近的骨膜附近，注入皮下无效，但注入桡动脉浅支，则有可能发生桡侧三个手指血管痉挛或栓塞导致指端坏死。

（2）非手术治疗无效时可考虑行狭窄的腱鞘切开减压术。

八、预防调护

（1）在洗衣、做饭、编织毛衣、打扫卫生等家务劳动时，要注意手指、手腕的正确姿势，不要过度弯曲或后伸；提拿物品不要过重；手指、手腕用力不要过大。

（2）连续工作时间不宜过长，工作结束后，要按揉手指和手腕。

（3）防止手部受寒。

第七节 腰痛

一、概述

腰痛又称"腰脊痛"，是以腰部疼痛为主症的病证，可见于脊椎、韧带、椎间盘的病变及部分内脏病变等。本节主要讨论腰椎间盘突出症、慢性腰肌劳损及腰肌筋膜纤维组织炎3个疾病。

二、病因病机

腰痛的发生主要与感受外邪、跌扑损伤和劳欲过度等因素有关。本病与肾及足太阳膀胱经、督脉等关系密切。基本病机是腰部经络不通，气血瘀阻，或肾精亏虚，腰部失于濡养、温煦。

三、辨病

（一）腰椎间盘突出症

1. 症状

腰痛可出现在腿痛之前，也可在腿痛同时或之后出现。下肢呈典型根性放射痛。

2. 体征

查体可见沿神经根分布区域出现肌肉萎缩、肌力减退、感觉异常等。几乎所有患者都有腰部活动受限，直腿抬高试验及加强试验阳性。

3. 辅助检查

X 线平片上显示相应的节段有椎间盘退行性改变，CT、MRI 可以协助诊断。

（二）慢性腰肌劳损

1. 症状

病史较长，无明显外伤史。多发生于长期弯腰慢性积累的创伤，或因急性扭伤治疗不彻底，反复发作。疼痛程度较轻，疼痛部位为易劳损的肌腱、韧带附着点，劳累加重，休息减轻。

2. 体征

在疼痛区有固定压痛点，该点位置常在肌肉起、止点附近，或神经肌肉结合点。在压痛点进行叩击，疼痛反可减轻，这是与深部骨疾患区别之一。有单侧或双侧骶棘肌痉挛征。

3. 辅助检查

实验室无明显异常。X 线检查排除骨病变。

（三）腰肌筋膜纤维组织炎

1. 症状

腰背、臀部广泛疼痛，可伴自主神经系统症状（肢体发凉、内脏痛）。

2. 体征

可触及皮下条索、结节，有特定"激痛点"。

3. 辅助检查

X 线检查排除骨质病变。

四、类病辨别

1. 强直性脊柱炎

强直性脊柱炎是一种主要侵犯脊柱,并累及骶髂关节和周围关节的慢性进行性炎性疾病。骶髂关节炎引起的炎性腰痛,呈隐匿性、很难定位,并感到臀部深处疼痛。典型的症状是固定某一姿势的时间较长或早晨醒来时症状加重(晨僵),活动后好转。X线及CT、MRI可诊断。HLA-B27可作为支撑性依据。

2. 急性腰扭伤

腰部发生扭伤后,立即出现持续性剧痛难忍,患者处于强迫体位,轻微活动使疼痛加剧,表情痛苦,腰部活动明显受限。CT显示脊柱改变不明显。

3. 肾脏及肾周围疾病

肾脏包膜、肾盂、输尿管受刺激或张力增高时,均可使腰部产生疼痛感觉。尿常规、肾功能检查可鉴别。

五、辨证分型

(1)寒湿腰痛:腰部冷痛重坠,遇阴雨寒冷加重,遇热痛减,伴头身困重,疲倦纳呆,舌淡,苔白腻,脉迟。

(2)瘀血腰痛:多有外伤史,腰部刺痛,疼痛拒按,痛处固定不移,面色晦暗,舌暗有瘀斑,脉弦。

(3)肾虚腰痛:绵绵隐痛,腰膝酸软,遇劳则甚。偏肾阴虚者,伴见心烦失眠,手足心热,口燥咽干,舌红,脉弦细数;偏肾阳虚者,伴见面色㿠白,手足不温,小便清长。舌淡,脉沉细无力。

六、针灸治疗

(一)论治原则

疏经通络止痛,以足太阳膀胱经、督脉经穴为主。

(二)基本治疗

(1)处方:肾俞、大肠俞、腰阳关、委中、阿是穴。

(2)方义:"腰为肾之府",肾俞有强腰益肾作用;大肠俞、腰阳关、阿是穴可疏通局部气血,通络止痛;委中为膀胱下合穴,有疏调膀胱经气血、通经止痛作用。

(3)加减:寒湿腰痛加三焦俞、阴陵泉;瘀血腰痛加太冲、膈俞;肾阴虚证加肾俞、三阴交;肾阳虚证加关元、命门。

（4）操作：毫针针刺，按补虚泻实的原则，寒湿、肾阳虚者加灸法；血瘀者毫针针刺用泻法，可加三棱针刺络；肾阴虚者用平补平泻法。

（5）其他疗法：①耳针：取患侧腰骶椎、肾、膀胱、神门。每次选用2~3穴，毫针刺法，或埋线法、压籽法。②刺络拔罐：以局部阿是穴为主穴，下肢压痛点为配穴，七星针叩刺主穴和1~2个配穴，至皮肤出血后再留罐10分钟。③刮痧疗法：刮痧部位为腰部（足太阳膀胱经：从肾俞、志室到次髎、秩边）、下肢后侧（足太阳膀胱经：从承扶、殷门过委中至承山），以皮肤出现潮红、出血点痧象等为度。

（三）名老中医经验

患者，女，58岁。腰痛3个月。

病史 3个月前无明显诱因出现腰痛，疼痛性质为胀痛，可放射到臀部。站立、行走都可使疼痛加剧。经当地医院物理治疗，未见好转。检查可见腰部能活动，腰肌紧张，$L_{4~5}$椎旁压痛。直腿抬高试验阴性。舌红、脉滑。

取穴 阿是穴。

针灸治疗 毫针，平补平泻。

疗程 每周2次，痊愈为止。

辨证分析 腰部胀痛，可放射至臀部，站立、行走均可加重疼痛。属于中医学中的"腰腿痛"范畴。中医学理论认为，久立伤筋，患者执业为教师，长期站立讲课，加之患者年龄已近60岁，肾气渐虚，因肾主骨生髓，所以临床出现腰部疼痛，痛引臀部，腰部肌肉紧张，可在$L_{4~5}$椎旁扪及压痛点。患者舌红，脉滑，证实为实热内盛。因此在治疗上，应以局部的阿是穴为主，治疗的重点放在疏通经筋上，以局部的阿是穴为主。

疗效 10次治疗后疼痛消失。

七、西医治疗

1. 治疗原则

根据病因对症治疗。

2. 常用方法

（1）非手术治疗：牵引、理疗可松弛痉挛的骶棘肌，降低椎间盘压力，减轻炎症反应对神经根的刺激，也可适当使用非甾体类抗炎药。

（2）手术治疗：病因明确，如腰椎间盘突出症、腰椎管狭窄等，经严格非手术治疗无效可考虑手术。

八、预防调护

(1) 避免坐卧湿地，勿事勉力举重，不做没有准备动作的暴力运动。
(2) 急性期卧床休息，减少弯腰活动，佩戴腰围支具。避免一切损伤性因素。
(3) 腰背肌锻炼。规律训练腰背肌可增加腰椎稳定性，也可延缓脊柱的退变。

第八节 坐骨神经痛

一、概述

坐骨神经痛是指多种病因所致的沿坐骨神经通路及其分支区域内（腰、臀、大腿后外侧及足外侧）的以放射痛为主要症状的病证。坐骨神经发自骶丛，由 $L_4 \sim S_3$ 神经根组成，是全身最长最粗的神经，经梨状肌下孔出盆骨后分布于整个下肢。坐骨神经痛通常分为根性坐骨神经痛和干性坐骨神经痛两种，临床上以前者多见。坐骨神经痛多见于腰椎间盘突出症、感染性疾病、脊柱肿瘤、盆骨病变、腰骶软组织劳损及部分内科疾病中。

本病属中医学"痹证""腰腿痛"等范畴。

二、病因病机

中医认为因腰部闪挫、劳损、外伤等原因，可损伤筋脉，导致气血瘀滞，不通则痛；或风寒湿邪侵袭，痹阻腰腿部；或湿热之邪流注膀胱经者，均可导致腰腿痛。本病病位主要在足太阳、足少阳经。

三、辨病

坐骨神经痛临床应分清原发性和继发性，区分根性和干性。

1. 根性坐骨神经痛

根性坐骨神经痛多急性、亚急性起病，疼痛自腰部向一侧臀部、大腿后侧、小腿后外侧直至足背外侧放射，疼痛呈电击样、刀割样、烧灼样持续，阵发性加剧。在腰部（$L_{4\sim5}$ 棘突旁、骶髂旁）有固定而明显的压痛、叩痛；小腿外侧、足背感觉减退，膝腱反射、跟腱反射减退或消失，咳嗽或打喷嚏等导致腹压增加时疼痛加重。

2. 干性坐骨神经痛

干性坐骨神经痛无腰痛，臀部以下沿坐骨神经分布区放射性疼痛，在臀点（坐骨孔上缘、坐骨结节与大转子之间）、腘点（腘窝中央）、腓点（腓骨小头下）、踝点（外踝后）等处有压痛；小腿外侧、足背感觉减退，跟腱反射减退或消失，腹压增加时疼痛不加重。

四、类病辨别

1. 腰椎间盘突出症

患者常有较长期的反复腰痛史，或重体力劳动史，常在一次腰部损伤或弯腰劳动后急性发病，除典型的根性坐骨神经痛的症状和体征外，并有腰肌痉挛，腰椎活动受限和生理前屈度消失，椎间盘突出部位的椎间隙可有明显压痛和放射痛。

2. 马尾肿瘤

起病缓慢，逐渐加重，病初常为单侧根性坐骨神经痛，逐渐发展为双侧，夜间疼痛明显加剧，病程进行性加重，并出现括约肌功能障碍及鞍区感觉减退，腰椎穿刺有蛛网膜下腔梗阻及脑脊液蛋白定量明显增高。

五、辨证分型

（1）足太阳经证：无明显腰痛，疼痛以大腿、小腿后侧为主，腘窝（委中）及腓肠肌（承山）压痛明显；或自腰部向一侧臀部、大腿后侧放射为主，腰臀部、委中附近有明显压痛。

（2）足太阳、少阳经证：疼痛自腰部或一侧臀部向大腿后部、小腿外侧、足背外侧放射，委中、阳陵泉、昆仑附近有明显压痛。

六、针灸治疗

（一）论治原则

通经止痛。以足太阳、足少阳经穴为主。

（二）基本治疗

（1）处方

①足太阳经证：秩边、殷门、委中、承山、昆仑。

②足太阳、少阳经证：环跳、殷门、委中、阳陵泉、悬钟、丘墟。

（2）方义：由于本病病位在足太阳、足少阳经，故循经取足太阳和足少阳经穴以疏导两经闭塞不同之气血，达到"通则不痛"的治疗目的。

（3）加减：根性坐骨神经痛有腰骶部疼痛者加腰夹脊、阿是穴。

（4）操作：殷门、环跳、委中、阳陵泉均采用提插法，以出现沿臀腿部足太阳经、足少阳经向下放射感为佳；腰部穴位可加刺络拔罐；腰、下肢穴均可用电针。

（5）其他疗法：①刺血疗法：选择腘窝部委中穴区域明显的静脉，用三棱针点刺出血，留罐约5分钟。②电针法：根性取腰夹脊、阳陵泉或委中；干性取秩边或环跳、阳陵泉或委中。针刺后通电，用密波或疏密波，刺激量逐渐由中度到强度。③穴位注射：黄芪注射液4ml、复方当归注射液4ml、维生素B_{12}注射液2ml，取患肢主穴并随证适当选取1~2个配穴，隔日1次，7次为1个疗程。④火针操作：取相应的双侧夹脊穴，迅速地垂直点刺所选穴位0.1mm，连续刺3下。

（三）名老中医经验

于某，男，41岁。腰腿痛4年，近4天来加重。

病史 腰腿痛4年，时轻时重，1周前因受凉后复发，近4天加重。现左侧臀部、大腿后部、小腿的后外侧呈持续性胀痛难忍，夜间尤甚，屈腿、翻身均受影响，卧床不起。曾接受封闭等治疗无效，前来就诊。查体可见神清，貌痛苦，步履艰难，左侧直腿抬高30°，腰部、臀部正中、大腿后侧、小腿后外侧压痛明显，局部无红肿。舌淡苔白，脉弦紧。腰椎X线片无异常。

辨证分析 诊断为左侧坐骨神经痛。该病乃由风寒湿邪侵袭，以致经脉受阻，造成气血瘀滞而引起"不通则痛"。

取穴 阿是穴、肾俞、大肠俞。

方义 先以毫针针刺主穴，使针感传至患肢。随后取细火针针刺阿是穴，可收到立竿见影的功效。阿是穴针刺后，该处的疼痛及相应消失，但有的在下次复诊时痛点又转移他处，此时应随着转移的痛点进行针刺。

针灸治疗 取细火针在阿是穴进行治疗时，针刺深度应准确掌握。

疗效 细火针治疗1次，针毕自觉疼痛大减，除小腿肚里略有不适外，诸症基本消失，可轻松独步行走数米。2天后再施针刺1次，告愈。半年后随诊无复发。

七、西医治疗

1. 治疗原则

本病急性期卧床休息，口服止痛药物或短期服用激素对症治疗。

2. 常用方法

（1）病因治疗：椎间盘突出是常见原因，多数用坐骨神经痛的保守疗法。如卧床休息，使用宽腰带和各种腰围。

（2）药物治疗：镇静与止痛剂、肾上腺皮质激素、B族维生素等。

（3）封闭疗法：可用0.25%~1%普鲁卡因20~30ml，或利多卡因50~100mg，神经根性痛可行椎旁或骶管内硬膜外封闭；干性坐骨神经痛，可行局部痛点、坐骨神经周围封闭。

（4）物理治疗：急性期可选用紫外线、短波、调制中频电疗法、干扰电疗法、超刺激电疗法等。通过改善局部血液循环，缓解肌肉痉挛，从而达到消炎、止痛的目的。慢性期可用超声波疗法、音频电疗法、间动电疗法、音乐电疗法等，以达到改善组织营养、促进代谢、降低神经兴奋性、减轻粘连、防治肌肉萎缩的目的。

（5）坐骨神经痛的手术治疗：上述疗法无效者，可慎重选择坐骨神经痛的手术治疗。

八、预防调护

（1）急性期应卧床休息。
（2）有椎间盘突出者须卧硬板床，腰部宜束阔腰带。

第九节　足跟痛

一、概述

足跟痛，又称跟痛症，是指跟骨结节周围由于慢性劳损所引起的以行走困难及足跟部疼痛为主要表现的病证，可伴有跟骨结节部骨刺的形成。本病多发于40岁以上的中老年人，但是，现在的年轻女性由于穿高跟鞋足跟长期受压、运动过度或感受寒邪均可引发足跟痛，其发病率逐年上升，可一侧或两侧同时发病。

本病相当于西医学中的跖腱膜炎、足跟垫萎缩、跟腱滑囊炎、跟管综合征、跟骨骨骺炎及跟骨应力性骨折等疾病。目前多认为跟骨内高压和跟骨内静脉淤滞是引起跟骨痛的主要原因，因跟骨主要由海绵样松质骨构成，髓腔内静脉窦很大，且由于跟骨位于身体最低处，长期站立负重，使跟骨内静脉回流障碍，淤血或充血，而产生跟骨疼痛等症状。

足跟痛属于中医学"痹证"范畴。

二、病因病机

足跟疼痛的病因病理目前尚未完全清楚。中医学认为肝主筋，肾主骨，足跟疼痛多是由于肝肾不足，气血亏虚，不能濡养筋骨，长期劳损，风寒杂至，凝滞血脉，血不荣筋所致。传统中医对足跟痛早有研究，隋代著名医学家巢元方称足跟痛为"脚根颓"。"脚根颓者脚跟忽痛，不得着也，世俗呼为脚根颓"。金元四大家之一的大医学家朱丹溪在《丹溪心法》中称之为"足跟痛"。

三、辨病

（一）跖筋膜炎

1. 症状

患者经常感受到起始疼痛，即晨起或者长时间休息后迈出第一步更加明显，行走数步后疼痛有所缓解，但随着步行时间增长或站立时间增加，疼痛又加剧。疼痛呈锐性疼痛而没有放射性。

2. 体征

多于跟骨结节周围局部压痛明显，沿筋膜走行触及压痛，足底筋膜紧张时更加明显，如踝关节背伸时。

3. 辅助检查

X线检查部分患者可有骨刺及钙化，且骨刺多集中于趾短屈肌起始部而非在于足底筋膜疼痛部。

（二）足跟垫萎缩

1. 症状

疼痛多呈深部痛，无放射性，集中于跟骨结节中央承重部位。易被误诊为足底筋膜炎，赤足行走或走在坚硬的表面易诱发，少走路则减轻。跟骨结节足底侧易出现压痛，与肿胀程度相关。疼痛通常与踝关节、足趾活动度及结节压迫无关。

2. 体征

触诊跟骨下空虚感，压痛范围较广。

3. 辅助检查

跟骨侧位片可用于测量足跟垫的厚度。

（三）跗管综合征

1. 症状

夜间和站立时疼痛明显。跖神经损伤时，从踝至足跖和大趾疼痛；胫神经跟内侧支受损，足跟和足跖内侧痛。

2. 体征

足跟内侧区压痛，叩击受损神经远端，其支配区皮肤感觉异常（称Tinel sign）。

3. 辅助检查

①EMG检查：可见足内、外侧神经传导速度减慢，潜伏期延长；②X线检查：可发现及了解踝关节及跟骨骨折愈合情况；③CT检查：双侧对比有助于发现跗管内的囊肿及肿瘤等。

（四）跟腱滑囊炎

1. 症状
一侧跟腱抵止点疼痛较多见，行走、站立和剧烈运动后疼痛加剧。

2. 体征
跟腱附着处压痛，表面皮肤增厚，皮色略红，可触及肿物或有摩擦感。

3. 辅助检查
X线片上部分患者可见踝关节后方的透亮三角区模糊或消失。

（五）跟骨骨骺炎

1. 症状
长期站立、行走后跟骨后下方疼痛，休息后好转；有时晨起疼痛，活动后减轻，但行走过多反而加重；伸足背时疼痛加剧，并可沿跟腱区扩散。

2. 体征
跟骨后下方压痛。

3. 辅助检查
X线检查可见跟骨骨骺小而扁平，密度呈不均匀的增高，外形不规则，呈波浪状或虫蚀状，骺后线增宽。

（六）跟骨应力性骨折

1. 症状
疼痛多剧烈，弥散沿着跟骨内外侧分布。活动及负重时加重，休息时也不见得减轻。

2. 体征
沿跟骨外侧有压痛，跟骨挤压实验阳性。

3. 辅助检查
跟骨侧位片在症状产生2～8周后可以显示跟骨骨小梁的破坏，当疼痛持续而平片没有证据时，MRI或者骨扫描有助于诊断。

四、类病辨别

1. 跟腱断裂
跟腱断裂是指跟腱组织的断裂，患者基本上不会有明显的疼痛，但立即出现跛行和不能单足提踵，以后逐渐出现足跟上方的肿胀淤血。X片检查没有骨折，可通过超声精确诊断。

2. 类风湿关节炎

足是位居膝关节之后第二个最易累及的部位。前足受累如跖骨头侵蚀很常见，但跟骨也经常累及。位于跟骨后上面和跟腱相交处的三角内有一滑囊，当该滑囊受累发炎时跟骨后上面受侵蚀变得粗糙。X 片上类风湿关节炎足部主要表现为临近关节处的骨质疏松，足趾向腓侧偏斜及半脱位。

五、辨证分型

（1）肾气亏虚型：疼痛位于跟骨内侧，呈钝痛，行走时疼痛加重，或伴腰膝酸软无力，或耳鸣，舌质淡，舌边有瘀点，苔薄白，脉沉细涩。

（2）气血瘀滞型：痛处固定，呈刺痛，晨起足跟着地时疼痛明显，行走后可轻度缓解，再休息后可明显减轻或完全缓解，患侧踝关节周围常可见瘀斑，舌质暗或有瘀点，脉弦涩。

（3）寒湿痹阻型：呈酸困样痛，痛处较弥漫，休息或足部受凉后疼痛明显，适当活动或足部保暖后可缓解，伴肢冷，纳差，乏力。舌质淡胖，苔白腻，脉弦滑。

六、针灸治疗

（一）论治原则

化瘀通络、舒筋活血。

（二）基本治疗

（1）处方：以局部取穴为主。
阿是穴、太溪、大钟。

（2）方义：阿是穴可以疏导局部经气，舒筋活血，化瘀止痛。足跟为肾经所主，太溪为肾经原穴，既可疏通足跟部经络，又可调肾经气血。大钟穴为足少阴肾经的络穴，具有疏通经络调畅气血、祛邪外出、滋养筋肉之作用。

（3）加减：跖筋膜炎加照海；跟下脂肪垫不全加仆参；跟管综合征，出现跖神经损伤时可见从踝至足跖和大趾疼痛，主要归属肾经和脾经，加照海、然骨、公孙、隐白；胫神经根内侧支受损时足跟和足跖内侧痛，加大钟、水泉、然骨；跟腱滑囊炎加水泉、昆仑。

（4）操作：阿是穴选择压痛点并用电针，可加艾灸法，温针灸法。足跟滑囊炎可用较粗的毫针穿刺，放出囊内积液，或用注射针抽干积液。

（5）其他疗法：①小针刀治疗：小针刀垂直刺入足底部位痛点，达到骨表面后退针 0.5cm，然后纵行切割数刀，再横向剥离摆动，使其呈"十"字型松解，待针刀下有松动感时拔除针刀，压迫止血。②穴位注射：取阿是穴、太溪、昆仑、三阴交（均为患侧），予2%利多卡因2ml，复方当归注射液2ml，地塞米松5mg，隔日1次，5次1疗程。③熏洗法：依据不同证型予不同的药物，滋补肝肾、益气养血、活血化瘀、温经散寒、祛风除湿几方面论治疗，如威灵仙煎剂和洋金花洗剂、蒺藜散、芎冰散、骨痛帖等。

（三）医案

患者，女，53岁。有跟腱疼痛2月余。

病史 2个月前，无明显诱因出现右足跟痛，行走时疼痛加剧。经当地医院的物理治疗，有所好转，但现在仍时时感到疼痛，求助于针灸治疗。平素有腰酸，劳累后加重。检查可见足跟外形没明显异常，局部无明显红肿，跟骨结节处压痛。舌红，苔薄白，脉滑。

取穴 肾俞、腰部阿是穴、委中、太溪、复溜、绝骨、昆仑。

针灸治疗 电针，泻法。每周1次，8次为1个疗程。

辨证分析 右足跟疼痛，行走加剧，主要疼痛点位于跟骨结节处，平素伴腰酸，属于中医学的"足跟痛"范畴。中医学理论认为，足少阴肾经的循行别入跟中，凡属于足跟痛，与足少阴肾经有关。患者平素有腰酸，中医学理论认为腰为肾之府。故患者出现足跟痛，与足少阴肾经相关。患者舌红苔薄白，脉滑，证型为实证。因此在治疗上，应以泻法为主。方中取肾俞是为了强壮肾气，取太溪、复溜疏通肾经经气，委中、昆仑起到加强疏通经络之气的作用。

疗效 治疗1个疗程后疼痛消失。

七、西医治疗

1. 治疗原则

本病使用激光和超激光技术进行局部照射，可以缓解疼痛。持续性疼痛，而且较严重时，可服用一些非甾体类抗炎镇痛药物治疗。如果疼痛剧烈，严重影响行走时，局部封闭治疗是疗效最快的治疗方法。必要时手术治疗。

2. 常用方法

（1）药物治疗：口服非甾体类抗炎镇痛药物治疗；压痛点注射醋酸泼尼松龙等。

（2）手术治疗：①足跟骨刺切除术；②跟骨钻孔术；③跟骨神经切断术；④跟骨滑囊切除术；⑤平足症的跟骨截骨术。根据具体情况予不同治疗方法。

八、预防调护

（1）患者平素应穿软底鞋和平跟鞋，减轻足部负重，加用海绵跟垫，可减少局部压迫。在足跟部应用厚的软垫保护，也可以用中空的跟痛垫来空置骨刺部位，以减轻足部摩擦、损伤。

（2）经常做脚底蹬踏动作，增强跖腱膜的张力，加强其抗劳损的能力，减轻局部炎症。温水泡脚，有条件时辅以理疗，可减轻局部炎症，缓解疼痛。

（3）中老年人注意补钙，防止骨质疏松；防止过度负重及用力，包括控制体重，避免重体力活动。

（赵　荣　钱　婧）

第十章

外科男科病证

第一节 肾绞痛

一、概述

肾绞痛通常指由于泌尿系结石尤其是输尿管结石导致的突然发作的肾区剧烈疼痛，急性肾绞痛大多是由于结石所致，而且大部分发生于输尿管结石，故所谓的肾绞痛其实很大一部分是输尿管绞痛，肾绞痛不是一个独立的疾病，是由于多种原因导致的肾盂或者输尿管平滑肌痉挛所致，其发病没有任何先兆，疼痛程度甚至可以超过分娩、骨折、创伤、手术等。

本病属于中医学"腰痛""石淋""砂淋""血淋"范畴。

二、病因病机

中医学认为，本病的发生常与过食辛辣、情志不遂、肾气亏虚等因素有关。本病病位在肾、膀胱，与肝、脾、三焦关系密切。基本病机是结石内阻，气机不畅，水道不通。病初多实证，若病延日久，热郁伤阴，湿遏阳气；或阴伤及气，可导致脾肾两虚，膀胱气化无权则病证从实转虚，而见虚实夹杂。

西医学认为本病病因为泌尿系结石，结石在肾盂、输尿管内急促移动或突发嵌顿，导致上尿路急性梗阻，由于管腔内壁张力增加，这些部位的疼痛感受器受到牵拉后引起剧烈疼痛；输尿管或肾盏壁水肿和平滑肌缺血使炎症递质增加，激活了更多的疼痛感受器，进一步加重了痛感。

三、辨病

（一）症状

肾绞痛表现为三个临床阶段：

1. 急性期

典型的发作多发生于早间和晚上,能使患者从睡眠中痛醒。当发生在白天时,疼痛发作具有一定的缓慢性和隐匿性,常为持续性,平稳且逐渐加重。有些患者疼痛在发病后 30 分钟或更长时间内达到高峰。

2. 持续期

典型的病例一般在发病后 1～2 个小时达到高峰。一旦疼痛达到高峰,疼痛就趋向持续状态,直至治疗或自行缓解,最痛的这个时期称为肾绞痛的持续期,该时期持续 1～4 小时,但也有些病例长达 12 小时。

3. 缓解期

在最终阶段,疼痛迅速减轻,患者感觉疼痛缓解。

(二)体征

急性肾绞痛表现为腰部或上腹部疼痛,剧烈难忍,阵发性发作,同时有镜下血尿、恶心、呕吐,查体时患者肋脊角压痛明显。典型的绞痛常始发于肋脊角处腰背部和上腹部,偶尔起始于肋骨下缘,并沿输尿管行径放射至同侧腹股沟、大腿内侧、男性阴囊或女性大阴唇。疼痛程度取决于患者的痛阈、感受力、梗阻近侧输尿管和肾盂压力变化的速度和程度等。输尿管蠕动、结石移动、间断性梗阻均可加重肾绞痛。疼痛最明显的地方往往是梗阻发生的部位。结石在输尿管内向下移动仅引起间歇性梗阻。

(三)辅助检查

必要的影像学检查包括 B 超检查、腹部平片、静脉尿路造影(IVU)、非增强螺旋 CT 等。B 超检查已成为诊断肾绞痛首选的筛查方法。它的主要优点是不受结石性质的影响,无论是 X 线透光或不透光结石,而且还可用来鉴别其他一些急腹症。对于患有肾绞痛的孕妇来说,超声检查可以作为首选检查。腹部平片(KUB)是一种便宜、快捷、有效的诊断方法,能准确了解结石的大小、形态、位置和 X 线通透性。静脉尿路造影(IVU)曾是诊断肾绞痛的金标准,但其敏感性只有 64%,如今已不再是首选诊断方法。螺旋 CT 可进行无漏层连续扫描,非常精确,是诊断上尿路结石最可靠的影像学方法。绞痛发作后,螺旋 CT 常可显示肾包膜下积液,这是诊断急性肾绞痛的有力佐证。

四、类病辨别

1. 急性阑尾炎

右侧肾结石患者出现肾绞痛时,应注意与急性阑尾炎进行鉴别。转移性右下腹痛是急性阑尾炎的特点。70%～80% 的患者,在发病开始时感觉上腹疼痛,数小时至十几小时后转移至右下腹部。上腹部疼痛一般认为是内脏神经反射引起，而右下腹痛则为炎症刺激右下腹所致。

2. 急性胰腺炎

腹痛是急性胰腺炎的主要症状。腹痛常开始于上腹部，但亦可局限于右上腹或左上腹部，视病变侵犯的部位而定。

3. 卵巢囊肿蒂扭转

肾结石女性患者出现肾绞痛时应注意与卵巢囊肿蒂扭转相鉴别。卵巢囊肿蒂扭转的典型症状为突然发生剧烈腹痛，甚至发生休克、恶心、呕吐。妇科检查发现有压痛显著、张力较大的肿块并有局限性肌紧张。如果扭转发生缓慢，则疼痛较轻，有时扭转能自行复位，疼痛也随之缓解。

4. 淋巴结钙化

若位于肾区内，可误诊为肾结石。淋巴结钙化为圆形颗粒状致密影，内部不均匀，且多发、散在，静脉尿路造影片加侧位片有助于与肾结石区别。

5. 其他

肾结石还应与其他引起腰背痛、腹痛的有关疾病进行鉴别，如宫外孕破裂、胃炎、胃溃疡等疾病。

五、辨证分型

（1）下焦湿热：兼见小便黄赤浑浊，淋沥不畅，或有尿血，身热。舌红，苔黄腻，脉弦滑。

（2）脾肾两虚：兼见神疲，少气懒言，纳差，排尿无力，小便断续，甚则点滴而下，腰膝酸软，神疲懒言。舌淡，苔薄白，脉细弱。

六、针灸治疗

（一）论治原则

通淋排石、实则清利、虚则补益。取肾和膀胱的背俞穴、募穴为主。

（二）基本治疗

（1）处方：京门、肾俞、中极、膀胱俞、三阴交。

（2）方义：京门、肾俞、中极、膀胱俞分别是肾与膀胱的俞募穴，为俞募配穴法，可清利下焦湿热，助膀胱气化，通调肾与膀胱气机，行气止痛；三阴交穴通脾、肝、肾三经，可疏肝行气，健脾利湿，益肾利尿，化瘀通滞。

（3）加减：下焦湿热配阴陵泉、委阳；脾肾两虚配气海、关元。恶心呕吐配内关、足三里；尿中砂石配次髎、水道；尿血配地机、血海。

(4) 操作：中极、京门不可深刺，以防伤及内脏；余穴常规针刺，可用电针。

(5) 其他疗法：①穴位注射：取肾俞、膀胱俞、三焦俞。每次选一对穴，用注射用水或丹参注射液，每穴注射 0.5～1ml。②耳针：取交感、皮质下、肾、膀胱、输尿管、三焦。每次选用 3～4 穴，毫针刺法，或压丸法。

(三) 名老中医经验

张某，男，47 岁。右侧腰痛剧烈 1 小时余。

病史 患者驾车于北京至天津途中，突感右侧腰痛剧烈难忍，痛如刀割，大汗出，遂来急诊就诊。腰部活动自如，右肾区叩击痛，查 B 超右肾肾盂扩张，肾盂底部可见 0.3cm 强回声团块，伴声影，诊断为肾结石。

诊断 石淋（肾结石）。

治则 利湿止痛，排石通淋。

取穴 右秩边透水道（6 寸）、右侧大肠俞（3 寸）、右侧肾俞（3 寸）、右侧天枢、右侧大横、右水道透归来、关元、中极。

辅助治疗 针刺前于急诊注射山莨菪碱、哌替啶。

针灸治疗 针后痛止，渐入睡，醒后疼痛消失；次日诸证消失，查 B 超示右侧肾盂扩张消失，强回声团块消失，余无异常。

疗效 患者疼痛消失，痊愈。

按语 秩边穴主治"小便不利，便秘，痔疾，腰骶痛，下肢痿痹"，位于臀部，属足太阳膀胱经，有疏通膀胱经脉的作用；水道穴位于小腹部，有通利水道的作用；秩边透水道，可使针感直达病所，有通络利水之功；右大肠俞主治腰腿痛诸证、右肾俞主治腰痛及泌尿系等疾病，二穴均位于右输尿管附近，配以局部取穴右天枢、右大横；水道、归来、关元及中极均主治泌尿系疾病，且位于膀胱附近，针刺可疏通膀胱。诸穴配合可疏通输尿管及尿道，共奏排石通淋之功。

七、西医治疗

1. 治疗原则

去除病因，解痉镇痛，对症治疗。

2. 常用方法

肾绞痛患者首要的任务是镇痛及解除肾盂和输尿管平滑肌痉挛。对于因恶心、呕吐导致脱水的患者，可以建立静脉通道，补充水、电解质，同时给以镇痛、镇吐治疗。

常用的解痉药物有盐酸消旋山莨菪碱、阿托品、硝苯地平、盐酸坦洛新；常用的镇痛药物有非甾体抗炎（NSAIDs）药和麻醉性镇痛药，如吗啡、哌替啶、布桂嗪、吲哚美辛栓等，多用甲氧氯普胺作为止吐药物。同时针对结石采取"除石"治疗。如果肾脏有基础病变的患者使用可能会诱发急性肾衰竭。

（1）冲击波碎石（SWL）：SWL问世之时就用来治疗急性肾绞痛，但存有争议。目前认为，用SWL治疗结石并发肾绞痛有其合理性。输尿管结石SWL的最佳适应证是小于1cm的结石。治疗过程中要注意仔细观察，结石粉碎即可，避免过量冲击。

（2）输尿管镜取石：对于大于1cm的输尿管结石，在治疗远端输尿管结石时（髂血管以下水平）有时也被作为首选疗法。在输尿管取石之后，均应放置输尿管导管，即使取石失败。

（3）对于尿石症合并其他病变者：如先天性泌尿系统畸形（如马蹄肾、肾盂输尿管连接部梗阻）、肾结核、输尿管狭窄、结石引起癌变等，宜行开放手术治疗。

（4）祛除病因：在清除结石的同时，应该积极治疗尿石症病因。

八、预防调护

（1）针刺治疗本症，可促进局部血液循环，缓解平滑肌、括约肌痉挛，促进结石排出体外。因此，这种治疗方法对减轻患者的痛苦、消除患者的症状有着较为积极的治疗意义，较之其他治疗方法，方便、快捷、有效，不失为治疗泌尿系结石首选的治疗方法。

（2）针灸（尤其是电针）对肾绞痛有较好的止痛效果，疼痛缓解后，应进一步治疗原发病。对于绞痛持续发作不能缓解者，应采取综合治疗，必要时应手术治疗。

（3）治疗期间应多饮水，适当做跑跳运动，增强治疗作用。

第二节　尿石症

一、概述

尿石症，又称泌尿系结石。包括上尿路结石（肾结石、输尿管结石）和下尿路结石（膀胱结石和尿道结石），是泌尿科常见疾病之一。临床特点以腰腹部绞痛和血尿为主。本病男性多于女性，发病率约3∶1。

本病属于中医学"石淋"范畴。

二、病因病机

本病多由下焦湿热、气滞血瘀或肾气不足引起，病位在肾、膀胱和溺窍，肾虚为本，湿热、气滞血瘀为标。肾虚则膀胱气化不利，致尿液生成与排泄失常，加之摄生不慎，感受湿热之邪，或饮食不节，嗜食辛辣肥甘醇酒之品，致湿热内生，蕴结膀胱，煎熬尿液，结为砂石；气滞血瘀，气机不利，石阻脉络，不通则痛；结石损伤血络，可引起血尿。

西医学认为影响结石形成的因素很多，如年龄、性别、种族、遗传、环境因素、饮食习惯和职业等。身体的代谢异常、尿路的梗阻、感染、异物和药物的使用是结石形成的常见病因。

三、辨病

（一）症状

1. 上尿路结石

上尿路结石包括肾和输尿管结石。典型的临床症状是突然发作的腰部或腰腹部绞痛和血尿，其程度与结石的部位、大小及移动情况等有关。绞痛发作时疼痛剧烈，患者可出现恶心、呕吐、冷汗、面色苍白等症状。疼痛为阵发性，并沿输尿管向下放射到下腹部、外阴部和大腿内侧。结石较大或固定不动时，可无疼痛，或仅为钝痛、胀痛，常伴有肾积水或感染。绞痛发作后出现血尿，多为镜下血尿，肉眼血尿较少，或有排石现象。有时活动后镜下血尿是上尿路结石唯一的临床表现。结石合并感染时，可有尿频、尿急、尿痛；常伴发急性肾盂肾炎或肾积脓时，可有发热、畏寒、寒战等全身症状。双侧上尿路结石或孤肾伴输尿管结石引起完全梗阻时，可导致无尿。

2. 膀胱结石

膀胱结石的典型症状为排尿中断，并引起疼痛，放射至阴茎头和远端尿道，此时患儿常手握阴茎，蹲坐哭叫，经变换体位又可顺利排尿。多数患者平时有排尿不畅、尿频、尿急、尿痛和终末血尿。前列腺增生继发膀胱结石时，排尿困难加重。

3. 尿道结石

主要表现为排尿困难、排尿费力、呈点滴状，或出现尿流中断及急性尿潴留。排尿时疼痛明显，可放射至阴茎头部，后尿道结石可伴有会阴和阴囊部疼痛。

（二）体征

检查时肾区有叩击痛，各输尿管点可有压痛。

（三）辅助检查

B 型超声检查简便、经济、无创伤，可发现直径 2mm 以上结石。但由于受肠道内容物的影响，对输尿管中下段结石的敏感性较低。尿路平片可发现 90% 左右的阳性结石，能够大致确定结石的大小、形态、数量和位置。静脉尿路造影、CT 扫描、磁共振等检查都有助于临床诊断。尿常规检查多见有红细胞。

四、类病辨别

1. 胆囊炎

胆囊炎表现为右上腹疼痛且牵引背部作痛,疼痛不向下腹及会阴部放射,墨菲征阳性。经尿路 X 线平片、B 超及血常规、尿常规检查,两者不难鉴别。

2. 急性阑尾炎

急性阑尾炎以转移性右下腹痛为主症,麦氏点压痛,可有反跳痛或肌紧张。经腹部 X 线平片和 B 超检查即可鉴别。

五、辨证分型

(1)湿热蕴结:腰痛或小腹痛,或尿流突然中断,尿频、尿急、尿痛,小便浑赤,或为血尿;口干欲饮;舌红,苔黄腻,脉弦数。

(2)气滞血瘀:发病急骤,腰腹胀痛或绞痛,疼痛向外阴部放射,尿频、尿急,尿黄或赤;舌暗红或有瘀斑,脉弦或弦数。

(3)肾气不足:结石日久,留滞不去,腰部胀痛,时发时止,遇劳加重,疲乏无力,尿少或频数不爽;或面部轻度浮肿;舌淡苔薄,脉细无力。

六、针灸治疗

(一)论治原则

利尿排石通淋。取膀胱的背俞穴、募穴为主。

(二)基本治疗

(1)处方:中极、膀胱俞、三阴交、阴陵泉。

(2)方义:"石淋"属于"淋证"范畴,淋证以膀胱气机不利为主,故取膀胱的募穴中极、背俞穴膀胱俞,此为俞募配穴法,可疏利膀胱气机;三阴交为脾、肝、肾三经的交会穴,阴陵泉为脾经的合穴,二穴合用,可疏调气机、利尿通淋。

(3)加减:湿热蕴结配委阳、秩边透水道;气滞血瘀配膈俞、血海;肾气不足配肾俞。

(4)操作:毫针常规刺。针刺中极前应尽力排空小便,不可进针过深,以免刺伤膀胱。症状较重者可每日治疗 1~2 次,症状较轻者可每日或隔日治疗 1 次。

(5)其他疗法:①皮肤针:取三阴交、曲泉、关元、曲骨、归来、水道、腹股沟部、第 3 腰椎至第 4 骶椎夹脊。叩刺至皮肤潮红为度。②耳针:取膀胱、肾、交感、肾上腺。每次选 2~4 穴,毫针刺法或压丸法。③电针:取肾俞、三阴交。针刺得气后接电针,选用疏密波或断续波,刺激 5~10 分钟,强度以患者能耐受为度。④灸法:取肾俞、关元、气海、中极、三阴交。常规灸法，多用于肾气不足证。

（三）名老中医经验（石学敏医案）

张某，男，38岁。阵发性右腰腹部绞痛半年，加重1个月。

病史 患者平素喜食肥甘之物。半年前突然出现右腰腹绞痛，并向少腹、阴茎放射，经X线检查显示：右肾区有两处1cm×0.6cm的结石阴影。曾住某医院中西医治疗，效果不显，且疼痛时轻时重，发作较频繁。就诊时患者精神弱，面容痛苦，面色㿠白。舌质淡，苔白微腻，脉沉细。心肺正常，肝脾未触及，腹部微膨，轻度胀气，右上腹及中腹部有轻度压痛，右肾区有轻叩痛，血压130/80mmHg。尿常规：蛋白（+），红细胞（+），白细胞（+）。血常规：白细胞$10.2\times10^9/L$，中性粒细胞0.75。X线检查示：右肾区有两处1cm×0.6cm结石阴影。

诊断 石淋（肾结石）。

病机 患者平素喜食肥甘，酿湿生热，病延日久湿热注于下焦，膀胱气化不利，清浊不分，熬煎成石，故见小便艰涩疼痛，腹痛。舌淡苔白微腻，脉沉细。

治则 清热利湿，通淋化石。

取穴 中极、膀胱俞、关元、京门、局部围刺。

针灸治疗 中极穴直刺1.5寸，施捻转泻法，令麻电感向会阴部放射；京门穴直刺1.5寸，施捻转平补平泻法，局部酸胀为度；关元穴直刺2寸，施呼吸泻法，令酸胀感向少腹部放射；膀胱俞穴直刺1.5寸，施捻转提插泻法，令过电感向前腹部放射；局部围刺沿输尿管及结石部位围刺5~6针，均直刺1寸，施捻转平补平泻法。

疗效 针刺治疗1次，留针1小时，中间做手法2次，经4次治疗疼痛减轻，发作次数亦减少；7次后复查X线显示：结石移位至输尿管上1/3处；经11次治疗疼痛基本消失，改隔日针1次，又7次后尿中排出结石2块，直径约0.4cm×0.8cm，表现凹凸不平，不光泽而质脆。为巩固疗效，继针3次，诸症消失，血尿常规复查均正常，X线检查未见结石阴影，临床治愈。

按语 膀胱俞配中极为俞募配穴法，治疗膀胱本腑疾病。也可用肾俞，次髎、三焦俞穴通利水道，秩边透水道通淋排石。尿路中段结石，针肾俞、三焦俞、京门、天枢、气海穴均施提插泻法。尿路中下段结石针肾俞、次髎、膀胱俞、中极、水道穴均施提插泻法。结石导致腹部急痛者，水沟穴用重雀啄手法，至眼睛流泪为度。

七、西医治疗

1. 治疗原则

由于尿石症复杂多变，结石的性质、形态、大小、部位不同，泌尿道局部各异，患者个体差异等因素，治疗方法选择及预计疗效存在很大的不同，有的仅多饮水就自行排出结石，有的却要采用开放手术也未必能取尽结石。因此，对尿石症的治疗必须实施患者个体化治疗，有时需要综合各种治疗方法。

2. 常用方法

（1）病因治疗：少数患者能找到形成结石的原因，如甲状旁腺功能亢进（主要是甲状旁腺瘤），只要切除腺瘤，原有的尿路结石会自行溶解、消失；尿路梗阻者，只要接触梗阻，可以避免结石复发。

（2）药物治疗：根据已排出的结石或经手术取出的结石作结石成分分析，决定药物治疗的方案。尿酸结石是因体内嘌呤代谢紊乱的产物，碱化尿液、口服别嘌醇及饮食调节有治疗作用。胱氨酸结石治疗需碱化尿液，使 pH > 7.8，摄入大量液体。α-羟丙酰甘氨酸和乙酰半胱氨酸有溶石作用。卡托普利有预防胱氨酸结石形成的作用。感染性结石需控制感染，取出结石；酸化尿液，应用脲酶抑制剂，有控制结石长大作用；限制食物中磷酸的摄入，应用氢氧化铝凝胶限制肠道对磷酸的吸收，有预防作用。调节尿 pH 可以增高结石的溶解度。口服枸橼酸钾、碳酸氢钠等，以碱化尿液，有利于尿酸和胱氨酸结石的溶解和消失。口服氯化铵使尿酸化，有利于防止感染性结石生长。在药物治疗过程中，还需增加液体摄入量，包括大量饮水，以增加尿量；控制感染，根据细菌培养及药物敏感实验选用抗菌药物。

（3）体外冲击波碎石：通过 X 线或 B 超对结石进行定位，利用高能冲击波聚焦后作用于结石，使结石裂解，直至粉碎成细砂，随尿液排出体外。

（4）手术治疗：可根据病情需要，酌情选择经皮肾镜取石或碎石术、输尿管镜取石或碎石术、腹腔镜输尿管取石、开放手术治疗等。

八、预防调护

（1）针灸治疗本病可迅速缓解症状。

（2）应多饮水，每天饮水量宜 2000～3000ml，若能饮用磁化水则更为理想，饮水宜分多次进行。

（3）多做跑跳运动，以促进排石。若并发严重感染，肾功能受损，或结石体积较大，针灸难以奏效，或肿瘤引起者，则应采取综合疗法。

（4）应调节饮食，合理进蛋白质饮食，有助于上尿路结石的预防。痛风患者应少食动物内脏、肥甘之品。菠菜、豆腐、竹笋、苋菜之类不宜进食太多。

（5）及时治疗尿路感染，解除尿路梗阻。

第三节　血栓闭塞性脉管炎

一、概述

血栓闭塞性脉管炎是一种少见的慢性复发性中、小动脉和静脉的节段性炎症性疾病，下肢多见。表现为患肢缺血、疼痛、间歇性跛行、足背动脉搏动减弱或消失和游走性表浅静脉炎，严重者有肢端溃疡和坏死。

本病属于中医学中"脱疽"范畴。

二、病因病机

本病的发生与长期吸烟、饮食不节、环境、遗传及外伤等因素相关。主要由于脾气不健，肾阳不足，加之外受寒冻，寒湿之邪入侵而发病。脾气不健，化生不足，气血亏虚，气阴两伤，内不能荣养脏腑，外不能充养四肢。脾肾阳气不足，不能温养四肢，复受寒湿之邪，则气血凝滞，经络阻塞，不通则痛；四肢气血不充，失于濡养则皮肉枯槁，坏死脱落。若寒邪久蕴，则郁而化热，湿热浸淫，则患趾（指）红肿溃脓。热邪伤阴，阴虚火旺，病久可致阴血亏虚，肢节失养而坏疽脱落。

西医学认为本病是由于小动脉痉挛和血栓形成造成闭塞，致使局部缺血。半数伴有雷诺现象，男性多见，以吸烟者为多。吸烟与本病的产生、发展和预后关系密切。

三、辨病

（一）症状

本病多发于寒冷季节，以20～40岁男性多见；常先一侧下肢发病，继而累及对侧，少数患者可累及上肢；患者多有受冷、潮湿、嗜烟、外伤等病史。本病病程较长，常在寒冷季节加重，治愈后又可复发。患者肢体有发作性疼痛、间歇性跛行、足背动脉搏动减弱或消失，伴游走性表浅静脉炎，严重者有肢端溃疡和坏死。

（二）体征

本病多见于青壮年，好发于下肢。患肢呈现一时性或持续性苍白、发绀，有灼热及刺痛，病肢下垂时皮色变红，上举时变白，继之足趾麻木，小腿肌肉疼痛，行走时激发，休息时消失；小腿部常发生浅表性静脉炎和水肿。

检查时发现足背动脉搏动减弱或消失。随着病情发展可出现间歇性跛行及雷诺现象，夜间疼痛加剧，足趾疼痛剧烈，皮肤发绀，进而趾端溃疡或坏疽而发黑，逐渐向近心端蔓延。

（三）辅助检查

肢体动脉彩色多普勒超声、血流图、甲皱微循环、计算机扫描血管三维成像、动脉造影等影像学检查及血脂、血糖等实验室检查可以明确诊断，并有助于鉴别诊断，了解病情严重程度。

四、类病辨别

1. 闭塞性动脉硬化

闭塞性动脉硬化患者年龄多在 40 岁以上，常伴高血压、糖尿病、高脂血症及冠状动脉粥样硬化性心脏病。常为大、中动脉受累，病程发展快。X 线片或血管彩色多普勒超声检查可提示患肢动脉壁内有钙化。

2. 糖尿病足

糖尿病足患者年龄多在 40 岁以上，有糖尿病史，常为大、微血管受累。X 线片或血管彩色多普勒超声检查可鉴别诊断。

3. 雷诺综合征

雷诺综合征多见于青年女性；上肢较下肢多见，好发于双手；每因寒冷和精神刺激双手出现发凉苍白，继而紫绀、潮红，最后恢复正常的三色变化（雷诺现象），患肢动脉搏动正常，一般不出现肢体坏疽。

五、辨证分型

（1）寒湿阻络：患趾（指）喜暖怕冷，麻木，酸胀疼痛，多走则疼痛加剧，稍歇痛减，皮肤苍白，触之发凉，趺阳脉搏动减弱；舌淡，苔白腻，脉沉细。

（2）血脉瘀阻：患趾（指）酸胀疼痛加重，夜难入寐，步履艰难，患趾（指）皮色暗红或紫暗，下垂更甚，皮肤发凉干燥，肌肉萎缩，趺阳脉搏动消失；舌暗红或有瘀斑，苔薄白，脉弦涩。

（3）湿热毒盛：患肢剧痛，日轻夜重，局部肿胀，皮肤紫暗，浸淫蔓延，溃破腐烂，肉色不鲜；身热口干，便秘溲赤；舌红，苔黄腻，脉弦数。

（4）热毒伤阴：皮肤干燥，汗毛脱落，趾（指）甲增厚变形，肌肉萎缩，趾（指）呈干性坏疽；口干欲饮，便秘溲赤；舌红，苔黄，脉弦细数。

（5）气阴两虚：病程日久，坏死组织脱落后疮面久不愈合，肉芽暗红或淡而不鲜；倦怠乏力，口渴不欲饮，面色无华，形体消瘦，五心烦热；舌淡尖红，少苔，脉细无力。

六、针灸治疗

（一）论治原则

活血化瘀，通络止痛。取足太阴及足阳明经穴为主。

（二）基本治疗

（1）处方：三阴交、血海、足三里、阿是穴。

（2）方义：三阴交为足三阴经交会穴，可调理肝脾肾气血，统血活血，配以足三里、血海活血通络；针刺阿是穴可宣通局部气血，以达通络止痛之效。

（3）加减：寒湿阻络配阴陵泉、地机；血脉瘀阻配膈俞、太冲；湿热毒盛配曲池、阳陵泉，热毒伤阴配复溜、太溪；气阴两虚配气海、关元。

（4）操作：毫针常规刺。寒证、虚证可酌情加灸法。

（5）其他疗法：①耳针：取肝、脾、胃、肾、三焦。毫针刺法，或埋针法、压丸法。②中药外治：未溃者可选用冲合膏、红灵丹油膏外敷；亦可用当归15g，独活30g，桑枝30g，威灵仙30g，煎水熏洗，每日1次；或用附子、干姜、吴茱萸各等分研末，蜜调，敷于患足涌泉穴，每日换药1次，如发生药疹即停用；或用红灵酒少许揉擦患肢足背、小腿，每次20分钟，每日2次。已溃者可选用溃疡面积较小者可用上述中药熏洗后，外敷生肌玉红膏；溃疡面积较大，坏死组织难以脱落者，可先用冰片锌氧油（冰片2g，氧化锌油98g）软化创面硬结痂皮，按疏松程度依次清除坏死痂皮，先除软组织，后除腐骨，彻底的清创术必须待炎症完全消退后方可施行。

（三）名老中医经验

刘某，男，50岁。

病史 右下肢麻木疼痛已半年，病因参加校外义务劳动，涉水后右下肢麻木、发凉、疼痛，行走不便，夏季仍穿棉鞋。入睡疼甚，经某医院诊为"血栓闭塞性脉管炎"，经治疗月余未效而出院。查右下肢从膝关节以下发凉，足趾暗红，足背冲阳脉微弱，面色无华，脉沉细，舌质淡有齿痕。

辨证 属于寒湿内停，经脉失于温煦，逐致气血不通，经脉失和。

治法 以温经通络，活血化瘀治之。

取穴 足三里、阳陵泉、绝骨、太冲、解溪、三阴交、血海。委中、十二经穴点刺放血。其他各穴针后用艾条灸30分钟。并服十全大补丸、金匮肾气丸，早晚各服1丸。

疗效 经过2个疗程的针灸治疗，并辅以丸药以温阳滋肾，培补气血。右下肢麻木疼痛明显好转，足背及足趾发凉外，足踝至膝发凉好转，麻木疼痛明显好转，足背及足趾发凉外,足踝至膝发凉好转,效不更方。仍按上法治疗2个疗程后,下肢亦不怕冷,足背足趾皮肤紫暗色已退,冲阳脉已明显可见。又治疗4个疗程后,足痛亦止,麻木、怕冷、皮肤不温等症已完全消失,服金匮肾气丸及十全大补丸各百余丸,病告全愈。观察两年,未见复发。

按语 本病例属早期,足面足趾虽凉痛而未溃烂,针灸以膝关节以下局部取穴为主,针后加灸可温经散寒,通阳复脉;针刺放血后可活血化瘀,以清泄湿毒之邪。本病系因肾阳不足,寒湿之邪外侵,凝聚经络,气血瘀阻不通所致,不通则痛,故疼痛剧烈。四肢为诸阳之本,寒湿之邪而伤阳气,肾阳不足,阳气不能达于四肢,气血不足,四肢失其温煦与濡养,故而发生本病。

七、西医治疗

1. 治疗原则
应该着重于防止病变进展,改善和增进下肢血液循环。

2. 常用方法
(1) 一般疗法:严格戒烟,防止受冷、受潮和外伤,但不应使用热疗,以免组织需氧量增加而加重症状。疼痛严重者,可用止痛剂及镇静剂,慎用易成瘾的药物。患肢应进行适度锻炼,以利促使侧支循环建立。

(2) 药物治疗:①右旋糖酐40:用分子量为5000~20 000的右旋糖酐静脉滴注。长期应用有出血的可能,对急性发展期和溃疡坏疽伴有继发感染时不宜应用。②血管扩张剂:可应用盐酸妥拉唑啉、烟酸、盐酸酚苄明等。③抗生素:有局部和全身感染时,选用合适的抗生素治疗。④糖皮质激素:对病情急性期可考虑应用,每日口服泼尼松或静脉滴注氢化可的松。⑤止痛药:疼痛明显者可选用各种止痛药,或用普鲁卡因穴位注射、静脉封闭或股动脉周围封闭,甚至可行腰交感神经节阻滞或硬脊膜外麻醉等。⑥局部治疗:对干性坏疽无菌包扎防止感染,对溃疡可外用康复新换药。

(3) 手术治疗:目的是重建动脉血流通道,增加肢体血供,改善缺血引起的后果。在闭塞动脉的近侧和远侧仍有通畅的动脉时,可施行旁路转流术。例如,仅腘动脉阻塞,可作股-胫动脉旁路转流术;小腿主干动脉阻塞,而远侧尚有开放的管腔时,可选择股、腘-远端胫(腓)动脉旁路转流术。鉴于血栓闭塞性脉管炎主要累及中、小动脉,不能施行上述手术时,尚可试行腰交感神经节切除术或大网膜移植术、动静脉转流术。已有肢体远端缺血性溃疡或坏疽时,应积极处理创面,选用有效抗生素治疗。组织已发生不可逆坏死时,应考虑不同平面的截肢术。

八、预防调护

（1）针灸治疗本病以早期治疗，效果较好。

（2）禁止吸烟，少食辛辣香燥及醇酒之品。

（3）冬季户外工作时注意保暖，鞋袜宜宽大舒适。

（4）患侧肢体运动锻炼可促进患肢侧支循环形成，方法是：患者仰卧，抬高下肢体45°～60°，保持20～30分钟，然后两足下垂床沿4～5分钟，同时两足及足趾向下、上、内、外等方向运动10次，再将下肢平放4～5分钟，每日运动3次。但坏疽感染时禁用。

第四节　遗精

一、概述

遗精是指不因性生活而精液频繁遗泄的病证，又称"失精"。有梦遗精称"梦遗"；无梦遗精，甚至清醒时精液流出称"滑精"。未婚或已婚但无正常性生活的成年健康男子每月遗精1～2次属正常现象。有性冲动时引起的尿道球腺和前列腺的透明分泌物是正常现象，不要误为滑精。男子成熟则遗精，现在性成熟已提早1～3年，在发育中的青少年应有性认识和性心理准备。有时精液因淤积过久才排泄，色淡黄，颗粒状，也是正常现象。极个别的人终身不遗精，生殖器官及全身无病变亦属正常。有包皮龟头炎、前列腺炎、精囊炎、肺结核、甲状腺功能亢进等遗精次数过多，甚至每夜1～2次，连续时间长而不断地遗精，又感全身倦怠不适，甚至不能工作者，应积极治疗原发病和本症。

二、病因病机

中医学认为遗精的发生常与情欲妄动，沉溺房事，劳倦过度，饮食不节，湿浊内扰等因素有关。本病病位在肾，与心、脾、肝关系密切。基本病机是肾失封藏，精关不固。男子到一定年龄，肾气盛，未婚未遗精，表示有生育能力，故可婚配而有子。及至生育年龄后，年纪渐老而肾气衰，生精能力减弱或缓慢停止，则射精或遗精也停止，阴茎也难以勃起，这是人生的整个生命、生育和生精过程，是自然循环的规律。如阴虚火旺，肾阳虚衰，肝火亢盛等导致的过频梦遗，这是病之所致，应该治疗。

西医学认为遗精不是疾病，而是一种临床症状，如焦虑、抑郁、前列腺炎、后尿道炎、包皮过长或紧张、疲劳等均可以诱发遗精。遗精多见于男子性功能障碍、前列腺炎、精囊炎、睾丸炎等疾病中。

三、辨病

（一）症状

男子梦中遗精，每周达2次以上，严重者一夜可遗精2次；或清醒时，无性生活而排泄精液。常伴有失眠、精神萎靡、头昏、腰腿酸软等症。本病常有恣情纵欲、情志不遂、久嗜醇酒厚味等病史。

（二）体征

本病应检查有无包茎、包皮过长、包皮垢刺激等体征。

（三）辅助检查

直肠指检、前列腺超声检查、前列腺液常规检查有助于前列腺炎的诊断。精液检查可帮助发现精囊炎等。

四、类病辨别

1. 早泄

早泄是指性交时间不足一分钟精液即排出，甚至阴茎尚未插入阴道即泄精，影响性生活质量。而遗精是指没有进行性生活的情况下精液流出。

2. 精浊

精浊是指在大便或排尿终末时，尿道口常有乳白色分泌物流出，常伴有尿道内痒或灼热感。而遗精多发生于梦中或情欲萌动时，不伴有其他局部症状。

3. 走阳

走阳是指性交时，精泄不止，遗精是没有同房而精液流出，两者不难区别。

五、辨证分型

（1）肾气不固：遗精频作，甚则滑精，面色少华，耳鸣，自汗，腰膝酸软，畏寒肢冷。

（2）心脾两虚：遗精常因思虑过多或劳倦而作，心悸怔忡，健忘失眠，四肢困倦，面色萎黄，食少便溏。舌淡，苔薄白，脉细弱。

（3）阴虚火旺：梦中遗精，夜寐不宁，心中烦热，心悸易惊，尿少色黄。舌尖红，苔少，脉细数。

（4）湿热下注：梦中遗精频作，尿后有精液外流，尿色黄赤，溺时不爽或灼热，口苦烦渴，小腹不适，会阴作胀。舌红，苔黄腻，脉滑数。

六、针灸治疗

（一）论治原则

调肾固精。取任脉穴及肾的背俞穴、原穴为主。

（二）基本治疗

（1）处方：关元、肾俞、太溪、志室、三阴交。

（2）方义：关元为任脉与足三阴经的交会穴，可补益下元虚损，振奋肾气；肾俞为肾的背俞穴，太溪为肾之原穴，配志室可补肾固精；三阴交为足三阴经交会穴，善调肝、脾、肾之经气而固摄精关。

（3）加减：肾气不固配复溜；心脾两虚配心俞、脾俞；阴虚火旺配神门、然谷；湿热下注配中极、阴陵泉。

（4）操作：毫针常规刺。肾气不固和心脾两虚者，可加灸。

（5）其他疗法：①耳针：取内生殖器、内分泌、神门、肾、心、肝、脾。每次选用2～4穴，毫针刺法，或埋针法、压丸法。②穴位注射：取关元、中极、志室。可选用胎盘注射液或当归注射液，每次取2穴，每穴注射0.5～1ml，要求针感向前阴传导。③穴位埋线：取关元、中极、肾俞、三阴交，每次选2穴，埋入羊肠线，每月1～2次。④皮肤针：取关元、中极、三阴交、太溪、心俞、志室或腰骶两侧夹脊穴及足三阴经脉膝关节以下腧穴。叩刺至皮肤潮红为度。⑤灸法：艾条灸阴茎背侧中线、阴中。

（三）名老中医经验

王某，男，28岁。

病史　遗精1年多，加重3个月。服金锁固精丸、封髓丹等中药，均未获效。近3个月来，每周遗精3～5次，夜间无梦自遗，白天思念即下。伴腰膝酸软、头晕耳鸣、形体消瘦、神疲无力、食欲不振、记忆力减退。舌红、苔少，脉细数。

辨证　证属肾经亏耗、心肾不交，治以益肾固精。

取穴　心俞、肾俞、神门、太溪、气海、关元、三阴交、会阴、志室。

针灸治疗　平补平泻。隔日1次。经治16次后诸症消失而痊愈。

七、西医治疗

1. 治疗原则

去除病因，对症治疗。

2. 常用方法

（1）对症治疗：如出现生殖道炎症、焦虑、抑郁等，可采取相应措施治疗。
（2）手术疗法：如包皮过长、包茎者可行包皮环切术。

八、预防调护

（1）针灸治疗遗精效果较好。功能性遗精在治疗的同时，应消除患者的思想顾虑；对于器质性疾病引起者，需同时治疗原发病。
（2）在治疗的同时，要戒除不良习惯，如手淫、读淫秽刊物等。
（3）注意生活起居，内裤不宜过紧。
（4）避免过度紧张疲劳，做到劳逸结合，注意精神调养，排除杂念，清心寡欲。
（5）少嗜烟酒及辛辣刺激性食品。

第五节 阳痿

一、概述

阳痿是指男子未到性功能衰退年龄，在性生活过程中出现阴茎不能勃起或勃起不坚，影响正常性生活的病证。但由于发热、过劳、情绪反常等因素引起的一时性阴茎勃起障碍，不能视为病态。

本病应属于中医学的"阴痿""筋痿""阴器不用""阴下纵"范畴。

二、病因病机

中医学认为，阳痿的发生常与手淫太过、房事不节、思虑忧愁、嗜食肥甘厚味、惊吓紧张等因素有关。本病病位在宗筋，与心、肾、肝关系密切。在经脉上主要与肝经、肾经、心经、脾经密切相关。基本病机是宗筋失养，迟缓不振。阳痿之病性分虚、实两端，且多虚实相兼。湿热下注、肝郁不舒证属实，心脾两虚、命门火衰、惊恐伤肾属虚。若久病迁延不愈，脏腑功能受损，可因实致虚；脏腑功能失调，病理产物产生，又可因虚致实，以致病情错综复杂。

西医学称本病为勃起功能障碍，其多见于男子性功能障碍、某些慢性虚弱型疾病。原因复杂，是由多方面因素所造成，包括心理、精神、疾病、血管、神经、内分泌及某些器质性病变等。阳痿有原发性、继发性和精神性三大类，原发性的是阴茎一次也不能勃起插入阴道。继发性的是原来有正常的性功能和性生活，因为有过疾病而不能再勃起。精神性的如精神严重打击、挫折、抑郁、手淫惧怕等，继发性的如糖尿病的神经血管病变、动脉硬化、睾丸功能不全、雄性激素减少等。神经与精神的变化如脑损伤、多发性硬化症。生殖器官疾病如前列腺炎、重度精索静脉曲张等。阴茎动、静脉瘘。药物如胍乙啶、利血平等均可影响阴茎勃起。

三、辨病

（一）症状

有性刺激和性欲情况下，阴茎不能勃起或勃起不坚，勃起时间短促，很快疲软，以致不能进行与完成性交，并持续3个月以上。但须除外阴茎发育不良引起的性交不能。常有神疲乏力、腰膝酸软、畏寒肢冷，或夜寐不安，精神苦闷，胆怯多疑，或小便不畅、滴沥不尽等症。本病常有手淫频繁，房劳过度，久病体弱，或有消渴、郁证、惊悸等病史。

（二）体征

每位患者均应进行全面系统检查，重点是生殖系统、第二性征的发育及心血管、神经系统检查。生殖系统与第二性征发育异常，往往提示有原发性或继发性性腺功能低下及垂体病变所致的内分泌性阳痿。足背动脉触不清或球海绵体肌反射消失、会阴感觉迟钝表明有血管或神经性阳痿的可能。

（三）辅助检查

西医学认为阳痿有功能性与器质性之别，除常规检查尿常规、性激素、前列腺液、血脂外，还可做夜间阴茎勃起实验；或进行多普勒超声、阴茎动脉测压、阴茎海绵体造影等检查，确定有无阴茎血流障碍。另外，可酌情查肌电图、脑电图以了解是否属神经性疾病。

四、类病辨别

早泄：阴茎勃起正常，但射精快，一般性交时间不足1分钟精液即排出，甚至阴茎尚未插入阴道即泄精。阳痿和早泄，二者在临床表现上有明显差异，但在病因病机上却又相同之处。若早泄日久不愈，可进一步导致阳痿。

五、辨证分型

（1）命门火衰：精薄清冷，头晕耳鸣，面色㿠白，腰膝酸软，畏寒肢冷。舌淡，苔白，脉沉细。

（2）心脾两虚：神疲乏力，面色萎黄无华，心悸，失眠健忘，气短纳差。舌淡，苔白，脉细弱。

（3）肝气郁滞：阳事不起，或起而不坚，心情抑郁，胸胁胀痛，脘闷不舒，食少便溏，苔薄白，脉弦。

（4）惊恐伤肾：神怯惊悸，焦虑紧张，胆怯多疑，夜多噩梦，常有被惊吓史。舌红，苔薄白，脉弦细。

（5）湿热下注：阴茎痿软，阴囊湿痒臊臭，下肢沉重，小便黄赤。舌红，苔黄腻，脉滑数。

六、针灸治疗

（一）论治原则

补益肾气，荣养宗筋。取任脉穴及肾的背俞穴、原穴为主。

（二）基本治疗

（1）处方：关元、肾俞、太溪、三阴交。

（2）方义：关元为任脉与足三阴经的交会穴，可调补肝脾肾，温下元之气，直接兴奋宗筋；肾俞可补益元气，培肾固本；太溪为肾之原穴，可滋阴补肾；三阴交是肝、脾、肾三经的交会穴，可健脾益气，补益肝肾，又可清热利湿。诸穴合用，可达补益肾气，强筋起痿之目的。

（3）加减：命门火衰配命门、志室、气海；心脾两虚配心俞、脾俞、足三里；肝气郁滞配太冲、合谷；惊恐伤肾配百会、神门、命门；湿热下注配太冲、会阴、阴陵泉透阳陵泉。

（4）操作：关元针尖向下斜刺，力求针感传向前阴，其他腧穴均常规针刺。实证用泻法，虚证可加用灸法。

（5）其他疗法：①耳针：取内生殖器、外生殖器、内分泌、肾、神门、皮质下。每次选用2~4穴，毫针刺法，或埋针法、压丸法。②穴位注射：取关元、中极、肾俞。选用胎盘注射液或黄芪注射液、当归注射液、维生素B_1或维生素B_{12}注射液。每次取2穴，每穴注射0.5~1ml。要求针感向前阴传导。③穴位埋线：取关元、中极、肾俞、三阴交、次髎。每次选2~3穴，埋入羊肠线。④电针：取关元、曲骨、肾俞、三阴交。接电针，以疏密波治疗20~30分钟。

（三）名老中医经验

黄某，男，31岁。阳痿1年。

病史 患者婚后房事不节，纵欲过度，则经常腰酸乏力，四肢发凉，致阳痿，不能同房。自服大量补肾药物未见明显效果，使患者紧张不安，疑虑重重，每因同房时，阴茎不能勃起而失败，特来就诊，接受针灸治疗。患者精神尚好，面色萎黄，时有心悸、失眠、腰酸乏力。心肺正常，肝脾未触及，前列腺检查正常。舌质淡，苔薄白，脉沉细。

诊断 阳痿（勃起功能障碍）。

病机 患者因房事不节，放纵无度而致肾阳不足，肾之精气衰退，表现出腰膝酸软、神疲乏力、肢冷、阳痿不举。日久用心过度，积虑成疾，暗耗心脾，乃致心脾气血虚弱。症见心悸、失眠、忧虑重重、怵惕不安。

治则 调神安志，温补肾阳。

取穴 内关、人中、中极、三阴交、秩边透水道。

针灸治疗 内关穴直刺1寸，施提插捻转泻法；人中穴斜刺3分，施雀啄泻法，令眼球湿润为度。余穴同前。

疗效 针刺治疗5次后阴茎即能勃起，但不能持久，继针4次后，阴茎勃起坚而有力，性交成功。改隔日1次，7次巩固治疗后痊愈。

按语 本病是男科性功能障碍的常见病之一，大多数为功能性，多由大脑皮质或脊髓中枢功能紊乱，性神经衰弱所致。针灸对心理性勃起功能障碍有确切的疗效。从文献报道来看，有效率达90%以上。临床研究证实：针灸可以调节大脑皮质或脊髓中枢的功能，调经性神经功能，提高性神经的兴奋性，改善性神经的抑制状态。石学敏教授针对其病因病机，在采用益肾培元的同时，调神安志，疏导气机，并授以必要的常识，配合心理治疗。在治疗中因人而异进行心理调整，解除患者焦虑情绪，消除恐惧心理，使之与医生密切合作，这是治疗成功的前提。针灸配穴中取命门、关元、中极穴以温补肾阳，培元固本，使元气得充，肾气壮盛；心俞、神门穴可调神导气，令气易行，以意通经，此本于"凡刺之法，先醒其神"之理。三阴交为三阴经之会穴，可滋阴补肾，益肾填精。在施用针法时更注重针感传导及手法量化指标，在针刺关元、中极等穴时，应重视针刺手法的运用，使针感沿着经脉的循行路线达前阴、阴茎、龟头部，是获取疗效的关键。

七、西医治疗

1. 治疗原则

矫正引起勃起功能障碍的有关因素，对因对症治疗。

2. 常用方法

（1）矫正引起勃起功能障碍的有关因素，包括①改变不良生活方式和社会心理因素；②性技巧和性知识咨询；③改变引起勃起功能障碍的有关药物；④对引起勃起功能障碍的有关器质性疾病治疗，如雄激素缺乏者，可用雄激素补充治疗。

（2）针对勃起功能障碍的直接治疗，包括①性心理治疗，如性心理疗法或夫妇间行为治疗等。②口服药物，万艾可、艾力达、希爱力均是一种选择性5型磷酸二酯酶抑制剂，临床应用有效，但禁忌与硝酸酯类药物合用，否则会发生严重低血压。酚妥拉明是一种α肾上腺素能受体阻断剂，对性中枢和外周均有作用，使用于轻、中度的勃起功能障碍。③局部治疗，阴茎海绵体注射血管活性药物，前列腺素E_1，疗效可达80%以上，但因有创、疼痛，异常勃起及长期使用后阴茎局部形成瘢痕，而少用；经尿道给药，比法尔是一种局部外用PGE_1软膏，疗效可达75%，不良反应有局部疼痛和低血压；真空缩窄装置是通过负压将血液吸入阴茎，然后用橡皮圈束于阴茎根部阻滞血液回流，维持阴茎勃起，缺点是使用麻烦，并有阴茎疼痛、麻木、青紫、射精障碍等。④手术治疗包括血管手术和阴茎假体，只有在其他治疗方法无效的情况下才被采用。

八、预防调护

（1）针灸治疗阳痿有一定的效果。取得疗效后，仍需注意节制房事。
（2）在针灸治疗同时配合心理治疗，给予精神疏导。在性生活时男方要消除紧张心理，克服悲观情绪，树立信心。
（3）宜调畅情志，心态平和，怡情养心。
（4）注意饮食搭配，少食醇酒肥甘，避免湿热内生。
（5）寻找病因，积极防治原发疾病，如糖尿病、动脉硬化等。

第六节 前列腺炎

一、概述

前列腺炎是中青年男性常见的一种生殖系炎症性疾病，常见症状是尿频、尿急、尿痛，偶见尿道溢出少量乳白色液体，并伴有会阴、腰骶、小腹、腹股沟等部隐痛不适等。临床上有急性和慢性、有菌性和无菌性、特异性和非特异性的区别，其中以慢性无菌性非特异性前列腺炎最为多见，其特点是发病缓慢、病情顽固、缠绵难愈。

二、病因病机

急性者多由饮食不节，嗜食醇酒肥甘，酿生湿热；或因外感湿热之邪，壅聚于下焦而成。慢性者多由相火妄动，所愿不遂，或忍精不泄，肾火郁而不散，离位之精化成白浊；或房事不节，精室空虚，湿热从精道内侵，湿热壅滞，气血瘀阻而成。病久伤阴，肾阴暗耗，可出现阴虚火旺证候，亦有体质偏阳虚者，久则火势衰微，易见肾阳不足之象。

西医学认为本病病因复杂，可能与致病菌或病原微生物感染、尿液反流及免疫因素有关。

三、辨病

（一）症状

急性者发病较急，突发寒战高热，尿频、尿急、尿痛，腰骶部及会阴部疼痛，或伴有直肠刺激征。形成脓肿时常发生尿潴留。慢性者临床症状表现不一，患者可出现不同程度的尿频、尿急、尿痛、尿不尽、尿道灼热，腰骶、小腹、会阴及睾丸等处坠胀隐痛。晨起、尿末或大便时尿道偶见有少量白色分泌物。部分病程较长患者可出现阳痿、早泄、遗精或者射精痛等，或伴头晕耳鸣、失眠多梦、腰酸乏力等症状。

（二）体征

急性者直肠指检前列腺饱满肿胀，压痛明显，温度增高。慢性者直肠指检前列腺多正常大小，或稍大或稍小，质软或软硬不均，轻度压痛。

（三）辅助检查

急性者尿道口溢出分泌物镜检有大量脓细胞，涂片可找到细菌。慢性者前列腺按摩液镜检白细胞每高倍视野在 10 个以上，卵磷脂小体减少或消失。若前列腺液不能取得时，可取精液检查，白细胞计数 $> 1 \times 10^6/\mathrm{ml}$ 为异常。

尿三杯试验可作为参考。前列腺液培养有利于病原菌诊断。细菌性前列腺炎者前列腺液培养有较固定的致病菌生长；慢性非细菌性前列腺炎细菌培养呈阴性。超声波检查多表现为内部回声强弱不均，可见增强的光斑及结节回声，被膜回声欠清晰。

四、类病辨别

1. 附睾炎

阴囊、腹股沟部隐痛不适，类似慢性前列腺炎。但附睾炎附睾部可触及结节，并伴轻度压痛。

2. 前列腺增生症

大多在老年人群中发病；尿频且伴排尿困难，尿线变细，残余尿增多；B超、直肠指检可进行鉴别。

3. 精囊炎

精囊炎和慢性前列腺炎多同时发生，除有类似前列腺炎症状外，还有血精及射精疼痛的特点。

五、辨证分型

（1）湿热下注：尿频、尿急、尿痛，尿道口时有白色浊液溢出，伴口干口臭，前列腺压痛明显。舌红，苔黄腻，脉滑数。

（2）脾虚气陷：尿意不尽，尿后余沥，尿色白，伴劳累后加重，头晕失眠，气短体倦，面色少华，心悸，自汗。舌淡，苔薄白，脉细弱。

（3）肾气不足：尿滴沥不尽，腰膝酸软，头晕耳鸣，性功能障碍。舌淡，苔薄白，脉细弱。

六、针灸治疗

（一）论治原则

清利下焦，健脾补肾。取任脉穴为主。

（二）基本治疗

（1）处方：关元、会阴、太溪、三阴交。

（2）方义：关元为任脉与足三阴经的交会穴，会阴为任、督二脉交会穴，均为局部取穴，可交通阴阳，清利小便；太溪为肾之原穴，配关元可补益肾气；三阴交为足三阴经的交会穴，取之可调理肝、脾、肾，以达通便之功。

（3）加减：湿热下注配中极、秩边透水道；脾虚气陷配脾俞；肾气不足配肾俞。

（4）操作：毫针常规刺。脾虚气陷和肾气不足者，可加灸。

（5）其他疗法：①耳针：取肾、膀胱、脾、三焦、外生殖器。毫针刺法，或埋针法、压丸法。②电针：取基本治疗用穴。选1~2组，常规电针治疗。③穴位贴敷：取神阙、中极。麝香0.1g，贴于穴位，胶布固定，1~2日一换。④皮肤针：下腹部任脉经穴、第1~5腰夹脊、阴陵泉、三阴交。叩刺至局部皮肤潮红。

（三）名老中医经验

谭某，男，23岁。畏寒发热会阴部疼痛已2日。

病史 患者1个月前有冶游史，2日后尿毒流脓，自己买药服后脓止。此后尿道不适伴尿频、尿急、尿痛，早上尿道口脓性分泌物多。2日前开始畏寒发热，会阴部疼痛，逐渐加重，行动困难。检查：体温39℃，会阴压痛明显，尿道涂片及前列腺液中查出大量白细胞及淋球菌，苔黄腻，脉滑数。

  辨证 属湿热内蕴，淫毒内侵。

  治则 清利湿热，解毒消肿。

  针灸疗法 ①毫针：取穴大赫、肾俞、三阴交，均泻。②灸法：艾条灸会阴、阴中、囊中。二法同用，每日1次，每次30分钟，共10次。

  配合疗法 中、西药用法同上。加服四环素0.5g，每日4次，共10日。治疗3日后疼痛减轻，分泌物减少，热退。至第9日症状基本消失，检查淋球菌阴性，至第23日已恢复正常。每周1次，复查5次均正常。

七、西医治疗

1. 治疗原则

  首先要进行临床评估，确定疾病类型，针对病因选择治疗方法，对疾病的错误理解、不必要的焦虑及过度节欲会使症状加重。前列腺炎可能是一种症状轻微或全无症状的疾病，也可能是一种可自行缓解的自限性疾病，也可能是一种症状复杂，导致尿路感染、性功能障碍、不育等的疾病，对患者的治疗既要避免向患者过分渲染本病的危害性，也要避免对本病治疗采取简单、消极、盲目偏重抗生素治疗的态度，应采用个体化的综合治疗。

2. 常用方法

  （1）物理治疗：热水坐浴及理疗（如离子透入）可减轻局部炎症，促进吸收。前列腺按摩可排空前列腺管内浓缩的分泌物及引流腺体梗阻区域的感染灶，因此对顽固病例可在使用抗生素的同时每3～7天做前列腺按摩。多种物理因子被用作前列腺理疗，如微波、射频、超短波、中波和热水坐浴，对松弛前列腺、后尿道平滑肌及盆底肌肉，加强抗菌疗效和缓解疼痛症状有一定好处。

  （2）药物治疗：对于细菌性前列腺炎，首选红霉素、复方磺胺甲噁唑、多西环素（强力霉素）等具有较强穿透力的抗菌药物。目前应用于临床的药物还有喹诺酮类、头孢菌素类等，亦可以联合用药或轮回用药，以防止耐药性。对于非细菌性前列腺炎，如致病原为衣原体、支原体则可用米诺环素、多西环素及碱性药物。其他可用红霉素、甲硝唑等。α-受体阻滞剂可以解痉、改善症状。非甾体抗炎药可改善症状，一般使用吲哚美辛内服或栓剂。别嘌醇能降低全身及前列腺液中的尿酸浓度，理论上它作为自由基清除剂，还可清除活性氧成分，减轻炎症，缓解疼痛。对伴有膀胱功能过度活动症表现如尿急、尿频、夜尿增多但无尿路梗阻的前列腺炎患者，可以使用M-受体拮抗剂治疗。前列腺痛、细菌性或非细菌性前列腺炎患者的前列腺、膀胱颈及尿道平滑肌张力都增加，排尿时后尿道内压增高致尿液反流入前列腺管，是引起前列腺痛、前列腺结石及细菌性前列腺炎的重要原因，应用α受体拮抗剂有效地改善前列腺痛及排尿症状，对防止感染复发有重要意义。α受体拮抗剂宜用较长疗程，使有足够时间调整平滑肌功能，巩固疗效。

（3）手术治疗：外科治疗可用于反复发作的慢性细菌性前列腺炎。前列腺摘除能够达到治愈的目的，但是要慎用。由于前列腺炎通常累及腺体的外周带，因此，前列腺电切术难以达到治疗的目的 TURP 能够去除前列腺的结石和前列腺导管附近的细菌感染病灶，有益于降低外周带病灶的再感染。慢性细菌性前列腺炎可导致反复尿路感染及不育。

（4）其他治疗：包括了生物反馈治疗，经会阴体外冲击波治疗，心理治疗，中医中药治疗等。

八、预防调护

（1）针灸治疗前列腺炎有较好疗效。
（2）注意防寒保暖，不吃刺激性食物，禁酒，治疗期间宜节制房事。
（3）急性前列腺炎应卧床休息，禁忌前列腺按摩。
（4）慢性前列腺炎可行前列腺按摩，按摩时用力不宜过大，按摩时间不宜过长，也不宜过于频繁，以每周1次为宜。
（5）生活规律，劳逸结合，避免频繁的性冲动，不要久坐或骑车时间过长。
（6）调节情志，保持乐观情绪，树立战胜疾病的信心。

第七节　男性不育症

一、概述

男性不育症是指育龄夫妇同居两年以上，性生活正常、未采取任何避孕措施，由于男方原因使女方不能受孕的病证。多见于精子减少症、无精子症、死精子症、精液不化症、不射精症、逆行射精症。精液检查常发现：一次排精量低于2ml，射出的精液中无精子或仅有少量活精子，精子总数少于4000万，精子密度小于2000万/ml，50%以上无活动能力，精液在室温下60分钟不液化。

本病应属于中医学的"无子""无嗣"范畴。

二、病因病机

中医学认为本病的发生常由禀赋不足、恣情纵欲、劳伤久病等因素引起，本病病在精宫，与任脉、督脉、冲脉及肾、肝、脾等脏腑有关，尤与肾脏的关系最为密切。

基本病机是肾精亏损，或气滞、血瘀、湿热闭阻精宫。

西医学认为，本病的病因主要有染色体异常、内分泌疾病、生殖道感染、输精管道梗阻、睾丸生精功能异常、精子结构和精浆异常、免疫性不育、男性性功能障碍等。

三、辨病

（一）症状

男子婚后2年以上，性生活正常，未行避孕，不能使女方怀孕。在病史上，详细了解患者的职业、既往史、个人生活史、婚姻史、性生活情况，过去精液检查结果及配偶健康情况等。还应了解有无放射性、有毒物品接触史及高温作业史，有无腮腺炎病史，有无其他慢性病及长期服药情况，是否经常食用棉籽油，有无酗酒、嗜烟习惯等。

（二）体征

检查的重点是全身情况和外生殖器。如体型，发育营养状况，胡须、腋毛、阴毛分布，乳房发育等情况；阴茎的发育，睾丸位置及其大小、质地、有无肿物或压痛，附睾、输精管有无结节、压痛或缺如，精索静脉有无曲张等。注意前列腺大小、硬度、有无结节、结石，怀疑前列腺炎者应作前列腺按摩液检查。

（三）辅助检查

检查内容主要包括精液常规分析、精液生化测定、精子穿透宫颈黏液实验、精子凝集实验、睾丸活组织检查、输精管道的X线检查、生殖内分泌测定、遗传学检查等。精液常规分析WHO规定标准为：2ml≤精液量＜7ml，液化时间＜60分钟，黏液丝长度＜2cm，pH 7.2～7.8，精子密度≥20×10^6/ml，精子总计数≥40×10^6，成活率≥70%，A级精子（快速直线前进）≥25%，或A级精子+B级精子（缓慢直线前进）＞50%，正常形态精子≥30%，白细胞＜1×10^6/ml。目前国内少数医院已开始采用WHO第五版规定的精液分析标准，可供参考。

四、类病辨别

男性不育症不是一种独立的疾病，而是由某一种或多种疾病与因素造成的结果。应判断不育的原因在男方而不在女方，或男女双方都存在不育的因素，进一步检查并找出病因。

五、辨证分型

（1）肾经亏损：精液量少，或死精过高，或精液黏稠不化，精神疲惫，腰膝酸软，头晕耳鸣。舌淡，脉细弱。

（2）气血虚弱：面色萎黄，懒言乏力，心悸失眠，头晕目眩，纳呆便溏。舌淡，脉细弱。

（3）气滞血瘀：睾丸坠胀，胸闷不舒。舌质暗，脉沉弦。

（4）湿热下注：死精过多，或伴遗精，小便短少，尿后滴白，口苦咽干。舌红，苔黄腻，脉滑数。

六、针灸治疗

（一）论治原则

补肾填精，通利精宫。取任脉穴及肾的背俞穴、原穴为主。

（二）基本治疗

（1）处方：气海、关元、肾俞、太溪、三阴交、足三里。

（2）方义：本病病位在精宫，且与肾、肝、脾关系密切，任脉起于胞中（男子为精宫），任脉之气海、关元又为任脉与足三阴经之交会穴，故取之可调理精宫和肝脾肾三脏；肾主生殖，故取肾的背俞穴肾俞、原穴太溪以补肾精、益生殖；三阴交为足三阴交会穴，既可滋补肝肾、健脾益气，又可理气活血、清利湿热，故不论虚实用之皆宜；足三里为胃之下合穴，可补益后天之气，以旺精血生化之源。

（3）加减：肾经亏损配命门；气血虚弱配脾俞、胃俞；气滞血瘀配次髎、蠡沟；湿热下注配秩边、中极。

（4）操作：毫针常规刺，肾经亏损、气血虚弱可灸。

（5）其他疗法：①耳针：取肾、外生殖器、内生殖器、内分泌。毫针刺法，或埋针法、压丸法。②穴位注射：取足三里、关元、肾俞、三阴交。每次选用2个穴位，用绒毛膜雌性激素500U注入穴位浅层。③电针：取基本治疗之用穴。选1~2组，电针常规治疗。

（三）名老中医经验

于某，男，33岁。婚后2年不育。

病史　患者婚后2年未育，精液稀薄。精液显微镜检查：数量减少。舌淡红苔薄白，脉沉细。

辨证分析　患者正当年壮，但肾阳不足，温养失司，不能生成有效精液，故精液稀薄，不能温润精室，环境匮乏，故不育；肾阳不足，不能鼓舞气血，故舌红苔薄白，脉沉细。

诊断 不育症、肾阳不足证（男性不育）。

疗效 治以补肾壮阳、培元固本。取穴：命门、关元、大赫、气海、足三里。命门直刺进针 1～2 寸，施提插补法 1 分钟；关元、大赫、气海，均为腹部穴，进针 1～2 寸；足三里直刺，进针 1.5～2 寸，施捻转补法 1～2 分钟。配合中药汤剂金匮肾气加减，每日 1 剂。针刺治疗 1 个月，复查精液数量较前增多；治疗 3 个月后其妻受孕成功。

按语 西医将男性不育症按病因归纳为三类，即性功能障碍，精液异常，先、后天器质性病变等。其中以性功能障碍和精液异常所致的男性不育症最多。故针灸所治的男性不育症多指性功能障碍及精液异常而言。中医治疗该病宜据具体情况辨证选穴，以虚证为主，一般可分肾阳虚、肾阴虚、气血不足。肾之阴阳不足，故取命门、肾俞、关元、气海、精宫、大赫、三阴交、太溪等穴补养肾之阴阳。若气血不足，体质虚弱，后天之气亦虚者，宜取关元、气海、脾俞、胃俞、肾俞、足三里、三阴交等穴先后天同补。

七、西医治疗

1. 治疗原则

去除病因，对症治疗。

2. 常用方法

（1）不育夫妇双方共同参与诊断与治疗，在男方进行治疗前也应对女方检查生育力。根据 WHO 多中心临床研究，男方生育力低下者约 26% 配偶也同时存在生育问题。

（2）非手术治疗：①特异性治疗：病因诊断相当明确，治疗方法针对性强，则可采用特异性治疗，如用促性腺激素治疗促性腺激素低下的性腺功能低下症。②半特异性治疗：对病因、病理、发病机制尚未阐明，治疗措施只解决部分发病环节，如感染不育和免疫不育治疗等。③非特异性治疗：由于病因不明，如特发性少精症采用的经验性治疗和传统医学治疗等。

（3）手术治疗：①提高睾丸精子发生的手术，如精索内静脉高位结扎术和睾丸固定术。②解除输精管道的梗阻。③解除其他致使精液不能正常进入女性生殖道因素的手术，如尿道下裂手术等。④其他全身疾病而致男性不育的手术，如垂体瘤手术和甲状腺疾病手术治疗等。

（4）人类辅助生殖技术：不通过性交而采用医疗手段使不孕不育夫妇受孕的方法。该技术主要有四个方面：①丈夫精液人工授精，精子体外处理后，收集质量好的精子作宫腔内人工授精，主要用于宫颈因素引起不育，男性主要用于免疫不育，成功率为 8%～10%。②体外受精-胚胎移植技术，每周期成功率达 30% 以上，主要用于女性输卵管损坏、梗阻的不育治疗。③卵胞浆内精子注射，主要用于严重少精、死精及梗阻性无精子症患者。此项技术可达 70% 左右成功授精；每次移植 2～3 个胚胎，怀孕率达 35%～50%。④供者精液人工授精，男性不育经各种方法治疗无效而其配偶生育力正常者，为了生育目的可采用供者精液人工授精。

（5）预防性治疗：为了防止以后引起男性不育应注意以下几点：①预防性传播疾病；②睾丸下降不完全者，应在幼儿期作出相应处理；③安全的环境、避免对睾丸有害因子及化学物品的接触；④对采用有损睾丸功能的治疗者，包括某些药物如肿瘤化疗等，在用药前将患者的精液贮存于人类精子库。

八、预防调护

（1）针灸治疗本病有较满意的效果。
（2）戒烟酒。避免有害因素的影响，如放射性物质、毒品、高温环境等。
（3）治疗期间宜节制房事，注意选择同房日期，以利受孕。

第八节　痔疮

一、概述

痔疮是发生于肛肠部的慢性疾病，直肠下端黏膜下和肛管皮下的静脉扩大曲张形成静脉团块，又称痔核。

二、病因病机

中医学认为，本病的发生常与久坐久立、负重远行、嗜食辛辣、酒色过度、久泻、久痢、长期便秘、劳倦胎产等因素有关。本病病位在肛肠，督脉过直肠，膀胱经别入肛中，故本病与膀胱经、督脉关系密切。基本病机是肛部筋脉横懈。

西医学认为，关于痔的病因主要有两种学说。首先是静脉曲张学说，认为痔是直肠下段黏膜下和肛管皮肤下的静脉丛淤血、扩张和屈曲所形成的静脉团。然而目前广为接受的理论是 Thomson 的肛垫下移学说，认为痔原本是肛管部位正常的解剖结构，即血管垫，是齿状线及以上 1.5cm 的环状海绵样组织带。只有肛垫组织发生异常并合并有症状时，才能称为痔，才需要治疗，治疗目的是解除症状，而非消除痔体。痔的诱发因素很多，其中便秘、长期饮酒、进食大量刺激性食物和久坐久立是主要诱因。

三、辨病

（一）症状

本病初期常以无痛性便血为主要症状，血液与粪便不相混合，多在排便时出现手纸带血、滴血或射血。出血呈间歇性，饮酒、过劳、便秘、腹泻等诱因常使症状加重，出血严重者可出现继发性贫血。随着痔核增大，在排便时可脱出，若不及时回纳可形成内痔嵌顿。患者常伴有大便秘结，内痔持续脱出时有分泌物溢出，并可有肛门坠胀感。

内痔分为4度：①Ⅰ度：排便时出血，便后出血可自行停止，痔不脱出肛门；②Ⅱ度：常有便血；排便时脱出肛门，排便后自动还纳；③Ⅲ度：痔脱出后需手辅助还纳；④Ⅳ度：痔长期在肛门外，不能还纳；其中，Ⅱ度以上的内痔多形成混合痔，表现为内痔和外痔的症状同时存在，可出现疼痛不适、瘙痒，其中瘙痒常由于痔脱出时有黏性分泌物流出。后三度多成混合痔。

单纯性内痔无疼痛仅坠胀感，可出血，发展至脱垂，合并血栓形成、嵌顿、感染时才出现疼痛。外痔平时无特殊症状，发生血栓及炎症时可有肿胀、疼痛。

（二）体征

肛门部出现小肉状突出物，无症状或仅有异物感，也可伴有肛门处疼痛、肿胀和大便时出血。指诊可触及柔软、表面光滑、无压痛的黏膜隆起，窥肛镜下见齿线上黏膜呈半球状隆起，色暗紫或深红，表面可有糜烂或出血点。

（三）辅助检查

血常规检查白细胞总数及中性粒细胞比例一般无明显变化。长期便血不及时治疗，可引起红细胞及血红蛋白下降，甚至贫血。

四、类病辨别

1. 直肠息肉

痔与本病的共同点是肿物脱出及便血；但本病多见于儿童，脱出物为肉红色，一般为单个，有长蒂，头圆，表面光滑，质地较痔核硬，可活动，容易出血，以便血、滴血为主，多无射血现象。

2. 肛乳头肥大

痔与本病的共同点是肿物脱出；但本病脱出物呈锥形或鼓槌状，灰白色，表面为上皮,质地较硬,一般无便血,常有疼痛或肛门坠胀,过度肥大者便后可脱出肛门外。

3. 肛裂

痔与本病的共同点是便血。但本病是排便时肛门疼痛伴出血,且疼痛呈周期性,便秘时尤甚;局部检查可见肛管部位有明显裂口,多在6点或12点处。

4. 直肠癌

痔与本病的共同点是便血。但本病是粪便中混有脓血,多为暗红或暗紫色,常伴有黏液或腐臭的分泌物,大便变扁或变细,便次增多,里急后重;指检可触及菜花状块物,或凹凸不平的溃疡,易出血,质地坚硬,不能推动;细胞学检查或病理切片可以确诊。

五、辨证分型

(1)湿热下注:兼见局部肿胀、疼痛、潮湿。舌红,苔腻,脉滑数。
(2)气虚下陷:痔疮日久,伴有脱肛、乏力。舌淡,苔白,脉弱。

六、针灸治疗

(一)论治原则

清热利湿,消瘀止痛。取足太阳经及督脉穴为主。

(二)基本治疗

(1)处方:承山、次髎、长强、二白。
(2)方义:承山、次髎均为膀胱经穴,足太阳经别又自腨至腘,别入肛中,故取二穴清泻肛肠湿热,疏导膀胱经气而消瘀滞;长强穴属督脉,位近肛门,刺之直达病所,清利湿热;二白为治疗痔疮的经验要穴。
(3)加减:湿热下注配大肠俞、阴陵泉;气虚下陷配脾俞、百会。便秘配天枢、上巨虚;便后出血配孔最、膈俞。
(4)操作:长强沿尾骶骨内壁进针1~1.5寸,余穴毫针常规刺。气虚下陷脾俞、百会宜用灸法。
(5)其他疗法:①三棱针:取第7胸椎至腰骶部范围内痔点(紫红色或粉红色丘疹,以腰骶部接近督脉的痔点疗效较好)。每次选一个痔点,常规消毒,用三棱针将挑治部位的表皮纵行挑破0.2~0.3cm,然后再向深部挑,将皮下白色纤维样物挑断,挤出血液或黏液。每周1次,连续3~4次。②耳针:取肛门、直肠、大肠、神门、脾、肾上腺。每次选用2~4穴,毫针刺法,或压丸法。

（三）名老中医经验

罗某，男，75岁。肛门部小肉状脱出物1年多，复发15天。

病史 患者1年前无明显诱因出现肛门小肉状脱出物如花生大小，便后滴血，便时疼痛感，诊断为"混合痔"，治疗后脱出物还纳、疼痛缓解、无便血。15天前因劳累后便时出现肛门小肉状脱出物如花生大小，便后不可自行还纳，便时无疼痛感，无便血，神疲乏力，饮食睡眠可，二便调，舌淡，苔薄，脉细弱。

既往史 既往有慢性胃炎病史（具体不详）。否认心脏病、糖尿病等慢性病病史，否认结核、伤寒等传染病病史，否认输血史、手术史、外伤史。

辨证 患者以肛门部小肉状脱出物1年多，复发15天为主诉，属于中医"痔疮"范畴。患者年老，气血已虚，气血下陷，结聚肛门，宿滞不散，且患者平素喜长时间蹲厕，加重气血下坠，发为痔疮，故见肛门小肉状脱出物，便后不可自行还纳，劳累后损伤气血，故劳累后加重，气血不足，故无便血；舌淡，苔薄，脉细弱，皆属于"气虚下陷"之征。病位在肛门。

诊断 痔疮之气虚下陷证（混合痔）。

治法 益气固脱。以局部腧穴、足太阳膀胱经、督脉经经穴为主。

针灸处方 ①针刺取穴：百会、大肠俞（双侧）、秩边（双侧）、承山（双侧）、上巨虚（双侧）、二白（双侧）。操作：患者穴位常规消毒，采用1.5寸毫针，依次针刺百会、大肠俞、秩边、承山、上巨虚、二白，用捻转补法，留针30分钟。②耳穴贴籽：取肛门、直肠、大肠、脾、肾，用王不留行籽贴压，双耳交替贴压，隔日1次，嘱患者回家后每日按压3~5次。③留罐：双侧大肠俞留罐10分钟。

方义 ①针刺：大肠俞、秩边、承山均为足太阳膀胱经穴，足太阳经别又"自腨至腘，别入肛中"，故取三穴用补法，补益肛肠气血，并疏导膀胱经气而使气通畅以防下陷；百会为诸脉会聚之穴，可具有升阳、益气、举陷的作用；二白为经验用穴，善治痔疮；上巨虚为足阳明胃经之穴，阳明经多气多血，可通腑理肠，调理气血，补中益气，共奏升阳举陷之作用。②耳穴贴压：耳廓上有与脏腑经络、组织器官、四肢干相互沟通的特定区域，中医按相应部位、中医辨证、西医学理论及临床经验选穴。③留罐：调理大肠之气血，温通大肠阳气，以达到升阳举陷之效。以上治疗按顺序进行，并嘱患者保持心情舒畅，清淡饮食，勿久蹲久坐。隔日1次，6次为1个疗程。

二诊 患者诉便时肛门小肉状脱出物如花生大小，便后不可自行还纳，便时无疼痛感，无便血，仍感神疲乏力，饮食睡眠可，二便调。

处方 守初诊方，加灸神阙穴。

方义 任脉之神阙穴，灸之可升阳举陷，故取之。

三诊 患者诉便时肛门小肉状脱出物如花生大小，便后不可自行还纳，便时无疼痛感，无便血，神疲乏力稍有改善，饮食睡眠可，二便调。

处方 守二诊方。

方义 患者气虚之神疲乏力稍有改善，故守二诊处方。以上治疗隔日1次，治疗2个疗程后，患者诉便时肛门小肉状脱出物较前有所回纳，便时无疼痛感，无便血，神疲乏力较前改善，饮食睡眠可，二便调。嘱患者保持心情舒畅，清淡饮食，勿久蹲久坐。继续治疗4个疗程后便时无肛门小肉状脱出物，便时无疼痛感，无便血，神疲乏力明显改善，饮食睡眠可，二便调。

按语 本证发生多因久坐、久站、负重远行、妊娠所致；或因饮食不节，嗜食辛辣厚味，燥热内生，肠胃受损而得；或因久泻、久痢、便秘，以致湿热内生，脉络郁阻，结塞肛肠；或因年老气血下陷，结聚肛门，宿滞不散而致。该患者年老，气血已虚，气血下陷，结聚肛门，宿滞不散，且患者平素喜长时间蹲厕，加重气血下坠，发为痔疮，故见肛门小肉状脱出物，劳累后损伤气血，故劳累后加重，气血不足，故无便血；舌淡，苔薄，脉细弱，皆属于气虚下陷之证。路教授认为：①治疗时应注意内痔和外痔不同临床表现，内痔主要表现为出血、肛门脱出、痔疮黏液渗出、肛周瘙痒，外痔表现为肛门外赘生皮瓣，逐渐增大，一般无痛、出血，仅感肛门部有异物感；②针刺可迅速缓解痔疮肿痛症状，并可通大便而减轻痔疮的痛苦，若求根治则需专科处理；③平素应少食辛辣刺激性食物，保持大便通畅。古人云"十有九痔"，说明痔疮为常见病、多发病，人们日常生活中的一些坏习惯是导致痔疮发生的重要原因，如久坐久站、久蹲厕所、久食辛辣食品等。针灸治疗取穴主要是以局部腧穴和足太阳膀胱经为主，对于中重度痔疮患者应引起重视，应早治疗，对于轻度患者，更重要的是要注意日常生活，做到少食辛辣发物食品、禁酒，以防脱出反复发作。

七、西医治疗

1. 治疗原则

（1）无症状的痔无须治疗。

（2）有症状的痔重在减轻或消除症状，而非根治。

（3）以保守治疗为主。

2. 常用方法

（1）一般治疗：适用于绝大部分的痔，包括血栓性和嵌顿性痔的初期。注意饮食，忌酒和辛辣刺激食物，增加纤维性食物，多摄入果蔬、多饮水，改变不良的排便习惯，保持大便通畅，必要时服用缓泻剂，便后清洗肛门。对于脱垂型痔，注意用手轻轻托回痔块，阻止再脱出。避免久坐久立，进行适当运动，睡前温热水（可含高锰酸钾）坐浴等。

（2）局部用药治疗：已被广泛采用，药物包括栓剂、膏剂和洗剂，多数含有中药成分。

（3）口服药物治疗：一般采用治疗静脉曲张的药物。

（4）注射疗法：对Ⅰ、Ⅱ度出血性内痔效果较好；将硬化剂注射于黏膜下层静脉丛周围，使引起炎症反应及纤维化，从而压闭曲张的静脉；1个月后可重复治疗，避免将硬化剂注入黏膜层造成坏死。

（5）物理疗法：激光治疗、冷冻疗法、直流电疗法和铜离子电化学疗法、微波热凝疗法、红外线凝固治疗，较少用。

（6）胶圈套扎：套扎痔根部，阻断其血供以使痔脱落坏死；适用于Ⅰ、Ⅲ度内痔，对于巨大的内痔及纤维化内痔更适合。

（7）手术治疗：①手术指征：保守治疗无效，痔脱出严重，较大纤维化内痔、注射等治疗不佳，合并肛裂、肛瘘等。②手术原则：通过手术使脱垂肛垫复位，尽可能保留肛垫的结构，从而术后尽可能少地影响精细控便能力。③术前准备：内痔表面有溃疡、感染时，先行通便、温热水坐浴保守治疗，溃疡愈合后再手术；做肠道准备。④手术方式：a. 血栓性外痔剥离术适用于血栓性外痔保守治疗后疼痛不缓解或肿块不缩小者。b. 传统痔切除术即外剥内扎术。c. 痔环切术（Whitehead术）教科书上的经典术式，易导致肛门狭窄，目前临床很少应用。d. PPH手术 吻合器痔上直肠黏膜环切钉合术。⑤术后处理：观察有无并发症发生，注意饮食，保持大便通畅。

八、预防调护

（1）针灸可缓解痔疮症状，病情较重者可转专科手术治疗。

（2）平素少食辛辣刺激性食物，保持大便通畅。坚持做肛提肌锻炼，有助于减轻症状或避免愈后复发。

（3）保持大便通畅，养成每天定时排便的习惯，蹲厕时间不宜过长。

（4）避免久坐久立，负重远行。

（5）保持肛门局部清洁卫生，防止便秘或腹泻的发生。

第九节　脱肛

一、概述

脱肛是直肠黏膜、肛管、直肠全层和部分乙状结肠向下移位而脱出肛门外的一种疾病。其特点是直肠黏膜及直肠全层反复脱出肛门外，伴肛门松弛。

本病相当于西医学的肛管直肠脱垂。

二、病因病机

中医学认为,脱肛的发生常与久病体虚、劳伤过度、产育过多、恣食辛辣厚味等因素有关,泻痢日久、便秘、痔疮、久咳可诱发加重本病。本病病位在大肠,督脉过直肠,膀胱经别入肛中,故本病与督脉、膀胱经关系密切。基本病机是中气下陷,或湿热下注。

西医学认为,直肠脱垂的病因尚不完全明了,认为与多种因素有关。①解剖因素:发育不良幼儿、营养不良患者、年老衰弱者,易出现肛提肌和盆底筋膜薄弱无力;小儿骶骨弯曲度小、过直;手术、外伤损伤肛门直肠周围肌或神经等因素都可减弱直肠周围组织对直肠的固定、支持作用,直肠易于脱出。②腹压增加:如便秘、腹泻、前列腺肥大、慢性咳嗽、排尿困难、多次分娩等,经常致使腹压升高,推动直肠向下脱出。③其他:内痔、直肠息肉经常脱出,向下牵拉直肠黏膜,诱发黏膜脱垂。

目前,引起直肠完全脱垂有以下两种学说。①滑动疝学说 因腹腔内压力增高及盆底组织松弛,直肠膀胱陷凹或直肠子宫陷凹处直肠前腹膜反折部被推向下移位,将直肠前壁压入直肠壶腹,最后脱出肛门外。②肠套叠学说 套叠始于直肠乙状结肠交界处,在腹压增加、盆底松弛等因素影响下,套叠部分不断下移,最终使直肠由肛门外脱出。

三、辨病

(一)症状

本病主要症状为有肿物自肛门脱出。初发时肿物较小,排便时脱出,便后自行复位。以后肿物脱出渐频,体积增大,便后需用手托回肛门内,伴有排便不尽和下坠感。最后在咳嗽、用力甚至站立时亦可脱出。随着脱垂加重,引起不同程度的肛门失禁,常有黏液流出,导致肛周皮肤湿疹、瘙痒。因直肠排空困难,常出现便秘,大便次数增多,呈羊粪样。黏膜糜烂,破溃后有血液流出。内脱垂常无明显症状,偶尔在行肠镜检查时发现。

(二)体征

本病局部视诊可见肛门呈散开状。直肠指检是直肠脱垂定性的重要方法。手指沿脱出物上行,在突出的黏膜外侧与肛管之间能触摸到环形沟的是直肠黏膜脱出。如无环形沟,肛管内层亦随着下脱,可见肛门瓣和肛乳头的为直肠全层脱垂。直肠黏膜内脱垂宜侧卧或蹲位检查,直肠壶腹部可触摸到折叠的黏膜,质地柔软,可上下活动。

分度：直肠脱垂可分为三度。

（1）一度脱垂：为直肠黏膜脱出，脱出物淡红色，长3～5cm，触之柔软，无弹性，不易出血，便后可自行回纳。

（2）二度脱垂：为直肠全层脱出，脱出物长5～10cm，呈圆锥状，淡红色，表面为环状而有层次的黏膜皱襞，触之较厚，有弹性，肛门松弛，便后有时需用手回复。

（3）三度脱垂：直肠及部分乙状结肠脱出，长达10cm以上，呈圆柱形，触之很厚，肛门松弛无力。

（三）辅助检查

乙状结肠镜可见到远端直肠充血、水肿。排便造影检查时可见到近端直肠套入远端直肠内。肛管直肠测压、肌电图检查可帮助判断患者肛门功能。对伴有阴道脱垂或尿失禁的患者，须作尿动力学和妇科学检查。

四、类病辨别

1. 内痔脱出
内痔脱出时痔核分颗脱出，无环状黏膜皱襞，暗红色或青紫色，容易出血。

2. 直肠息肉
肛外脱出物多为一圆形小瘤，常有蒂，发炎时表面呈鲜红草莓状，易出血。

3. 直肠癌
低位肛管直肠部的癌肿晚期较大时可突出肛外，表面呈菜花样，质坚硬或脆，肛门持续疼痛且呈进行性加重，组织坏死时可产生脓血，味臭秽。

五、辨证分型

（1）中气下陷：脱肛稍劳即发，肛门坠胀，面色萎黄，神疲乏力，食欲不振，头晕心悸。舌淡，舌苔白，脉细弱。

（2）湿热下注：多见于痢疾急性期或痔疮发作时，肛门局部红肿灼热，大便时加重，小便黄赤。舌红，苔腻，脉滑数。

六、针灸治疗

（一）论治原则

升提固脱。取督脉穴及足太阳经穴为主。

（二）基本治疗

（1）处方：百会、长强、大肠俞、承山。

（2）方义：百会为督脉与足太阳经的交会穴，气为阳，统于督脉，故灸百会可使阳气旺盛，有升提收摄之功；长强为督脉之别络，位近肛门，可增强肛门的约束功能；大肠俞为大肠之气转输之处，可调和大肠腑气；承山为膀胱经穴，足太阳经别入肛中，故可疏调肛部气血。

（3）加减：中气下陷配脾俞、气海；湿热下注配阴陵泉。

（4）操作：长强沿尾骶骨内壁进针1～1.5寸，百会可用灸法。余穴毫针常规刺。

（5）其他疗法：①三棱针：取第3腰椎至第2骶椎之间，脊柱旁开1.5寸处的纵线上任选一处皮肤反应点。用三棱针挑破出血后，外敷消毒纱布。②耳针：取直肠、大肠、皮质下、神门。毫针刺法，或埋针法、压丸法。

（三）名老中医经验

于某，女，5岁。大便后肛门有肿物脱出1月余。

查体 可见肛管黏膜脱出肛外，呈环形螺纹状，无糜烂及破溃，便后站起即复。

诊断 直肠脱垂（Ⅰ度）。

治疗方法 ①针刺：主穴取督脉经穴百会、长强。配穴取足三里、天枢。四穴均强刺激不留针，隔天针1次。②贴脐：取黄芪20g，升麻、诃子、五倍子、石榴皮各10g，研极细末备用。每次取10g粉末加白酒调成糊状，敷脐部，日换药1次。10日为1个疗程。

疗效 治疗2个疗程后，症状消失，随访半年未复发。

按语 祖国医学认为，脱肛的根本是督脉统领阳气的功能失调所致，而小儿脱肛主要因先天禀赋不足及后天致病因素所致，如调理饮食、治疗得法，尚可治愈。故取督脉二穴位百会、长强，上取百会以升阳，下取长强以固脱，两穴配合，相得益彰，配足三里、天枢以补中，健脾益气，以求治本。通过针刺刺激，经络反应，能有效地改善血液循环，促进肛门收缩功能，有利于脱肛的复位。而脐部贴药以益气升提固脱为大法，使疗效持久、稳固，则治愈而不发。实践证明，此法操作简单方便，痛苦小，疗效显著，适于临床推广应用。

七、西医治疗

1. 治疗原则

直肠脱垂的治疗依年龄、严重程度的不同而不同，主要是消除直肠脱垂的诱发因素；幼儿直肠脱垂以保守治疗为主；成人的黏膜脱垂多采用硬化剂注射治疗；成人的完全性直肠脱垂则以手术治疗为主。

2. 常用方法

（1）一般治疗：幼儿直肠脱垂有自愈的可能，应注意缩短排便时间，便后立即将脱出直肠复位，取俯卧位，用胶布固定双臀等。成人也应积极治疗便秘、咳嗽等引起腹压增高的疾病，以避免加重脱垂程度和手术治疗后复发。

（2）药物治疗：将硬化剂注射到脱垂部位的黏膜下层内，使黏膜与肌层产生无菌性炎症，粘连固定。常用硬化剂为5%苯酚植物油、5%盐酸奎宁尿素水溶液。对儿童与老人疗效尚好，成年人容易复发。

（3）手术治疗：成人完全性直肠脱垂的手术方法很多，各有优缺点和不同的复发率。手术途径有4种：经腹部、经会阴、经腹会阴和经骶部。前两种途径应用较多。直肠悬吊固定术治疗直肠脱垂疗效肯定。术中游离直肠后，可通过多种方法将直肠、乙状结肠固定在周围组织上，主要为骶前两侧的组织上，注意勿损伤周围神经及骶前静脉丛；可同时缝合松弛的盆底筋膜、肛提肌，切除冗长的乙状结肠、直肠。经会阴手术操作安全，但复发率较高。可将脱出的直肠甚至乙状结肠自肛门直接切除缝合。直肠黏膜脱垂可采用痔环行切除术方法切除脱垂黏膜。年老、体质虚弱者可简单地行肛门环缩术，即用金属线或涤纶带在皮下环绕肛门，2~3个月后取出皮下埋置物，使肛门缩紧以阻止直肠脱垂。

八、预防调护

（1）针灸可缓解痔疮症状，病情较重者可转专科手术治疗。

（2）平素少食辛辣刺激性食物，保持大便通畅，养成每天定时排便的习惯，蹲厕时间不宜过长。

（3）局部可采用丁字形托带垫棉固定，或坚持每天做肛提肌锻炼，有助于减轻症状或避免愈后复发。

（4）避免久坐久立，负重远行。积极治疗慢性腹泻、便秘、慢性咳嗽等，防止腹压过度增高。

（吴向农）

第十一章

皮肤科病证

第一节 神经性皮炎

一、概述

神经性皮炎,又称慢性单纯性苔藓,是一种皮肤神经功能障碍性疾病。以皮肤肥厚、皮沟加深、苔藓样病变和阵发性剧烈瘙痒为特征。临床上分为局限性神经性皮炎和散播性神经性皮炎两种。神经性皮炎与大脑皮质兴奋和抑制过程平衡失调有关,精神因素被认为是主要的诱因,情绪紧张、神经衰弱、焦虑都可促使皮损发生或复发。

神经性皮炎应属于中医学"牛皮癣""顽癣""摄领疮"等范畴。

二、病因病机

中医学认为,本病发生常与风热侵袭、过食辛辣、情志不遂等因素有关。本病病位在肌肤腠理络脉,与肺、肝关系密切。基本病机是风热外袭或郁火外窜肌肤,化燥生风,肌肤失养。初起为风湿热之邪阻滞肌肤等引起;病久耗伤阴液,营血不足,血虚生风生燥,皮肤失去濡养而成。肝火郁滞,情志不遂,郁闷不舒,或紧张劳累,心火上炎,以致气血运行失职,凝滞肌肤,每易成为诱发的重要因素,且致病情反复。

西医学认为本病病因不明,精神紧张、过度疲劳、失眠及搔抓等局部刺激常为本病诱因。

三、辨病

（一）症状

本病为阵发性剧痒，夜晚尤甚，影响睡眠。搔抓后可有血痕及血痂，严重者可继发毛囊炎及淋巴结炎。病程较慢，症状时轻时重，治愈后容易复发。

（二）体征

本病好发于颈部两侧、项部、肘窝、腘窝、骶尾部、腕部、踝部，亦见于腰背部、眼睑、四肢及外阴等部位。初发时仅有瘙痒感，而无原发皮损，由于搔抓及摩擦，皮肤逐渐出现粟粒至绿豆大小的扁平丘疹，圆形或多角形，坚硬而有光泽，呈淡红色或正常皮色，散在分布。因有阵发性剧痒，患者经常搔抓，丘疹逐渐增多，日久则融合成片，肥厚、苔藓样变，表现为皮纹加深、皮嵴隆起，皮损变为暗褐色，干燥、有细碎脱屑。斑片样皮损边界清楚，边缘可有小的扁平丘疹，散在而孤立。皮损斑片的数目不定，可单发或泛发周身，大小不等，形状不一。

（三）辅助检查

本病可用的检查的项目包括血常规、血尿卟啉检测、肝肾功能、电解质、血糖、ANA、ENA、IgE，必要时作硫代嘌呤甲基转移酶；皮肤组织病理学检查，必要时免疫组织化学检查及直接免疫荧光检测；外周血异型淋巴细胞检测等。这些检查的目的在于发现疾病性质和相关的危险因素。

四、类病辨别

1. 慢性湿疹

多由急性湿疹转化而来，在病程中有渗出倾向，皮疹表现为浸润肥厚性斑疹、斑块，苔藓化不明显，伴剧痒。

2. 扁平苔藓

扁平苔藓与神经性皮炎相同之处为圆形或多角形扁平丘疹，自觉瘙痒。区别为前者扁平丘疹较后者大，为紫红色，有蜡样光泽，可见 Wicknam 纹。同形反应好发于前臂、小腿伸侧、躯干等处，此外黏膜损害（如颊黏膜和龟头处损害）。组织病理有特异性。

3. 银屑病

银屑病是发生于小腿伸侧及头皮的慢性局限性肥厚性银屑病，皮损基底呈淡红色或暗红色浸润，上覆银色鳞层，剥离后可见薄膜现象及点状出血，全身其他部位常见有银屑病损害，患者自觉不痒或轻微瘙痒，组织病理有诊断价值。

4. 瘙痒症

瘙痒症多见于老年人,常与季节有关,皮损为继发性。

5. 原发性皮肤淀粉样变

皮损呈高粱至绿豆大棕褐色坚硬丘疹,有时皮疹沿皮纹呈念珠状排列,组织病理上淀粉样蛋白沉积具有特征性改变。

五、辨证分型

(1)风热侵袭:发病初期,仅有瘙痒而无皮疹,或丘疹呈正常皮色或红色,食辛辣食物加重。舌红,苔薄黄,脉浮数。

(2)肝郁化火:心烦易怒,每因情志刺激后诱发或加重。舌红,苔薄黄,脉弦。

(3)血虚风燥:病久皮肤增厚,干燥如皮革样,色素沉着,夜间瘙痒加剧。舌淡,苔白,脉细。

六、针灸治疗

(一)论治原则

疏风止痒,清热润燥。

(二)基本治疗

(1)处方:以局部取穴为主。

皮损局部阿是穴、风池、曲池、血海、膈俞、委中。

(2)方义:在皮损局部阿是穴围刺,可疏通局部经络,祛风泻火,化瘀止痒;项后是神经性皮炎的好发部位,风池位于项后,是足少阳胆经和阳维脉的交会穴,既可宣通局部气血,又可祛风止痒、清泻肝胆郁火;神经性皮炎,多属血虚血热之证,曲池、血海、膈俞、委中皆为调理血分之要穴,且膈俞为血会,委中为血郄,四穴合用既可祛风止痒,又可凉血解毒,取"治风先治血,血行风自灭"之意。

(3)加减:风热侵袭配外关、合谷;肝郁化火配行间、侠溪;血虚风燥配足三里、三阴交。

(4)操作:毫针常规刺,也可用皮肤针叩刺或三棱针点刺。皮损局部阿是穴可用围刺法,也可用刺络拔罐法。

(5)其他疗法:①皮肤针:取皮损局部阿是穴、背俞穴、相应夹脊。用皮肤针叩刺至出血后,可拔罐。②耳针:取肺、肝、神门、肾上腺、皮质下、内分泌。毫针刺法,或埋针法、压丸法。③穴位注射:取曲池、足三里、大椎、肺俞、百会。每次选用2~3穴,用维生素B_{12} 500μg与盐酸异丙嗪25mg注射液混合,每穴注射0.5ml。

（三）名老中医经验

张某，男，35岁。神经性皮炎5年余，睡眠不好时或日晒后加重。

初诊 患者5年前颈项部出现皮疹，瘙痒，时轻时重，经治疗效不佳。现皮损大小约3cm×5cm，由于经常搔抓，皮损较厚，成苔藓改变，睡眠不好时或日晒后加重，旁边有数块散在的大小不等的皮损。查体：神清，一般可，颈项部多处扁平丘疹融合成片，有抓痕，局部皮肤增厚、干燥，呈苔藓化，色赤，质硬。舌质偏红，苔薄黄微腻，脉濡数。

诊断 牛皮癣（神经性皮炎）。

病机 患者为中年男性，长期嗜烟，湿热之邪内生，蕴阻肌肤而致。

治则 清热除湿，祛风止痒。

针灸治疗 以局部配合经络辨证取穴如下：先针身柱，得气后不留针，再针患侧阳池、上廉、角孙、完骨、风池，用浅刺，疾徐泻法，留针20分钟。隔日1次。

复诊 针灸治疗后，瘙痒即明显减轻，皮损逐渐缩小。治法同前，穴位略有增减，取大椎和患侧完骨、外关、阳池、阿是穴，浅刺，疾徐泻法，留针20分钟。

三诊 瘙痒减轻，皮损缩小，皮色变淡。取患侧完骨、翳风、风池、风门、率谷、养老，浅刺，疾徐泻法，留针20分钟。皮损基本痊愈。嘱其少晒太阳。

按语 选用督脉及少阳经穴清泻湿热之邪，用浅刺泻法，张老取风池、风门泻之以祛风；完骨、角孙、翳风、率谷有清热利湿的作用；上廉有通经活络的作用；外关、阳池疏调三焦，养阴润燥；大椎通调督脉，解表泻热；养老活血通络，祛风止痛。以上穴位配合应用，清热除湿，祛风止痒而收良效。

七、西医治疗

1. 治疗原则

去除诱因，对症止痒治疗为主。应注重解除患者紧张情绪，避免搔抓。

2. 常用方法

（1）药物治疗：全身治疗适用于皮损广泛者。可选用镇静剂或抗组胺药内服，亦可用普鲁卡因静脉封闭或钙剂静脉注射。

（2）外用药常选用各种皮质类固醇制剂和各种止痒制剂。若皮损比较肥厚者，可涂药后封包。小面积顽固皮损亦可用皮质类固醇等药物局部封闭。

八、预防调护

（1）注意生活规律，保证充足的睡眠与休息，避免精神刺激，保持精神和情绪稳定。

（2）避免各种机械性、物理性刺激，如少食辛辣食物，戒烟酒，避免硬质衣领摩擦。

（3）禁用手搔抓及热水烫洗，沐浴时少用肥皂，忌用刺激性药物外搽。

第二节 荨麻疹

一、概述

荨麻疹是一种皮肤出现红色或苍白色风团，时隐时现的瘙痒性、过敏性皮肤病，又称"风疹""风疹块"。其特点是：皮肤上出现瘙痒性风团，发无定处，骤起骤退，退后不留痕迹。临床上一般分为急性荨麻疹、慢性荨麻疹及特殊类型荨麻疹。西医学上认为荨麻疹是由于皮肤、黏膜小血管扩张及渗透性增加而出现的一种局限性水肿反应，通常在2～24小时内消退，但反复发生新的皮疹，病程迁延数日至数月。

本病应属于中医学的"瘾疹"范畴。

二、病因病机

先天禀赋不足，卫外不固，风邪乘虚侵袭所致；或表虚不固，风寒、风热外袭，客于肌表，致使营卫失调而发；或饮食不节，过食辛辣肥厚，或有肠道寄生虫，使肠胃积热，复感风邪，内不得疏泄，外不得透达，郁于皮毛腠理之间而发。此外，情志内伤，冲任不调，肝肾不足，血虚生风生燥，阻于肌肤也可发生。

西医学认为荨麻疹的病因复杂，约3/4的患者找不到原因，特别是慢性荨麻疹。常见原因：食物及食物添加剂；吸入物；感染；药物；物理因素如机械刺激、冷热、日光等；昆虫叮咬；精神因素和内分泌改变；遗传因素等。

三、辨病

（一）症状

本病常先有皮肤瘙痒，随即出现风团，呈鲜红色或苍白色、皮肤色，少数患者有水肿性红斑。风团的大小和形态不一，发作时间不定。风团持续数分钟至数小时，少数可延长至数天后消退，不留痕迹。皮疹反复成批发生，以傍晚发作者多见。部分患者可伴有恶心、呕吐、头痛、头胀、腹痛、腹泻，严重患者还可有胸闷、不适、面色苍白、心率加速、脉搏细弱、血压下降、呼吸短促等全身症状。

急性荨麻疹整个病程短于6周，多数能治愈，并且能找到病因，如感染、药物、食物、接触过敏等；慢性荨麻疹病程超过6周，反复发作，常难以找到病因。

（二）体征

1. 急性荨麻疹

皮疹为大小不等的风团，色鲜红，也可为苍白色，孤立、散在或融合成片，数小时内风团减轻，变为红斑而渐消失，但不断有新的风团出现。

2. 慢性荨麻疹

全身症状一般较轻，风团时多时少，反复发生，病程在6周以上。大多数患者不能找到病因，约50%的患者在5年内病情减轻，约20%的患者病程可长达20年以上。

3. 特殊类型荨麻疹

（1）皮肤划痕荨麻疹/人工荨麻疹：患者对外来较弱的机械刺激引起生理性反应增强，在皮肤上产生风团。患者在搔抓后，或在紧束的腰带、袜子等局部起风团，瘙痒。

（2）延迟性皮肤划痕症：皮肤划痕在刺激后6～8小时出现风团与红斑，风团持续24～48小时。迟发性皮损不只一条，沿划痕形成小段或点，损害较深或宽，甚至向两侧扩展成块。局部发热，有压痛。

（3）延迟性压力性荨麻疹：皮疹发生于局部皮肤受压后4～6小时，通常持续8～12小时。表现为局部深在性疼痛性肿胀，发作时可伴有寒战、发热、头痛、关节痛、全身不适和轻度白细胞计数增多。局部大范围肿胀似血管性水肿，易发生于掌跖和臀部，皮损发生前可有24小时潜伏期。

（4）胆碱能性荨麻疹：皮疹特点为除掌跖以外发生泛发性1～3mm的小风团，周围有明显红晕，其中有时可见卫星状风团，也可只见红晕或无红晕的微小稀疏风团。有时唯一的症状只是瘙痒而无风团。损害持续30～90分钟，或达数小时之久。大多在运动时或运动后不久发生，伴有痒感、刺感、灼感、热感或皮肤刺激感，遇热或情绪紧张后亦可诱发此病。

（5）寒冷性荨麻疹：可分为家族性和获得性两种。前者较为罕见，为常染色体显性遗传。在受冷后半小时到4小时发生迟发反应，皮疹是不痒的风团，可以有青紫的中心，周围绕以苍白晕，皮疹持续24～48小时，有烧灼感，并伴有发热、关节痛、白细胞计数增多等全身症状。后者较为常见，患者常在气温骤降时或接触冷水之后发生，数分钟内在局部发生瘙痒性的水肿和风团，多见于面部、手部，严重者其他部位也可以累及。可发生头痛、皮肤潮红、低血压、甚至昏厥。

（6）日光性荨麻疹：皮肤暴露在日光数分钟后，局部迅速出现瘙痒、红斑和风团。风团发生后约经1至数小时消退。发生皮疹的同时，可伴有畏寒、疲劳、晕厥、肠痉挛，这些症状在数小时内消失。

（7）接触性荨麻疹：其特点是皮肤接触某些变应原发生风团和红斑，可分为免疫性机制和非免疫性机制2类。非免疫性是由于原发性刺激物直接作用于肥大细胞释放组胺等物质而引起,几乎所有接触者均发病,不须物质致敏。而免疫性属Ⅰ型变态反应,可检出特异性 IgE 抗体。

另外,还有热荨麻疹、运动性荨麻疹、震颤性荨麻疹、水源性荨麻疹、肾上腺素能性荨麻疹、电流性荨麻疹等更少见的类型的荨麻疹等。

(三)辅助检查

本病常用的检查的项目有血常规,血液中的嗜酸性粒细胞比例升高。若伴感染时,白细胞总数及中性粒细胞比例可增高。

四、类病辨别

1. 荨麻疹性血管炎

荨麻疹性血管炎 特点为风团样皮疹,持续时间长,伴低补体血症。炎性介质可损伤血管内皮细胞,因此出现白细胞碎裂性血管炎的表现。本病病因不明,可能与碘、反复寒冷刺激,以及病毒、细菌、寄生虫等感染因素有关。

2. 荨麻疹性痤疮

荨麻疹性痤疮是神经官能性表皮剥脱的一种特殊类型,多见于30岁以上的妇女,常在月经来潮前症状加重或呈周期性发作,患者常有神经官能症状,在背部上方及肩部出现小风团及痒疹型丘疹,面、颈和胸部也可受累。因搔抓而导致表皮剥脱、色素沉着和瘢痕形成。

五、辨证分型

(1)风邪侵袭:疹块多发于露出部位如头面、手足,遇风加重。舌淡,苔薄,脉浮。

(2)胃肠积热:发作与饮食因素有明显关系,常伴有腹痛,大便或秘或溏,小便黄赤。

(3)血虚风燥:病久不愈,日轻夜重,心烦口干,手足心热。舌红,少苔,脉细无力。

六、针灸治疗

(一)论治原则

祛风和营止痒。

（二）基本治疗

（1）处方：以手阳明、足太阴经穴为主。

曲池、合谷、血海、委中、膈俞。

（2）方义：病在阳之阳（皮肤）者，取阳之合，故取手阳明大肠经之合穴曲池，与合谷同用，善于开泄，既可疏风解表，又能清泻阳明，故凡瘾疹无论外邪侵袭还是胃肠积热者皆可用之；本病邪在营血，膈俞为血之会穴，可活血祛风；委中又名血郄，且为阳之合，与血海同用，可理血合营，取"治风先治血，血行风自灭"之意。

（3）加减：风热侵袭配外关、风池；胃肠积热配足三里、天枢；血虚风燥配足三里、三阴交。呼吸困难配天突；恶心呕吐配内关。

（4）操作：毫针浅刺，委中、膈俞可点刺出血。

（5）其他疗法：①耳针：取风溪、耳中、神门、肾上腺、肺、胃、大肠。每次选用3～4穴，毫针刺法，或埋针法、压丸法。②拔罐：取神阙。拔火罐，留罐5分钟，反复拔罐3次左右，至局部充血。③皮肤针：取风池、血海、曲池、风市、夹脊（第2～5胸椎、第1～4骶椎）。用重叩法至皮肤隐隐出血为度。④穴位注射：取曲池、血海、大椎、合谷、膈俞。每次选用1～2穴，选用复方丹参注射液或当归注射液，每穴注射0.5～1ml。

（三）名老中医经验（石学敏医案）

赵某，女，46岁。周身皮肤出现疹块伴瘙痒1年，加重1周。

病史 患者近1年周身皮肤出现"风疹块"，时轻时重，瘙痒异常，双上肢尤甚，遇风寒易发，每逢食鱼、虾等食物，发病迅速，瘙痒更甚。既往多种药物过敏史。患者近1周因感受风寒，周身出现风疹团块，伴瘙痒，于针灸科治疗。刻诊：神清，精神欠佳，呈不安状态，坐卧不宁，呼吸急促，周身风疹团块，伴瘙痒，胸闷，憋气，纳差，夜寐欠安。查体周身皮肤均可见"风疹块"，此起彼伏，疏密不一，颜色或红或白。舌淡红，苔薄白，脉浮数。

辨证分析 患者因体质因素，不耐鱼虾荤腥等食物而致胃肠积热，腑气不下，内不能泻，外不能达，郁于肌表而发风疹。

诊断 风疹（荨麻疹）。

取穴 风池、曲池、血海、肩髃、三阴交。

治则 祛风散邪，止痒。

针灸治疗 风池穴向对侧眼球方向刺0.8～1寸，施捻转泻法1分钟；曲池穴直刺1～1.5寸，施捻转泻法1分钟；血海穴直刺1～1.5寸，施捻转泻法1分钟；三阴交穴直刺1.5寸，施捻转泻法1分钟；肩髃穴直刺1.5寸，施捻转泻法1分钟。

疗效 针灸治疗第3天，患者精神尚可，周身皮肤瘙痒较前减轻，"风疹块"部分消散，颜色或红或白；治疗第6天，患者精神可，偶感周身皮肤瘙痒，"风疹块"

基本全部消散；治疗第10天，患者精神好，无皮肤瘙痒感，"风疹块"全部消散。

按语 中医学认为，本病多由腠理不固，风邪侵袭，遏于肌肤而成；或因体质因素，不耐鱼虾荤腥等食物而致；或患肠道寄生虫，导致胃肠积热，腑气不下，内不能泻，外不能达，郁于肌表而发风疹。针灸治疗本病"以外治内，扶正祛邪"，通过针刺刺激激发机体的防御功能，达到防病御邪的目的。曲池、血海二穴，有健脾除湿、祛风清热、养血活血之功效；风池穴可祛风解表；肩髃、鱼际可舒筋活络，清热散结；三阴交可益气健脾，培补肝肾。诸穴合用，共奏祛风散邪、调和营卫之功。

七、西医治疗

1. 治疗原则
去除病因，抗过敏和对症治疗。

2. 常用方法
（1）系统药物治疗：①急性荨麻疹：可选用1~2种抗组胺药物。严重者可短期内应用皮质类固醇激素。发疹急骤而广泛，或喉头水肿，呼吸困难，或伴有胃肠道症状者，可皮下或肌内注射0.1%肾上腺素，或静脉滴注氢化可的松或地塞米松。②慢性荨麻疹：应积极寻找病因，一般以抗组胺药物治疗为主，可根据风团发生的时间决定给药的时间。风团控制后可持续服药月余，并逐渐减量。一种抗组胺药物无效时，可2~3种同时给药。③特殊类型荨麻疹：常选用兼有抗5-羟色胺、抗乙酰胆碱的抗组胺药，或与肥大细胞膜稳定剂联合应用。

（2）外用药物治疗：夏季可选止痒液、炉甘石洗剂等，冬季则选有止痒作用的乳剂（如苯海拉明霜）；对日光性荨麻疹还可局部使用遮光剂。

八、预防调护

（1）针灸治疗急性荨麻疹效果较好。本病若多次反复发作，需查明原因，做针对性治疗。皮肤瘙痒症可参照本节治疗。

（2）禁用或禁食某些对机体致敏的药物或事物，避免接触致敏物品，积极防治某些肠道寄生虫病。

（3）发病过程中若出现心慌、胸闷、呕吐、呼吸困难等症状，应根据病情及时采取综合治疗措施。

（4）忌食鱼腥虾蟹、辛辣、葱、酒等。

（5）注意气温变化，自我调摄寒温，加强体育锻炼。

第三节 湿疹

一、概述

湿疹是由多种内、外因素引起的真皮浅层及表皮炎症。其特点是：皮损对称分布，多形损害，剧烈瘙痒，有渗出倾向，反复发作，易成慢性等。根据病程可分为急性、亚急性、慢性三类。急性湿疹以丘疱疹为主，炎症明显，易渗出；慢性湿疹以苔藓样变为主，易反复发作。

本病应属于中医学的"湿疮"范畴。

二、病因病机

中医学认为，此病是由于禀赋不足，饮食失节，或过食辛辣刺激荤腥动风之物，脾胃受损，失其健运，湿热内生，又兼外受风邪，内外两邪相搏，风湿热邪浸淫肌肤所致。急性者以湿热为主；亚急性者多与脾虚湿恋有关；慢性者则多病久耗伤阴血，血虚风燥，乃致肌肤甲错。本病的发生与心、肺、肝、脾四经有密切的关系。

西医学认为本病病因尚不清楚，发病机制与各种外因（食物、吸入物等）、内因（慢性感染病灶、内分泌及代谢改变等）相互作用有关，某些患者可能由迟发型变态反应介导。

三、辨病

（一）症状

1. 急性湿疹

本病起病较快，好发于面、耳、手、足、前臂、小腿等外露部位，严重者可弥散全身，常对称分布。皮损呈多形性，常表现为红斑基础上的针头至粟粒大小丘疹、丘疱疹，严重时可出现小水疱，常融合成片，边界不清楚，皮损周边丘疱疹逐渐稀疏，常因搔抓形成点状糜烂面，有明显浆液性渗出。自觉瘙痒剧烈，搔抓、热水洗烫、饮酒、食辛辣发物均可加重皮损，瘙痒加剧，重者影响睡眠。搔抓染毒多致糜烂、渗液、化脓，并可发生淋巴结肿大等。如继发感染则形成脓疱、脓痂、淋巴结肿大，可出现发热等；如合并单纯疱疹病毒感染，可形成严重的疱疹性湿疹。

2. 亚急性湿疹

因急性湿疹炎症减轻或不适当处理后病程较久发展而来。表现为红肿及渗出减轻，但仍可有丘疹及少量丘疱疹，皮损呈暗红色，可有少许鳞屑及轻度浸淫及轻度浸润。仍自觉有剧烈瘙痒，夜间尤甚。再次暴露于致敏原、新的刺激或处理不当可导致急性发作,如经久不愈,则可发展为慢性湿疹。

3. 慢性湿疹

由急性湿疹及亚急性湿疹迁延而来,也可由于刺激轻微、持续一开始就表现为慢性化。好发于手、足、小腿、肘窝、股部、乳房、外阴、肛门等处,多对称发病,表现为患部皮肤浸润性暗红斑上有丘疹、抓痕及鳞屑,局部皮肤肥厚、表面粗糙,有不同程度的苔藓样变、色素沉着或色素减退。发生于手足及关节部位者常出现皲裂,自觉疼痛,影响活动。患者自觉瘙痒,常呈阵发性,夜间或精神紧张、饮酒、食辛辣发物时瘙痒加剧。病情时轻时重,延续数月或更久。

(二) 体征

1. 急性湿疹

皮损常为对称性、原发性和多形性(常有红斑、潮红、丘疹、丘疱疹、水疱、脓疱、流滋、结痂并存)。病变常为片状或弥漫性,无明显边界。皮损为多数密集的粟粒大小的丘疹、丘疱疹,基底潮红,由于搔抓,丘疹、丘疱疹或水疱顶端抓破后流滋、糜烂及结痂,皮损中心较重,外周有散在丘疹、红斑、丘疱疹,故边界不清。如不转化为慢性,1~2个月可脱去痂皮而愈。

2. 亚急性湿疹

皮损较急性湿疹轻,以丘疹、结痂、鳞屑为主,仅有少量水疱及轻度糜烂。

3. 慢性湿疹

皮肤肥厚粗糙,触之较硬,色暗红或者紫褐,皮纹显著呈苔藓样变。皮损表面常附有鳞屑,伴抓痕、血痂、色素沉着,部分皮损可出现的丘疹或水疱,抓破后有少量流滋。

(三) 辅助检查

有可疑的外因接触者(如手部湿疹)可做皮肤斑贴试验以协助明确病因。在组织病理学上,急性湿疹表现为内海绵形成,真皮浅层毛细血管扩张,血管周围有淋巴细胞浸润,少数为中性和嗜酸性粒细胞;慢性湿疹表现为角化过度与角化不全,棘层肥厚明显,真皮浅层毛细血管壁增厚,胶原纤维变粗。

四、类病辨别

1. 接触性皮炎

常有明显的病因,常限于接触部位,皮疹形状较单一,有水肿、水疱,边界清楚,主要症状为瘙痒或灼热感,去除病因可较快痊愈,不再接触即不复发。

2. 慢性单纯性苔藓

多先有痒感,搔抓后出现皮损,病因主要为神经精神因素为主,好发于颈项、肘膝关节伸侧、腰骶部，多角形扁平丘疹，密集成片，呈苔藓样变，边缘见扁平发亮丘疹。

五、辨证分型

（1）湿热蕴肤：皮损潮红，有丘疱疹，灼热瘙痒无休，抓破渗液流脂水；伴心烦口渴，身热不扬，大便干，小便短赤；舌红，苔薄白或黄，脉滑或数。

（2）脾虚湿蕴：皮损潮红，有丘疹，瘙痒，抓后糜烂渗出，可见鳞屑；伴纳少，腹胀便溏，易疲乏；舌淡胖，苔白腻，脉濡缓。

（3）血虚风燥：病久不愈，反复发作，皮损色暗或色素沉着，或皮损粗糙肥厚，剧痒难忍，遇热或肥皂水洗后瘙痒加重；伴有口干不欲饮，纳差，腹胀；舌淡，苔白，脉弦细。

六、针灸治疗

（一）论治原则

祛风养血、益气健脾、清热利湿。

（二）基本治疗

（1）处方：阿是穴、合谷、曲池、血海、足三里、阴陵泉、大椎。

（2）方义：本病的病机在于湿热风，故循阳明经取穴，同时配合血海养血，以达到"治风先治血，血行风自灭"之效，取穴足三里、阴陵泉健脾渗湿。大椎是手足三阳经与督脉交会穴，是阳气的集中点或窗口，犹如上下内外的枢纽，可代表督脉监督并调节诸阳经上传下达，完成统帅协调脏腑经络功能活动的作用。

（3）加减：湿热蕴肤配丰隆、三阴交；脾虚湿蕴配中脘、水分；血虚风燥配膈俞、风市。

（4）操作：毫针常规刺。也可用皮肤针叩刺或三棱针点刺。皮损局部阿是穴可用围刺法，也可用刺络拔罐法。大椎可点刺出血后加拔罐。

（5）其他疗法：①耳针：取神门、交感、肺、脾、胃、大肠、内分泌。每次选用3~4穴，毫针刺法，或埋针法、压丸法。②皮肤针：取局部阿是穴。用叩法叩打慢性肥厚性皮疹，至轻度出血为度。每日1次，10次为1个疗程。③拔罐法：取脊柱两侧旁开2寸刺络拔罐。脊柱两侧左右各2寸，用三棱针点刺以出血为度，后加闪火拔罐，每次左右各5罐，每罐出血2~3ml为宜。隔日1次，5次为1个疗程。④穴位注射：取曲池、血海、三阴交、肺俞、血海。每次选用1~2穴，选用当归注射液，每穴注射0.5~1ml。⑤火针疗法：取阿是穴，火针烧红后迅速刺入皮损，深度以不超过皮损基底为度，间隔1～5cm不等进行围刺，不留针。

（三）名老中医经验（石学敏医案）

蒋某，女，52岁。双下肢发疹，瘙痒9天。

病史 患者于10天前冒雨涉水，次日觉双下肢沉重，伴双下肢内侧皮肤瘙痒，经搔抓后局部皮肤出现粟状红色丘疹及水疱，瘙痒加剧，搔后破溃流水，逐渐蔓延全身，因瘙痒而致寝食不安，口苦，心烦，小便短赤，大便不利。现体胖，痛苦面容，双下肢内侧可见最大3～5cm直径之红斑2处，表面渗液结痂。此外双下肢及头、面、躯干等处有散在粟状丘疹及水疱，渗出液为黄白色。舌质红，苔黄腻，脉滑数。

诊断 湿疮之风湿热盛证（湿疹）

取穴 大椎、足三里、阴陵泉、合谷、曲池、丰隆、神门、四神聪。

治则 健脾利湿、养血祛风、安神止痒。

针灸治疗 大椎直刺0.5～1寸，施捻转泻法1分钟；足三里直刺1.5寸，施捻转补法1分钟；阴陵泉、合谷、曲池、丰隆均直刺1～1.5寸，捻转泻法各1分钟；神门直刺0.3～0.5寸，施捻转补法1分钟；四神聪沿皮向后平刺，进针0.5～1寸，施捻转平补平泻1分钟；血海直刺1寸，施捻转泻法1分钟。每日针刺2刺，10刺为1个疗程。

疗效 3次后瘙痒减轻，继续治疗3次瘙痒消失，随访半年瘙痒未犯。

按语 中医学认为本病的发生主要责之于风、湿、热等。外因为外风内袭，腠理不固；内因为内伤阴耗血，血虚生风，风盛则燥，复感风邪，则皮疹瘙痒无度。本病治疗当健脾利湿，养血润燥，祛风止痒。取胃经下合穴足三里。配脾经合穴阴陵泉，脾胃相合，纳运枢转，水湿得利；配曲池、丰隆穴除湿泻热；配神门、四神聪穴清心宁志，配血海，养血以润燥、活血。诸穴配合使用，共奏祛风、安神、止痒之功。

七、西医治疗

1. 治疗原则

去除病因，抗炎抗过敏、止痒和对症治疗。

2. 常用方法

（1）系统药物治疗：目的在于抗炎、止痒。可用抗组胺药、镇静安定剂等，一般不宜使用糖皮质激素；急性期可用钙剂、维生素C、硫代硫酸钠等静脉注射或普鲁卡因静脉封闭；有继发感染者加用抗生素。

（2）外用药物治疗：遵循外用药物的使用原则。急性期无渗液或渗出不多者可用糖皮质激素霜剂，渗出多者可用3%硼酸溶液冷湿敷，渗出减少后用糖皮质激素霜剂，可和油剂交替使用；亚急性期可选用糖皮质激素乳剂、糊剂，为防止和控制继发性感染，可加用抗生素；慢性期可选用软膏、硬膏、涂膜剂；顽固性局限性皮损可用糖皮质激素作皮损内注射。

八、预防调护

（1）针灸对湿疹的治疗效果尚可。
（2）急性湿疹忌用热水烫洗，忌用肥皂等刺激物洗患处。
（3）避免搔抓，以防感染。
（4）忌食辛辣、鱼虾及鸡、鹅、牛羊肉等发物，忌食香菜、韭菜、芹菜、姜、葱、蒜等辛香之品。

第四节 痤疮

一、概述

痤疮是一种以颜面、胸、背等处见丘疹顶端如刺状，可挤出白色碎米样粉汁为主的毛囊、皮脂腺的慢性炎症，俗称"青春疙瘩""青春痘"。临床特点是：丘疹、脓疱等皮疹，多发于颜面、前胸、后背等处，常伴有皮脂溢出，多见于青春期男女。本病应属于中医学的"肺风粉刺""面疮""酒刺"等范畴。

二、病因病机

中医学认为本病可由素体阳热偏盛，肺经蕴热，复受风邪，熏蒸面部而发；或过食辛辣肥甘厚味，肠胃湿热互结，上蒸颜面而致；或脾气不足，运化失常，湿浊内停，郁久化热，热灼津液，煎炼成痰，湿热瘀痰凝滞肌肤而发。

西医学认为本病与内分泌、毛囊皮脂腺导管角化、感染、免疫及遗传等因素有关。

三、辨病

（一）症状

此病自觉有轻度瘙痒，炎症明显时伴疼痛。初起为粉刺或黑头丘疹，可挤出乳白色粉质样物，后期可出现脓疱、硬结、瘢痕。

（二）体征

此病皮损初起为针头大小的毛囊性丘疹，或为白头粉刺、黑头粉刺，可挤出白色或淡黄色脂栓，因感染而成红色小丘疹，顶端可出现小脓疱。愈后可留暂时性色素沉着或轻度凹陷性瘢痕。严重者称聚合型痤疮，感染部位较深，出现紫红色结节、脓肿、囊肿，甚至破溃形成窦道和瘢痕，或呈橘皮样改变，常伴皮脂溢出。皮疹反复发生，常因饮食不节、生理期前后加重。病程长短不一，青春期后可逐渐痊愈。

（三）辅助检查

此病诊断一般无须特殊检查，但有些疑难的病例需要与其他疾病进行鉴别诊断，检查的方法有性激素六项、皮肤镜、组织活检、皮肤CT、真菌检查等。

四、类病辨别

1. 酒齄鼻

多见于壮年人；皮疹分布以鼻准、鼻翼为主，两颊、前额也可发生，不累及其他部位；无黑头粉刺，患部潮红、充血，常伴有毛细血管扩张。

2. 职业性痤疮

常发生于接触沥青、煤焦油及石油制品的工人，同工种的人往往多发生同样损害；丘疹密集，伴毛囊角化；除面部以外，其他接触部位如手背、前臂、肘部亦有发生。

3. 颜面播散性粟粒性狼疮

多见于成年人；损害为粟粒大小淡红色、紫红色结节，表面光滑，对称分布于颊部、眼睑、鼻唇沟等处；用玻片压之可呈苹果酱色。

五、辨证分型

（1）肺经风热：颜面潮红，粉刺焮热、疼痛或有脓疱。舌红，苔薄，脉数。

（2）肠胃湿热：皮疹红肿热痛，脘腹胀满，便秘，尿赤。舌红，苔黄腻，脉滑数。

（3）冲任不调：病情与月经周期有关，可伴有月经不调、痛经。舌暗红，苔薄黄，脉弦数。

六、针灸治疗

（一）论治原则

清热解毒，散郁消痤。取督脉穴及手足阳明经穴为主。

（二）基本治疗

（1）处方：以局部取穴为主。

大椎、合谷、曲池、内庭、阳白、四白。

（2）方义：《内经》曰："寒薄为皶，郁乃痤。"督脉为诸阳之会，大椎为督脉与三阳经交会穴，可透达诸阳经之郁热；阳明经脉上循于面，且手阳明与肺经相表里，肺主皮毛，故取合谷、曲池、内庭，以清泻阳明邪热；四白、阳白为局部取穴，可疏通局部气血，使肌肤疏泄功能得以调畅。

（3）加减：肺经风热配少商、尺泽；肠胃湿热配足三里、阴陵泉；冲任不调配血海、三阴交。

（4）操作：毫针刺，用泻法。大椎点刺出血后加拔罐。

（5）其他疗法：①耳针：取交感、肺、脾、胃、大肠、神门、内分泌、皮质下、肾上腺、面颊、耳尖。每次选用2～3穴，毫针刺法，或压丸法，耳尖可点刺放血。②三棱针：取胸1～12旁开0.5～3寸范围内的阳性反应点。用三棱针挑断皮下部分纤维组织，使之出血少许，每周1～2次。③刺络拔罐：可取大椎、肺俞等穴，用三棱针点刺放血后加拔罐3分钟，每周1～2次。

（三）名老中医经验

高某，女，30岁。面部暗疮反复发作6个月。

病史 患者近6个月来面部反复出现大小不等的丘疹、脓疱，脓疱尖部可见白色粉状物，结痂后留有瘢痕，每于食海鲜、油炸之品或饮酒后尤甚。为寻中医治疗特来针灸科治疗。现症：患者神清，精神弱，面部大小不等丘疹、脓疱，部分已结痂，口干口臭，寐欠安，大便秘。舌红，苔黄腻，脉滑数。

辨证分析 患者肺胃积热，血随热上熏于颜面或风热外侵，热郁于面部而致病。

诊断 痤疮（毛囊炎）。

取穴 大椎、肺俞（双）、心俞（双）、膈俞（双）、胃俞（双）、大肠俞（双）。

治则 宣肺清热，化湿解毒。

针灸治疗 三棱针点刺大椎、肺俞（双）、心俞（双）、膈俞（双）、胃俞（双）、大肠俞（双），每次选取3～4穴，点刺后，拔火罐5分钟吸出少许血，每日1次，10次为1个疗程。

疗效 经第1疗程治疗后，痤疮数量减少，大便通畅；治疗3个疗程后，痤疮全部消失，痊愈。

按语 痤疮系毛囊皮脂腺慢性炎症皮肤病，多于青年男女或中年女性，好发于面部，形成丘疹、粉刺、脓疱等损害。本病多由于肺胃积热，血随热上熏于颜面或风热外侵，热郁于面部而致。点刺大椎穴能清热解毒，解表解肌；肺俞、胃俞穴能清肺胃热；膈俞穴为血会，点刺能活血化瘀，泻血中热毒；大肠俞能疏通腑气，恢复大肠的传导功能，便秘自解。以上诸穴三棱针点刺后加拔罐可以增强驱邪逐病、热毒外泄之功效，即"宛陈则除之"之意。治疗期间嘱患者忌食腥腻辛辣之品，多食瓜果蔬菜，防止便秘，注意面部清洁，加强锻炼身体。

七、西医治疗

1. 治疗原则

治疗原则主要为去脂、溶解角质、杀菌、消炎及调节激素水平。

2. 常用方法

（1）一般治疗：应注意清水洗脸，禁用手挤压及搔抓粉刺，在泌油高峰尚未得到控制之前，原则上不应使用油膏类化妆品。应尽可能避免辛辣食物，控制脂肪和糖类食品，多吃新鲜蔬菜、水果和富含维生素的食物。此外，劳逸适度，纠正便秘，禁用溴、碘类药也十分重要。

（2）外用药物治疗：①维A酸类：0.025%～0.05%维A酸霜或凝胶，可使粉刺溶解和排出，初用药时有轻度刺激反应，但渐可消失，故应从低浓度开始，每天晚上应用一次，症状改善后每周外用一次；第三代维A酸类药如0.1%阿达帕林凝胶、0.1%他扎罗丁凝胶，可每天晚用一次，对轻中度痤疮有较好疗效。②过氧苯甲酰：此药为过氧化物，外用后缓慢释放出新生态氧和苯甲酸，可杀灭痤疮丙酸杆菌，并具有溶解粉刺及收敛作用，可配置成2.5%、5%和10%不同浓度洗剂、乳剂或凝胶，应从低浓度开始应用。含5%过氧苯甲酰及3%红霉素的凝胶可提高疗效。③抗生素：红霉素、氯霉素或克林霉素，用乙醇或丙二醇配制，浓度为1%～2%，疗效较好。1%克林霉素磷酸酯系不含油脂和乙醇的水溶性乳液，适用于皮肤干燥和敏感的痤疮患者。1%盐酸克林霉素溶液也同样有效。④壬二酸：能减少皮肤表面、毛囊及皮脂腺内的菌群，尤其是对痤疮丙酸杆菌有抑制作用及粉刺溶解作用，对不同类型的痤疮均有效。可配成15%～20%霜外用。其不良反应为局部轻度红斑与刺痛。⑤二硫化硒：2.5%二硫化硒洗剂具有抑制真菌、寄生虫及细菌的作用，可降低皮肤游离脂肪酸含量。

（3）系统药物治疗：

①抗生素：口服四环素能抑制痤疮丙酸杆菌和抑制中性粒细胞趋化，并使面部皮脂中游离脂肪酸浓度下降。其用法为口服1.0g/d，连服4周，然后减量至每晨0.5g，连服8周。此外多西环素、米诺环素、红霉素也可选用。

②异维A酸：此药可减少皮脂分泌，控制异常角化和黑头粉刺的形成并抑制痤疮丙酸杆菌，一般剂量为0.5mg/（kg·d），3～4个月为1个疗程，可致口唇发干、脱屑、血脂升高等，故应注意血液学及肝功能、肾功能等变化，另外本药还有致畸作用，育龄期男女服药期间应避孕，停药一年后方可怀孕。

③抗雄激素药物：如口服避孕药复方醋酸环丙孕酮片，适用于女性中、重度痤

疮患者，伴有雄激素水平过高表现（如多毛、皮脂溢出等）或多囊卵巢综合征。迟发型痤疮及月经期前痤疮显著加重的女性患者也可考虑应用口服避孕药。

④糖皮质激素：主要用于暴发性或聚合性痤疮，遵循短期、小剂量、与其他方法联合应用的原则。小剂量的泼尼松或地塞米松具有抗炎作用，适用于严重结节性痤疮、聚合性痤疮、囊肿性痤疮的炎症期和暴发性痤疮，常用泼尼松 15～30mg/d。

（4）其他疗法：对于不能耐受或不愿接受药物治疗的患者，还可考虑物理治疗，如光动力疗法（PDT）、果酸疗法、激光治疗等。

八、预防调护

（1）针灸对痤疮效果较好。
（2）生活规律，睡眠充足，保持大便通畅。
（3）严禁用手挤压，以免引起继发感染，遗留瘢痕。
（4）忌食荤腥、油腻，少食甘甜、辛辣及浓茶、咖啡、酒等，多食蔬果。

第五节　扁平疣

一、概述

扁平疣是发生于皮肤浅表部位的小赘生物，为一种多发生于青年人颜面、前臂和手背部的常见皮肤病，尤以青春期前后女性为多，故也称青年扁平疣。临床表现为皮色或粉红色的扁平丘疹，多见于面部和手背，无明显的自觉症状，病程慢性。可通过直接或间接的接触传染。

扁平疣中医学称之为"扁瘊"。

二、病因病机

中医学认为其发生常与感受风热毒邪、情志不畅等因素有关。本病病位在肌肤腠理。基本病机是风热毒邪搏结于肌肤；或肝郁气滞、毒聚瘀结。

西医学认为本病是由于人乳头状瘤病毒（HPV）感染引起的。

三、辨病

（一）症状

本病可突然起病，颜面、前臂和手背部散在或密集分布米粒至芝麻粒大的扁平丘疹，正常肤色或浅褐色，表面光滑发亮，呈圆形、椭圆形或多角形，边界清楚。一般无自觉症状，偶有痒感。

（二）体征

本病皮损多发于面部、手背、手臂，表现为大小不等的扁平丘疹，轻度隆起，表面光滑，呈圆形、椭圆形或多角形，境界清楚，可密集分布或由于局部搔抓而呈线状排列，一般无自觉症状，部分患者自觉轻微瘙痒。病程呈慢性经过，可持续多年，部分患者可自行好转。

（三）辅助检查

本病病理检查见表皮网篮状角化过度伴角化不全，棘层肥厚，表皮上部可见较多空泡细胞，胞核嗜碱，颗粒层均匀肥厚。真皮改变不明显。

四、类病辨别

1. 传染性软疣

皮损为半球形丘疹，米粒到黄豆、豌豆大小。中央有脐凹，表面有蜡样光泽，挑破顶端可挤压出白色乳酪样物质。数目不定，数个到数十个不等，呈散在性或簇集性分布，但不相互融合。好发于躯干和面部，有轻度传染性，愈后不留瘢痕，可自行消失。

2. 寻常疣

多发于儿童及青年。最初为一个针头大至绿豆大的疣状赘生物，呈半球形或多角形，突出表面，色灰白或污黄，表面蓬松枯槁，状如花蕊，粗糙而坚硬。以后体积渐次增大，发展成乳头状赘生物，此为原发性损害，称母瘊。此后由于自身接种，数目增多，一般为二三个，多则十余个至数十个不等，有时可呈群集状。好发于手背、手指，也可见于头面部，病程慢性，有自然消退者。一般无自觉症状，常因搔抓、碰撞、摩擦破伤而易出血。

3. 丝状疣

中年妇女较多见，多生于颈项或眼睑部位。皮损为单个细软的丝状突起，呈褐色或淡红色，可自行脱落，不久又可长出新的皮损。一般无自觉症状。

4. 掌跖疣

发生在手掌、足底或指（趾）间。皮损为角化性丘疹，中央稍凹，外周有稍带黄色高起的角质环，除去表面角质后，或见疏松的白色乳头状角质物，掐或挑破后易出血，数目多时可融合成片。有明显的压痛，用手挤压则疼痛加剧。常在外伤部位发生，足部多汗者易生本病。

5. 扁平苔藓

本病多发于四肢伸侧、背部、臀部；皮疹为多角形扁平丘疹，表面有蜡样光泽，多数丘疹可融合成斑片，呈暗红色；一般瘙痒较重。

五、辨证分型

（1）风热搏结：发病初期，丘疹呈淡红色或红褐色，伴有瘙痒。舌红苔薄黄，脉浮数。

（2）毒聚瘀结：发病日久，丘疹呈灰色或暗褐色，疣体较大，触之坚实，急躁易怒，口苦咽干。舌质淡或暗，脉弦。

六、针灸治疗

（一）论治原则

解毒散结。

（二）基本治疗

（1）处方：以局部取穴（阿是穴）为主。

（2）方义：本病刺法以刺疣体局部为主，针刺出血再按压止血，意在破坏疣底部供应疣体的营养血管，使之出血、堵塞，断绝疣体的血液供应，从而使疣体枯萎脱落。

（3）加减：风热搏结配风池、曲池；毒聚瘀结配大椎、血海。

（4）操作：用毫针在母疣中心快速进针至疣底部，大幅度提插捻转30次左右，然后摇大针孔，迅速出针，放血1～2滴，再压迫止血；若疣体较大，再于疣体上下左右四面与正常皮肤交界处各刺一针，以刺穿疣体对侧为度，施用同样手法，3～5日针刺1次。

（5）其他疗法：①耳针：取肺、肝、相应病变部位。毫针刺法，或压丸法。②激光针：取阿是穴。用7～25mV的氦－氖激光腧穴治疗仪散焦做局部照射20～30分钟，每日一次。③火针：取疣体局部。将针烧红，垂直快速点刺疣体顶部。小疣体点刺一下即可；疣体大则需在四周再围刺，不可过深，以不超过皮损基底部为宜。

（三）名老中医经验

张某，女，22岁。

病史 右手手背上有绿豆样扁平疣4年余。平时不发展，不消失，今日逐渐向手腕及上肢发展，皮损表面光滑，有的散在，有的连发，有时瘙痒，有的发红，舌质红，苔薄黄，脉浮数。

辨证 证属风热型。

取穴 依扁平疣所发部位，按循经取穴同局部取穴相结合的原则选穴。中渚、丘墟、足三里、三阴交、合谷、阿是穴。风热型配曲池、内庭；肝郁气滞型配内关、太冲。

针灸治疗 针用泻法。阿是穴可点刺出血或在其周围围刺。对于难清除的较大疣体或最初出现的疣体，可用麦粒灸，使其发泡结痂，痂掉后自然痊愈，颜面部除外。针刺得气后连接电针仪，连续波，通电30分钟。每天1次，连续治疗3个疗程，两个疗程中间休息3天。

中药治疗 每日配合生薏苡仁煮水内服，喝汤吃米。

疗效 10天后，新生疣体逐渐先变红，后缩小、消失，唯有最初疣体仍发红，无缩小，逐进行麦粒灸，使其发泡结痂，痂掉后疣体颜色变浅；20天后，其他疣体全部消失，颜色逐渐接近正常；3个月后，完全治愈。

七、西医治疗

1. 治疗原则
治疗原则主要为抗病毒治疗。

2. 常用方法
少数散在的疣体可以刮除；较大的疣体可以做液氮冷冻治疗或激光烧灼治疗。或局部外用具有角质剥脱或细胞毒性药物，如0.025% ~ 0.05%维A酸制剂、氟尿嘧啶、复方柳酸火棉胶等。

八、预防调护

（1）针灸治疗扁平疣有较好疗效，多采用局部选穴。

（2）若在治疗期间出现局部色泽发红，隆起明显，瘙痒加重，往往是经气通畅之象，为转愈之征兆，应坚持治疗。

（3）注意劳逸结合，避免过度精神紧张，避免挤压摩擦疣体，以防感染。

第六节 带状疱疹

一、概述

带状疱疹是一种皮肤上出现成簇水疱，多呈带状分布，痛如火燎的急性疱疹性皮肤病，其特点是：皮肤上出现红斑、水疱或丘疱疹，累累如串珠，排列成带状，沿一侧周围神经分布区出现，局部刺痛或伴臖核肿大。本病好发于成人，春秋季节多见。发病率随年龄增大而呈显著上升。

本病应属于中医学的"蛇串疮""缠腰火丹""蜘蛛疮""火带疮""蛇丹"等范畴。

二、病因病机

中医学认为，其发生是由于情志内伤，肝气郁结，郁而化火，肝经火毒蕴积，夹风邪上窜头面而发；或夹湿邪下注，发于阴部及下肢；火毒炽盛者多发于躯干。年老体弱者常因血虚肝旺，湿热毒蕴，导致气血凝滞，经络阻塞不通，以致疼痛剧烈，病程迁延。总之，本病初期以湿热火毒为主，后期是正虚血瘀兼夹湿邪为患。

西医学认为本病是是由潜伏在体内的水痘-带状疱疹病毒再激活所致。

三、辨病

（一）症状

本病初起时先觉发病部位皮肤灼热刺痛，皮色发红，继则出现簇集性粟粒大小丘状疱疹，多呈带状排列，多发生于身体一侧，常单侧性沿皮神经分布，一般不超过正中线。发于头面部者，尤以发于眼部和耳部者病情较重，疼痛剧烈，伴有附近臖核肿痛，甚至影响视力和听觉。疱疹消失后部分患者可遗留疼痛感。

（二）体征

本病患处常首先出现潮红斑，很快出现粟粒至黄豆大小的丘疹，簇状分布而不融合，继之迅速变为水疱，疱壁紧张发亮，疱液澄清，外周绕以红晕，各簇水疱群间皮肤正常。病程一般2~3周，水疱干涸、结痂脱落后留有暂时性淡红斑或色素沉着。

（三）辅助检查

本病疱底刮取物涂片找到多核巨细胞和核内包涵体有助于诊断，必要时可用PCR检测VZV DNA和病毒培养予以确诊。

四、类病辨别

1. 单纯疱疹

好发于皮肤与黏膜交接处，分布无一定规律，水疱较小易破，疼痛不著，多见于发热（尤其高热）病的过程中，常易复发。

2. 接触性皮炎

有接触史，皮疹与神经分布无关，自觉烧灼、剧痒，无神经痛。

五、辨证分型

（1）肝经郁热：疱疹色鲜红，灼热刺痛，口苦，心烦易怒。舌红，脉弦数。

（2）脾经湿热：疱疹色淡红，起黄白水疱或渗水糜烂，身重腹胀，脘痞便溏。舌红，苔黄腻，脉濡数。

（3）瘀血阻络：疱疹消失后，遗留疼痛。舌紫暗，苔薄白，脉弦细。

六、针灸治疗

（一）论治原则

泻火解毒、清热利湿。

（二）基本治疗

（1）处方：取局部穴位（阿是穴）及相应夹脊穴为主。

（2）方义：局部阿是穴围刺或点刺拔罐，可引火毒外出；本病是疱疹病毒侵害神经根所致，取相应的夹脊穴，直针毒邪所留之处，可泻火解毒，通络止痛，正符合《内经》所言："凡治病者，必先治其病所从生者也。"

（3）加减：肝经郁热配行间、大敦；脾经湿热配隐白、内庭；瘀血阻络配血海、三阴交。

（4）操作：毫针刺，用泻法。皮损局部阿是穴用围针法，即在疱疹带的头、尾各刺一针，两旁则根据疱疹带的大小选取1~3点，向疱疹带中央沿皮平刺，也可在阿是穴散刺出血后加拔火罐。大敦、隐白可点刺出血。

（5）其他疗法：①耳针：取肝、脾、神门、肾上腺、皮疹所在部位相应耳穴。毫针刺法，或埋针法、压丸法。②皮肤针：取局部阿是穴。用皮肤针叩刺出血后，加艾条灸。用于带状疱疹后遗神经痛。③火针：取局部阿是穴、夹脊穴为主。阿是穴点刺深度，急性期以达到疱疹基底部为度，后期以点入皮肤为度。阿是穴点刺后可加拔火罐。适用于各个证型。④穴位注射：取肝俞、相应夹脊穴、足三里。选用维生素 B_1 或 B_{12} 注射液，每穴注射 0.5ml。

（三）名老中医经验

陈某，男，47岁。左侧胸胁部起斑疹疱伴局部刺痛3天。

病史　患者既往有心脏病病史，素体虚弱，于3天前外出就诊返家后，突感左侧胸胁部轻度瘙痒，搔抓后发现局部有红色丘疹，疹上少许水疱，第2天皮肤刺痛且痒、丘疹簇生间隔分布如带状，刺痛阵发，服镇痛药物无效，逐赴西医院就诊，予以注射盐酸哌替啶50mg，注射后疼痛仍不缓解，心烦不安，不能入睡。现慢性痛苦病容，面白无华，左侧胸胁部有3处簇生丘疹，上有水疱，疱内液呈白色，有搔抓破溃结痂处。舌淡苔白，脉弦数。

诊断 缠腰火丹之正虚邪实证（带状疱疹）。

取穴 阿是穴、丰隆、阴陵泉。

治则 祛湿清热、消疹止痛。

针灸治疗 局部皮肤常规消毒，以三棱针点刺在疱疹间隙处（轻者皮内，重者皮下），刺4~5点，加以闪火罐放血5~10ml，注意不要点在疱疹上，拔罐部位应交替进行，留罐时间不得超过8分钟。每日或隔日1次，7次为1个疗程。丰隆直刺进针1~1.5寸，施捻转提插泻法1分钟；阴陵泉直刺1~1.5寸，施捻转平补平泻法1分钟，二穴施术后均留针20分钟。每日2次，10天为1个疗程。

疗效 经1次治疗后，刺痛减轻，丘疹减少；复诊1次后痛止，疹消而愈。

按语 缠腰火丹多因脾胃运化失常，水湿停滞，久而化热；或肝胆湿热，郁而化火；或湿热毒邪侵及经脉；湿热内蕴，壅阻脉络，发于腠理，外达皮部，故见疱疹簇生瘙痒而痛甚。治疗上常以清热泻火，解毒利湿为法。石学敏教授运用刺络疗法配合针灸，有卓著疗效，且起效快，不适用任何药物可痊愈。石学敏教授认为刺络拔罐具有促进血液循环，增强代谢，以改善局部免疫状态的功能。从而起到杀灭病毒，抑制细菌的继发感染，加速带状疱疹痊愈的作用。临床积累了数百例病例，与普通真题方法比较效果显著，有立即止痛消疹之功。基于中医理论，究其病因病机，邪阻经脉，壅结于皮部，而皮部者以"经脉为纪"，循其皮部发病部位，刺之于血即可通过皮部以疏调本经气血，引邪外出。再配合针刺丰隆、阴陵泉穴清热祛湿、通调经脉瘀阻，正如"菀陈则除之，去血脉也"。

七、西医治疗

1. 治疗原则

本病有自限性，治疗原则主要为抗病毒、止痛、消炎、防治并发症。

2. 常用方法

（1）药物疗法：①抗病毒药物：可选用阿昔洛韦、伐昔洛韦或泛昔洛韦。②神经痛药物治疗：a. 抗抑郁药：主要药物有帕罗西汀（塞乐特）、氟西汀（百优解）、氟伏沙明、舍曲林等。b. 抗惊厥药：有卡马西平、丙戊酸钠等。c. 麻醉性镇痛药：以吗啡为代表的镇痛药物。可供选择药物有吗啡（美施康定）、羟基吗啡酮（奥施康定）、羟考酮、芬太尼（多瑞吉）、二氢埃托菲、路盖克等。d. 非麻醉性镇痛药包括NSAIDs、曲马多、乌头生物碱、辣椒碱等。

（2）神经阻滞：重度疼痛药物难以控制时即应考虑用直接有效的感觉神经阻滞疗法。阻滞定位的选择应取决于病变范围及治疗反应。总的原则应当是从浅到深，从简单到复杂，从末梢到神经干、神经根。

（3）神经毁损：射频温控热凝术行神经毁损是治疗最为直接有效的方法。神经毁损治疗还包括内侧丘脑立体定向放射治疗（伽马刀或X刀），手术硬脊膜下腔脊髓背根毁损治疗、垂体毁损、交感干神经节毁损等。

八、预防调护

（1）针灸治疗蛇串疮有较好疗效，对后遗神经痛也有较好的止痛效果，若发生感染须尽快转外科治疗。

（2）饮食宜清淡，忌辛辣、油腻、鱼虾、牛羊肉等。

（3）发病期间应保持心情舒畅，以免肝郁气滞化火而加重病情。

（4）忌用热水洗烫患处，内衣宜柔软宽松，以减少摩擦。

（5）皮损局部保持干燥、清洁，忌用刺激性强的软膏涂敷，以防皮损范围扩大或加重病情。

第七节　斑秃

一、概述

斑秃是一种头发突然发生斑块脱落的慢性皮肤病。因头发脱落之处头皮光亮而得名，又称鬼剃头、鬼舐头。可发生于任何年龄，多见于青年，男女均可发病。

本病属于中医学的"油风"范畴。《外科正宗·油风》云："油风乃血虚不能随气荣养肌肤，故毛发根空，脱落成片，皮肤光亮，痒如虫行，此皆风热乘虚攻注而然。"

二、病因病机

中医学认为，过食辛辣厚味，或情志不遂、抑郁化火，损阴耗血，血热生风，风热上窜巅顶，毛发失于阴血濡养而突然脱落；或情志内伤，气机不畅，气滞血瘀致毛发失荣，及跌扑损伤，瘀血阻络，清窍失养致发脱不生；或久病及产后致气血两虚，精血亏虚，毛发失养而脱；或肝肾不足，津不化血，血不养发，肌腠失润，发无生长之源，毛根空虚而发落成片，甚至全身毛发脱落。

西医学认为本病与遗传、情绪、应激、内分泌失调、自身免疫等因素有关。

三、辨病

（一）症状

本病突然发生斑片状脱发，脱发区皮肤变薄，边缘的头发松动，容易拔出，拔出时可见发根近端萎缩，多无自觉症状。

（二）体征

本病皮损表现为圆形或卵圆形非瘢痕性脱发，在斑秃边缘常可见上粗下细的"感叹号"样毛发。脱发区呈圆形、椭圆形或不规则形。数目不等，大小不一，可相互连接成片，头发全部或几乎全部脱落，称为全秃。全身所有的毛发（包括体毛）都脱落，称为普脱。还可见匍行性脱发。病区皮肤除无毛发外，不存在其他异常。病程较长，可持续数年或数月，多数能自愈，但也有反复发作或边长边脱者。开始长新发时往往纤细柔软，呈灰白色毳毛，以后逐渐变粗变黑，最后恢复正常。

（三）辅助检查

典型的斑秃一般无须进行特殊检查，但有些疑难的病例需要与其他脱发性疾病进行鉴别诊断，检查的方法有皮肤镜、血液检查、组织活检、皮肤 CT 等。毛发镜下斑秃的典型改变是"黑点征"、感叹号样发、断发、"黄点征"和断毳毛。

四、类病辨别

1. 假性斑秃
是一种多发性圆形、椭圆形或不规则形头皮萎缩性斑片，无严重炎症或明显脓疱，逐渐急性出现毛囊萎缩和永久性脱发，秃发部位皮肤萎缩变薄，毛囊口消失，秃发区境界清楚，但边缘不规则。

2. 头癣
为不完全脱发，毛发易折断，残留毛根，附有鳞屑或癣痂，断发中可找到真菌。

五、辨证分型

（1）肝肾不足：兼见头晕目眩，耳鸣，失眠多梦，健忘。舌红，苔少，脉细。

（2）血虚风燥：兼见面色无华，头部瘙痒，头晕，失眠。舌淡，苔薄，脉细弱。

（3）气滞血瘀：兼见面色晦暗，或伴有肝郁症状。舌质暗或有瘀点、瘀斑，脉弦涩。

六、针灸治疗

（一）论治原则

养血生发。

（二）基本治疗

（1）处方：取局部穴位为主。

阿是穴、百会、风池、太渊、膈俞。

（2）方义：头为诸阳之会，百会为足太阳经与督脉交会穴，风池为足少阳经与阳维脉交会穴，且二穴皆近脱发患处，同用可祛风活血；血会膈俞，太渊为脉之所会，且为肺之原穴，配局部阿是穴，补能益气养血，泻能活血化瘀；阿是穴用梅花针叩刺或毫针围刺，更可疏导局部经气，促进新发生长。

（3）加减：肝肾不足配肝俞、肾俞；血虚风燥配血海、足三里；气滞血瘀配血海、太冲。

（4）操作：阿是穴用梅花针叩刺或毫针围刺，余穴毫针常规刺。

（5）其他疗法：①艾灸：取阿是穴，用艾条在局部熏灸，至皮肤呈红晕为度，每日1~2次。②皮肤针：取阿是穴。叩刺至患部皮肤微呈潮红为止，然后涂搽生姜汁，每日1次。③穴位注射：取阿是穴、头维、百会、风池。选用维生素B_{12}注射液或三磷酸腺苷，每穴注射0.5ml。

（三）名老中医经验（田从豁医案）

黄某，女，27岁。脱发4年。

病史 患者4年前与男友吵架后感头皮痒痛，继之毛发呈片状脱落，曾服中西药物并外用"生发精"治疗，效果不明显，并逐渐出现眉毛、毛、体毛的脱落。自觉口干，纳差，夜寐欠安，多梦易醒，月经量少延期。查体时见头发脱落3/4，眉毛稀疏，脱发处头皮光亮，期间散在少许毛发，稍动即可脱落。舌淡，苔薄白，脉沉细。

辨证分析 该患者动怒后肝气不舒，暗耗阴血，阴血亏虚，腠理不固，血虚生风，发失所养，故发生斑秃。阴血不足，心失所养，心神不宁，神不守舍，故患者表现为失眠、多梦、焦虑。阴血不足，冲任空虚，则经期错后，经血量少。

诊断 油风之肝郁血瘀证（斑秃）。

治则 疏肝解郁，活血化瘀。

取穴 百会、风府、神庭、攒竹、内关、血海、三阴交、太冲、大椎（放血）、期门，每周3次，10次为1个疗程。

治疗 治疗1个月后，患者睡眠好转，头发已不脱落，两颞部有少量淡褐色短毛新生，自觉针后胸部满闷，眉毛再生不明显。遂予梅花针叩刺眉头，配合姜汁涂抹。原方去大椎，加膻中，并嘱咐患者心情放松，少食辛辣发物，加强体育锻炼。治疗2个疗程后，患者饮食增加，睡眠已正常，全头毛发均已长出，浓密质硬，唯两鬓毛发仍稍软，眉毛已基本长齐，月经已正常。故停梅花针叩刺，并将原处方减百会、神庭、期门、攒竹，大椎改为芒针刺，加两侧率谷、肝俞、肾俞、膈俞，嘱患者定期复诊。初诊2个月后，患者生出一头乌黑油亮短发，症状已消，临床治愈。

按语 治疗上以养血熄风、养心安神为总则。方中梅花针叩刺脱发局部及涂擦姜汁为局部治疗，取其活血通络，加强局部血液循环的作用。体针大多为全身调整之举，加攒竹、率谷等实为改善局部血运，加强其营养。方中神庭、百会镇静安神，内关、膻中、太冲、期门疏肝理气。《素问·骨空论》曰："风者，百病之始……治在风府，调其阴阳。"《素问·热论》亦云："巨阳者，诸阳之属也，其脉连于风府……伤寒一日，巨阳受之。"故取风府穴疏散风邪，调和阴阳。大椎是手足三阳经与督脉的交会穴，是阳气的集中点和窗口，统领一身阳气，为退热之首穴。血热日久化燥，阴血耗伤，故取血海、三阴交，以养血活血，滋阴润燥。《十四经要穴主治歌》云："血海主治诸血疾，兼治诸疮病自轻。"此说明血海能治疗由血虚、血热所致的皮肤病。三阴交是治疗各种血证的要穴，能摄血、凉血，补益全身血分之亏虚及通畅全身血液运行，从而养血润燥。患者斑秃4年，病程日久，肝肾亏虚，"发为肾之外候"，故在随后的治疗中取其经验方"背俞四穴"。其中，肝俞疏肝理气，与血之会穴膈俞共奏调和气血之功。脾俞健运脾胃，化生气血，肾俞助其温煦蒸腾之力。四穴合用有调和气血、温健脾肾之功。诸穴合用，集疏风、理气、安神、养血、滋阴、清热为一炉，配以温肾健脾之法，则邪气无容身之所，正气得以固护，其症状自消。

七、西医治疗

1. 治疗原则
去除可能诱发因素，注意劳逸结合，对症治疗。

2. 常用方法
（1）外用药：①米诺地尔：5%米诺地尔霜或溶剂，每日涂1或2次，可能与它的血管扩张作用有关。②蒽林：0.5%～1%蒽林软膏或霜，是一种原发刺激剂。每日外涂1次至数次，以使局部皮肤出现轻度皮炎为限。③接触致敏剂：二苯环丙烯酮（DCP）最常用。④糖皮质激素：强效激素外用或封包。0.05%地塞米松，50%二甲基亚砜溶液外用常比霜剂等有更好疗效。

（2）内用药：①糖皮质激素 泼尼松内服，数周后逐渐减量，然后以小剂量维持6个月。糖皮质激素效果好，但不良反应大，停药后易复发，故不作为常规疗法。但对急性斑秃，为避免发展为全秃或普秃可试用。②环孢素：疗程6～12个月。部分病例有效,如4个月后无效应停药。③胸腺喷丁:肌内注射,持续3周。④血管扩张药:烟酸口服。

(3)局部注射法:局部注射糖皮质激素,适用于范围较小的脱发,或普秃患者的重要美容部位(如眉毛)。可直接注射脱发区,也可注射其周缘部,以期控制脱发范围的继续扩大。要注意避免可能引起的局部皮肤萎缩和凹陷。

(4)神经封闭疗法:对枕大神经做封闭术,该神经被封闭后,其支配区域的皮肤温度上升,有利于毛发再生。

八、预防调护

(1)针灸治疗局限性斑秃及发病急者有较好疗效,对患病时间长或毛发全脱者疗效欠佳。

(2)不宜用碱性强的肥皂洗头发,宜保持心情舒畅,忌烦恼、悲观、忧愁,忌熬夜。

(吴向农)

第十二章

五官科病证

第一节 目赤肿痛

一、概述

目赤肿痛是指白睛红赤,并可迅速引起流行的多种眼部疾患中的一个急性症状。常见于西医学的急性结膜炎、流行性出血性结膜炎等。具有发病急,病程短,春秋季节多见,可流行或散发的流行病特征。

中医学又称"赤眼""风热眼""天行赤眼",俗称"火眼"或"红眼病"。

二、病因病机

中医学认为本证多由于外感风热时邪,侵袭目窍,经气阻滞,热毒郁而不宣;或由于素体阳盛,脏腑积热,或肝胆火盛复感疫毒,内外合邪,循经上扰,交攻于目而致目赤肿痛。

西医学认为病因多由外环境中感染性(如细菌、病毒及衣原体等)和非感染性因素(外伤、化学物质及物理因素等)的刺激,从而导致发生细菌或病毒感染,或过敏所致的病证。

三、辨病

（一）症状与体征

结膜充血、睑肿胀、畏光、流泪、分泌物多。

（二）辅助检查

结膜刮片和分泌物涂片镜检可发现白细胞和细菌或单核细胞增多。

四、类病辨别

本病注意与急性青光眼鉴别。急性青光眼刺激症状明显，眼胀痛剧烈，常伴有偏头痛及恶心、呕吐，球结膜混合性充血。眼底及眼压检查可明确诊断。

五、辨证

（1）风热外袭：目赤肿痛，羞明流泪，眵多清稀，可兼见头痛、发热、恶风、或伴头额胀痛，舌红、苔薄白或薄黄，脉浮数。

（2）肺胃积热：目赤肿痛，胞睑红肿，眵多黏稠，可兼见头痛烦躁，便秘溲赤，舌红苔黄，脉数。

（3）热毒炽盛：胞睑红肿，白睛赤肿，点状或片状溢血，羞明刺痛，热泪如汤，眵多胶结，头痛心烦，口渴引饮，溲赤便结，舌红、苔黄、脉数。

六、针灸治疗

（一）论治原则

疏风散热、泻火解毒，只针不灸，泻法。

（二）基本治疗

（1）处方：攒竹、瞳子髎、太阳、合谷、太冲。

（2）方义：目在头面，诸阳经之脉均循行于眼区。攒竹为足太阳经腧穴，能宣泄患部之郁热，有通络明目作用；瞳子髎属足少阳经，可疏泻肝胆之火；太阳为经外奇穴，位于眼旁，点刺出血可清热明目；手阳明经合谷以调阳明经气，疏泄风热；目为肝窍，太冲乃肝经原穴，以导厥阴经气，降肝火而明目。

（3）加减：风热外袭可加风池、曲池以加强疏风清热散邪之功；肺胃积热可配少商、内庭肺胃清泻积热；热毒炽盛可配侠溪、行间清泻肝胆之火。

（4）操作：攒竹穴，针尖若朝下刺向睛明穴，则不宜深刺，若向外则可透丝竹空穴；瞳子髎向外斜刺；太阳直刺；合谷、太冲常规针刺；均可点刺出血。每日1~2次。

（5）其他疗法：①耳尖放血：按摩耳郭至充血，于双耳尖部碘伏消毒后，用无菌三棱针在耳尖部快速点刺出血，并用手指迅速挤压出血 5~10 滴，隔日 1 次。②拔罐：在太阳穴处点刺后拔罐，每日 1 次。③耳针：耳尖、耳背小静脉点刺出血，眼、目$_1$、目$_2$、肝。毫针强刺激，留针 30 分钟。

（三）名老中医经验

楼某，男，30 岁。

初诊 2 天前上山砍柴，回家途中天气闷热，柴担又重，甚感疲乏，到家后即觉两眼不适，头脑昏胀而卧床，翌晨醒来，自觉两眼红肿疼痛，眵泪交流，怕光羞明，目涩难开，伴头痛、发热，舌苔微黄，脉象浮数。症由感受风热邪毒所致，治当疏泄风热、消肿止痛为主。按上法治疗 1 次，针后患者即感两眼舒适，疼痛顿除，且可睁开。

复诊 双目疼痛未作，肿胀消失，仅微存红丝，即单针睛明，手法照上述，以巩固疗效。

按语 急性结膜炎以发病急剧、目睛红赤为特点，是由细菌或病毒感染引起的球结膜急性炎症，俗称"赤眼"或"火眼"，治当以清泄风热，消肿定痛为主。另外，针刺对本病的治疗应该强调的是，必须掌握风池和睛明两穴的操作手法：①要使风池穴针感由颈部向上放射至前额或眼，其进针方向是，针尖宜交叉向对侧颧骨下缘渐次进入 1.2~1.5 寸；②睛明穴进针时，先用押手将眼球推压向外侧固定，然后垂直进针，轻轻刺入 0.6~0.8 寸深度，宜用提插手法，不能用捻转手法，不使患者有痛感，如有痛感，往往导致皮下出血，出血后则出现眼圈青紫，约需 1 周后方能消退，虽不影响视力，但有碍外观。

七、西医治疗

1. 治疗原则

控制感染，清除分泌物。

2. 常用方法

（1）清除分泌物：生理盐水或硼酸溶液洗眼。

（2）控制感染：抗生素眼药点眼；重者可口服抗生素及抗病毒药物。

八、预防调护

（1）针刺治疗目赤肿痛有显著的疗效，缓解病情快，可明显缩短病程。

（2）本病为眼科常见的急性传染病，常可引起流行，应注意眼的卫生。

（3）患病期间睡眠要充足，减少视力活动，忌怒，戒房劳，忌食辛辣之物。

第二节 眼睑下垂

一、概述

眼睑下垂是上睑提举无力或不能抬起,以致睑裂变窄,甚至遮盖部分或全部瞳仁,影响视力的一种眼病。有先天和后天之分,亦有单侧和双侧之别。相当于西医学的重症肌无力眼肌型、眼外伤、动眼神经麻痹等引起的眼睑下垂。

中医古称"雕目",或"上胞下垂",重者称"睑废"。

二、病因病机

中医学认为,先天禀赋不足,肝肾两虚,以致胞睑失于濡养;或因脾虚气弱,中气不足,筋肉失养,经筋弛缓;或因肌腠空疏,复感外风,风邪客于胞睑,阻滞脉络;或因外力伤及胞睑脉络等导致睑肌无力而下垂。

西医学认为,先天性上睑下垂系上睑提肌或第三神经核发育不全所致;麻痹性上睑下垂则因动眼神经麻痹所致;肌源性上睑下垂多见于重症肌无力症;外伤性上睑下垂是因外伤伤及动眼神经及上睑提肌。

三、辨病

(一)症状及体征

本病为上眼睑部分或完全不能抬起,致睑缘盖角膜上缘过多,使受累眼的眼裂较正常小。

(二)辅助检查

眼科、神经科及内分泌科相关检查可明确诊断。

四、类病辨别

对于患有上睑下垂的患者,要根据患者年龄、详细病史、仔细查体和必要的辅助检查来确定病因。以排除眼睑各种肿瘤,重症沙眼,睑结膜瘢痕引起的假性上睑下垂。

五、辨证分型

（1）先天不足：自幼双侧或单侧上睑下垂，终日不能抬举，眼无力睁开，眉毛高耸，额部皱纹加深，小儿或伴有五迟、五软，舌淡、苔白，脉弱。

（2）脾气虚弱：起病缓慢，上睑提举无力，遮掩瞳仁，妨碍视瞻，朝轻暮重，休息后减轻，劳累后加重，可伴有面色少华、眩晕、食欲不振、肢体乏力，甚至吞咽困难等症，舌淡、苔薄，脉弱。

（3）风邪袭络：起病突然，多为单侧上睑下垂，重者出现目珠转动失灵，或外斜，或视一为二，伴眉额痠胀，或兼有其他肌肉麻痹症状，舌红、苔薄，脉弦。

（4）瘀血阻滞：上胞下垂，患眼周围或头额部有外伤史，甚或可见复视、斜视，舌红有瘀点或瘀斑，脉涩。

六、针灸治疗

（一）论治原则

先天不足、脾气虚弱者，补肾健脾、益气养血，针灸并用，补法；风邪袭络、瘀血阻滞者，疏风通络、活血通络，针刺或针灸并用，平补平泻。

（二）基本治疗

（1）处方：攒竹、丝竹空、阳白、三阴交。

（2）方义：攒竹、丝竹空和阳白穴均位于眼周，三穴合用，可通经活络、调和局部气血而升提眼睑；三阴交穴为肝、脾、肾三经的交会穴，具有补脾益肾、养血荣筋、调和气血的功效。

（3）加减：先天不足加太溪、命门、肾俞益肾固本；脾气虚弱加足三里、脾俞健运脾胃，补气养血，另加督脉百会穴以升提阳气；风邪袭络加合谷、风池以宣通经络、疏风解表；瘀血阻滞加太阳、头临泣行气活血通络。

（4）操作：攒竹、丝竹空、阳白即可相互透刺，又均可透刺鱼腰穴；三阴交针施补法或平补平泻法。风池穴应注意针刺方向、角度和深度；百会穴多用灸法。

（5）其他疗法：①皮肤针：叩刺患侧攒竹、眉冲、阳白、头临泣、目窗，轻度叩刺。隔日1次。②电针：取眶上神经与面神经刺激点（耳上切迹与眼外角连线中点）。针刺之后接电针仪，眶上神经接负极，面神经接正极，电流强度以患者能耐受为度。每次20分钟左右。隔日1次。

（三）名老中医经验（严洁医案）

患者，女，48岁，睁眼无力近1年，全身乏力近4个月。

初诊 患者于 2012 年 2 月自觉睁眼无力,未重视,2012 年 10 月因感冒住院,全身乏力,双上肢上抬困难,行走需人搀扶,言语无力,双目难以睁开,诊断为重症肌无力(轻度全身型)。

检查 双眼睑下垂,右侧遮盖眼球约 1/4,左侧遮盖约 1/3,双眼疲劳试验阳性,双侧瞳孔 2.5 mm 等大等圆,眼球转动欠灵活,抬头、睁眼、抬手均无力,月经正常,纳食尚可,吞咽少力,无口干,大小便正常,睡眠质量差,易醒。

既往史 2004 年行"胸腺瘤切除术",2000 年及 2002 年各行乳腺纤维瘤切除术,有支气管炎病史。

西医诊断 重症肌无力(轻度全身型)。

中医诊断 眼睑下垂。

辨证 脾肾气虚。

治则 培补脾肾,益气升举。

针灸治疗 第一组:百会行补法;额六针:攒竹、神庭、阳白、头临泣、头维针尖朝上平补平泻,丝竹空直刺平补平泻;手三里(双)、合谷(双)、足三里(双)、内关(双)、复溜(双)、气海、关元平补平泻。第二组:肾俞(双)、命门、次髎(双)行温针灸。两组穴位交替,隔日 1 次,留针 20 分钟,10 次为 1 个疗程。每次扎针后做头面部刮痧、背部膀胱经梅花针叩刺或耳穴压豆(脾、肾、肾上腺、枕、交感、眼)。

中药 炙黄芪 50g,白术 15g,红参 10 g,柴胡 10 g,茯苓 10g,甘草 10g,川芎 15g,熟地黄 20g,白芍 15g,大枣 6 枚,蛤蚧 20g,防风 10g,15 剂,1 剂/天,水煎服,早晚分服。

二诊 上法治疗 2 个疗程后,患者自觉眼睑肌力较前增强,可以张开双目,体力增强,可自己前来就诊治疗,但是仍然觉得右手手臂无力。

治疗

(1)第一组:额六针,肩三针(右),四白(双),地机(双),太溪(双),丰隆(双);

(2)第二组:肺俞、脾俞、肾俞、上髎。两组穴位交替,隔日 1 次,10 次为 1 个疗程。每次扎针后做头面部刮痧、背部膀胱经梅花针叩刺或耳穴压豆(脾、肾、肾上腺、枕、交感、眼)。

三诊 上法继续治疗 2 个疗程,患者觉得大为好转,睁眼正常,精力较为充沛,正常行动。继续巩固治疗 2 个疗程,基本恢复正常。

按语 重症肌无力是一种神经肌肉接头突触后乙酰胆碱受体被自身抗体损害所致的自身免疫系统疾病。主要临床特征为受累肌肉极易疲劳,经休息后可部分恢复。全身肌肉均可受累,常"晨轻暮重",以眼肌为主,提上睑肌受累最为常见,眼外肌不同程度无力。针灸临床对眼肌型轻、中度全身型效果较好。

七、西医治疗

1. 治疗原则
先天性上睑下垂采用手术治疗。后天性上睑下垂要针对病因药物或手术治疗。

2. 常用方法
对睑神经麻痹所致者，对病因治疗，大量口服及肌内注射维生素 B 族，或使用三磷酸腺苷等药物。还可用理疗（超声波、音频电疗）等。

八、预防调护

（1）针灸对本病有一定疗效，但应配合病因的治疗。
（2）注意休息，可配合中药或补益中气，或调补肝肾。

第三节　青光眼

一、概述

青光眼是由多种因素引起的以进行性视功能损害为特征的致盲性眼病，以眼压升高、视神经萎缩和视野缺损为特征。根据前房角形态、病因机制、发病年龄，一般将青光眼分为原发性、继发性和先天性 3 大类。原发性青光眼根据房角宽窄，可分为闭角型青光眼和开角型青光眼。继发性青光眼是某些眼病或全身病的眼部并发病，主要因虹膜周边前粘连导致眼压增高所致；先天性青光眼是常染色体隐性遗传为主的遗传性眼病。

青光眼是我国主要致盲性眼病之一。研究显示，40 岁以上的中国人中约 940 万有青光眼性视神经病变的表现，并最终导致 520 万人单盲，170 万人双盲。据估计，2020 年青光眼患者将增加到 7960 万，造成巨大的个人和社会负担。

青光眼相当于中医学的五风内障（青风、绿风、黄风、乌风、黑风）。古人以风命名，说明病势急剧，疼痛剧烈，变化迅速，危害严重。五风内障是本病在不同阶段出现的不同症状。青风、乌风的证情比较缓和；绿风、黑风均属急重眼病；黄风为五风内障的后期阶段。五风瞳神皆有大小气色变化，后期多有晶珠混浊，均属内障范畴，故称"五风内障"。针灸主要针对原发性青光眼的治疗。

二、病因病机

肝开窍于目，肝火可以生风，肝阳可以化风，所以本病的发生发展与肝的关系最大。又因本病属瞳神疾患,瞳神在脏属肾,肝肾同源,肝藏血,肾藏精,精血充盈,上奉目窍,方能视万物,察纤毫。若情志内伤,痰湿阻络,风火上攻,阴虚阳亢,皆可导致气血失和,经脉不利,玄府闭塞,气滞血瘀;或肝病犯脾,脾失健运,使眼内水液排泄困难,神水郁积,而酿成本病。

三、辨病

(一)症状与体征

早期症状不著,或仅有头眩目胀、视物模糊等。随着病程发展,出现雾视,虹视,头痛眼胀,视力减退,眼压升高,瞳孔扩大,视野缩小,急性期伴恶心呕吐等症。

1. 急性闭角型青光眼

多发于中老年人,表现突然发作的剧烈眼胀、头痛、视力锐减、结膜充血、恶心、呕吐、大便秘结、血压升高,如得不到及时诊治,24~48小时即可完全失明,无光感。

2. 慢性闭角型青光眼

年龄多在30岁以上。一般都有明显的诱因,如情绪激动、视疲劳、用眼及用脑过度、长期失眠、习惯性便秘、妇女在经期,或局部、全身用药不当等均可诱发。表现为眼部干涩、疲劳不适、胀痛、视物模糊或视力下降、虹视、头昏痛、失眠、血压升高,休息后可缓解。有的患者无任何症状即可失明,检查时眼压可正常或波动,或不太高,20~30mmHg,眼底早期可正常,

3. 开角型青光眼

多发生于40岁以上的人,25%的患者有家族史,绝大多数患者无明显症状,有的直至失明也无不适感。

(二)辅助检查

眼底检查可见视神经乳头生理凹陷较正常者加深扩大,视乳头中央血管向鼻侧偏移,或呈屈膝爬行状。病情发展,视乳头凹陷加深扩大呈杯状,颜色苍白,视乳头血管明显偏向鼻侧成屈膝状爬行而出。视野当视神经乳头出现病理性改变,便会出现视野变化。早期表现为生理盲点扩大,在其同时或稍后周边视野也缩小,逐渐发展成管状视野,视力亦随之减退直至消失。

四、类病辨别

急性闭角型青光眼急性发作时,伴有剧烈头痛、恶心、呕吐等,有时忽略了眼部症状,易误诊为神经系统疾病,应注意鉴别。

五、辨证

本病急性发作期，其证多实多热；缓解期或慢性期，证候多虚或虚实互见。

（1）急性发作期：剧烈头痛，眼痛，视力急降，甚至失明，眼部充血严重，眼压甚高；肝郁化火者兼见善急易怒，溲赤便结，口苦咽干，舌红、苔黄，脉弦数；痰浊上犯兼见胸脘满闷，恶心呕吐，动辄眩晕，舌红、苔黄腻，脉滑数。

（2）慢性期：眼球时而胀痛或头痛，瞳神散大，视物昏朦，眼压偏高。阳虚者面白肢冷，精神倦怠，纳差食少，夜尿频繁，舌淡、苔白，脉细无力；阴虚者心烦失眠，眩晕耳鸣，口燥咽干，腰膝酸软，舌红、少苔，脉细数。

六、针灸治疗

（一）论治原则

实证清肝泻火、化痰熄风，只针不灸，泻法；虚证育阴潜阳、健脾化湿，以针为主，补法或平补平泻。

（二）基本治疗

（1）处方：睛明、球后、太阳、风池、太冲。

（2）方义：睛明、球后、太阳均为眼周部穴，既可清除眼周部郁热，又可疏通局部气血；风池穴为足少阳胆经的腧穴，善于清泻肝胆之火，清理头目；太冲乃肝经原穴，疏调眼部气机，降低眼压。

（3）加减：肝郁化火加阳陵泉、行间、侠溪以加强清肝明目的作用；痰浊上犯加足三里、丰隆、太白以健脾化痰；阳虚加百会、脾俞、足三里健脾温阳；阴虚加太溪、肝俞、肾俞、三阴交滋阴潜阳；头痛、目痛急剧发作时，可在内迎香点刺出血以急泻热邪，能立竿见影改善症状，对保护视力具有较好的作用。

（4）操作：睛明、球后按眼区穴操作规程针刺；太阳可点刺出血；风池应注意掌握针刺的方向、角度和深度；太冲用泻法。

（5）其他疗法：①三棱针：头目疼痛剧烈时取印堂、内迎香、耳尖、百会、攒竹等穴，用三棱针点刺出血1~2滴。②耳针：取眼、目$_1$、目$_2$、降压点、神门、肾、肾上腺、内分泌、肝、肝阳$_1$、肝阳$_2$。每次选3~5穴，毫针强刺，留针20分钟；或埋针、药丸贴压。③穴位注射：用维生素B_{12}加山莨菪碱注入肝俞、肾俞穴，0.5ml/穴。隔日1次。对小视野青光眼有提高视力、扩大视野的作用。

（三）名老中医经验（张沛霖医案）

高某，女，69岁。双眼胀痛十年。

初诊 患者因双眼胀痛已确诊"青光眼"十年,就诊时左眼已失明,右眼视力仅存0.005,曾多次手术、冷冻降眼压均无效,眼压较高,脉弱。

诊断 青光眼(脾弱肝旺)。

治则 健脾益气,平熄肝风。

取穴 行间、光明、外关、听会、瞳子髎、百会立予针与内庭、解溪、合谷、支正、太阳、攒竹、公孙等穴交替,提插补、泻法(补阳明、泻肝胆),留针20分钟。

二诊 眼胀有所改善,双眼压下降,脉亦稍充盈。针灸治疗处方:行间、光明、外关、听会、瞳子髎、百会与内庭、解溪、合谷、支正、太阳、攒竹、公孙等穴交替,手法同上,留针20分钟。

三诊 眼胀明显改善,双眼压下降较前多,视力较前稍提高,脉渐充盈。继针光明、外关、听会、瞳子髎、百会与解溪、合谷、支正、太阳、攒竹、公孙等穴交替,手法同上,留针20分钟。病情渐趋稳定。

按语 本病为脾弱肝旺证,亦即肝木克脾土,肝旺则眼胀且痛,眼压持续10年不能下降,脾弱则气血生化乏源,目睛失于濡养,故双眼近乎失明。结合脉诊,脉气弱,乃气不荣血,睛脉失养。本病虚实夹杂,故需补虚泻实同时进行,取足厥阴、少阳经穴先泻其旺,以平熄肝风,再补脾旺其气血,以熄灭肝风。随其脉证的变化,再调足厥阴、少阳、及太阴以旺其气血、平熄肝风。在整个治疗过程中注重脉象的变化,根据病情及脉象的变化,调整治疗方案,使患者达到相对阴平阳秘的目的。故病情能够得到明显改善,患者患病10年,虽坚持治疗,但病情一直未得到有效控制,经张老治疗10余次,病情已明显控制。

七、西医治疗

1. 治疗原则

早期发现、早期诊断和早期治疗。

2. 常用方法

(1)药物治疗:①局部用药:以前列腺素衍生物为主,对人眼具有较好的降眼压效果,局部滴用基本无全身副作用,具有较高的安全性。代表药物有:拉坦前列素、曲伏前列素和贝美前列素等。其次为β-受体阻滞剂,其降压效果确切,不影响瞳孔大小和调节功能、局部副作用小、价格低。常用药物有:贝特舒,贝他根、美替洛尔及美开朗等。②全身用药:有碳酸酐酶抑制剂,或甘露醇类的高渗脱水剂。此类用药一般在临床不能有效控制青光眼患者眼压时,可在治疗中选用。此类药物切忌过量过久使用,以导致脱水或电解质紊乱等其他不良反应。③维生素B族:口服弥可保,可阻止青光眼视野缺损恶化,促进视野改善。④联合用药:为减少单一药物的副作用风险,进一步增强临床疗效,可根据病情联合用药。

(2)手术治疗:药物治疗不理想可考虑手术治疗。目前临床最常用的手术主要有滤过手术和虹膜周边切除术。

(3) 激光治疗：近年来随着激光医学的迅猛发展，临床中用于治疗青光眼的激光技术，因其安全简单便捷，有了更广泛的使用。目前临床上主要开展的激光手术有以下几种：激光虹膜切除术、激光小梁成形术、激光睫状体光凝术和激光房角成形术。

八、预防调护

(1) 调情志，戒怒躁，避过劳，忌辛辣。

(2) 青光眼早期针灸治疗有一定疗效，可以降低眼压，止痛，缓解症状。后期发展为青盲，针灸治疗则效不佳。

第四节 耳鸣耳聋

一、概述

耳鸣是指患者自觉耳内鸣响而周围环境中并无相应的声源。耳聋则是指患者的听力有不同程度的减退，甚至完全丧失。

耳鸣与耳聋临床上常常同时或先后出现，它们既是多种耳科疾病乃至全身疾病的一种常见症状，同时也可单独成为一种疾病。西医学常见于突发性聋、爆震性聋、传染病中毒性聋、噪声性聋、药物中毒性聋、老年性聋、耳硬化症，以及原因不明的感音神经性聋、混合型聋及耳鸣等病证。

中医古籍中耳鸣又有"聊啾""苦鸣""蝉鸣""脑鸣""暴鸣""渐鸣"等名称；耳聋有"重听""暴聋""卒聋""久聋""劳聋""虚聋""风聋""火聋""毒聋"等名称。

二、病因病机

中医学对耳鸣、耳聋早有认识，古代文献中关于耳鸣、耳聋的病因病机和针灸治法的记载很多。《灵枢·口问》曰："耳者，宗脉之所聚也……脉有所竭者，故耳鸣。补客主人、手大指爪甲上与肉交者也。"《诸病源候论·耳病诸候》曰："肾为足少阴之经，而藏精、气通于耳。耳，宗脉之所聚也。若精气调和，则肾脏强盛，耳闻五音；若劳伤气血，兼受风邪。损于肾脏耳精脱，精脱者则耳聋。"

临床上，耳鸣、耳聋既可单独出现，先后发生，亦常合并兼见。二者症状表现虽有不同，但病位同在耳部，病机亦基本一致。实证每因外感风热或内伤情志、饮食，痰湿内生，气郁化火，循经上扰或蒙蔽清窍所致，亦有因突然暴响震伤耳窍引起者；虚证多由久病体虚、劳倦纵欲，致气血不足或因肾精亏耗，不能上承，耳窍失养所致。

三、辨病

西医学中的多种耳疾都可以产生耳鸣、耳聋。

耳鸣为听觉功能紊乱所致的一种常见症状，可能与情绪、疲劳、睡眠、头部血液循环状态及内耳缺氧等有关，表现为一侧或两侧性的经常的或间歇性的自觉耳内鸣响，声调多种，或如蝉鸣、风声、雷鸣、潮声、汽笛、哨音等，有80%左右的耳鸣患者可伴有耳聋。引起耳鸣的常见耳部疾病如外耳道炎、急慢性中耳炎、咽鼓管阻塞、鼓室积液、耳硬化症、听神经瘤、梅尼埃病、药物中毒性聋、老年性聋等。

耳聋表现为一侧或两侧听力不同程度减退或完全丧失，部分患者可伴有耳鸣、耳道阻塞感。根据病变性质可分为器质性聋和功能性聋二类，按病变部位分为传导性聋、感音神经性聋与混合性聋三类。

根据发病时间和原因，又可分为5种：

（1）突发性聋：又称特发性聋、特发性突聋，是为瞬间突然发生的重度感音神经性聋，单侧发病占绝大多数，可伴有耳鸣、眩晕、恶心等症，听力损失在高频段大于低频段。

（2）创伤性聋：常见由头部撞击、爆炸、或长期噪音刺激等原因所致，头部撞击可引起内耳震荡甚至出血；爆炸声产生强大的空气冲击波与高频脉冲噪声的声压波能共同引起中耳和内耳损伤，还能抑制听觉中枢功能，从而致耳聋。长期受到强噪声影响，则听觉细胞因疲劳而损伤，听力下降。外伤和爆震致聋可为双侧性，或一侧重另一侧轻；噪音性聋常为职业病，一般双侧听力同时下降。

（3）传染病源性聋：对听觉损害严重的传染病，包括流行性脑脊髓膜炎、猩红热、白喉、伤寒、斑疹伤寒、风疹、流行性感冒、腮腺炎、麻疹、水痘、带状疱疹、回归热、先天性和后天性梅毒等，病原体侵犯内耳可引起单侧或双侧感音神经性聋。耳聋程度可轻可重。

（4）药物中毒性聋：是由链霉素、卡那霉素、庆大霉素等耳毒性抗生素及其他药物引起的，在临床很常见，耳聋的发生主要与个体敏感性有关，与用药量和用药时间长短也有关。耳聋为双侧对称性，高频段比中、低频听力损失多，可伴耳鸣。

（5）老年性聋：是听觉器官老化所致，由于听觉器老化在耳最明显，故出现感音神经性聋。

四、类病辨别

1. 梅尼埃病
梅尼埃病病变主要在前庭，以阵发性眩晕为主要表现，伴有耳鸣、波动性听力下降和恶心呕吐。

2. 高血压
血压高，耳鸣伴有头晕。

3. 颈椎病
有颈椎病病史，相关检查可助诊。

4. 癔症
癔症呈突然发作，听力检查正常。

五、辨证

1. 实证
（1）风邪外袭：开始多有感冒症状，继之卒然耳鸣、耳聋、耳闷胀，伴头痛恶风，发热口干，舌质红、苔薄白或薄黄，脉浮数。

（2）肝胆火盛：耳鸣、耳聋每于郁怒之后突发或加重，兼有耳胀、耳痛，伴头痛面赤，口苦咽干，心烦易怒，大便秘结，舌红、苔黄，脉弦数。

（3）痰火郁结：耳鸣如蝉，耳内闭塞如聋，伴头晕目眩，胸闷痰多，舌红、苔黄腻，脉弦滑。

2. 虚证
（1）肾精亏损：耳聋渐至，耳鸣夜间尤甚，兼失眠头晕，腰膝酸软，舌红、苔少或无，脉细弦或细弱。

（2）脾胃虚弱：耳鸣、耳聋时轻时重，遇劳加重，休息则减，伴神疲乏力，食少腹胀，大便易溏，舌淡、苔薄白或微腻，脉细弱。

六、针灸治疗

（一）论治原则
实证疏风泻火、化痰开窍，以针为主，泻法；虚证补肾填精、健脾益气，肾精亏损者，只针不灸，补法或平补平泻；脾胃虚弱者，针灸并用，补法。

（二）基本治疗
（1）处方：耳门、听宫、听会、翳风、中渚、侠溪。

（2）方义：耳为手、足少阳经所辖，耳门、听会属手、足少阳经，听宫为手太阳经与手、足少阳之交会穴，气通耳内，具疏散风热、聪耳启闭之功，为治耳疾要穴；配手少阳经局部的翳风穴，与循经远取的中渚、侠溪相配，通上达下，疏导少阳经气，宣通耳窍。

（3）加减：风邪外袭加风池、外关、合谷以疏风清热；肝胆火盛加行间、丘墟、足临泣以清泻肝胆之火；痰火郁结加丰隆、内庭，豁痰泻火；肾精亏损加肾俞、太溪、关元，补肾填精，上荣耳窍；脾胃虚弱加气海、足三里、脾俞，补益脾胃，濡养耳窍。

（4）操作：耳周腧穴针刺须注意针尖的角度和方向，防止刺伤耳膜；耳周腧穴的针感要求向耳底或耳周传导；余穴常规刺法。一般每日针1次。

（5）其他疗法：①耳针：取肾、肝、胆、三焦、内耳、外耳、颞、皮质下。每次选3~5穴，毫针浅刺，留针30分钟，每日或隔日1次；或行王不留行籽贴压。②头针：取双侧晕听区。毫针快速刺入头皮至一定深度，快速捻转约1分钟，留针30分钟。隔日1次。③穴位注射：取翳风、完骨、肾俞、阳陵泉等穴。用丹参注射液或维生素B_{12}注射液，每穴0.5~1ml。每日或隔日1次。

（三）名老中医经验（张沛霖医案）

王某，男，61岁。左耳鸣2月余。

初诊　患者2个月前无明显诱因出现左耳鸣，鸣声"嗡嗡"持续不断，昼夜变化不明显，无听力下降，经输液治疗（药物不详），未见好转。现左耳鸣，鸣声持续呈嗡声，无听力下降，平时怕冷，腰膝酸软，脉细弱。

诊断　肝肾不足、清窍失养之耳鸣（神经性耳鸣）。

病机分析　患者年逾五旬，肝肾亏虚故见平素怕冷，腰膝酸软。肾开窍于耳，肝肾不足，清窍失养，故见耳鸣。脉细弱，符合肝肾不足之征象。故本病属肝肾不足，清窍失养证。

治则　补益肝肾，濡养清窍。

取穴　取左风池、完骨、角孙、中渚、双肾俞。

针灸治疗　用提插补法。留针20分钟，隔日1次。

方义　双肾俞用提插补法，旨在补益肝肾。风池、完骨、角孙为足少阳胆经腧穴，胆经循行分布于耳周，此为局部取穴，针用提插补法，旨在濡养耳窍。中渚具有从远端疏导少阳经气的功效。

复诊　患者述鸣声转小。守上方，继续治疗9次而愈。

按语　耳鸣其病位在耳，其本在肾。张老在治疗本病时，标本兼治。其中远端中渚穴与局部风池、完骨、角孙，远近相配，为张老常用且疗效颇佳的组合。

七、西医治疗

1. 治疗原则
提高或恢复听力，减少或改善耳鸣。

2. 常用方法
（1）药物治疗：使用改善内耳代谢及血液循环药物，同时使用神经营养剂；如病毒所致的，同时使用抗病毒药物。

（2）物理治疗，高压氧。

（3）手术治疗，人工耳蜗植入。

八、预防调护

（1）引起耳鸣、耳聋的原因十分复杂，因此在针灸治疗中，也应明确诊断，配合原发病的治疗。

（2）避免噪声刺激。

（3）生活规律和精神调节对耳鸣、耳聋患者的健康具有重要意义。应避免劳倦，节制房事，调适情绪。保持耳道清洁，但禁止挖耳。

第五节　鼻炎

一、概述

鼻炎是指鼻腔黏膜的炎性病变，一般可分为急性、慢性和过敏性数种。急性鼻炎是鼻腔黏膜的急性感染性炎症，是一种极为常见的具有传染性的急性病，任何年龄及全年均可发病。慢性鼻炎包括慢性单纯性鼻炎、慢性肥厚性鼻炎和萎缩性鼻炎，为各种原因引起的鼻黏膜和黏膜下的慢性炎性疾病，发病无明显的季节性和年龄差异，可由急性鼻炎日久不愈而来，或由灰尘或化学物质长期刺激而致，部分甚至累及鼻黏膜和骨膜萎缩。过敏性鼻炎又名"变态反应性鼻炎"，是由多种特异性致敏原引起的发生在鼻黏膜的变态反应性疾病，以突然鼻痒、喷嚏、流清涕、鼻塞为主症，15～40岁者多发，有常年性和季节性之分，前者症如"感冒"，一次未愈下次又发作，经年迁延不愈；后者多与特定季节和特有的抗原如花粉等有关。

急性鼻炎，隶属于中医学的"伤风""感冒"范畴；慢性鼻炎属中医学"鼻窒""鼻槁"范畴；过敏性鼻炎属中医学"鼻鼽"范畴。

二、病因病机

1. 中医

急性鼻炎，常由风寒外袭、肺气不宣，或风热上犯、肺失清肃、邪毒上聚鼻窍而发。慢性鼻炎多由肺脾气虚、邪滞鼻窍，或邪毒久留、气滞血瘀、阻塞鼻窍而成。

过敏性鼻炎多由肺气虚弱、或脾虚、肾虚使肺气受损，风寒乘虚而入，犯及鼻窍，津液停聚，遂致鼻窍阻塞而成。

2. 西医

急性鼻炎由病毒感染引起，当机体或鼻腔黏膜抵抗力降低时，致病病毒通过呼吸道侵入机体，或潜藏于上呼吸道的病毒乘机生长繁殖，毒力增强而发病。其后常继发链球菌、肺炎双球菌、葡萄球菌、流行性感冒杆菌等细菌感染。

慢性鼻炎多由急性鼻炎反复发作或治疗不当或邻近病灶感染所致；或由于职业、环境长期吸入粉尘所致；再者许多慢性疾病、营养不良、内分泌失调亦可致病。上述原因致鼻黏膜深层血管慢性扩张，通透性增加，久则致鼻黏膜甚至骨膜的局限性和弥漫性增生肥厚。

过敏性鼻炎的病因有家族遗传因素，鼻黏膜经常受到抗原物质的刺激而产生易感性，吸入或接触变应原致变态反应的发生。

三、辨病

（一）症状及体征

1. 急性鼻炎

急性鼻炎以鼻塞、流涕、喷嚏为主要症状；嗅觉减退，全身症状轻重不一，常感周身不适；小儿症状较重，可伴消化道症状，甚或高热、惊厥。

2. 慢性单纯性鼻炎

慢性单纯性鼻炎表现为间歇性或交替性鼻塞，昼轻夜重，多涕，常为黏液性，间或伴有少量黏脓涕。

3. 慢性肥厚性鼻炎

慢性肥厚性鼻炎鼻塞呈持续性，涕少，为黏脓性，不易排出，嗅觉明显减退，伴头胀痛，精神不振，可有邻近器官（中耳、鼻窦、咽、喉）受累症状。

4. 萎缩性鼻炎

萎缩性鼻炎除鼻塞外，常伴鼻、咽干燥，或鼻出血，嗅觉障碍，鼻臭等症。

5. 过敏性鼻炎

过敏性鼻炎呈发作性鼻痒，打喷嚏，流清涕，常年或季节性发作，或可有其他变态反应性疾病病史。

（二）辅助检查

鼻腔及鼻黏膜检查、鼻分泌物涂片等可明确分类分型诊断。

急性鼻炎可见鼻腔黏膜充血肿胀；慢性单纯性鼻炎可见鼻黏膜呈暗红色；慢性肥厚性鼻炎可见下鼻甲肥大，表明不平；萎缩性鼻炎可见鼻黏膜干燥萎缩，鼻甲明显缩小；过敏性鼻炎鼻黏膜明显苍白水肿或呈淡灰色。

四、类病辨别

本病注意与急、慢性鼻窦炎鉴别。

急性鼻窦炎是鼻窦黏膜的急性化脓性炎症，常见症状鼻塞、流涕、嗅觉障碍，头痛或局部疼痛，伴发热、畏寒、周身不适。

慢性鼻窦炎是鼻窦黏膜的慢性化脓性炎症，流脓涕，色黄或灰绿色，可伴有头昏、食欲不振，乏力，记忆力减退等症。X片可见鼻窦黏膜增厚，或可见密度增高或液平面。

五、辨证

（1）风邪外袭：外感风寒者鼻塞较重，喷嚏频作，涕多而清稀，鼻音重浊，伴头痛身痛，无汗恶寒，舌淡、苔薄白，脉浮紧；外感风热者鼻塞而干，时重时轻，或鼻痒气热，涕少黄稠，发热恶风，头痛咽痛，口渴喜饮，舌质红、苔白或微黄，脉浮数。

（2）气滞血瘀：鼻塞无歇，涕多或黏白黄稠，嗅觉不敏，音声不畅，舌质红或有瘀点，脉弦细涩。

（3）气虚邪滞：鼻塞时轻时重或昼轻夜重，涕黏而稀，遇寒加重，头晕头重，舌淡红、苔薄白，脉缓；兼肺气虚者鼻腔发痒闷胀，喷嚏频作，鼻塞，流清涕，自汗；兼脾虚者气短音低，倦怠懒言，纳差，腹胀或腹泻；兼肾虚者形寒肢冷，腰膝酸软，舌淡胖、苔薄白，脉虚弱。

六、针灸治疗

（一）论治原则

风邪外袭者疏风解表、宣通鼻窍，风热只针不灸，风寒针灸并用，均用泻法；气滞血瘀者行气活血、化瘀通窍，以针为主，泻法；气虚邪滞者益气补虚、祛邪通窍，针刺或针灸并用，平补平泻。

（二）基本治疗

（1）处方：迎香、鼻通、印堂、合谷。

（2）方义：肺开窍于鼻，肺气不宣，则鼻窍不通，手太阴与手阳明互为表里，手阳明上行鼻部。迎香为手阳明经的终止穴，位于鼻旁，穴通鼻气，通利鼻窍之力最强，可治一切鼻病；鼻通为治疗鼻病的局部奇穴；印堂位于鼻上，为治鼻炎之要穴；手阳明经原穴合谷善治头面诸疾。诸穴合用，以疏风宣肺，通利鼻窍。

（3）加减：外感风寒加列缺、风池以疏风散寒；外感风热加尺泽、曲池、外关，热盛加大椎以疏风泻热；气滞血瘀加太阳、通天以活血通窍；气虚邪滞加百会、肺俞以补气祛邪；肺气虚弱加肺俞、太渊以补益肺气；兼脾虚者加脾俞、足三里以补脾益肺；兼肾虚者加命门、肾俞以补肾助肺。

（4）操作：迎香宜斜向上刺透鼻通穴；余穴常规针刺；外感风寒和肺脾肾虚者，可针灸并用或用艾条温和灸相关腧穴。

（5）其他疗法：①耳针：取内鼻、外鼻、肾上腺、额、肺、大肠、脾、肾。每次选3～5穴，毫针浅刺，留针20～30分钟，每日或隔日1次，双耳交替；或行耳穴埋针、王不留行籽贴压。②穴位贴敷：取大椎、肺俞、膏肓、肾俞、膻中等穴。用白芥子30g，延胡索、甘遂、细辛、丁香、白芷各10g，研成粉末，用辣椒水调糊，涂纱布上，撒上适量肉桂粉，贴敷上穴（一般在上午贴），保留4小时以上。每周一次，连续3次。③穴位注射：取合谷、迎香等穴，用复合维生素B注射液、丹参注射液、当归注射液，每穴注入0.2～0.5ml。隔日1次。

（三）名老中医经验（石学敏医案）

齐某，男，48岁。鼻塞不通5年。

病史 患者5年前感冒后遗留鼻塞，自觉鼻孔不通气，经常用口呼吸，平时使用萘甲唑啉、麻黄碱等药物滴用，暂缓一时，经久未愈，而来请针灸治疗。

查体 形体如常，鼻腔黏膜轻度充血，分泌物少，黏膜干燥，舌红苔薄，脉弦细而数。

诊断 鼻窒（慢性鼻炎）。

辨证 风邪袭肺，肺气不宣，肺窍不通，风邪客久化热，而阻塞孔窍，窒而不通，津液不得上布，故鼻干无涕。

治则 疏风清热，宣肺通窍。

取穴 攒竹、迎香、合谷、大椎。

针灸治疗 攒竹向下斜刺0.3～0.5寸，施捻转泻法1分钟；迎香向内斜刺0.3～0.5寸，施捻转泻法1分钟；合谷直刺1寸，施捻转泻法1分钟；大椎三棱针点刺放血。每日1次。

七、西医治疗

本病治疗原则当去除病因，恢复鼻腔通气功能。①针对病因，及时治疗；急性鼻炎必要时针对感染病菌应用相应的抗生素。过敏性鼻炎注意脱离变应原；应用抗组胺、皮质激素等药物。②局部治疗：鼻腔应用血管收缩剂或黏膜保护剂滴鼻；或局部封闭治疗或理疗。③治疗无效者可考虑手术治疗。

八、预防调护

（1）针灸治疗本病有效，急性鼻炎一般针2～3次即可获得显著疗效，尤其对改善鼻道的通气功能较为迅速。慢性者病程较长，对慢性单纯性鼻炎的疗效比肥厚性鼻炎为好。

（2）急性期应适当休息，食易消化且富有营养之品；多饮热开水，保持大便通畅。

（3）过敏性鼻炎应积极查找过敏源，避免接触；可在夏季三伏天做三伏灸，提高机体的抵抗力，减少季节性的发病或减轻发病症状。

（4）注意锻炼身体，适当户外运动，增强抵抗力。

（5）积极治疗上呼吸道疾病。

第六节 牙痛

一、概述

牙痛是指牙齿因某种原因引起的疼痛，是口腔疾患中最常见的症状。西医学中的龋齿、牙髓炎、根尖牙周炎、牙周炎、牙槽或牙周脓肿、冠周炎及牙本质过敏等均可引起牙痛。

牙痛属于中医的"齿痛""牙宣""骨槽风"等范畴。

二、病因病机

中医学对牙痛的认识很早。《灵枢·经脉》曰："大肠手阳明之脉……是动则病齿痛。"本病病位在齿，手阳明大肠经入下齿，足阳明胃经入上齿，无论是风邪外袭或胃火炽盛，循经上炎均可引起牙痛。又因肾主骨，齿为骨之余，肾阴不足、虚火上炎亦可引起虚火牙痛。故牙痛总因火热所致。

西医学认为龋齿是一种由口腔中多种因素复合作用所导致的牙齿硬组织进行性病损的细菌性疾病；龋齿未补可致牙髓感染继发为牙髓炎；牙髓炎扩散到根管口，

致根尖周围组织发炎形成根尖周炎，甚至能引起牙槽骨炎症。牙周炎多因菌斑、牙石、食物嵌塞、不良修复体及咬创伤等引起牙龈发炎肿胀，其主要特征为牙周袋的形成及袋壁的炎症。

三、辨病

本病以牙齿疼痛为主症，每因冷、热、酸、甜等刺激而发作或加重。可伴有牙龈红肿、牙龈出血、龈肉萎缩、牙齿松动、咀嚼困难或有龋齿存在。

四、类病辨别

三叉神经痛：三叉神经痛的性质颇似牙髓炎，故临床上容易与牙髓炎相混淆，但牙髓炎能找到相应的患牙，温度和化学刺激能引起激发痛；而三叉神经痛则找不到相应的病牙，且可找出"扳机点"。

五、辨证

（1）风火牙痛：发作急剧，牙痛剧烈，牙龈红肿，遇热加剧，兼发热、口渴、腮颊肿胀。舌红、苔薄黄，脉浮数。

（2）胃火牙痛：牙痛剧烈，牙龈红肿甚至出血，遇热加剧，伴口臭、尿赤、便秘。舌红、苔黄，脉洪数。

（3）虚火牙痛：牙齿隐隐作痛，时作时止，午后或夜晚加重，日久不愈可见齿龈萎缩，甚则牙齿浮动，常伴腰膝酸软、头晕眼花。舌质红嫩、少苔或无苔，脉细数。

六、针灸治疗

（一）论治原则

实证清热泻火、消肿止痛，只针不灸，泻法；虚证养阴清热、降火止痛，平补平泻。

（二）基本治疗

（1）处方：颊车、下关、合谷、内庭。

（2）方义：手阳明大肠经入下齿，足阳明胃经入上齿。颊车、下关均为足阳明的局部经穴，合谷、内庭分别为手足阳明经的远端穴，可清泻阳明火热之邪，又是治疗面、口诸疾的要穴。诸穴合用，清热泻火、通络止痛。

（3）加减：风火牙痛加翳风、风池疏风清热；胃火牙痛加厉兑、二间泻火止痛；虚火牙痛加太溪、照海养肾阴、降虚火。

（4）操作：先针局部穴，再循经针远端穴，实证用强刺泻法，虚证可平补平泻；内庭可点刺出血。重者每日治疗2次。

（5）其他疗法：①指压：可取颊车或下关、合谷穴，手指按压至牙痛减轻。②耳针：取口、三焦、上颌或下颌、牙、神门、耳尖、胃、大肠、肾等穴。每次选3～5穴，毫针浅刺，留针30分钟；耳尖可行点刺出血；每日1次。或可耳穴埋针、王不留行籽贴压。③电针：取颊车、下关、合谷或二间。针刺得气后加脉冲电流，用密波强刺20～30分钟。④穴位注射：取颊车、下关、合谷、翳风。选1～2穴，用安痛定注射液，每穴注入0.5～1ml。⑤穴位贴敷：将大蒜捣烂，于睡前贴敷双侧阳溪穴，至发泡后取下。用于龋齿疼痛。

（三）名老中医经验（石学敏医案）

潘某，男，40岁。全齿及齿龈酸痛3月余。

病史 患者父母年迈，系老生之子，素体不足。4个月前已感齿酸痛不能进硬食，忌酸食，及冷饮，伴腰酸寐差，经某医院口腔科诊为萎缩性牙周炎，拟予拔除，按镶义齿，因患者不同意，来我科就诊。

查体 发育中等，面色无华，全口牙齿，齿根发黑，且齿均松动，齿龈发白而萎缩，口臭，舌淡红，舌体胖，苔薄白，脉沉细。

诊断 牙宣（萎缩性牙周炎）。

辨证分析 患者系老生之子，先天秉赋不足，素体虚弱，长期从事编译工作，不事劳作，肾精不足，气血不运，齿为肾所主，肾精不充，齿失所养，故齿酸而不固，龈萎而缩。

治则 益肾固齿，养血和营。

取穴 脾俞、胃俞、肾俞、太溪、足三里。

针灸治疗 脾俞、胃俞、肾俞斜向脊柱方向对刺1～1.5寸，施捻转补法1分钟；太溪直刺0.5寸施捻转补法1分钟；足三里直刺1～1.5寸，施捻转补法1分钟；每日1次，每次留针20分钟（背俞不留针）。

疗效 经上法治疗10次后症状缓解，齿无酸痛，齿根黑色稍退，20次后齿固，齿根黑色退尽，齿龈色红，萎缩减轻，继治10次后诸证消失，间断治疗5次后痊愈，追访未发。

七、西医治疗

针对不同病因治疗，及时到口腔科进行诊治。

八、预防调护

（1）针灸对牙痛有显著的治疗效果，一般1次即可止痛或痊愈。但对龋齿只能暂时止痛。

（2）牙痛的发生原因很多，应针对不同的原发病进行治疗。

（3）注意口腔卫生，避免过度的硬物咀嚼和冷、热、酸、甜等刺激。

（4）注意与三叉神经痛相鉴别。

第七节　颞颌关节功能紊乱

一、概述

颞下颌关节紊乱综合征是口腔颌面部最常见的疾病之一，主要表现为颞下颌关节区疼痛或瘘胀，运动时关节弹响、张口活动受限等症状。具有慢性和反复发作的特点，多发于青壮年，并以女性常见，严重影响了患者的正常生活。

本病属中医的"痹证"范畴。

二、病因病机

中医认为本病多因风寒侵袭，客于面部，脉络阻滞；或颞颌部外伤劳损，瘀血阻络，均可致气血运行不畅，痹阻疼痛，或张口不利；若先天不足，血虚精亏，不能濡养面部经脉而致张弛无力，影响开合。

西医认为本病的发病原因较复杂，发病机制尚未完全明了。目前认为情绪不稳、局部创伤史、咬合紊乱，以及咀嚼过度及体质虚弱等原因可以引起本综合征，多数为关节功能失调、预后良好；但极少数病例也可发生器质性改变。

三、辨病

（一）症状与体征

本病表现为颞下颌关节局部酸胀或疼痛、关节弹响和下颌运动障碍。疼痛部位可在关节区或关节周围；并可伴有轻重不等的压痛。关节酸胀或疼痛尤以咀嚼及张口时明显。弹响在张口活动时出现。常见的运动阻碍为张口受限，下颌左右侧运动受限等。

（二）辅助检查

X线平片或磁共振（MRI）检查，可以为诊断本病提供重要依据。

四、类病辨别

本病注意与类风湿性颞下颌关节炎鉴别：类风湿性颞下颌关节炎除有上述症状外，常伴有全身游走性、多发性关节炎，尤以四肢小关节最常受累，晚期可发生关节强直。

五、辨证分型

主症：面部颞下颌部酸胀、疼痛，张口或闭口尤甚，张口不利或伴有弹响。
（1）寒邪侵袭：遇冷疼痛加剧，舌淡，苔薄，脉浮或紧。
（2）瘀血阻络：伴局部肿胀，关节活动则痛甚，舌挟瘀，脉涩。
（3）肝肾亏虚：伴头晕耳鸣，腰膝酸软，舌红，少苔，脉细。

六、针灸治疗

（一）论治原则

疏调局部经气，活血通络止痛。平补平泻。

（二）基本治疗

（1）处方：下关、听宫、颊车、合谷。
（2）方义：本病虽有虚实之分，然最终导致面部经气不疏，经脉失养。故以局部经穴下关、听宫、颊车疏通面部经气，通络开噤止痛；配合循经取穴之合谷，以共奏疏经通络之功。
（3）加减：寒邪侵袭加温灸下关温针灸；瘀血阻络配三阴交、太冲活血通络；肝肾亏虚配太溪、三阴交滋补肝肾。
（4）操作：下关直刺，寒邪侵袭可用温针灸，余穴常规针刺，面部穴平补平泻，四肢穴实证用泻法，虚证用补法。
（5）其他疗法：①穴位注射：取下关、颧髎穴，可用维生素B_{12}注射液500μg/1ml，或用当归注射液1ml，每穴注射0.5ml。隔日1次。②耳针：取耳穴神门、上颌、下颌、面颊区，用耳毫针，留针20～30分钟；或用磁珠或王不留行籽贴压。

（三）名老中医经验（蔡圣朝医案）

王某，女，43岁。

病史 右侧颞颌关节处疼痛，张口受限1年，加重7天。在家中自行揉按、热敷后有所缓解。患者一年前无明显诱因出现右颞颌关节疼痛，张口受限，咀嚼、说话时疼痛明显，伴有轻度弹响，曾多次治疗，服用消炎镇痛的药物及外搽药酒，但疗效不明显。

检查 右侧颞颌关节处疼痛，在髁状突、咀嚼肌附着处有压痛，开口度一横指，有关节弹响，X线片未见异常，神疲乏力，舌淡、苔薄白，脉细。

诊断 右颞颌关节功能紊乱病。

治疗 隔姜灸治疗，嘱患者食用易咀嚼的食物，避免过度张口。治疗3次后，患者自述疼痛有所减轻。针刺治疗1个疗程后，疼痛及张口受限明显减轻，咀嚼功能有所改善。针刺治疗2个疗程结束，诸症消失，随访半年未复发。

按语 蔡老认为患者素体虚弱，气血亏虚，经脉失于濡养，不荣则痛，自行揉按，热敷有所缓解，故有风寒乘虚而入，经络阻滞，凝于筋骨、肌肉所致颞颌关节疼痛及张口受限，从而导致本病发生。蔡老强调当祛风散寒、通络止痛，故采用温针灸结合隔姜灸治疗，"面六针"中听宫可活血通络，舒筋止痛。下关与颊车都属于足阳明胃经，能疏通阳明经气血，下关穴能通调经气、开关启闭、通络止痛；颊车穴可开关通络。颧髎、阿是穴属病变局部取穴，具有活络消肿、舒筋止痛、通关利窍。翳风能祛风止痉，舒筋止痛。合谷为原穴，善治头面诸疾，具有解表活血、平衡经脉、镇痛通络之功，《四总穴歌》记载"面口合谷收"。足三里属合穴，可调理脾胃、补益气血、培元固本、通经活络。下关、听宫的毫针针柄上插上1cm艾段，点燃后其药性通过热力达穴位渗透到体内，随经络的传导起到祛寒除湿、活血化瘀、温通止痛的作用。在隔姜灸中，生姜在艾灸的作用下，其药力渗透到经络腧穴，通过经络传导作用，直达病所，起到治疗目的。

七、西医治疗

1. 治疗原则
消炎止痛。

2. 常用方法
（1）药物治疗：可应用非甾体类抗炎药；硫酸氨基葡萄糖以止痛、抗炎；痛甚可使用阿片类镇痛药。还可应用抗抑郁药、抗惊厥药、皮质类固醇激素等。

（2）非药物治疗：①必要时进行心理-行为疗法。②口腔科矫正咬合关系。③其他如神经刺激疗法、神经阻滞疗法、外科手术治疗、物理治疗等。

八、预防调护

针灸治疗本症有较好疗效。应注意纠正不良习惯，如过度张口、单侧咀嚼等。不要进食太硬的食物。

第八节 咽喉肿痛

一、概述

咽喉肿痛是咽喉部位病变的主要症状，以咽喉红肿疼痛、吞咽不适为特征，属于中医学的风热喉痹、急喉风、慢喉风、乳蛾、喉蛾等病证。西医学的急性咽炎、扁桃体炎、扁桃体周围脓肿、急性单纯性喉炎等病可见此症，是耳鼻咽喉科临床常见的咽喉病证。

二、病因病机

（一）中医的认识

咽喉为肺胃所属，咽接食道而通于胃，喉连气管而通于肺。多由风热火毒侵袭咽喉，熏灼肺系；或肺胃积热循经上扰，风火热毒，蕴结于咽喉；或体虚、劳累、久病而致肺肾两虚，不能上润咽喉，虚火循经上炎，灼于咽喉部而致。病位在咽喉，涉及肺、胃、肾等脏腑。

（二）西医的认识

病变因部位不同病因亦有不同：急性咽炎和急性单纯性喉炎的病因可有：①病毒可通过飞沫及密切接触而感染；②细菌感染；③高温，刺激性气体等因素。病理表现为：咽、厚黏膜充血，使黏膜上皮及黏膜下水肿、肿胀，并可有白细胞或淋巴细胞浸润。

急性扁桃体炎主要因细菌感染或细菌和病毒混合感染，在受凉、潮湿、过度疲劳和受到有害气体刺激致使机体抵抗力下降时，细菌开始大量繁殖，使扁桃体明显肿胀并有渗出物，因而具有很强的传染力。如治疗不当，病情发展至扁桃体周围脓肿。

三、辨病

（一）症状与体征

1. 急性咽炎

起病较急，初起时咽部干燥、灼热；继有疼痛，吞咽时咽痛往往比进食时更为明显。可有发热、头痛、食欲不振和四肢酸痛等全身症状。检查可见咽部充血、水肿，间或出现黄白色点状渗出物；颌下淋巴结大并有压痛。

2. 急性喉炎

有上呼吸道感染症状，咽喉疼痛，喉部异物堵塞感，继而可有声音嘶哑，甚至可以完全失声。可有发热、畏寒、头痛、疲倦及食欲不振等全身症状。喉镜检查可见喉黏膜弥漫性充血肿胀，两侧对称。

3. 扁桃体炎

咽痛，吞咽或咳嗽时加重，重者可见吞咽困难，疼痛可放射到耳部，可伴下颌角淋巴结肿大压痛。可伴恶寒，高热，头痛、食欲不振和四肢酸痛等症。检查可见扁桃体表面充血肿胀。若扁桃体周围脓肿形成，则局部明显隆起、触痛明显，甚至张口困难。

（二）辅助检查

血液分析检查可见白细胞升高，咽拭子培养和抗体测定、脓液涂片、喉镜检查明确诊断。

四、类病辨别

咽喉肿痛需与下列疾病鉴别：

1. 猩红热性咽炎

猩红热性咽炎可见恶寒、高热，软腭及咽黏膜弥漫性充血，呈深红色，发病24小时后出现典型皮疹。

2. 流行性感冒

流行性感冒具有流行性和传染性，由流感病毒引起。临床上有突发高热、乏力、全身肌肉酸痛和轻度呼吸道症状，病程短，有自限性。

3. 急性粒细胞减少性咽峡炎

急性粒细胞减少性咽峡炎全身症状呈衰竭状，高热可达40℃，咽痛剧烈，扁桃体表面有溃疡及坏死组织，白细胞显著减少，中性粒细胞锐减或消失。

五、辨证

（1）风热壅肺：咽部红肿疼痛，干燥灼热，可伴有发热，汗出，头痛，咳嗽有痰，小便黄，舌质红、苔薄白或微黄，脉象浮数。

（2）肺胃热盛：咽部红肿，灼热疼痛，咽喉有堵塞感，高热，口渴喜饮，头痛，痰黄黏稠，大便秘结，小便短赤，舌红、苔黄，脉数有力。

（3）阴虚火旺：咽部微肿、疼痛，或吞咽时喉间有异物感，午夜尤甚，咽干喉燥，声音嘶哑，不欲饮水，手足心热，舌红、少苔，脉细数。

六、针灸治疗

（一）论治原则

风热壅肺、肺胃热盛者，清热泻火、消肿止痛，只针不灸，泻法；阴虚火旺者，育阴潜阳、降火止痛，只针不灸，平补平泻。

（二）基本治疗

（1）处方：天容、列缺、照海、合谷。

（2）方义：天容属手太阳小肠经，位于咽喉附近，功在清热利咽，为近部取穴，实证虚证均可用之；列缺为手太阴肺经穴，为治疗肺系疾病的常用穴，照海为足少阴肾经穴，有清虚火、利咽喉之功，二穴相配，为八脉交会组穴，专治咽喉疾病；合谷为手阳明大肠经原穴，与肺相表里，故善清泄肺胃积热。诸穴合用，共同发挥清热泻火、消肿止痛作用。

（3）加减：风热壅肺加尺泽、外关、少商疏风清热；肺胃热盛加尺泽、曲池、内庭清泻热邪；阴虚火旺加太溪、涌泉、三阴交滋阴降火；声音嘶哑加复溜、扶突润喉开音；咽肿痛甚，加天突、喉结旁消肿止痛；便秘加曲池、支沟清热通便。

（4）操作：诸穴常规针刺；针列缺、照海行针时，可配合做吞咽动作；少商点刺出血。初起每日1～2次，后期每日或隔日1次。

（5）其他疗法：①三棱针：取少商、商阳、耳背静脉。点刺出血，每天1次。②灯火灸：取曲池、合谷、尺泽、风池、内庭。用灯心草1根，以香油浸之，用棉纸揩去灯心草上的浮油，点燃一端，对准穴位快速点灸穴位，每穴点灸1～2下。每日1次。③耳针疗法：a.取咽喉、肺、颈、气管、肾、大肠、轮1～轮6，每次选2～3穴，毫针浅刺，留针30分钟，每天1次；亦可用王不留行籽贴压；b.取耳背静脉、耳尖或耳轮3、耳轮4、耳轮6等，点刺出血，每天1次；c.取扁桃体区、咽喉区，找准痛点用蒸馏水穴位注射，每穴0.1毫升，每天1次。④皮肤针：取合谷、大椎、后颈部、颌下、耳垂下方；发热加刺肘窝、大小鱼际；咳嗽加刺气管两侧、太渊。中度或重度刺激，每天1～2次。⑤穴位注射：取合谷、曲池、孔最等穴，每次选一侧穴，用10%葡萄糖溶液或板蓝根、鱼腥草、柴胡注射液中的1种，每穴注射1～2ml。左右交替使用，每日1次。

（三）名老中医经验（石学敏医案）

靳某，女，17岁。咽喉肿痛3天。

病史 素有内热，3天前，感受风邪，畏寒恶风，身微热，咽喉肿痛，吞咽痛甚，口苦便干,尿黄,经服中成药无效。

  查体 体温37.5℃,双侧扁桃体肿大,充血,无化脓,舌红,苔薄黄,脉数。
  诊断 乳蛾(扁桃体炎)。
  辨证 素有内热,外感风邪,风热相搏,上蒸咽喉而发乳。
  治则 清热散风,通利咽喉。
  取穴 少商、商阳、曲池。
  针灸治疗 少商、商阳三棱针点刺放血;曲池直刺1~1.5寸,施呼吸泻法,针感达咽喉,有清凉感,施术1分钟。
  疗效 针1次后痛减,吞咽顺利,2次后肿消痛止,身不热,痊愈。

七、西医治疗

1. 治疗原则
控制感染,对症处理,局部配合用药。

2. 常用方法
(1)针对病原体应用抗生素,或配合抗病毒药,或解热镇痛药,尽快控制感染缓解病痛。抗生素如青霉素、先锋霉素、阿莫西林等;阿司匹林解热止痛;复方硼砂溶液或1:5000呋喃西林液漱口;度米芬喉片含化。病情严重者可加用类固醇激素如泼尼松。

(2)卧床休息,禁声或少说话,多饮水;可配合局部治疗,如雾化吸入、局部理疗等。

(3)已成脓肿者可手术治疗。如脓肿切开排脓或手术摘除扁桃体。

八、预防调护

(1)针灸对咽喉肿痛者效果明显,但应注意原发病的治疗。
(2)积极锻炼身体,增强体质,提高机体抵抗力。
(3)避免有害气体的不良刺激,忌食辛辣刺激性食物。
(4)注意休息,减少或避免过度讲话,合理发音。

(林忆平 杨静芳 晋延玲)

第十三章

其他病证

第一节 戒断综合征

一、概述

戒断综合征，是指长期吸烟、饮酒、使用镇静安眠药或吸毒之人，在成瘾产生依赖性后，突然中断而出现的烦躁不安、呵欠连作、流泪流涎、全身疲乏、昏昏欲眠、感觉迟钝等一系列戒断现象。

其成瘾机制与社会因素、心理因素、生物因素、遗传因素密切相关，可能成瘾后其脑的功能发生诸如受体亲和力、递质释放、氨基酸代谢等成瘾性变化，并且脑内结构也发生变化，使之成为脑的高级神经活动障碍而反复发作的顽症。

中医学无此病名，但在"郁证""多寐""虚损"等病证中有相关症状。

二、病因病机

本病多与长期饮、吸、食用有毒之品有关，与心、脑、肺、胃等脏腑关系密切。基本病机是毒邪久滞、内扰心神。

三、辨病

1. 戒烟综合征

（1）症状体征：有较长时间吸烟史，每天吸 10～20 支或 20 支以上，一旦中断吸烟会出现强烈的吸烟欲望，如不能满足，则会出现精神萎靡，疲倦乏力，焦虑不安，呵欠连作，流泪流涎，口淡无味，咽喉不适，胸闷，恶心呕吐，甚至出现肌肉抖动，感觉迟钝等。

（2）辅助检查：常规实验室检查：电解质检测等；其他辅助检查：心电图、脑电图、X线检查、呼吸系统彩超、头部CT或MRI检查等。临床上可根据患者的不同症状有选择性的做相应的检查。

2. 戒酒综合征

（1）症状体征：有长期大量饮酒史，中断饮酒后出现全身疲乏，软弱无力，呵欠，流泪流涕，厌食，恶心呕吐，烦躁不安，精神抑郁等一系列的瘾癖症状。

（2）辅助检查：常规实验室检查：如肝功能检测等；其他辅助检查：如心电图、脑电图、头部CT或MRI检查等。临床上可根据患者的不同症状有选择性的做相应的检查。

3. 戒毒综合征

（1）症状、体征：患者吸食或注射鸦片类毒品2～3次以上，戒断症状通常发生于停药4～16小时后，36～72小时内达到高峰。最初表现为呵欠，流泪流涕，出汗等类似感冒的卡他症状，随后各种戒断症状陆续出现，包括打喷嚏，寒战，厌食，恶心呕吐，腹绞痛，腹泻，全身骨骼和肌肉抽动，软弱无力，失眠或夜寐未醒，心率加快，血压升高，情绪恶劣易激惹，烦躁不安或精神抑郁，甚至出现攻击行为。以上症状同时伴有强烈的心理渴求，大部分症状在7～10日内逐渐消失。

（2）辅助检查：常规实验室检查有尿常规、血清学等；纳洛酮诱发实验；其他辅助检查：心电图、脑电图、X线检查、消化系统彩超、心脏彩超、头部CT或MRI检查等。临床上可根据患者的不同症状有选择性的做相应的检查。

四、类病辨别

类病辨别详见表13-1。

表 13-1 类病辨别

病名	戒烟综合征	戒酒综合征	戒毒综合征
共同主症	由于停用（或减量）某种曾大量、长期应用的物质而产生的某种物质特殊性症状群，如打哈欠、胸闷气短、心慌、心跳、食欲减退、恶心、呕吐、震颤、坐立不安、焦虑、易怒、失眠、抑郁和心境恶劣等		
成瘾史	烟	酒	毒品
特征性症状	渴求吸烟，口干，咳嗽，便秘，口疮，手足痒	渴求饮酒，震颤谵妄，癫痫样发作	渴求毒品，肌肉骨骼疼痛，腹痛等

五、辨证分型

（1）肝风扰动：性情暴躁，烦扰不安，抽搐谵妄，毁衣损物，碰伤头身，彻夜不眠，眼红口苦，涕泪俱下，腹痛腹泻。舌红，苔黄，脉弦滑数。

（2）脾肾两虚：精神疲乏，肢体困倦，萎靡不振，口流涎沫，不思饮食，头晕不寐，心慌气促，腹痛腹泻，汗出流泪，肌肉震颤甚至发抖，虚脱，卧床不起，遗屎遗尿。舌淡，苔白，脉沉细弱。

（3）心肾不交：精神恍惚，烦扰不安，眠而易醒，头晕心悸，口淡乏味，不思饮食，四肢无力。舌红，苔白，脉弦细。

六、针灸治疗

（一）戒烟综合征

1. 论治原则

宣肺化痰，宁心安神。以手太阴、手少阴经穴及奇穴为主。

2. 基本治疗

（1）处方：百会、尺泽、丰隆、合谷、神门、甜美穴（列缺与阳溪连线的中点）。

（2）方义：尺泽、丰隆、合谷宣肺化痰，调和气血；百会、神门宁心安神除烦；甜美穴为戒烟的经验穴，能改变吸烟时的欣快口感而使其产生口苦、咽干、恶心欲呕等不适感，导致对香烟产生厌恶感。

（3）加减：胸闷、气促、痰多加膻中、内关；咽部不适加天突、列缺、照海；心神不宁、烦躁不安加水沟、内关；精神萎靡加水沟、脾俞、足三里；肌肉抖动加风池、阳陵泉、太冲。

（4）操作：甜美穴直刺 0.3 寸强刺激；可与合谷配合用电针。每日 1～2 次。

（5）其他疗法：①耳针（耳压）疗法：肺、胃、神门，每次 3 穴，3 天一换，每次一耳，左右相交替，3 次为 1 疗程；②皮肤针疗法：皮肤针针叩刺百会，每日 1 次，每次 5 分钟，叩刺使局部有轻微的点状出血；③按揉四花穴（膈俞、胆俞）：用食、中两指按在穴上，先按膈俞两穴，后按胆俞，共二十分钟后，平擦从膈俞至胆俞，至皮肤泛热为度。7 次为 1 个疗程。

3. 名老中医经验

患者，男，47 岁。

病史　吸烟 30 年，1 包/天，工作紧张，压力大。曾尝试过自己戒烟，但因焦虑、烦躁、无法入睡等戒断综合征症状的出现而放弃。口中烟味极重。

查体　脉弦紧，舌绛，苔黄厚。

诊断　肝气郁结，湿邪内盛。

治则　疏肝解郁，清热化湿，安神。

取穴　体穴：外关、合谷、太冲、阴陵泉、三阴交、印堂、甜美穴；耳穴：口、肺、神门、肝、内分泌。

针灸治疗　外关、合谷、太冲用泻法；阴陵泉、三阴交用补法；印堂、甜美穴用平补平泻，甜美穴针尖方向指向列缺穴，进针约3mm，得气后捻针1分钟，留针15分钟。

二诊　3天后，这几日烟瘾减少，身体无不适感。查：脉弦，舌绛，苔后部黄厚，前中部舌苔已消退，口中异味已大减。依原方治疗。

三诊　3个月后，因近来工作非常紧张，又想开始抽烟，急约来针灸治疗。按前方治疗一次后，完全戒掉。

随访6个月未复发。

4. 预防调护

（1）针灸（尤其是耳针）戒烟效果较好，对自愿接受戒烟治疗者，大多可达到预期的效果。对于烟龄较长、平时每日吸烟量较大或职业及环境造成吸烟习惯者，患者的戒烟信心和配合至关重要。

（2）运用耳压或耳穴埋线戒烟时，要求戒烟者在饭后或用脑工作中抽烟欲望最强时，自己按压已贴好的耳穴以加强刺激，使烟瘾消失。

（二）戒酒综合征

1. 论治原则

健脾益肾，安神定志。以督脉、手少阴及脾胃背俞穴为主。

2. 基本治疗

（1）处方：百会、脾俞、胃俞、神门、足三里、三阴交 。

（2）方义：百会位于头部，属督脉要穴，内通于脑，有镇静宁神之功；神门乃心经原穴，宁心安神；脾俞、胃俞分别为脾胃的背俞穴，配脾经三阴交、胃经足三里健脾和胃、调和气血。

（3）加减：烦躁不安、精神抑郁加水沟、心俞、内关；头昏、腰膝酸软加肝俞、肾俞；恶心呕吐加内关、中脘；腹痛腹泻加天枢、上巨虚。

（4）操作：常规操作，直刺，每日一次。

（5）其他疗法：①耳压疗法：口、喉、胃、皮质下、肝、神门、内分泌，用王不留行籽胶布贴压，直至产生酸痛感，当有饮酒想法或出现戒断症状时即按压；②电针法：脾俞、胃俞或中脘、建里，得气后接通电针仪，用连续波强刺激40～60分钟。

3. 预防调护

（1）针灸戒酒效果明显，对自愿接受戒酒治疗者，大多可达到预期的效果。对于酒龄较长、饮酒量较大或因职业环境造成饮酒习惯者，效果较差。

（2）运用耳压或耳穴埋线戒酒时，要求患者在酒瘾发作时，自己按压已贴好的耳穴以加强刺激，使酒瘾消失。

（三）戒毒综合征

1. 论治原则

熄风化痰，安神定志。以督脉、手足阳明经穴为主。

2. 基本治疗

（1）处方：风池、水沟、内关、合谷、劳宫、丰隆。

（2）方义：水沟为督脉要穴，督脉内通于脑，可调理脑神以定志；内关、劳宫分属心包经络穴、荥穴，可宁心安神、清心除烦；合谷调和气血；丰隆健脾化痰；风池平肝熄风通络。

（3）加减：肝风内动加太冲、行间、侠溪；脾肾两虚加脾俞、肾俞、三阴交；心肾不交加心俞、肾俞、太溪。腹痛腹泻加天枢、上巨虚；烦躁惊厥加中冲、涌泉。

（4）操作：水沟刺向鼻中隔，雀啄手法强刺激；前臂手臂穴位可用电针。

（5）其他疗法：①耳针疗法：神门、交感、皮质下，针刺以针体能够直立，刺激强度以患者能够接受为度；②电针：内关、神门、T5、T7 夹脊穴，不跨越中线，连续波，每次 20～40 分钟。

3. 名老中医经验

王某，女，25岁。海洛因吸毒史7年。

病史 7年前因好奇开始吸海洛因，初起几口渐增至每天5～6次，吸食后昏昏欲睡，3小时后醒来再吸，整日呈半麻醉状态，断吸时出现戒断症状，复吸后症状消失。曾先后戒毒7次，均因思瘾又复吸。入戒毒所时距末次吸食时间30小时。神志清，精神萎靡，瞳孔0.25cm，双侧对称，对光反射灵敏，心率每分钟96次，律齐，体重47kg，皮肤明显竖毛，起鸡皮疙瘩，体检时哈欠连续不断，涕泪涟涟，并有恶心、呕吐、猫抓心感、骨中虫爬蚁走感，烦躁不安。

辨证 长时间吸食海洛因等毒品后，耗伤人体气血阴阳，导致脏腑功能虚衰，故可出现各种症状。

诊断 戒毒综合征（气血阴阳俱亏，脏腑虚衰）。

治则 补益正气，疏泄邪气，调整阴阳，戒除毒瘾。

取穴 大椎、神门、内关、十宣。

针灸治疗 连续捻转行针5分钟，强刺激，十宣放血，以后大椎、内关、两主穴每次必取1穴，根据病情选取配穴。

疗效 第2天恶心、呕吐已止，流涕泪亦明显减少，夜眠较好，现感腰酸乏力，皮肤稍有鸡皮疙瘩，配商阳、足临泣。第3天诉戒断症状基本消除，目前夜眠易醒，醒后难以再眠，皮肤未见鸡皮疙瘩，配涌泉、百会。第4天诉，夜眠欠佳，腰酸，查瞳孔、心率、血压、皮肤无异常改变。第7天尿复测海洛因呈阴性，毒瘾消失，

体重增加至49kg，脱瘾治疗顺利结束。

按语 治疗主穴为内关、大椎，每次必选一穴。第1天配少冲、神门。第2天配商阳、足临泣。第3天根据病情而定，如胃肠道功能紊乱加合谷、足三里或公孙、支沟；神志不清者取水沟、涌泉；极度烦躁者取中冲、劳宫或十宣、大椎。

4. 预防调护

（1）针灸戒毒有一定疗效，可有效缓解戒毒过程中出现的各种症状。在治疗过程中要对患者进行严密监护，防止自杀以及伤人毁物。戒毒后易复发，应在缓解后的间歇期继续治疗，以巩固疗效。

（2）在进行戒毒治疗前要详细了解患者吸毒的原因和方式，有的放矢地宣传教育和心理疏导。对于病因（如肿瘤、呼吸系统、消化系统疾病及各类神经痛）而吸毒者，要给予相应的治疗，以免出现意外。对出现惊厥、虚脱等病情较重者，应及时采取静脉输液、支持疗法等综合治疗措施。

（3）家庭及社会的配合是巩固疗效、断绝复吸必不可少的因素，应高度重视。

七、西医治疗

1. 治疗原则

戒除毒瘾，恢复健康。

2. 常用方法

（1）维生素B族及维生素C及躯体支持疗法：可改善患者营养，减轻戒断时的痛苦，促大脑营养代谢疗法，如能量合剂，脑复康等有助于摆脱戒断症状。

（2）对症处理：可口服苯二氮䓬类药物如地西泮10mg，3次/日，或劳拉西泮2mg，3次/日，剂量应逐渐减少；对震颤谵妄患者，可给予地西泮10mg，4次/日，或劳拉西泮2mg，4次/日；出现癫痫发作者，可予苯妥因钠100mg，2～3次/日。药物持续应用一周后逐渐减量，直至停药。必要时予支持疗法，如补液、纠正电解质紊乱等。

（3）美沙酮治疗：美沙酮是合成麻醉性镇痛药，具有吗啡样药理作用；也是一种典型的受体激动剂，能控制阿片类的戒断症状。口服后吸收完全，吸收后与血浆蛋白高度结合，能有效地抑制戒断症状24～32小时。凡成瘾时间不长、依赖程度不深、用药剂量较小、间隔时间较长的阿片类药物依赖，应尽量先选用阿片替代递减法或可乐宁疗法。由于美沙酮本身也能产生戒断现象，故不必使用美沙酮。

第二节　慢性疲劳综合征

一、概述

慢性疲劳综合征，又称为"慢性疲劳免疫功能障碍综合征""雅痞症""慢性伯基特淋巴瘤毒""慢性类单核白细胞增多症"等，是以长期严重的疲劳感（至少半年以上为突出临床表现，并伴有失眠、记忆力下降、骨骼肌疼痛及多种精神神经症状，如反复咽痒、肌肉痛、头痛、关节痛为特征），但无其他器质性及精神性疾病为特征的一组复杂的功能紊乱证候群。本病的男女发病比率大约为1∶3，在文化程度的研究中发现，文化程度越高，CFS发病率越高，以硕士或博士文化程度发病率最高。

目前西医学认为，本病与精神压力、不良生活习惯、脑和体力过度劳累及病毒感染等多种因素有关，上述因素导致人体神经、内分泌、免疫等多系统的功能调节失常而发病。

本病应属于中医学的"虚劳""五劳"等范畴。

二、病因病机

中医学认为，本病主要由劳役过度、情志内伤或复感外邪，至肝、脾、肾等功能失调所致。肝主疏泄，肝气条达与否影响到情志与心理活动；肝主筋而藏血，人之运动皆由乎筋力，故肝又与运动、疲劳有关。肝气不疏，失于调达，肝不藏血，则筋无所主。脾胃后天之本，主运化，主四肢肌肉，若脾气虚弱，失于健运，精微不布，则肌肉疲倦、四肢倦怠无力。肾为先天之本，藏精、主骨、生髓，肾精不足则骨软无力、精神萎靡。总之，慢性疲劳综合征属于慢性劳伤导致的元气不足、经络阻滞为特征的多脏腑、器官及组织功能失调状态。

三、辨病

（一）症状及体征

临床评定的不能解释的持续或反复发作的慢性疲劳，该疲劳是新发的或有明确的开始，不是持续用力的结果；经休息后不能明显缓解；导致工作、教育、社会或个人活动水平较前有明显的下降。下述的症状中同时出现4项或4项以上即可诊断为本病。这些症状已经持续存在或反复发作6个月或更长的时间，但不应该早于疲劳：①短期记忆力或集中注意力明显下降；②咽痛；③颈部或腋下淋巴结肿大、触痛；④肌肉痛；⑤没有红肿的多关节的疼痛；⑥一种类型、程度重的头痛；⑦不能解乏的睡眠；⑧运动后的疲劳持续超过 24 小时。

（二）辅助检查

常规实验室检查：血常规、尿常规、便常规、肝功能、肾功能、电解质、维生素检测等；其他辅助检查：如心电图、脑电图、X 线检查、消化系统彩超、心脏彩超、泌尿系彩超、头部 CT 或 MRI 检查等。临床上可根据患者的不同症状有选择性的做相应的检查。

四、类病辨别

1. 亚健康状态

亚健康状态是指人体处于健康和疾病之间的一种状态，表现为一定时间内的活力降低，功能和适应能力减退，但不符合现代医学的有关疾病的临床或亚临床诊断标准。与慢性疲劳综合征相同的是体检和常规实验室检查一般无异常发现。但其诊断标准不同于慢性疲劳综合征：①以疲劳、头昏、目涩、胸闷、气短、心慌、乏力、纳呆或睡眠紊乱，或疼痛等躯体症状表现为主。②抑郁寡欢，情绪低落，或焦躁不安、急躁易怒、注意力不能集中精神症状为主。③人际关系交往频率降低，或人际关系紧张等社会适应能力下降表现为主。以上 3 条症状一条持续大于 3 个月即可确定为亚健康状态。

2. 神经衰弱

神经衰弱是精神和躯体功能衰弱症状为主，精神易兴奋，脑力易疲劳，常伴情绪紧张、烦恼及紧张性头痛和睡眠障碍等心理生理症状为特征的一类神经症性障碍。这些症状不是继发于躯体疾病和脑器质性病变，也不是其他任何精神障碍的一部分。但患者病前可存在持久的情绪紧张和精神压力。

3. 神经官能症

神经官能症是一组由于不同心理因素影响而形成的缺乏器质性基础的脑机能失调病证的总称。①起病常与素质和心理社会因素有关；②存在一定的人格基础，常常自感难以控制本应可以控制的意识或行为；③临床相呈现出精神和躯体方面的多种症状，但无相应的器质性基础；④一般意识清楚，与现实接触良好，人格完整，无严重的行为紊乱；⑤病程较长，自知力完整，要求治疗。

4. 抑郁症

抑郁症是以抑郁、精神不振为主要表现的精神障碍性疾病。主要表现为情绪低落，兴趣减低，悲观，思维迟缓，缺乏主动性，自责自罪，饮食、睡眠差，担心自己患有各种疾病，感到全身多处不适，严重者可出现自杀念头和行为。有研究表明，可的松的水平在疲劳综合征患者低而抑郁症患者高，说明疲劳综合征不同于抑郁症。

五、辨证分型

主症：持续或反复发作的严重疲劳半年以上。

（1）肝气郁结：疲乏不适，生气后加重，活动后减轻，心烦易怒，善太息，胁腹胀痛，舌红，苔薄，脉弦。

（2）脾气虚弱：神疲乏力，劳则加重，纳呆懒言，面色萎黄，舌淡，苔薄，脉细弱。

（3）心肾不交：心烦少寐，惊悸多梦，头晕耳鸣，腰膝酸软，口干咽燥，舌红，苔少或无苔，脉细数。

六、针灸治疗

（一）论治原则

补益气血，调理气机。

（二）基本治疗

（1）处方：以取相应的背俞穴为主。

脾俞、肝俞、肾俞、关元、足三里、三阴交、百会。

（2）方义：脾俞、肝俞、肾俞分别为肝脾肾的背俞穴，通调脏腑气机，善治本脏虚证；百会为督脉经穴，位于巅顶，为诸阳之会，清利头目，健脑益神；关元为任脉、足三阴经的交会穴，乃大补元气的保健要穴；足三里为胃的下合穴，三阴交为足三阴经的交会穴，二穴相配，益气养血，健运脾胃。

（3）加减：肝气郁结配太冲、膻中；脾气虚弱配中脘、章门；心肾不交配神门、太溪；失眠、心悸配内关、照海；头晕、注意力不集中配四神聪、悬钟。

（4）操作：毫针常规刺。

（5）其他疗法：①穴位贴敷：附子、桂枝、吴茱萸、细辛、五味子、肉桂、丁香研磨成粉末后与80%凡士林混合调制成软膏，贴敷于大椎穴、关元穴或身柱穴，敷贴24小时；②电针：主穴取肝俞、肾俞、脾俞、胃俞，配穴取心俞、胆俞、三焦俞、大椎、关元、身柱，1寸毫针浅刺，主穴接电针，留针20min，每天治疗1次，5天为一疗程。

（三）名老中医经验（李延芳医案）

李某，男，45岁。疲乏无力3年余，加重半年。

病史 患者3年前，因工作中出现事故，导致工友伤亡，自感压力增大，开始出现失眠，纳食不香，饮食量尚可，以后失眠逐渐加重，饮食量减少，全身疲乏无力，休息后不能缓解，曾到多家医院检查，未发现器质性病变，西医对症治疗无效。也曾采用中药治疗半年，症状有所缓解。近半年来，因孩子上高三，面临高考，上述症状加重，无法正常工作，而求助于针灸治疗。刻诊，失眠，神疲乏力，劳则加重，纳呆懒言，面色萎黄，舌淡，苔黄，脉细弱。

检查 面色萎黄，精神萎靡，形体偏瘦。

诊断 虚劳之脾气虚弱证（慢性疲劳综合征）。

治则 健脾益气。

取穴 百会、头六针、中气法（上脘、中脘、建里、下脘、水分、肓俞、气海）、关元、合谷、足三里、阴陵泉、三阴交。

针灸治疗 TDP腹部照射。每日一次，留针25分钟。

疗效 治疗6次后，患者觉疲乏有所减轻，饮食增加，继续前法治疗；治疗12次后，睡眠亦有改善；治疗20次后，自觉各种症状全部改善，精神佳；继续治疗1月余。患者面色出现红润，有光泽，疲劳感消失，1周前已恢复正常工作，改为每周针灸2次以巩固疗效。

按语 本例患者因突发意外，导致精神紧张，本身体质偏瘦，脾胃虚弱，致疲劳症发生。李老师采用的中气法治疗，以培补中气，健脾和胃，脾胃和则可以化生气血而奉养周身，气血充足则轻劲有力，疲劳症状逐渐消除。在临床上，中气法可以灵活治疗各种病证，但要切中病机。

七、西医治疗

1. 治疗原则
由于病理机制不清楚，所以西医主要以药物缓解一些症状为主。

2. 常用方法
①用选择性5-羟色胺重摄取抑制药等以治疗疲劳、认知障碍和抑郁；②以低剂量的抗抑郁药治疗睡眠障碍、肌肉与关节疼痛；③用非类固醇类抗感染药物治疗头痛、肌肉与关节疼痛；④其他的治疗如营养补充剂，特别是抗氧化剂、B族维生素，尤其是维生素B_{12}，还有植物药、针灸、抗病毒药、干扰素、转移因子等。

八、预防调护

（1）针灸治疗本病可以较好地缓解躯体疲劳的自觉症状，能调节患者的情绪和睡眠，并在一定程度上改善别人体质虚弱的状况。除针灸外，还应配合饮食疗法，补充维生素和矿物质；必要时服用中药及西药抗抑郁剂、免疫增强剂等。

（2）保持情绪乐观，避免精神刺激；日常生活要有规律，勿过于劳累；参加适当的体育锻炼，坚持八段锦及六字诀锻炼，对本病的康复十分有益。

第三节　竞技紧张综合征

一、概述

竞技紧张综合征，又称考试焦虑症、考试综合征、考前综合征等，是指在竞技（考试、比赛）前或竞技中因精神过度紧张，大脑皮质兴奋与抑制过程失调，自主神经功能紊乱出现的神经、消化、心血管系统的一系列症状，如心悸、头晕、烦躁、失眠、胃痛等，主要见于运动员和学生。心理学认为，心理紧张水平与活动效果呈倒"U"字曲线关系。紧张水平过低和过高，都会影响成绩。女生患病率是男生的 2 倍。

竞技紧张综合征属于中医学"心悸""不寐""晕厥"等范畴。

二、病因病机

祖国医学认为心理因素变化与"神"相关，其腑在脑。《灵枢·天年》所说："何者为神？岐伯曰：……神气舍心，魂魄毕具，乃成为人。"可见神是人的心理活动和正气盛衰的总体表现，既有高级的功能活动，如意识思维、精神和思想等，也包括面色、脉象等现于外的各种表现。当神机逆乱，七情内伤，情志偏胜，喜怒忧思太过，不能发挥正常的功能，全身气血不调，脏腑失衡，表现于外则为心悸心慌、坐卧不宁、紧张焦虑。

三、辨病

以下症状发生在竞技性活动、学习之前或之中：①紧张性头痛，头昏头胀。②可出现腹痛、纳差、泄泻、出冷汗、手抖动、尿频、甚至晕厥等。③自感颈部酸重，伴有心悸。④焦虑，失眠多梦，集中力差，健忘明显，对考试、比赛失去信心。

四、类病辨别

1. 肠易激综合征

本病也与精神心理因素密切相关，此病系最常见以肠道功能失调为主的全身性功能性疾病，常被认为是胃肠神经官能症的一种，其临床特点是与排便有关的腹痛和大便习惯改变（便秘或腹泻，或便秘与腹泻交替），有时大便带大量黏液。并见烦躁、易怒、失眠、健忘等情绪症状。

2. 心脏神经官能症

心脏神经官能症又称心血管神经症，是由于神经功能失调引起的心血管功能紊乱综合征，以心悸、胸痛、气短、失眠、焦虑、精神不振为主要表现，并无器质性心脏病的证据。患者神经类型常为抑郁、焦虑、忧愁型，精神上受到环境刺激或工作紧张、压力时难以适应而导致发病。

五、辨证分型

（1）心虚胆怯：心中悸动不安，出冷汗，手抖动，尿频，甚至晕厥，身倦乏力，少寐多梦。舌淡，苔薄白，脉细弦。

（2）心脾两虚：焦虑不安，失眠健忘，面色㿠白，头晕乏力，纳少便溏或泄泻。舌淡红，苔薄白，脉弱。

（3）阴虚火旺：心悸不宁，思虑劳心尤甚，心中烦热，少寐多梦，头晕目眩，耳鸣，口干，面颊烘热。舌质红，苔薄黄，脉细弦数。

（4）心阳虚弱：心悸动则为甚，胸闷气短，畏寒肢冷，头晕，出冷汗，尿频，面色苍白。舌质淡胖，苔白，脉沉细。

六、针灸治疗

（一）论治原则

补益心脾，宁神定志。

（二）基本治疗

（1）处方：以督脉、手少阴及足太阴经穴为主。
百会、四神聪、胆俞、神门、三阴交、足三里。

（2）方义：百会属督脉，与四神聪、胆俞配合可安神定志；神门可补养心血、镇静宁神；三阴交为足三阴经交会穴，有健脾、益肾、疏肝之功效；足三里调节全身气血，振奋精神。

（3）加减：头痛、头晕加印堂、太阳；烦躁、手抖加水沟、合谷；心悸加内关；肌肉震颤加太冲、阳陵泉；书写困难、视力模糊加刺风池，或灸百会；血压升高加刺大椎、人迎；晕厥时加素髎、水沟。

（4）操作：百会朝四神聪方向以苍龟探穴术沿皮刺，或四神聪由前、后、左、右向百会沿皮刺；百会、足三里针刺后加灸。人迎避开颈动脉直刺，稍提插，不留针；风池穴朝鼻尖方向针刺。

（5）其他针灸疗法：①耳针（耳压）疗法：主穴选神门、肝、皮质下、交感；

配穴选心、胃、肾、内分泌，随证选穴，每3日换贴一次，两耳交替，3周为1个疗程；②电针：百会、风池、神门、三阴交，补法为主，每日1次，每次20分钟；③穴位注射：利多卡因80mg加维生素B_1 100mg，混合后用生理盐水稀释至9ml，太阳、风池、百会穴注射，隔日1次。

（三）名老中医经验（孙学全医案）

患者，男，21岁。

病史　自诉因准备参加某运动会比赛，心情一直处于紧张状态，近1周来，经常感头晕、恶心、食欲不振，睡眠欠佳，某医院诊断为神经衰弱，服药5天未见好转，予耳穴贴压3次，共15天，症状消失，顺利地完成比赛。

取穴　脑干、神门、交感。

针灸治疗　局部清洁并消毒后，用胶布将王不留行籽贴在上述耳穴上，用手指轻轻按摩，有酸麻、沉胀感为度，每天按摩2~3次，每3~5天换1次，于考试或比赛前，7~5天开始治疗至考试或比赛结束为止，每次贴压一侧，两侧交替使用。

七、其他治疗方法

（1）饮食疗法：避免饮用含有咖啡因的饮料，适当补充维生素和矿物质，多饮水等。

（2）运动疗法：运动能增强血流量，适度的运动有助于减压。

（3）音乐疗法：音乐对人有心理和生理两方面都有放松的作用。

（4）心理疗法：有助于消除负面情绪。

八、预防调护

（1）针灸治疗对于缓解紧张有一定的效果。

（2）学会缓解紧张情绪：如深呼吸、浸泡热水、散步等方式。

第四节　抗衰保健

一、概述

衰老是一种自然规律，并随时间推移，自然产生的结构和机能衰退，适应性和抵抗力减退现象。抗衰老，是指一些具有抑制、延缓机体衰老过程，可促进整体健康，使机体在遗传因素决定的寿限内保持较好智力和体力。而衰老是人生必经的阶段，皮肤会随着岁月的流逝而出现种种问题如皱纹、松弛、色斑、暗哑等。抗衰老是通过补充抗氧化物质帮助减少自由基的产生，增加皮肤弹性，同时补充胶原蛋白或者酵素，抗衰老食疗方和抗衰老护肤保养品都可以有效的延缓衰老。

西医认为衰老的原因有许多，包括过度氧化、细胞的寿命、蛋白质的老化、内分泌系统功能减退、微循环障碍、激素的缺失等。

抗衰保健属于中医学"治未病"范畴。

二、病因病机

衰老多与肾气亏虚、阳气虚衰等因素有关。衰老主要与肾、胃、脾、肝、肺、心等脏腑关系密切。基本病机是肾精不足，脾胃虚弱，五脏失养。肾所藏之精是阴阳气血之本，对人的生长、发育、衰老起着决定性作用。随着肾气的衰退和脾胃虚弱，不能化生气血，五脏六腑、经络气血的功能也日渐衰退，阴阳失去平衡，衰老也就随伴而至。

三、辨病

（一）症状

神疲乏力，表情淡漠，反应迟钝，形寒肢冷，腰膝无力，动作缓慢，发脱齿摇，眩晕耳鸣，气短乏力，纳差眠少，甚至颜面浮肿等。常伴有老年性疾病。

（二）体征

发白、脱落；骨质疏松，齿槁齿脱，步履艰难；反应迟钝，智力减弱；目不明，耳不聪；二便失常等。

（三）辅助检查

实验室检查可见血清蛋白结合碘、胆固醇、三酰甘油及 β-脂蛋白皆高于正常值，基础代谢率也偏高。甲状腺、肾上腺和垂体功能未见异常。对胰岛素有拮抗现象，偶见胰岛素依赖性糖尿病。对于生长激素反应正常。但性腺不发育或性发育明显迟缓。亦可见 DNA 修复降低。X 线检查可见轻度脱钙，心电图显示冠状动脉供血不足。

四、类病辨别

早衰症（儿童早老症）属遗传病，身体衰老的过程较正常快 5~10 倍，患者样貌像老人，器官亦很快衰退，造成生理功能下降。病征包括身材瘦小、脱发和较晚长牙。

患病儿童一般只能活到 7～20 岁，大部分都会死于衰老疾病，如心血管病，现未有有效的治疗方法，只靠药物针对治疗。

五、辨证分型

（1）肾精不足：证见神情呆钝，健忘恍惚，动作迟缓，耳鸣耳聋，腰膝酸软，发脱齿落，舌淡，苔薄白，脉细尺弱。

（2）脾胃虚弱：证见神疲乏力，少气懒言，形体消瘦，面色萎黄，肢体倦怠，腹胀纳少，大便溏薄，舌淡，苔白，脉细弱。

（3）心肺气虚：证见胸闷心悸，咳喘气短，动则尤甚，吐痰清稀，头晕神疲，语声低怯，自汗乏力，舌淡，苔白或唇舌淡暗，脉沉弱或结代。

六、针灸治疗

（一）论治原则

调理气血，补益脏腑。取强壮保健穴为主。

（二）基本治疗

（1）处方：关元、太溪、神阙、三阴交、足三里。

（2）方义：关元为任脉和足三阴经的交会穴，可补益元气、益肾填精，太溪为肾之原穴，可补益肾气、化生精血，二穴合用，温肾壮元，以补先天之本；神阙为任脉穴，位居中腹，可温肾助阳；三阴交为足三阴经的交会穴，可健运脾胃、补益肝肾，足三里为胃的下合穴，可健脾养胃、调补气血，二穴合用，健脾胃、益气血，以补后天之本。

（3）加减：肾精不足配肾俞；脾胃虚弱配脾俞；心肺气虚配心俞、肺俞。

（4）操作：神阙用灸法，其穴常规刺或加灸，补法。

（5）其他疗法：①穴位埋线：心俞、肝俞、脾俞、肺俞、肾俞，每周 1 次，8 次一疗程；②艾灸：关元、气海、命门、神阙、中脘。

七、西医治疗

1. 药物治疗

维生素 E、维生素 C 软化血管、鱼肝油及核酸等保健品；硒和锌都有抗自由基氧化的作用，可以推迟衰老。

2. PRP 抗衰

PRP 为 platelet-rich plasma 的缩写,中文名称为"高浓度血小板血浆",PRP 是利用自身血液制作的富含血小板的高浓度血浆。人体的血小板在高浓度状态下,能够产生具有细胞黏合功能的蛋白质,可以促进血小板大量分泌有促进伤口、组织愈合及细胞再生的 9 种生长因子,且具有迅速止血、止痛、加速伤口愈合的作用,可极大程度减轻术后瘢痕的形成,从 20 世纪 90 年代中期开始,被广泛应用于各种外科手术、心脏手术及整形手术,目前亦广泛用于医学美容方面。

八、预防调护

(1)针灸对延缓衰老有一定的作用,尤以灸法应用最多,但应持之以恒。
(2)除了针灸疗法以外,还应结合按摩、运动、娱乐、饮食等多种养生保健方法同时进行治疗。

(赵 荣 杨泽冠)

参考文献

陈孝平，汪建平，2013. 外科学（第8版）[M]. 北京：人民卫生出版社．
陈秀华，付文彬，2004. 陈全新针灸经验录[M]. 北京：人民卫生出版社．
陈作霖，1991. 中国当代针灸名家医案[M]. 长春：吉林科学技术出版社．
崔瑾，路绍祖，陈盼碧，2016. 路绍祖针灸临证经验集粹．（第1版）[M]. 北京：科学出版社．
邓良月，2004. 国际针灸学教程（第1版）[M]. 北京：华夏出版社．
杜元灏，董勤，2012. 针灸治疗学[M]. 北京：人民卫生出版社．
高树中，2016. 针灸治疗学（第10版）[M]. 北京：中国中医药出版社．
高树中，孙忠人，2011. 针灸治疗学[M]. 上海：上海科学技术出版社．
高树中，杨骏，2012. 针灸治疗学（第3版）[M]. 北京：中国中医药出版社．
高希岩，2004. 临床针灸医案[M]. 北京：人民军医出版社．
耿惠，李利军，2015. 李延芳50年针灸临证集验[M]. 北京：人民卫生出版社．
韩明，1994. 针灸临床集验（第1版）[M]. 北京：中国中医药出版社．
何树槐，1985. 针灸学[M]. 北京：中国古籍出版社．
胡慧，2011. 针灸临证备查手册[M]. 北京：人民卫生出版社．
李世珍，李传岐，李宛亮，1995. 针灸临床辨证论治（第1版）[M]. 北京：人民卫生出版社．
李祥云，2015. 实用妇科中西医诊断治疗学[M]. 北京：中国中医药出版社．
李永勤，2011. 常见病的中医预防调护[M]. 兰州：甘肃文化出版社．
李曰庆，何清湖，2012. 中医外科学（第3版）[M]. 北京：中国中医药出版社．
刘冠军，1985. 现代针灸医案选（第1版）[M]. 北京：人民卫生出版社．
刘冠军，2000. 针灸学（第6版）[M]. 长沙：湖南科学技术出版社．
陆寿康，2007. 刺法灸法学（第1版）[M]. 北京：中国中医药出版社．
陆瘦燕，朱汝功，2009. 陆瘦燕朱汝功针灸医案选[M]. 北京：人民军医出版社．
马宝璋，2012. 中医妇科学（第9版）[M]. 北京：中国中医药出版社．
毛俊雄，李春岩，张祥建，1999. 实用神经内科诊疗学[M]. 石家庄：河北科学技术出版社．
祁越，祁秀荣，2009. 新九针临证实录[M]. 北京：中国中医药出版社．
石学敏，2002. 针灸学（第1版）[M]. 北京：中国中医药出版社．
石学敏，2012. 石学敏临证实验录（第1版）[M]. 北京：人民卫生出版社．
石学敏，戴锡孟，王键，2009. 中医内科学（第1版）[M]. 北京：中国中医药出版社．
孙国杰，1998. 针灸学（第6版）[M]. 上海：上海科学技术出版社．
孙学全，孙学斌，2015. 孙学全针灸临证经验集[M]. 北京：中国中医药出版社．

田从豁, 2000. 田从豁临床经验 [M]. 北京: 华文出版社.

王宏才, 杜元灏, 2012. 中国针灸交流通鉴 [M]. 西安: 西安交通大学出版社.

王宏才, 郑真真, 王惠珠, 2008. 针灸名家医案解读 [M]. 北京: 人民军医出版社.

王居易, 2014. 王居易针灸医案讲习录 [M]. 北京: 中国中医药出版社.

王玲玲, 2009. 针灸学临床研究 [M]. 北京: 人民卫生出版社.

王启才, 2003. 针灸治疗学（第1版）[M]. 北京: 中国中医药出版社.

王启才, 2004. 针灸医学宝典（第1版）[M]. 北京: 中医古籍出版社.

王文德, 冀来喜, 曹玉霞, 2013. 九针治杂病 [M]. 北京: 人民卫生出版社.

王侠生, 廖康煌, 2005. 杨国亮皮肤病学（第1版）[M]. 上海: 上海科学技术出版社.

王寅, 2014. 田从豁治疗皮肤病效验集（第1版）[M]. 北京: 中国中医药出版社.

吴明霞, 2009. 吴炳煌针灸医案医论 [M]. 北京: 学苑出版社.

吴绪平, 沈玉杰, 2015. 中华内热针临床诊断与治疗 [M]. 北京: 中国医药科技出版社.

吴在德, 吴肇汉, 2013. 外科学（第7版）[M]. 北京: 人民卫生出版社.

谢幸, 2013. 妇产科学（第8版）[M]. 北京: 人民卫生出版社.

徐蓉娟, 2007. 内科学（第2版）[M]. 北京: 中国中医药出版社.

许军峰, 2015. 石学敏针刺临证精讲（第1版）[M]. 北京: 人民军医出版社.

许能贵, 符文彬, 2015. 临床针灸学 [M]. 北京: 科学出版社.

杨金锁, 周小琳, 2014. 针灸学 [M]. 长春: 吉林大学出版社.

喻喜春, 2014. 男科病针灸特色疗法（第1版）[M]. 北京: 人民军医出版社.

喻晓春, 王宏才, 2014. 针灸名家医案解读 [M]. 北京: 人民军医出版社.

张登部, 1989. 针灸疑难奇症医案荟萃（第1版）[M]. 济南: 山东科学技术出版社.

张沛霖, 2015. 注重脉诊贯穿针灸全过程——张沛霖学术思想与临床经验集 [M]. 北京: 中国中医药出版社.

张相安, 2013. 外科学（第8版）[M]. 西安: 第四军医大学出版社.

张学军, 2013. 皮肤性病学（第8版）[M]. 北京: 人民卫生出版社.

赵荣, 2008. 国内外针灸验案选编 [M]. 昆明: 云南大学出版社.

赵寿毛. 2008. 针灸名医经典医案 [M]. 北京: 人民军医出版社.

中华医学会, 2006. 临床诊疗指南-皮肤病与性病分册（第1版）[M]. 北京: 人民卫生出版社.

周仲瑛, 2007. 中医内科学（第2版）[M]. 北京: 中国中医药出版社.

附录 1

经络腧穴图

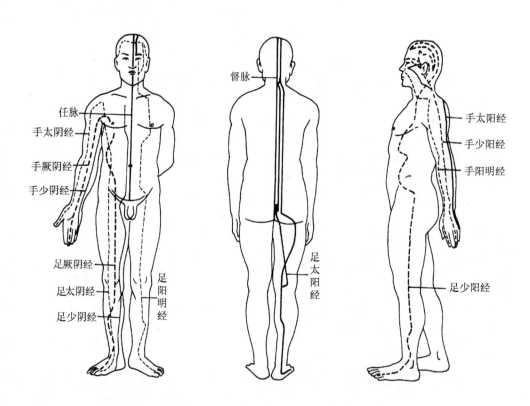

图1　十二经脉体表分布

附录1 经络腧穴图

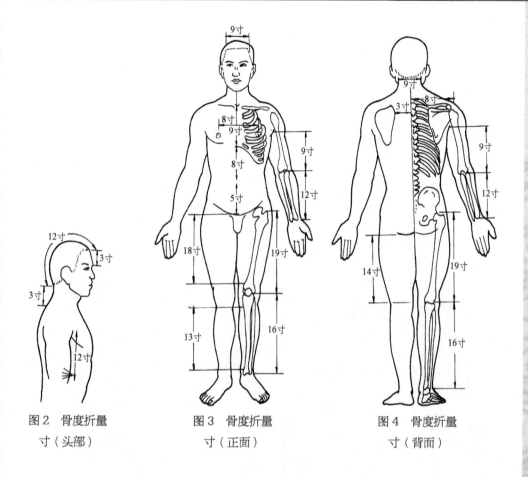

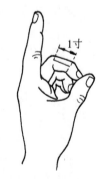

图2 骨度折量寸（头部）

图3 骨度折量寸（正面）

图4 骨度折量寸（背面）

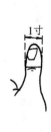

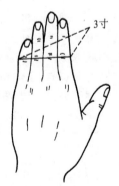

图5 中指同身寸　　图6 拇指同身寸　　图7 横指同身寸

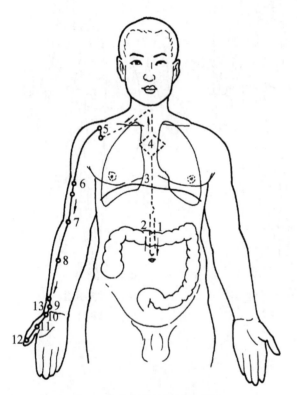 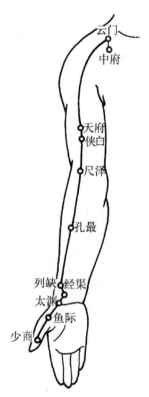

图8 手太阴肺经循行示意图　　　　图9 手太阴肺经腧穴

1. 起于中焦，下络大肠；2. 还循胃口；3. 上膈；4. 属肺；5. 从肺系横出腋下；6. 下循臑内，行少阴心主之前；7. 下肘中；8. 循臂内上骨下廉；9. 入寸口；10. 上鱼；；11. 循鱼际；12. 出大指之端；13. 其支者，从腕后直出次指内廉，出其端

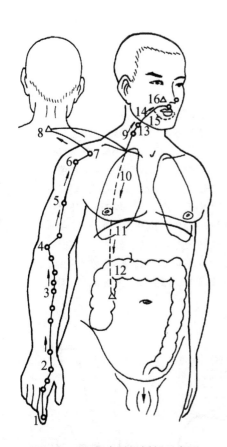

图10 手阳明大肠经循行示意图

1.起于大指次指之端；2.循指上廉，出合谷两骨间，上入两筋之中；3.循臂上廉；4.入肘外廉；5.上臑外前廉；6.上肩；7.出髃骨之前廉；8.上出于柱骨之会上；9.下入缺盆；10.络肺；11.下膈；12.属大肠；13.其支者，从缺盆上颈；14.贯颊；15.入下齿中；16.还出挟口，交人中，左之右，右之左，上挟鼻孔

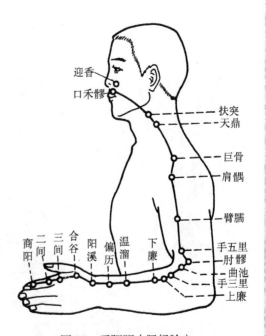

图11 手阳明大肠经腧穴

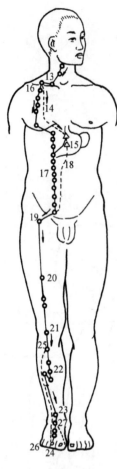
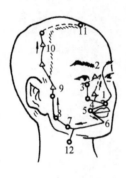

图12 足阳明胃经循行示意图

1.起于鼻之交頞中；2.旁纳太阳之脉；3.下循鼻处；4.入上齿中；5.还出挟口环唇；6.下交承浆；7.却循颐后下廉，出大迎；8.循颊车；9.上耳前，过客主人；10.循发际；11.至额颅；12.其支者，从大迎前，下人迎，循喉咙；13.入缺盆；14.下膈；15.属胃络脾；16.其直者，从缺盆下乳内廉；17.下挟脐入气街中；18.其支者，起于胃口，下循腹里，下至气街中而合；19.以下至髀关；20.抵伏兔；21.下膝髌中；22.下循胫外廉；23.下足跗；24.入中趾内间；25.其支者，下廉三寸而别；26.下入中趾外间；27.其支者，别跗上，入大趾间，出其端

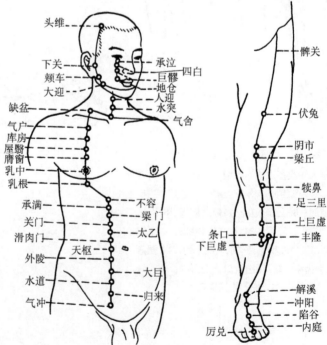

图13 足阳明胃经腧穴

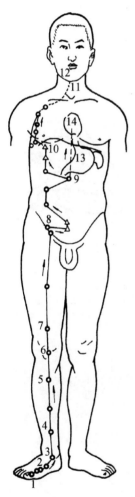
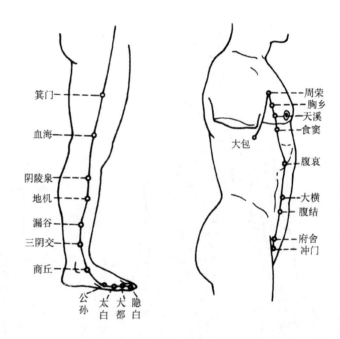

图 15 足太阴脾经腧穴

图 14 足太阴脾经循行示意图

1. 起于大趾之端，循趾内侧白肉际；2. 过核骨后；3. 上内踝前廉；4. 上踹内；5. 循胫骨后；6. 交出厥阴之前；7. 上膝股内前廉；8. 入腹；9. 属脾络胃；10. 上膈；11. 挟咽；12. 连舌本散舌下；13. 其支者，复从胃别上膈；14. 注心中

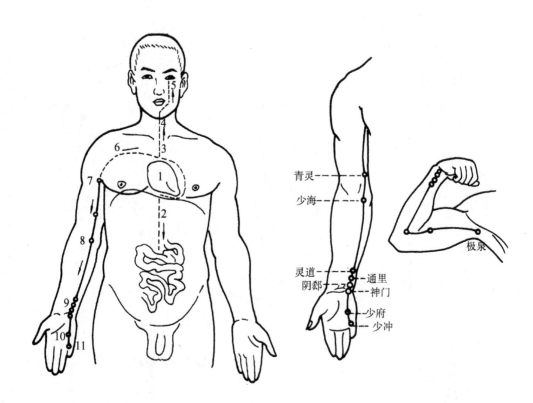

图 16 手少阴心经循行示意图　　图 17 手少阴心经腧穴

1.起于心中，出属心系；2.下膈，络小肠；3.其支者，从心系；4.上挟咽；5.系目系；6.其直者，复从心系却上肺，下出腋下；7.下循臑内后廉，行手太阴、心主之后；8.下肘内，循臂内后廉；9.抵掌后锐骨之端；10.入掌内后廉；11.循小指之内，出其端

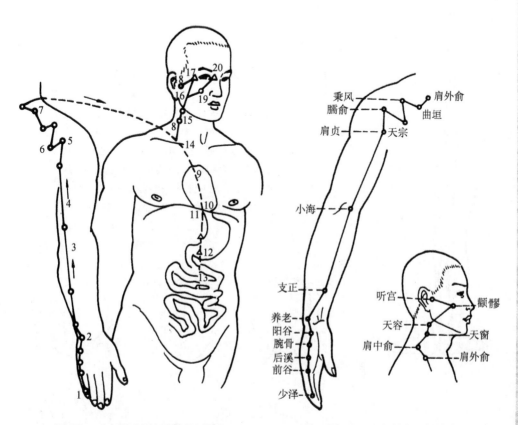

图 18 手太阳小肠经循行示意图

1.起于小指之端；2.循手外侧上腕，出踝中；3 直上循臂骨下廉，出肘内侧两筋之间；4.上循臑外后廉；5.出肩解；6.绕肩胛；7.交肩上；8.入缺盆；9.络心；10.循咽；11.下膈；12.抵胃；13.属小肠；14.其支者，从缺盆；15.循颈；16.上颊；17.至目锐眦；18.却入耳中；19.其支者，别颊上䪼，抵鼻；20.至目内眦，斜络于颧

图 19 手太阳小肠经腧穴

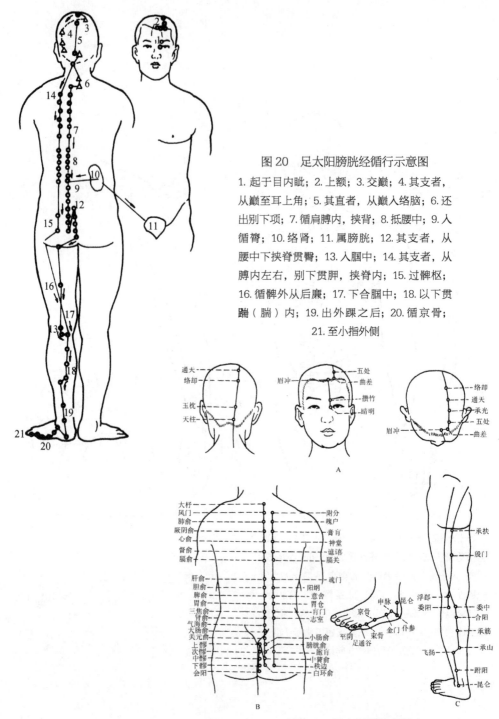

图20 足太阳膀胱经循行示意图
1.起于目内眦；2.上额；3.交巅；4.其支者，从巅至耳上角；5.其直者，从巅入络脑；6.还出别下项；7.循肩膊内，挟脊；8.抵腰中；9.入循膂；10.络肾；11.属膀胱；12.其支者，从腰中下挟脊贯臀；13.入腘中；14.其支者，从髆内左右，别下贯胛，挟脊内；15.过髀枢；16.循髀外从后廉；17.下合腘中；18.以下贯踹（腨）内；19.出外踝之后；20.循京骨；21.至小指外侧

图21 足太阳膀胱经腧穴

附录1 经络腧穴图

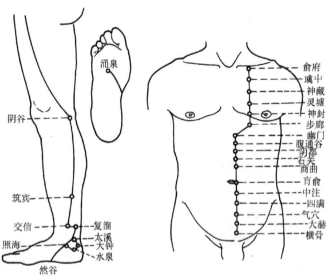

图 23 足少阴肾经腧穴

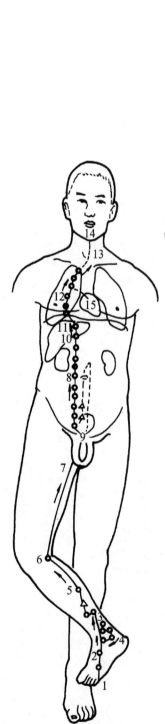

图 22 足少阴肾经循行示意图

1. 起于小趾之下，邪走足心；2. 出于然谷之下；3. 循内踝之后；4. 别入跟中；5. 以上踹（应为腨）内；6. 出腘内廉；7. 上股内后廉；8. 贯脊属肾；9. 络膀胱；10. 其直者，从肾；11. 上贯肝膈；12. 入肺中；13. 循喉咙；14. 挟舌本；15. 其支者，从肺出络心，注胸中

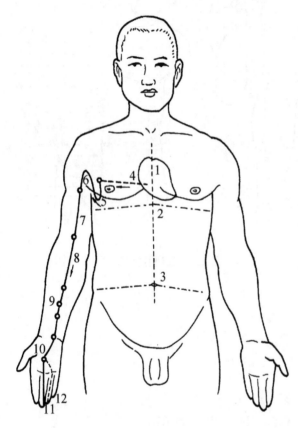

图24 手厥阴心包经循行示意图
1.起于胸中,出属心包络;2.下膈;3.历络三焦;4.其支者,循胸;5.出胁,下腋三寸;6.上抵腋下;7.循臑内,行太阴、少阴之间;8.入肘中;9.下臂,行两筋之间;10.入掌中;11.循中指,出其端;12.其支者,别掌中,循小指次指,出其端

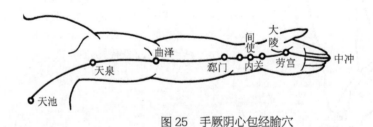

图25 手厥阴心包经腧穴

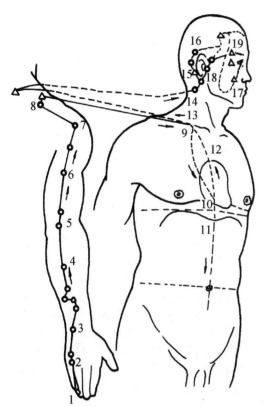

图26 手少阳三焦经循行示意图

1.起于小指次指之端；2.上出两指之间；3.循手表腕；4.出臂外两骨之间；5.上贯肘；6.循臑外；7.上肩；8.而交出足少阳之后；9.入缺盆；10.布膻中，散落心包；11.下膈，循属三焦；12.其支者，从膻中；13.上出缺盆；14.上项；15.系耳后；16.直上出耳上角；17.以屈下颊至䪼；18.其支者，从耳后入耳中，出走耳前，过客主人，前交颊；19.至目锐眦

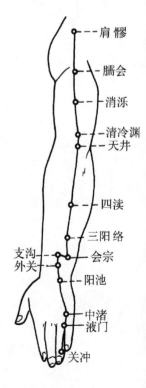

图27 手少阳三焦经腧穴

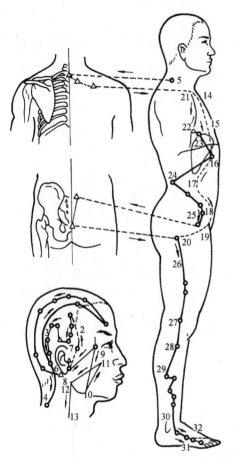

图28 足少阳胆经循行示意图

1.起于目锐眦；2.上抵头角；3.下耳后；4.循颈，行手少阳之前，至肩上却交出手少阳之后；5.入缺盆；6.其支者，从耳后入耳中；7.出走耳前；8.至目锐眦后；9.其支者，别锐眦；10.下大迎；11.合于手少阳，抵于䪼；12.下加颊车；13.下颈，合缺盆，14.以下胸中贯膈；15.络肝；16.属胆；17.循胁里；18.出气街；19.绕毛际；20.横入髀厌中；21.其直者，从缺盆；22.下腋；23.循胸；24.过季胁；25.下合髀厌中；26.以下循髀阳；27.出膝外廉；28.下外辅骨之前；29.直下抵绝骨之端；30.下出外踝之前，循足跗上；31.入小趾次指之间；32.其支者，别跗上，入大指之间，循大指歧骨内，出其端，还贯爪甲，出三毛

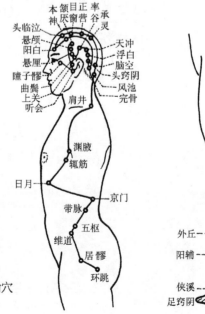

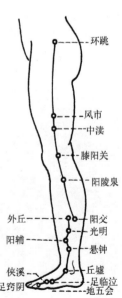

图29 足少阳胆经腧穴

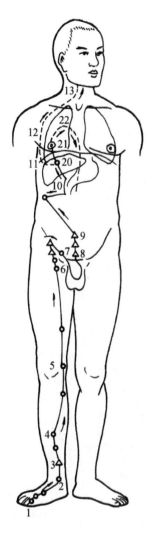
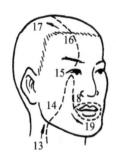

图30 足厥阴肝经循行示意图

1.起于大趾丛毛之际;2.上循足跗之廉;3.却内踝一寸;4.上踝八寸,交出太阴之后;5.上腘内廉;6.循股阴;7.入毛中;8.过阴器;9.抵小腹;10.挟胃,属肝,络胆;11.上贯膈;12.布胁肋;13.循喉咙之后;14.上入颃颡;15.连目系;16.上出额;17.与督脉会于巅;18.其支者,从目系下颊里;19.环唇内;20.其支者,复从肝;21.别贯膈;22.上注肺

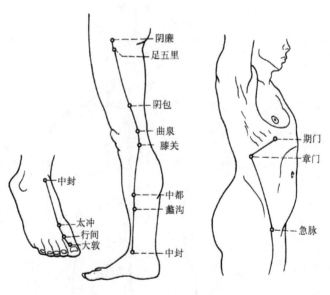

图31 足厥阴肝经腧穴

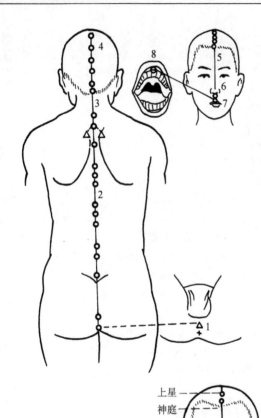

图 32 督脉循行示意图
1.起于下极之俞；2.并于脊里；3.上至风府，入属于脑；4.上巅；5.循额；6.至鼻柱；7.行人中沟；8.至兑端，入龈交

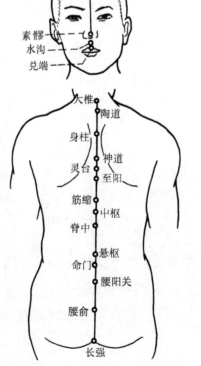

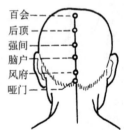

图 33 督脉腧穴

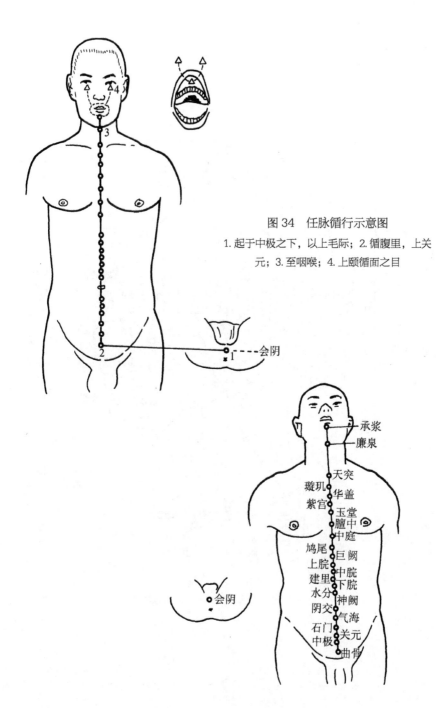

图 34 任脉循行示意图
1.起于中极之下，以上毛际；2.循腹里，上关元；3.至咽喉；4.上颐循面之目

图 35 任脉腧穴

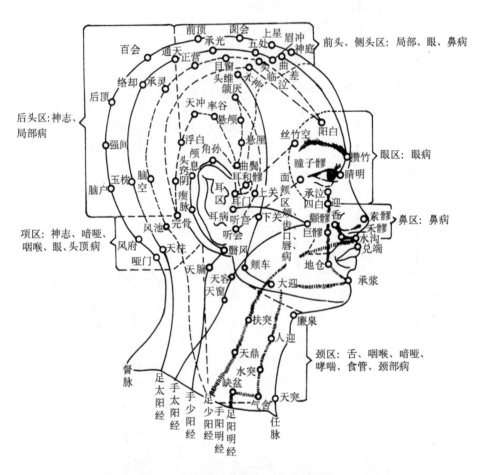

图 36 经穴分部主治图（头面颈项部）

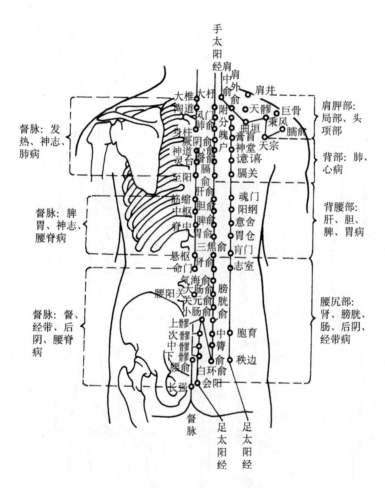

图37 经穴分部主治图（肩背腰骶部）

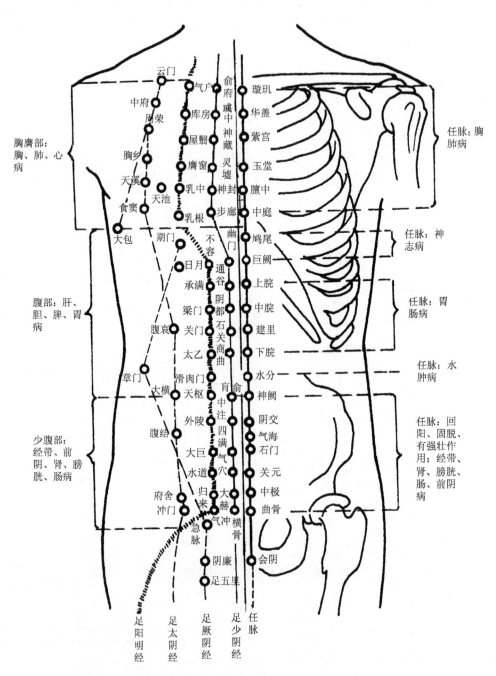

图38 经穴分部主治图（胸胁腹部）

附录1 经络腧穴图

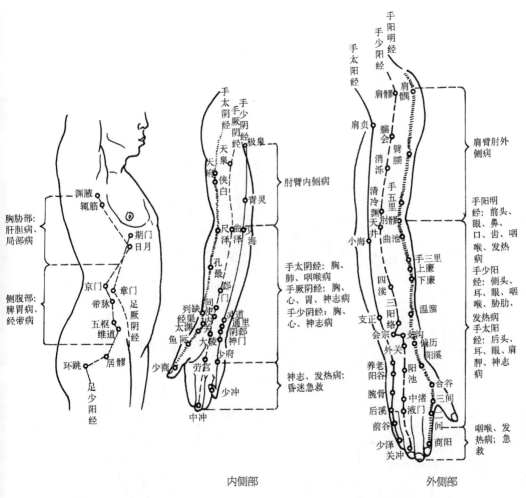

图39 经穴分部主治图（腋胁侧腹部）

图40 经穴分部主治图（上肢部）

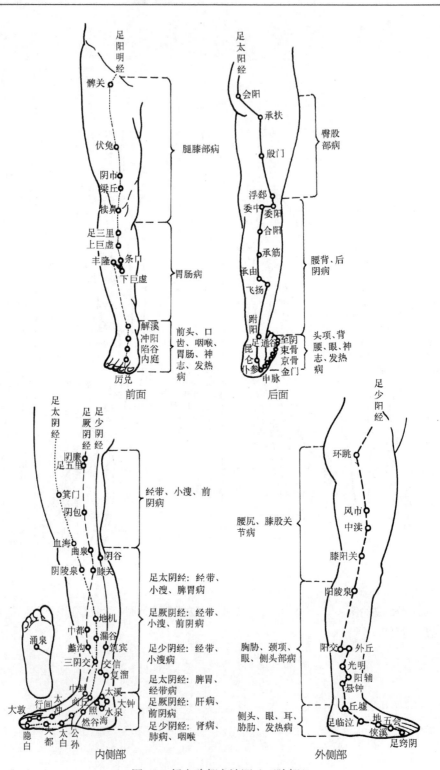

图 41 经穴分部主治图（下肢部）

附录 2

常用腧穴表解

表1　手太阴肺经常用腧穴主治应用

常用腧穴	定位	主治	刺灸法
中府 肺之募穴	在胸前壁外上方，前正中线旁开6寸，平第1肋间隙。	①肺疾：咳嗽、气喘、咳吐、脓血、胸痛等；②肩背痛。	向外斜刺或平刺0.5～0.8寸，不可向内深刺，以免刺伤肺脏，引起气胸。
尺泽 合穴	在肘横纹中，肱二头肌腱桡侧凹陷处。	①肺及肺系病：咳嗽、气喘、咯血、咽喉肿痛等；②肘臂挛痛；③中暑、急性吐泻、小儿惊风。	直刺0.8～1.2寸，治中暑、急性吐泻用放血法。
列缺 络穴 八脉交会穴 通任脉	腕掌侧远端横纹上1.5寸，拇短伸肌腱和拇长伸肌腱之间。	①肺及肺系病：咳嗽、气喘、咯血、咽喉肿痛等；②头项病（头项寻列缺）：头痛、齿痛、项强、口眼歪斜等；③腕痛。	向上斜刺0.5～0.8寸。
太渊 输穴 原穴 脉会	桡骨茎突与舟状骨之间，拇长掌肌腱尺侧凹陷中。	①肺系病：咳嗽、气喘、咯血、咽喉肿痛、胸痛等；②腕痛；③无脉证。	避开桡动脉，直刺0.3～0.5寸。
鱼际 荥穴	第1掌骨桡侧中点赤白肉际处。	①肺系病：咳嗽、气喘、咯血、咽喉肿痛等；②掌指痛；③小儿疳积。	直刺0.5～0.8寸，治小儿疳积用割治法。
少商 井穴	拇指桡侧指甲根角侧上方0.1寸。	①肺系病：咽喉肿痛、鼻衄、高热等；②昏迷、癫狂；③指痛指麻。	浅刺0.1寸，或点刺出血。

表2　手阳明大肠经常用腧穴主治应用

常用腧穴	定位	主治	刺灸法
商阳 井穴	在手食指末节桡侧，距指甲角侧上方0.1寸（指寸）。	①急救；②头面五官病：口齿痛，咽喉肿痛，面颊肿痛，耳鸣耳聋；③指挛痛、指麻木。	浅刺0.1寸，或点刺出血。
二间 荥穴	微握拳，在手食指本节（第2掌指关节）前，桡侧凹陷处。	①头面五官病：如牙痛、咽喉痛等；②手指挛痛、屈伸不利。	直刺0.2～0.3寸。
合谷 原穴	在手背，第1、2掌骨间，当第2掌骨桡侧的中点处。	①头面五官病：牙龈肿痛，喉痹，口眼㖞斜，耳聋耳鸣，口臭等；②外感表证、汗证；③大肠腑病；④上肢病证；⑤闭经、滞产、难产等。	直刺0.5～1寸。可透劳宫或后溪。针刺时针尖不宜偏向腕侧，以免刺破手背静脉网和掌深动脉而引起出血。本穴针感较强，体质虚弱者易晕针，手法不宜过重。孕妇禁针。
偏历 络穴	屈肘，在前臂背面桡侧，当阳溪与曲池连线上，腕横纹上3寸。	①颜面五官病：鼻衄，结膜炎，耳聋，耳鸣，牙痛等；②手臂痛；③水肿。	针尖向肘部方向斜刺入0.5～0.8寸。
手三里	在前臂背面桡侧，当阳溪与曲池连线上，肘横纹下2寸。	①善治本经脉的外经病，如肩臂痛，上肢不遂；②肠腑病；溃疡病，肠炎，消化不良；③五官病：牙痛，口腔炎，咽痛，面神经麻痹。	直刺0.8～1.2寸。
曲池 合穴	在肘横纹外侧端，屈肘，当尺泽与肱骨外上髁连线中点。	①外感；②皮肤病。用于荨麻疹、湿疹、疮、疥等病；③肘臂痛；④五官病：咽喉炎，牙痛，麦粒肿；⑤肠腑病：穴为合穴，"合治内腑"，治腹痛、腹泻、痢疾等；⑥其他：乳腺炎、高血压、癫狂痫、甲状腺肿大等。	直刺0.8～1.2寸。
迎香	在鼻翼外缘中点旁，当鼻唇沟中。	①颜面五官病；②胆道蛔虫症。	向内上方斜刺或平刺0.3～0.5寸。

表3 足阳明胃经常用腧穴主治应用

常用腧穴	定位	主治	刺灸法
承泣	在面部，瞳孔直下，当眼球与眶下缘之间。	①目疾；②面疾：面肌痉挛，面神经麻痹。	左手轻推眼球向上固定，右手持针沿眶下缘缓慢刺入，直刺0.3～0.7寸，不宜提插、捻转，出针时用消毒干棉球压迫针孔3分钟。
四白	在面部，瞳孔直下，当眶下孔凹陷处。	①目疾；②面疾：面神经麻痹，面肌痉挛等；③其他：胆道蛔虫症。	直刺或微向上斜刺0.3～0.5寸，不可深刺，以免伤及眼球。
地仓	在面部，口角外侧，上直瞳孔。	①面疾：面神经麻痹，面肌痉挛，三叉神经痛；②其他：口角炎，小儿流涎。	斜刺或平刺0.5～0.8寸。治面瘫时向颊车方向平刺1.0～2.5寸。
颊车	在面颊部，下颌角前上方约一横指（中指），当咀嚼时咬肌隆起，按之凹陷处。	颜面五官病：牙痛、面痛、咬肌痉挛，面神经麻痹，面肌痉挛。	直刺0.3～0.5寸，或平刺0.5～1.5寸。
下关	在面部耳前方，当颧弓与下颌切迹所形成的凹陷中。	颜面五官病：颞颌关节功能紊乱，下颌关节炎，咬肌痉挛，面神经麻痹，三叉神经痛，面肌痉挛，牙痛，耳聋，耳鸣。	直刺0.5～1.5寸。
头维	在头侧部，在额角发际上0.5寸，头正中线旁4.5寸。	头目疾患：对偏头痛，前额头痛效佳。	针尖可向后、向前平刺0.5～1寸。
人迎	在颈部，结喉旁，当胸锁乳突肌的前缘，颈总动脉搏动处。	①颈、咽疾患：甲状腺机能亢进，甲状腺肿大，颈淋巴结核，咽喉炎，扁桃腺炎，声带疾患；②其他：头痛，心脏神经官能症，高血压，哮喘，肺结核。	仰卧位针刺，缓慢进针，避开动脉直刺0.3～0.8寸，局部酸胀，不宜取坐位针刺或刺激过强。
乳根	在胸部，当乳头直下，乳房根部，第5肋间隙，距前正中线4寸。	①乳疾：乳痛、乳少、乳癖；②心、肺、胸胁病。	向外斜刺或向上斜刺0.5～0.8寸。

续表

常用腧穴	定位	主治	刺灸法
天枢	在腹中部，距脐中2寸。	①肠腑病。腹痛、腹胀、肠鸣、泄泻、便秘、肠痈、痢疾、呕吐；②妇科病：月经不调，痛经。	直刺1~1.5寸。《备急千金要方》："孕妇不可灸。"
归来	在下腹部，当脐中下4寸，距前正中线2寸。	妇科病、男科病：如月经不调，痛经，盆腔炎，白带，闭经。	直刺1~1.5寸。
伏兔	在大腿前面，当髂前上棘与髌底外侧端连线上，髌底上6寸。	下肢腿膝病。	直刺：1.5~2.5寸。
梁丘 郄穴	在大腿前面，当髂前上棘与髌底外侧端连线上，髌底上2寸。	①胃腑病。为郄穴，善治胃的急证、痛证；②乳痈；③膝胫痹痛。	直刺1~1.2寸。
犊鼻	屈膝，在膝部，髌骨与髌韧带外侧凹陷中。	膝胫局部病。	从前向后内斜刺0.5~1寸。
足三里 合穴 胃之下合穴	在小腿前外侧，当犊鼻下3寸，距胫骨前缘一横指（中指）。	①统治胃肠诸疾：胃痛、呕吐、噎膈、腹胀、肠鸣、肠痈、泄泻、便秘、痢疾等，"肚腹三里留"；②诸虚证：如虚劳羸瘦、产后体虚、年老体衰、久病体虚等；③下肢的痿证、痹证、下肢不遂；④神志病。如失眠、癫狂等；⑤头面五官病、乳疾：头痛，眼疾，齿痛，耳聋，耳鸣，乳痈；⑥防病保健；⑦其他：心悸、气短、水肿、喘咳等。	直刺1~2寸，强身保健可采用化脓灸。
上巨虚 大肠之下合穴	在小腿前外侧，当犊鼻下6寸，距胫骨前缘一横指（中指）。	①肠腑病：泄泻，痢疾，疝气，便秘等；②下肢痹痛或不遂。	直刺1~1.5寸。
条口	在小腿前外侧，当犊鼻下8寸，距胫骨前缘一横指（中指）。	①胃肠病：脘腹疼痛，痢疾，泄泻，便秘，腹胀；②上肢痹痛：肩周炎。	直刺1.0~3寸，深刺可透承山，可扩散至小腿足背。

续表

常用腧穴	定位	主治	刺灸法
下巨虚 小肠之下 合穴	在小腿前外侧，当犊鼻下9寸，距胫骨前缘一横指（中指）。	①肠腑病：小腹痛，腰脊痛引睾丸，泄泻、便脓血、疝气；②下肢病。	直刺1~1.5寸。
丰隆 络穴	在小腿前外侧，当外踝尖上8寸，条口外，距胫骨前缘二横指（中指）。	①痰证。咳嗽、咳喘、失眠、头痛、眩晕、癫痫、狂证等；②脾胃病证。腹痛、泄泻、便秘、呕吐；③下肢病；④其他：高血压、高血脂、肥胖。	直刺1~1.5寸。
解溪 经穴	在足背与小腿交界处的横纹中央凹陷中，当拇长伸肌腱与趾长伸肌腱之间。	①下肢痿痹、踝关节扭挫伤；②胃腑病，如腹胀、便秘；③神志病，癫狂；④头面五官病，如头痛、眩晕。	直刺0.5~1寸；可透丘墟或商丘。 不宜瘢痕灸，该穴位于踝关节处。
内庭 荥穴	在足背，当2、3趾间，趾蹼缘后方赤白肉际处。	①头面五官病。齿龈肿痛、鼻衄、面痛、喉痹、口臭、口㖞、头痛、乳痈等病；②大肠腑病。如腹痛、腹胀、泄泻、便秘、痢疾等。	直刺或斜刺0.5~1寸。

表4 足太阴脾经常用腧穴主治应用

常用腧穴	定位	主治	刺灸法
隐白 井穴	在足大趾末节内侧，距趾甲角侧后方0.1寸。	①妇科病：崩漏、月经量多；②脾不统血的各种出血证：尿血、便血、牙龈出血、鼻出血、消化道出血；③痰蒙心窍的神志病；④急救。如小儿惊厥、昏厥配大敦以醒脑开窍；⑤脾病：脾虚腹胀、食少、泻泄等。	浅刺0.1~0.2寸，或用三棱针点刺挤压出血；治崩漏用灸法。
太白 原穴	在足内侧缘，当足大趾本节（第1跖趾关节）后下方赤白肉际凹陷处。	①脾虚之食少、纳呆、腹胀、肠鸣、泻泄；②用于身体重痛、关节疼痛。	直刺0.3~0.5寸。
公孙 络穴 八脉交会穴 通冲脉	在足内侧缘，当第1跖骨基底的前下方。	①脾胃、心胸病；②月经不调、带下、崩漏、痛经等妇科病；③足踝痛。	直刺0.6~1.2寸。

续表

常用腧穴	定位	主治	刺灸法
三阴交 足三阴之 交会穴	在小腿内侧,当足内踝尖上3寸,胫骨内侧缘后方。	①脾胃虚弱诸证,如、食少纳呆、腹胀肠鸣、泻泄等;②妇产、泌尿生殖病。如月经失调、滞产、遗精、阳萎、小便不利、遗尿、癃闭等;③阴虚证,如失眠、心悸、盗汗等;④下肢病。	直刺1~1.5寸,孕妇禁针。
地机 郄穴	在小腿内侧,当内踝尖与阴陵泉的连线上,阴陵泉下3寸。	①妇科病:用于痛经、月经不调、闭经等;②脾胃病;③下肢病。	直刺1~1.5寸。
阴陵泉 合穴	在小腿内侧,当胫骨内侧髁后下方凹陷处。	①脾失健运的水湿疾患,如水肿、泻泄等;②妇科、男科、泌尿病,阴痛、带下、遗精、阳萎、遗尿;③下肢病。	直刺1~2寸。
血海	屈膝,在大腿内侧,髌底内侧端上2寸,当股四头肌内侧头的隆起处。	①妇科病:月经不调,痛经、闭经等;②皮肤病:湿疹、荨麻疹、皮肤瘙痒症,神经性皮炎;③下肢病:膝股内侧痛。	直刺1~1.5寸。
大横	在腹中部,距脐中4寸。	脾胃病,如腹痛、腹泻、便秘。	直刺1~2寸。
大包 脾之大络	在侧胸部,腋中线上,当第6肋间隙处。	①气喘,胸胁痛;②全身痛、岔气;③四肢无力。	斜法或向后平刺0.5~0.8寸。严禁深刺,以防刺伤肺脏起气胸。

表5 手少阴心经常用腧穴主治应用

常用腧穴	定位	主治	刺灸法
极泉	在腋窝顶点,腋动脉博动处。	①心神病,如心痛、心悸、心悲不乐;②肩臂、胸胁疼痛等;③瘰疬,腋臭;④上肢针麻用穴。	避开腋动脉,直刺0.3~0.5寸。
少海 合穴	屈肘,在肘横纹内侧端与肱骨内上髁连线的中点处。	①心神病:心痛、心悸、健忘、癫狂痫等;②肘臂挛痛、麻木、上肢不遂等;③瘰疬。	直刺0.5~1.0寸。
通里 络穴	在前臂掌侧,当尺侧腕屈肌腱的桡侧缘,腕横纹上1寸。	①心神病,心痛、心悸、健忘、失眠、癫狂等;②暴喑、舌强、不语;③腕痛指挛。	直刺0.3~0.5寸。

常用腧穴	定位	主治	刺灸法
阴郄 郄穴	在前臂掌侧，当尺侧腕屈肌腱的桡侧缘，腕横纹上0.5寸。	①心神病，善治急性心痛；②盗汗；③吐血、衄血；④腕痛指挛。	直刺0.3~0.5寸。
神门 输穴 原穴	在腕部，腕掌侧横纹尺侧端，尺侧腕屈肌腱的桡侧凹陷处。	①心神病：心痛、惊悸怔忡、失眠、健忘、心烦、癫狂病等；②腕臂挛痛。	直刺0.3~0.5寸。
少冲 井穴	在手小指末节桡侧，距指甲角侧上方0.1寸（指寸）。	①急救、热病；②心神病；③胸胁痛。	浅刺0.1~0.2寸，或三棱针点刺出血。

表6 手太阳小肠经常用腧穴主治应用

常用腧穴	定位	主治	刺灸法
少泽 井穴	在手小指末节尺侧，距指甲根角侧上方0.1寸。	①乳痈、乳少；②急救；③头面五官病，如咽痛、耳鸣、耳聋等。	浅刺0.1~0.2寸，或三棱针点刺出血。
后溪 输穴 八脉交会穴 通督脉	在手掌尺侧，微握拳，当小指本节（第5掌指关节）后的远侧掌横纹头赤白肉际。	①督脉病证，头项强痛、腰痛、癫狂病等；②头面五官病，耳鸣、耳聋、咽痛等；③疟疾；④手指挛痛、屈伸不利。	直刺0.5~1寸。
腕骨 原穴	在手掌尺侧，当第5掌骨基底与钩骨之间的凹陷处，赤白肉际。	①黄疸、热病、消渴、疟疾；②头面五官病：耳鸣耳聋、鼻塞、喉痹；③指挛腕痛。	直刺0.3~0.5寸。
支正 络穴	在前臂背面尺侧，当阳谷与小海的连线上，腕背横纹上5寸。	①癫狂、热病；②头痛、项强；③肘臂痛；④疣。	直刺或斜刺0.5~0.8寸。
小海 合穴	在肘内侧，当尺骨鹰嘴与肱骨内上髁之间凹陷处。	①肘臂疼痛、麻木；②癫痫。	直刺0.3~0.5寸。
天宗	在肩胛部，当冈下窝中央凹陷处，与第四胸椎相平。	①肩胛痛；②气喘。	直刺或斜刺0.5~1寸。

续表

常用腧穴	定位	主治	刺灸法
颧髎	在面部,当目外眦直下,颧骨下缘凹陷处。	面疾,如口眼歪斜、眼睑瞤动、齿痛。	直刺0.3～0.5寸,斜刺或平刺0.5～1寸。
听宫	在面部,耳屏前,下颌骨髁状突的后方,张口时呈凹陷处。	①耳疾,如等耳鸣、耳聋、聤耳;②齿痛。	张口直刺1～1.5寸。

表7　足太阳膀胱经常用腧穴主治应用

常用腧穴	定位	主治	刺灸法
睛明	在面部,目内眦角稍上方凹陷处。	①目疾:近视眼,视神经炎,视神经萎缩,青光眼,夜盲;②腰痛、坐骨神经痛。	闭目,左手将眼球推向外侧固定,右手缓慢进针,针沿眼眶边缘直刺0.5～1寸,不宜提插、捻转,出针时用消毒棉球按压针孔2～3分钟。
攒竹	在面部,当眉头陷中,眶上切迹处。	①目疾:如泪囊炎,急性结膜炎,眼肌痉挛、眼睑下垂等;②头面病。头痛、眉棱骨痛、面瘫,治眉棱骨痛配解溪有特效;③呃逆;④腰背痛。	可向眉中或向眼眶内缘平刺或斜刺0.5～0.8寸。
大杼 骨会	在背部,当第1胸椎棘突下,旁开1.5寸。	①肺、肺系疾患:咳嗽、发热、咽痛、感冒;②颈、肩、背痛;③骨病:用于颈腰椎病、增生性脊柱炎、膝关节骨质增生,骨结核。	向脊突或向下斜刺0.5～0.8寸,不宜深刺,以防造成气胸或伤及内部重要脏器。
风门	在背部,当第2胸椎棘突下,旁开1.5寸。	①外感、肺胸疾:感冒、咳嗽;②肩背软组织劳损、颈椎病;③其他:荨麻疹。	同上。
肺俞 肺之背腧穴	在背部,当第3胸椎棘突下,旁开1.5寸。	①肺及与肺有关疾患,咳嗽、哮喘、骨蒸潮热、盗汗、鼻塞不闻臭香、皮肤搔痒等;②肩背痛。	同上。
厥阴俞 心包之背俞穴	在背部,当第4胸椎棘突下,旁开1.5寸。	①心及与心有关的疾患:心悸、心痛、失眠。心绞痛,心肌炎,风湿性心脏病;②背局部病;③胃痛、呕吐。	同上。

续表

常用腧穴	定位	主治	刺灸法
心俞 心之背俞穴	在背部,当第5胸椎棘突下,旁开1.5寸。	①心及与心有关的疾病:心悸、心痛、失眠、健忘、癫狂痫;②背痛。	同上。
膈俞 血会	在背部,当第7胸椎棘突下,旁开1.5寸。	①血证:血证,如吐血、衄血、便血等;②上腹、膈疾:呃逆、呕吐、胃痛;③荨麻疹	同上。
肝俞 肝之背俞穴	在背部,当第9胸椎棘突下,旁开1.5寸。	①与肝有关疾患:如黄疸、胁痛、目疾、眩晕;②上腹疾患;③神志病:癫狂痫、失眠、健忘。	同上。
胆俞 胆之背俞穴	在背部,当第10胸椎棘突下,旁开1.5寸。	肝胆疾患:胸胁胀痛、黄疸、口苦等。	同上。
脾俞 脾之背俞穴	在背部,当第11胸椎棘突下,旁开1.5寸。	①脾胃诸疾:如胃痛、腹胀、呕吐、泄泻、肠鸣、痢疾;②血证(脾虚统摄无权):二便下血、崩漏等。	同上。
三焦俞 三焦之背俞穴	在腰部,当第1腰椎棘突下,旁开1.5寸。	①三焦腑病:水肿、小便不利、消渴。肾炎,尿潴留,腹水,糖尿病;②脾胃疾患:胃痛、腹胀、呕吐、泄泻、肠鸣、痢疾;③背腰痛。	同上。
肾俞 肾之背俞穴	在腰部,当第2腰椎棘突下,旁开1.5寸。	①肾及有关病证:遗精、阳痿、早泄、月经不调、带下、不育、不孕、遗尿、尿频、水肿、晨泻、喘咳少气;耳鸣耳聋、腰膝酸痛;②腰脊痛。	直刺0.8~1寸。
大肠俞 大肠之背俞穴	在腰部,当第4腰椎棘突下,旁开1.5寸。	①腰脊、下肢病:腰痛,坐骨神经痛;②大肠腑病,腹痛、泄泻、便秘等。	直刺0.8~1.2寸。
小肠俞 小肠之背俞穴	在骶部,当骶正中嵴旁1.5寸,平第1骶后孔。	①腰骶、下肢病;②下焦病:如泄泻、遗尿、前列腺炎、慢性盆腔炎、痛经。	直刺或斜刺0.8~1寸。

续表

常用腧穴	定位	主治	刺灸法
膀胱俞 膀胱之背俞穴	在骶部,当骶正中嵴旁1.5寸,平第2骶后孔。	①膀胱腑疾:如遗尿、小便不利、尿频等;②腰骶、下肢病。	直刺或斜刺0.8~1.2寸。
次髎	在骶部,当髂后上棘内下方,适对第二骶后孔处。	①妇科、男科病:月经不调、带下、痛经、遗精;②腰骶、下肢病;③二便病:痔疮、便秘、便血、脱肛。	直刺1~1.5寸。
委中 合穴 膀胱之下合穴	在腘横纹中点,当股二头肌腱与半腱肌肌腱的中间。	①腰背、下肢病:腘筋挛急、腰背痛、髋部屈伸不利;②中暑、霍乱吐泻、热病汗不出;③膀胱腑疾:遗尿,小便不利;④皮肤病:湿疹,风疹,荨麻疹,牛皮癣,疔疮。	直刺0.5~1寸。
膏肓	在背部,当第4胸椎棘突下,旁开3寸。	①肺虚损证,咳嗽、气喘、肺痨等;②肩胛痛;③虚劳诸疾,健忘、遗精、盗汗等。	向脊突或向下斜刺0.5~0.8寸,不宜深刺,以防造成气胸或伤及内部重要脏器。
志室	在腰部,当第2腰椎棘突下,旁开3寸。	①遗精、阳痿等肾虚病证;②小便不利、水肿;③腰脊强痛	斜刺0.5~0.8寸。
秩边	在臀部,平第4骶后孔,骶正中嵴旁开3寸。	①腰骶、下肢病。急性腰扭伤,梨状肌损伤综合症,坐骨神经痛,下肢瘫痪;②二阴病。痔疮,脱肛,膀胱炎,生殖器疾病。	直刺1.5~3寸。
申脉 八脉交会穴,通阳跷脉	在足外侧部,外踝直下方凹陷中。	①神志病:失眠,癫痫;②头目疾患;③下肢病。	直刺0.3~0.5寸。
至阴 井穴	在足小趾末节外侧,趾甲根角侧0.1寸。	①胎位不正,难产,胎盘滞留;②头目疾患。眼结膜充血,角膜白斑,鼻塞。	浅刺0.2寸,局部胀痛;三棱针点刺放血。用艾条温和灸可纠正胎位。

表8 足少阴肾经常用腧穴主治应用

常用腧穴	定位	主治	刺灸法
涌泉 井穴	足底,屈足卷趾时足心最凹陷处,约当足第2、3趾趾缝纹头端与足跟连线的前1/3与后2/3交点上。	①急救:中风昏迷、小儿惊风、癫病昏迷、癫痫昏仆等;②头面五官疾病:咽痛、舌干、失语等;③大便难、小便不利;④奔豚气;⑤足心热、足底痛。	直刺0.5~0.8寸。
太溪 输穴 原穴	在足内侧,内踝后方,当内踝尖与跟腱之间的凹陷处。	①肾疾:月经不调、不孕、遗精、阳痿、健忘、失眠;消渴;②头面五官病:头晕目眩、耳鸣耳聋、齿痛、咽干;③肺疾:咳嗽、气喘、咯血、胸痛等;④小便频数、便秘;⑤外经病:腰脊痛、下肢厥冷。	直刺0.5~0.8寸。
照海	在足内侧,内踝尖下方凹陷处。	①神志病:如癫痫、失眠等;②头面五官病:咽干、目赤;③肾疾:月经不调,闭经,月经过少,子宫脱垂,不孕症,便秘、尿频、尿闭;④小便频、癃闭;⑤足部病。	直刺0.5~0.8寸。
复溜 经穴	在小腿内侧,太溪直上2寸,跟腱的前方。	①肾疾。与太溪相似,月经不调、不孕、遗精。肾炎,睾丸炎,尿路感染;②汗证。复溜配合谷,既用于发汗,又可用于止汗。③头面五官病;④二便病。如血痔、泄泻;⑤外经病。	直刺0.8~1寸。
筑宾 阴维脉之郄穴	在小腿内侧,当太溪与阴谷的连线上,太溪上5寸,腓肠肌肌腹的内下方。	①癫狂、呕吐;②疝气;③小腿痛。	直刺1~1.5寸。
阴谷 合穴	在腘窝内侧,屈膝时,当半腱肌肌腱与半膜肌肌腱之间。	①阳痿,疝气,崩漏;②癫狂;③膝骨痛。	直刺1~1.5寸。

表9 心包经常用腧穴主治应用

常用腧穴	定位	主治	刺灸法
曲泽 合穴	在肘横纹中,当肱二头肌腱的尺侧缘。	①心及心系病:心痛、心悸、胸闷;②热病、中暑;③胃疾:胃痛、呕血、呕吐等;④肘臂挛痛。	直刺0.8~1寸,或三棱针点刺放血。

续表

常用腧穴	定位	主治	刺灸法
间使 经穴	在前臂掌侧，当曲泽与大陵的连线上，腕横纹上3寸，掌长肌腱与桡侧腕屈肌腱之间。	①心神病：心痛、心悸、癫狂痫等；②疟疾、热病；③胃疾：胃痛、呕吐；④臂痛指挛。	直刺0.5～1寸。
内关 络穴 八脉交会穴 通于阴维脉穴	在前臂掌侧，当曲泽与大陵的连线上，腕横纹上2寸，掌长肌腱与桡侧腕屈肌腱之间。	①心及心系病、神志病：心痛、心悸、癫狂痫、失眠等；②胃疾：胃痛、呕吐、呃逆等；③腕痛指挛；④中风、休克、眩晕；⑤为针麻、镇痛常用穴之一。	直刺0.5～1寸，局部酸胀有麻电感向指端放散，针刺时，如出现触电样麻感向中指放射，应立即退针，以免刺伤正中神经。
大陵 输穴 原穴	在腕掌横纹的中点处，当掌长肌腱与桡侧腕屈肌腱之间。	①心神病：心痛、心悸、癫狂痫；②胃腑热证如胃痛、呕吐、口臭等；③局部腕病，如腕痛、腕下垂、腕管综合征。	直刺0.3～0.5寸。
劳宫 荥穴	在手掌心，当第2、3掌骨之间偏于第3掌骨，握拳屈指时中指尖处。	①急救。中风昏迷，中暑昏厥，小儿惊厥；②心神病；③口疮、口臭；④手掌局部病：掌心发热、手癣、手指麻木、手颤。	直刺0.3.3～0.5寸。
中冲 井穴	在手中指末节尖端中央。	①急救。昏迷，休克，脑出血，中暑，痉病，癫痫发作，小儿高热惊厥等；②心神病；③舌强肿痛；④掌指病。	浅刺0.1寸，三棱针点刺出血。

表10 手少阳三焦经常用腧穴主治应用

常用腧穴	定位	主治	刺灸法
关冲 井穴	在手无名指末节尺侧，距指甲根角侧上方0.1寸处。	①头面五官病：头痛、咽痛、耳鸣、耳聋；②急救；	浅刺0.1～0.3寸，或用三棱针点刺出血。
中渚 输穴	在手背，第四、五掌指关节后方凹陷中，液门穴直上1寸处。	①头面五官病：头痛、目赤、耳鸣耳聋、喉痹等；②局部病：腕痛、手指不能屈伸；③热病、疟疾。	直刺0.3～0.5寸。
阳池 原穴	在腕背横纹中，当指总伸肌腱的尺侧缘凹陷处。	①五官病：耳鸣、耳聋、目赤肿痛、喉痹；②消渴；③外经病：手腕部损伤，前臂及肘部疼痛，颈肩部疼痛。	直刺0.3～0.5寸。深刺可透大陵。

续表

常用腧穴	定位	主治	刺灸法
外关 络穴 八脉交会穴,通阳维脉	在前臂背侧,当阳池与肘尖的连线上,背腕横纹上2寸,桡骨与尺骨之间。	①外感热病;②头面五官病:目赤肿痛、耳鸣耳聋、鼻衄、牙痛、少阳头痛;③外经病:腕痛,上肢痹痛、上肢不遂、落枕等;④胸胁痛。	直刺0.5~1.0寸。
支沟 经穴	在前臂背侧,当阳池与肘尖的连线上,背腕横纹上3寸,桡骨与尺骨之间。	①胁肋痛;②便秘;③头面五官疾病:暴喑、咽肿、耳聋耳鸣、目赤目痛。④外经病:上肢痿痹、落枕。	直刺0.5~1.0寸。
天井 合穴	在上臂外侧,屈肘时,肘尖直上1寸凹陷处。	①肘臂痛;②五官病;③瘰疬、瘿气、癫病。	直刺0.5~1.0寸。
肩髎	在肩髃后方,当臂外展时,于肩峰后下方呈现凹陷处。	①肩臂挛痹;②瘰疬、瘿气。	直刺1~1.5寸。
翳风	在耳垂后,当乳突与下颌骨角之间的凹陷处。	耳疾、面疾,耳聋耳鸣、口眼㖞斜、面风、颊肿、牙痛。	直刺0.8~1.2寸。
角孙	在头部,折耳郭向前,当耳尖直上,入发际处。	①痄腮、目翳、齿痛;②偏头痛、项强。	平刺0.5~1寸。治小儿痄腮宜灯火灸。
耳门	在面部,当耳屏上切迹的前方,下颌骨髁状突后缘,张口有凹陷处。	头面五官病,以治耳疾为主。如耳聋耳鸣、耳疮流脓。	微张口,直刺0.5~1.5寸。
丝竹空	在面部,当眉梢凹陷处。	①头、目疾患:头痛眩晕、目赤肿痛、瞬目等;②癫病。	平刺0.5~1.0寸。

表11 足少阳胆经常用腧穴主治应用

常用腧穴	定位	主治	刺灸法
瞳子髎	在面部,目外眦旁,当眶外侧缘处。	①目疾:目赤肿痛、目翳、青盲、流泪等;②头痛、口㖞。	向后斜刺0.3~0.5寸。
听会	在面部,当耳屏间切迹的前方,下颌骨髁状突的后缘,张口有凹陷处。	①耳疾:耳鸣、耳聋、聍耳;②面疾齿痛。	直刺0.5~1寸。

常用腧穴	定位	主治	刺灸法
率谷	在头部,当耳尖直上入发际1.5寸,角孙穴直上方。	①偏头痛、眩晕、耳鸣耳聋;②小儿急、慢惊风。	平刺0.5～1寸。
阳白	在前额部,当瞳孔直上,眉上1寸。	①目疾:目痛、瞤目、视物模糊;②头痛(前额头痛)。	平刺0.5～0.8寸。
头临泣	在头部,当瞳孔直上入前发际0.5寸,神庭与头维连线的中点处。	①头痛;②目疾。目痛、目眩、流泪、目翳;③鼻塞、鼻渊。	平刺0.5～0.8寸。
风池	在项部,当枕骨之下,与风府相平,胸锁乳突肌与斜方肌上端之间的凹陷处。	①内风为患:如癫痫、中风、头痛、眩晕等;②外风为患:感冒、热病、鼻塞、咽痛、口眼㖞斜;③五官病:目赤肿痛、视物不明、鼻渊、鼻衄、耳鸣耳聋;④颈椎病;⑤疟疾、瘰疬。	针尖微下,向口角方向斜刺0.5～1.2寸。或平刺透风府,严禁向内上方斜刺、深刺,以免误入枕骨大孔,刺伤延髓。
肩井	在肩上,前直乳中,当大椎穴与肩峰端连线的中点上。	①颈肩局部病:落枕、颈项肌痉挛、肩背痛;②妇科、产科病:难产、乳痈、乳汁不下、乳癖。	直刺0.5～0.8寸。深部正当肺尖,慎不可深刺,以防刺伤肺尖造成气胸。孕妇禁针。
日月 胆之募穴	在上腹部,当乳头直下,第7肋间隙,前正中线旁开4寸。	①肝胆病:黄疸、胁痛;②胃疾:呕吐、呃逆、胃脘痛等。	斜刺0.5～0.8寸,不可深刺,以免刺伤脏器。
环跳	在股外侧部,侧卧屈股,当股骨大转子最凸点与骶骨裂孔的连线的外1/3与中1/3交点处。	①腰腿病:腰胯疼痛、下肢痿痹、半身不遂;②风疹。	直刺2～3寸。
风市	在大腿外侧部的中线上,当腘横纹上7寸处。或直立垂手时,中指尖处。	①下肢痿痹,脚气;②遍身瘙痒。	直刺1～1.5寸。
阳陵泉 合穴 下合穴 筋会	在小腿外侧,当腓骨头前下方凹陷处。	①胆腑病及肝胆脾胃病:黄疸、胁痛、口苦、呕吐、吞酸、呃逆、胃脘痛;②筋病。为筋会,用于全身肌肉的痿软、痹痛;③下肢病:膝膑肿痛、下肢痿痹;④小儿惊风。	直刺或斜向下刺1～1.5寸,深刺可透阴陵泉。

常用腧穴	定位	主治	刺灸法
光明 络穴	在小腿外侧,当外踝尖上5寸,腓骨前缘。	①目疾:目痛、夜盲、近视;②下肢痿痹;③胸乳胀痛	直刺0.5～0.8寸。
悬钟 髓会	在小腿外侧,当外踝尖上3寸,腓骨前缘。	①髓病:痴呆、五软五迟、中风、骨痿;②下肢痿痹:中风后遗症,下肢痿痹,踝关节及周围软组织疾病;③颈项强痛、胸胁胀痛。	直刺1～1.5寸,深刺可透三阴交穴。
丘墟 原穴	在足外踝的前下方,当趾长伸肌腱的外侧凹陷处。	①下肢、足病:坐骨神经痛,肋间神经痛,足内翻、足下垂、踝关节扭挫伤,腓肠肌痉挛;②目痛目翳;③项痛、胁胀。	0.5～0.8寸,可透申脉。
足临泣 输穴 八脉交会穴 通带脉	在足背外侧,当足4趾本节(第4跖趾关节)的后方,小趾伸肌腱的外侧凹陷处。	①头目疾患。头痛、眩晕、目赤肿痛;②妇产科病。月经不调,胎位不正,乳腺炎、退乳;③足跗痛、胁痛。	直刺0.5～0.8寸。
侠溪 荥穴	在足背外侧,当第4、5趾缝间,趾蹼缘后方赤白肉际处。	①头面五官病:耳聋、耳鸣;②乳痈、热病;③下部病。	直刺0.3～0.5寸。
足窍阴 井穴	在足第4趾末节外侧,距趾甲角侧后方0.1寸。	①五官病:头痛、目赤肿痛、耳聋、耳鸣;②足跗痛、胁痛。	浅刺0.1寸;或三棱针点刺出血。

表12 足厥阴肝经常用腧穴主治应用

常用腧穴	定位	主治	刺灸法
大敦 井穴	在足大趾末节外侧,距趾甲角侧后方0.1寸。	①前阴病:疝气、少腹痛、遗尿、癃闭、淋证、月经不调、崩漏等;②癫痫、中风、昏厥;③足趾痛。	浅刺0.1～0.2寸,或点刺出血。
行间 荥穴	在足背部,当第一、二趾间,趾蹼缘后方的赤白肉际处。	①肝疾、目赤肿痛、头痛目眩、口苦咽干、眩晕、中风等;②前阴病;③胁痛、足跗痛。	直刺0.5～0.8寸。
太冲 输穴 原穴	在足背侧,当第一跖骨间隙的后方凹陷处。	①肝疾:头痛、目赤肿痛、口苦咽干、口㖞、咽痛、胁痛、腹胀、黄疸等;②前阴病(妇科、男科、泌尿病):月经不调、痛经、闭经、崩漏、带下、阴挺;疝气、阴痛;③外经病:胸胁胀痛、下肢痿痹、足跗肿痛。	直刺0.5～1寸。

续表

常用腧穴	定位	主治	刺灸法
蠡沟 络穴	在小腿内侧,当足内踝尖上5寸,胫骨内侧面中央。	①月经不调,赤白带下,阴挺,阴痒;②便不利,疝气,睾丸肿痛。	平刺0.5~0.8寸。
曲泉 经穴	在膝内侧,屈膝,当膝关节内侧面横纹内侧端,半腱肌肌腱内缘凹陷中。	①前阴病:月经不调,痛经,阴挺,遗精,阳痿,疝气;②肝疾:长于治肝阴虚证;③下肢病:膝关节及周围软组织疾患。	直刺1.0~1.5寸。
章门 脾之募穴 脏会	在侧腹部,当十一肋游离端的下方。	①统治五脏疾病,长于治五脏之肝、脾病,腹痛腹胀、泄泻、痞块、黄疸;②胁肋痛。	斜刺0.5~0.8寸,深层为肝脾所在,故肝脾肿大患者,不可深刺,以防刺伤肝脾。
期门 肝之募穴	在胸部,当乳头直下,第六肋间隙,前正中线旁开4寸。	①肝胆、脾胃病,胁肋胀痛、呃逆、腹胀、腹泻等;②胸胁局部病;③乳痈、奔豚气。	斜刺0.5~0.8寸,针刺时应控制好方向、角度和深度,以防刺伤肝脾肺胃。

表13 督脉常用腧穴主治应用

常用腧穴	定位	主治	刺灸法
长强 络穴	在尾骨端下,当尾骨端与肛门连线的中点处。	①肛肠病,用于痔疮、脱肛、便血、便秘等疾;②腰脊背痛、尾骶痛;③癫狂病。	斜刺,针尖向上与骶骨平行刺入0.5~1寸。不宜直刺,避免刺伤直肠,引起感染。
腰阳关	在腰部,当后正中线上,第4腰椎棘突下凹陷中。	①腰痛、下肢痿痹;②妇科、男科病,月经不调,赤白带下,遗精,阳痿等。	直刺或向上斜刺0.5~1寸。
命门	在腰部,当后正中线上,第2腰椎棘突下凹陷中。	①主治肾虚、命门火衰诸证:遗精,阳痿,早泄,赤白带下,月经不调,胎屡坠,遗尿,尿频等;②腰痛、下肢痿痹。	直刺或向是斜刺0.5~1寸;治阳虚宜加灸。
至阳	在背部,当后正中线上,第7胸椎棘突下凹陷中。	①肝胆病证:黄疸、胸胁胀痛;②心肺病。心悸、胸闷、咳嗽、气喘等;③脊强、背痛。	向上斜刺0.5~1寸。

续表

常用腧穴	定位	主治	刺灸法
大椎	当后正中线上，第7颈椎棘突下凹陷中。	①外感、热病、疟疾；②癫狂痫、小儿惊风；③肺疾；④颈项肩背痛；⑤骨蒸潮热；⑥风疹、痤疮。	向上斜刺0.5～1寸；治哮喘用灸法。一般刺到接近椎管骨膜即有针感，不可深刺，如有强烈触电感向下放射，应立即将针退出。
哑门	在项部，当后发际正中直上0.5寸，第一颈椎下。	①脑病、脊髓病：中风、癫狂痫、半身不遂、舌强失语等；②颈项强痛。	伏案正坐位，头微前倾，向下颌方向缓慢刺入0.5～1寸；因深部接近延髓，须严格掌握针刺的角度和深度，以免误入枕骨大孔误伤延髓及脑组织，禁止大幅度提插捻转。
风府	在项部，当后发际正中直上1寸，枕外隆凸直下，两侧斜方肌之间凹陷中。	①脑病、脊髓病；②内风、外风为患：眩晕、头痛和外感证；③颈项强痛。	同哑门。
百会	在头部，当前发际正中直上5寸，或两耳尖连线的中点处。	①脱证；②内脏下垂诸证(阳气下陷)；③脑病、神志病：中风、癫狂痫、眩晕、失眠健忘、痴呆；④头痛。	平刺0.5～0.8寸，治疗脱证宜灸。
上星	在头部，当前发际正中直上1寸。	头痛、鼻病、目疾。	平刺0.5～0.8寸。
水沟	在面部，当人中沟的上1/3与1/3交点处。	①急救：本穴为急救要穴之一。中风昏迷、中暑昏厥、虚脱、休克等危急重证；②神志病：癫狂痫、癔病、惊风；③闪挫腰痛、脊膂强痛；④面、鼻、口、齿病：口歪，唇肿，齿痛，鼻塞、鼻衄。	向上斜刺0.3～0.5寸。
印堂	在头部，两眉毛内侧端中间的凹陷中。	①头痛，眩晕，失眠；②鼻塞、鼻渊、鼻衄，眉棱骨痛，目痛；③小儿惊风。	提捏进针，从上向下平刺0.3～0.5寸；或向左、右透刺攒竹、睛明等，深0.5～1寸。

表14　任脉常用腧穴主治应用

常用腧穴	定位	主治	刺灸法
中极 膀胱之募穴	在下腹部，前正中线上，当脐中下4寸。	①膀胱腑病：癃闭、遗尿、尿频；②妇科、男科病。月经不调、痛经、闭经、带下、阴挺、不孕、产后恶露不下、遗精、阳痿、早泄、疝气。	直刺1～1.5寸，需在排尿后进行针刺，孕妇慎用。
关元 小肠之募穴	关元：在下腹部，前正中线上，当脐中下3寸。	①强壮保健，用于诸虚羸弱；②脱证；③下腹病证（妇科、男科、泌尿、肛肠等）。	直刺1～1.5寸，需在排尿后针刺，孕妇慎用。
气海	在下腹部，前正中线上，当脐中下1.5寸。	①强壮保健，用于诸虚羸弱；②脱证；③下腹病证。	直刺～1.5寸，需在排尿后针刺，孕妇慎用。
神阙	在腹中部，脐中央。	①中风脱证，虚脱，形寒神惫，尸厥，风痫；②腹痛，腹胀，泄泻，痢疾，便秘，脱肛；③水肿，鼓胀，小便不利。	一般不针，多用艾条灸或艾炷隔盐灸法。
中脘 胃之募穴 腑会	在上腹部，前正中线上，当脐中上4寸。	①胃腑、肠疾。胃痛，腹痛，腹胀，呕逆，反胃，食不化，肠鸣，泄泻，便秘，便血，胁下坚痛等；②理气化痰，用治哮喘；③安神定志，用于癫痫、妇女脏躁、失眠。	直刺～1.5寸。
膻中 心包之募穴 气会	在胸部，前正中线上，平第四肋间，两乳头连线的中点。	①心肺胸病。心悸、心痛、胸闷、气短、咳喘；②气病。呃逆、呕吐、噎嗝、胁肋胀痛；③乳痈、乳少、乳癖。	平刺0.3～0.5寸。
天突	在颈部，当前正中线上，胸骨上窝中央。	①肺系疾患：哮喘、咳嗽、咳唾脓血、胸痛、咽喉肿痛、暴喑；②咽部痰气交结的病证：瘿气、梅核气、噎嗝。	先直刺0.2～0.3，后将针尖向下，沿胸骨柄后缘缓慢向下刺入0.5～1寸；以防刺伤气管、肺和有关的动、静脉。
廉泉	在颈部，当前正中线上，喉结上方，舌骨上缘凹陷处。	舌咽疾患，中风失语，暴喑，吞咽困难，舌下肿痛，舌强，舌缓流涎，口舌生疮，喉痹。	针尖向舌根斜刺0.5～1寸。
承浆	在面部，当颏唇沟的正中凹陷处。	①口齿病：口㖞，流涎，齿痛，口舌生疮，下颌麻木；②暴喑，癫狂。	斜刺0.3～0.5寸。

表 15　常用经外奇穴主治应用

常用奇穴	定位	主治	刺灸法
四神聪	在头顶部，当百会前后左右各1寸处，共4穴。	头目疾患、神志病：如头痛、眩晕、失眠、健忘、癫痫等。	平刺0.5~0.8寸。
鱼腰	在额部，瞳孔直上，眉毛正中。	目疾：眉棱骨痛、目赤肿痛、眼睑下垂、眼睑瞤动、口眼歪斜等。	平刺0.3~0.5寸。
耳尖	在耳郭的上方，当折耳向前，耳郭上方的尖端处。	①目疾：目赤肿痛。急性结膜炎，角膜炎；②头痛、咽喉肿痛、外感发热。	三棱针点刺出血。
上迎香	在面部，当鼻翼软骨与鼻甲的交界处，近鼻唇沟上端处。	①鼻病：鼻炎，鼻窦炎，过敏性鼻炎；②头痛、面瘫。	三棱针点刺出血。
金津 玉液	在口腔内，当舌下系带左、右两侧的静脉上，左为金津，右为玉液。	①舌病：舌强、舌肿、口疮、失语；②消渴、呕吐。	三棱针点刺出血。
牵正	在面颊部，耳垂前0.5~1寸处。	面瘫口㖞。	用三棱针点刺出血。
安眠	在项部，当翳风穴与风池穴连线的中点。	①失眠；②心悸；③癫狂。	直刺0.5~1寸。
子宫	在下腹部，当脐中下4寸，中极旁开3寸。	子宫病：阴挺，月经不调，痛经，崩漏，不孕等。尤长于治子宫脱垂。	直刺0.8~1.2寸。
三角灸	以患者两口角之间的长度为一边长，作等边三角形，将顶角置于患者脐心，底边呈水平线，两底角处是该穴。	疝气、腹痛。	艾柱灸5~7壮。
定喘	在背上部，第7颈椎棘突下，旁开0.5寸。	①失眠；②心悸；③癫狂。	直刺0.5~1寸。
夹脊	在背腰部，当第1胸椎至第5腰椎棘突下两侧，后正中线旁开0.5寸，一侧17穴。	①胸1~5夹脊：心肺、胸部、上肢疾病；②胸6~12夹脊：胃肠、脾、肝、胆疾病；③腰1~5夹脊：腰、骶、小腹及下肢疾病。	直刺0.5~1寸，或用梅花针叩刺。应严格掌握针刺的角度及深度，防止损伤内脏或引起气胸。
胰俞	即胃脘下俞。在背部，当第8胸椎棘突下，旁开1.5寸。	①胃痛、腹痛、胸胁痛：胸膜炎、肋间神经痛；②消渴。	艾柱灸5~7壮。

续表

常用奇穴	定位	主治	刺灸法
腰眼	在腰部,当第4腰椎棘突下,旁开约3.5寸凹陷中。	①腰痛;②腹痛,尿频,遗尿等。	直刺或针尖向内斜刺0.5~1寸。
十七椎	在腰部,当后正中线上,第5腰椎棘突下。	①腰腿痛、下肢瘫痪;②妇科病:痛经,崩漏,月经不调,遗尿。	直刺0.5~1寸。
腰奇	在骶部,当尾骨端直上2寸,骶角之间凹陷中。	在骶部,当尾骨端直上2寸,骶角之间凹陷中。	向上平刺1~1.5寸。
肩前	在肩部,正坐垂臂,当腋前皱襞顶端与肩髃穴连线的中点。	肩臂痛。	直刺1~1.5寸。
二白	在前臂掌侧,腕横纹上4寸,桡侧腕屈肌腱的两侧,一侧各1穴,一臂2穴。	脱肛,痔疮。	向上平刺1~1.5寸。
中魁	在中指背侧近侧指间关节的中点处。握拳取穴。	①牙痛、鼻出血;②噎膈、呃逆。	直刺0.2~0.3寸或灸。
腰痛点	在手背侧,当第2、3掌骨及第4、5掌骨之间,当腕横纹与掌指关节中点处,一侧2穴。	急性腰扭伤。	由两侧向掌中斜刺0.5~0.8寸。
外劳宫	在手背侧,第2、3掌骨之间,掌指关节后0.5寸处。	①落枕;②脐风。	直刺0.3~0.5寸。
八邪	在手背侧,微握拳,第1~5指间,指蹼缘后方赤白肉际处,左右共8穴。	①手背肿痛,手指麻木;②毒蛇咬伤;③烦热、目痛。	向上斜刺0.5~0.8寸,或用三棱针点刺出血。
四缝	在第2~5指掌侧,近端指关节的中央,一手4穴。	①小儿疳积;②百日咳。	点刺出血或挤出少量黄白色透明黏液。
十宣	在手十指尖端,距指甲游离缘0.1寸,左右共10穴。	①急救:昏迷、休克、中暑、癫病、惊厥等;②热证:急性咽喉炎、急性胃肠炎;③手指麻木。	浅刺0.1~0.2寸,或用三棱针点刺出血。
鹤顶	在膝上部,髌底的中点上方凹陷处。	膝痛。	向上斜刺0.5~0.8寸,或用三棱针点刺出血。

续表

常用奇穴	定位	主治	刺灸法
膝眼	屈膝，在髌韧带两侧凹陷处，在内侧的称内膝眼，在外侧的称外膝眼。	膝痛。	浅刺0.1~0.2寸，或用三棱针点刺出血。
胆囊	在小腿外侧上部，当腓骨小头前下方凹陷处（阳陵泉）直下2寸。	①胆腑病证：急慢性胆囊炎，胆石症，胆道蛔虫症；②下肢痿痹。	直刺1~1.5寸。
阑尾	在小腿外侧部，当犊鼻下5寸，胫骨前缘旁开1横指。	①急、慢性阑尾炎；②消化不良；③下肢瘫痪。	直刺0.5~1寸。
八风	在足背侧，第1~5趾间，趾蹼缘后方赤白肉际处，一侧4穴，左右共8穴。	①足跗肿痛，趾痛；②毒蛇咬伤；③脚气。	向上斜刺0.5~0.8寸，或用三棱针点出血。